OEUVRES

MÉDICO-PHILOSOPHIQUES ET PRATIQUES

DE

G.-E. STAHL.

OEUVRES
MÉDICO-PHILOSOPHIQUES ET PRATIQUES

DE

G.-E. STAHL

PROFESSEUR DE MÉDECINE PRATIQUE, DE PHYSIOLOGIE ET DE MATIÈRE MÉDICALE,
A LA FACULTÉ DE MÉDECINE DE HALLE,
DOYEN DE LADITE FACULTÉ, MEMBRE DE L'ACADÉMIE DES CURIEUX DE LA NATURE,
PREMIER MÉDECIN DE S. M. FRÉDÉRIC-GUILLAUME 1er, ROI DE PRUSSE;

TRADUITES ET COMMENTÉES

PAR

Thse BLONDIN,

DOCTEUR EN MÉDECINE, ANCIEN LAURÉAT DE LA FACULTÉ DE MÉDECINE DE MONTPELLIER,
MEMBRE DE LA SOCIÉTÉ DE MÉDECINE ET DE CHIRURGIE PRATIQUES DE LA
MÊME VILLE, MEMBRE DE L'ÉCOLE ORFILA, DE L'ACADÉMIE D'ENSEIGNEMENT ET
DE L'INSTITUT CATHOLIQUE, MEMBRE DE L'ACADÉMIE D'HISTOIRE NATURELLE DE HALLE,
MEMBRE DES ACADÉMIES DES SCIENCES, LETTRES ET ARTS DE DIJON,
VENISE ET PADOUE, MEMBRE DE LA SOCIÉTÉ MÉDICO-PSYCHOLOGIQUE ET DE LA
SOCIÉTÉ DE MÉDECINE DE PARIS, MEMBRE DE L'ACADÉMIE ROYALE DE MÉDECINE ET DE
CHIRURGIE DE BARCELONE, MEMBRE TITULAIRE DE L'INSTITUT DE ST-BAUDILLE
DE LLOBREGAT (ESPAGNE), MEMBRE DES SOCIÉTÉS IMPÉRIALES DE MÉDECINE
DE MARSEILLE, BORDEAUX, ETC.

VRAIE THÉORIE MÉDICALE.
(2e PARTIE).
PATHOLOGIE GÉNÉRALE ET SPÉCIALE.

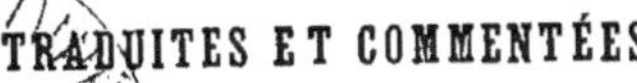

TOME IV.
(2e ÉDITION)

PARIS,
J.-B. BAILLIÈRE ET FILS,
LIBRAIRES DE L'ACADÉMIE IMPÉRIALE DE MÉDECINE,
Rue Hautefeuille, 19.
1863.

MATIÈRES CONTENUES DANS CE IVe VOLUME.

(FORMANT LE IIIe DE LA TRADUCTION.)

1° ÉTUDES GÉNÉRALES SUR LA PATHOLOGIE MÉDICALE : APPRÉCIATION DE LA DOCTRINE PATHOLOGIQUE DE G.-E. STAHL, PAR LE DOCTEUR T. BLONDIN.

2° AVANT-PROPOS.

3° TRAITÉ DE PATHOLOGIE MÉDICALE.
  1re *Partie.* — PATHOLOGIE GÉNÉRALE.
  2e *Partie.* — PATHOLOGIE SPÉCIALE.
4° TABLE DES MATIÈRES.

ÉTUDES

HISTORIQUES, DOGMATIQUES ET CRITIQUES SUR LA PATHOLOGIE MÉDICALE;

INTRODUCTION

A LA

PATHOLOGIE DE G.-E. STAHL,

PAR LE Dr T. BLONDIN,

MEMBRE DE PLUSIEURS ACADÉMIES DU SOCIÉTÉS SAVANTES, TRADUCTEUR
ET COMMENTATEUR DES OEUVRES DE STAHL.

> « Ars longa, vita brevis, occasio præeeps,
> experimentum fallax, judicium difficile »
> (HIPPOCRATE, aph. 1, sent. 1.)

> « Pathologia medica esse debet consideratto
> morborum, cùm, secundùm universam suam
> indolem, ubi hæreant, quomodo se gerant;
> tùm, secundùm illas causas, quæ tractationi
> medicæ locum concedunt, seu medicationibus
> expugnari possunt. »
> STAHL, *Pathol. præcogn.*, p. 1.)

L'étude des lésions, tant vitales qu'organiques, survenant
dans le corps humain, est si étroitement liée à la connaissance
de l'organisme vivant et des actes qui s'exécutent en lui à
l'état de santé; en un mot, la physiologie médicale a des
rapports si intimes et des points de contact si nombreux avec
la pathologie, qu'il est logique de dire que cette dernière n'est
en réalité que la suite naturelle, la conséquence nécessaire de
la notion sérieuse et approfondie de l'économie animale,
si naturellement disposée (abstraction faite de son principe
animateur) à toute sorte d'altération matérielle. Quoi de plus
logique et de plus rationnel, en effet, que de placer à côté de
l'étude d'une fonction la science des désordres et des per-

turbations qui peuvent se manifester soit spontanément, soit accidentellement dans le cours de son exécution, ainsi que la détermination positive des lésions qui peuvent surgir dans cette machine dont on connaît déjà l'instrumentation, l'organisation physique et l'agent moteur, modérateur et conservateur. La science physiologique, prise isolément, n'est tout au plus bonne et utile que pour le zoologiste qui, bornant ses investigations à la connaissance des fonctions naturelles de toutes les espèces animales, s'arrête précisément là où commencent les attributions du médecin, vrai ministre de la nature, chargé de veiller d'une manière toute spéciale, de concert avec le principe vital, au maintien de la santé, à la conservation et à la guérison de ses semblables ; tel est le véritable devoir du médecin, tel doit être aussi l'unique but de ses études touchant la science de l'homme.

Or, c'est de l'oubli, de la négligence ou du mépris de semblables vérités que proviennent les vices profondément inhérents à certaines doctrines médicales modernes, desquelles comme du temps de Stahl, on peut dire hardiment et sans crainte de commettre une erreur ou une injustice : *qu'elles agissent autrement qu'elles ne parlent, et que leur pratique n'est nullement d'accord avec leur théorie.* C'est là, du reste, un vice commun à tous les faux systèmes engendrés, non dans le but unique d'agrandir le cercle des connaissances humaines, mais pour contribuer, d'une manière servile à la propagation d'une idée étroite, parfois même à la réalisation d'un projet égoïste, en éblouissant le public par l'éclat suranné de mots pompeux, le plus souvent vides de sens et pris par le vulgaire pour de la véritable science. C'est là ce qui a fait de tout temps accuser la vraie médecine de ne pas être d'accord avec elle-même, et les plus savants en théorie d'être souvent les plus malheureux en pratique, « *quod optimo sæpè theoretico praxis infeliciter succedat.* »

Mais il est temps de dévoiler de pareils stratagèmes et de mettre en relief les vices inséparables de telle ou telle théorie médicale : par là, le lecteur impartial pourra, sans efforts, discerner de quel côté se trouvent les saines doctrines, et

l'œuvre que nous avons entreprise ne sera pas une œuvre
perdue pour ceux qui cherchent franchement la bonne voie ;
car, en médecine comme en philosophie, la route qui mène à
la vérité est aussi celle qui conduit à la vraie science et par
elle à la vertu !

Dans nos études générales qui précèdent le traité de physiologie de Stahl, par les recherches philologiques et historiques
que nous avons impartialement exposées sous les yeux du
lecteur, et à l'aide de documents philosophiques ou physiologiques puisés à bonne source, nous avons fait ressortir, d'un
côté, les nombreuses aberrations dans lesquelles peut s'égarer
l'esprit de l'homme, lorsqu'il se laisse entraîner par des opinions préconçues ou mal fondées et, d'un autre côté, les sublimes conceptions auxquelles il peut s'élever, quand, guidé
par le flambeau étincelant de la révélation, de l'expérience
et de la raison, il moissonne abondamment dans le champ
sans bornes de la saine philosophie ou qu'il s'abreuve à longs
traits à la source intarissable des éternels principes de la vraie
théorie médicale.

Notre tâche devient donc plus aisée aujourd'hui, bien que
mille obstacles se dressent devant nous, et nous pourrons procéder, par ordre chronologique, à l'étude des diverses théories
et des grandes écoles qui, tour à tour, ont paru sur la scène
du monde médical et se sont disputé l'insigne prérogative de
régner en souveraines sur l'immense domaine de la Pathologie [1]. Une fois arrivé au terme de cette étude si intéressante,
exécutée sur un plan tout nouveau et présenté sous un aspect
encore peu connu, nous nous appesantirons à dessein sur
la doctrine pathologique de Stahl ; nous exposerons sa classification nosologique et, sans partialité aucune, nous mon-
trerons, à côté d'imperfections inhérentes à toute œuvre
humaine, quelle est la grandeur de la méthode et la profondeur des enseignements de celui qui, par l'élévation de son

---

[1] Dans l'introduction que nous placerons en tête du T. VII, nous étudierons
Stahl au point de vue de la médecine pratique. Ce travail contiendra des
études générales sur la méthode thérapeutique et sur la séméiotique de Stahl,
complétant, en quelque sorte, nos appréciations sur les Œuvres Philosophiques
et Médicales de l'Illustre Professeur de Halle.

génie, a mérité le titre de RESTAURATEUR de la science médicale aux dix-septième et dix-huitième siècles et que nous appellerons avec le poète latin « *immensi reparator maximus ævi.* »

Bien que la méthode historique nous ait paru préférable aux diverses méthodes suivies jusqu'ici par les auteurs, dans l'appréciation des sentiments et des principes émis en médecine, à différentes époques, qu'on n'aille pas croire cependant que nous ayons l'intention d'étudier dans tous leurs détails les circonstances qui ont précédé, accompagné et suivi telle ou telle théorie au point de vue pathologique ; car, outre que ce travail serait incomplet en n'embrassant qu'une partie de l'art médical, nous serions néanmoins forcé de mentionner ici des choses en dehors de notre sujet et de placer sous les yeux du lecteur des documents instructifs sans doute, mais faisant partie intégrante d'un autre travail et pour lesquels nous renvoyons à notre discours préliminaire mis en tête du premier volume de notre publication des œuvres de Stahl.

C'est pourquoi, suivant le plan déjà tracé dans nos précédentes études sur Stahl et ses œuvres, considérées au point de vue philosophique et physiologique, nous divisons notre présent travail en quatre chapitres principaux, subdivisés eux-mêmes en autant de paragraphes que nous aurons à examiner de questions importantes, ayant trait à nos recherches actuelles ; le dernier de ces chapitres sera spécialement réservé à l'appréciation de la doctrine pathologique du professeur de Halle. Si nous atteignons notre but, non seulement nous aurons initié le lecteur aux enseignements dogmatiques de la pathologie de Stahl, mais encore nous aurons la consolation d'avoir jeté un jour nouveau sur certains points encore obscurs de l'histoire de la médecine.

CHAPITRE I.

TEMPS ANTIQUES ; DEPUIS LA CRÉATION JUSQU'A LA DÉCADENCE DE L'EMPIRE ROMAIN.

Dans ce chapitre, où nous aurons à consigner des faits de la plus haute valeur, nous passerons successivement en revue

les sentiments des anciens sur la médecine et spécialement sur
la pathologie; ce ne sera qu'en l'effleurant que nous traiterons ce sujet, soit pour les raisons indiquées ci-dessus, soit
parce que nous nous proposons d'y revenir plus tard et au
long dans notre *Encyclopédie médicale du dix-neuvième
siècle*[1]. Nous allons donc examiner actuellement la question
telle que l'histoire nous la présente chez les divers peuples de
l'antiquité, les Chinois, les Japonais, les Indiens, les Persans,
les Babyloniens, les Scythes, les Egyptiens, les Hébreux et
les Juifs, les Grecs et les Romains.

§ I. ÉPOQUE ANTÉDILUVIENNE. — Sans nous égarer dans l'origine obscure de la médecine, qu'on nous permette cependant
de dire un mot à ce sujet. Deux opinions bien différentes
sont partagées sur cette matière, suivant qu'on examine la
chose sous un simple point de vue médical ou qu'on la considère sous le triple rapport religieux, médical et philosophique. Pour les personnes qui sont de la première opinion, la
médecine ne commence réellement qu'à Hippocrate; elles font
table rase de toutes les circonstances antérieures que l'histoire
leur fournit. Quant à nous, accoutumé à voir les choses de
plus haut, nous nous plaisons à répéter ici, avec Hippocrate,
Galien, Rhazès lui-même, Leclerc, Bernier, Ackermann, Hun-
dertmark, Crause, Reinmann, Stahl, Alberti, Schulze, Freind,
Astruc, Amoreux et tant d'autres historiens sérieux, que l'art
médical est d'origine divine. Hippocrate surtout a manifesté,
à cet égard, des croyances que l'on dirait tenir de la superstition, si l'on ne connaissait la forte trempe de son esprit.
Notre assertion, d'accord en cela avec l'auteur des *Lettres intéressantes pour les médecins,* signifie seulement qu'Adam,
formé dans un état de perfection physique et intellectuelle,
éclairé de la lumière infuse, avait une telle connaissance de
toutes les sciences, qu'il possédait à fond les secrets de son

---

[1] Cette publication que nous avons annoncée ailleurs paraîtra sous le titre
de *Bibliothèque* ou *Encyclopédie médicale du XIXe siècle.* Outre des travaux
pratiques de la plus grande importance, nous donnerons dans cette œuvre périodique la traduction des principaux auteurs anciens et modernes encore peu
connus et une nouvelle histoire complète de la médecine.

être, l'essence, inconnue aujourd'hui, de son organisation, la puissance réelle de l'âme sur l'organisme et la vertu de tous les corps répandus dans la nature. Mais, comme le pensent Reinmann, Schulze et Lamy, « ce ne fut que lorsque, par sa criminelle désobéissance, il fut condamné au travail, aux maladies, aux infirmités accablantes de la vieillesse et à la mort, qu'ayant son intelligence obscurcie, il sentit le prix de son bonheur passé et dut nécessairement chercher dans un souvenir, peu fidèle sans doute, tous les moyens pour se prémunir contre les incommodités d'une vie devenue désormais si laborieuse. » Il est à présumer, du reste, que Dieu ne refusa pas à nos premiers parents une raison et une lumière suffisantes pour se tenir en garde contre les nombreux dangers de leur nouvel état et pour apprendre à leurs enfants les moyens d'éviter les écueils de cette vallée de larmes. Mais ce ne sont pas là pourtant de véritables connaissances médicales ; qu'on nous pardonne donc cette digression en commençant ; elle est plus en harmonie, du reste, avec notre caractère et la dignité de notre sujet que les fables inventées par d'autres historiens à cette occasion, en avançant que Bacchus, né en l'an 1056 et mort en 2006, devrait être regardé comme le premier médecin du monde. Athénée, en effet, rapporte au 1er livre des *Déipnosophistes* que l'oracle pythien, ayant été consulté, répondit que les Athéniens devaient vénérer ce dieu comme médecin.

§ II. Époque postdiluvienne. — *Pathologie médicale chez les Hébreux et les Juifs.* — Nous ne nous arrêterons pas plus aux considérations ci-dessus qu'aux vagues conjectures de Dickinson qui regarde Hénoch comme un grand guérisseur et qui assure que Noé avait inventé une lumière phosphorique pour éclairer son arche, ainsi qu'une *quintessence alimentaire* ou *élixir*, dont quelques gouttes suffisaient pour le nourrir, lui et tous les animaux rassemblés dans l'arche, ainsi qu'un procédé désinfectant très-précieux pour un lieu si resserré, qui contenait tant d'animaux.

Nous n'insisterons pas davantage sur les prétentions de Dujardin qui, d'après un certain manuscrit trouvé dans la bibliothèque de l'Électeur de Bavière, prétend que Sem et Cham ont été de vrais médecins et que le premier a composé un traité de médecine. L'auteur assure de plus que Sem fut père des Dioscures ou Cabyres, dont naquit Esculape à la huitième génération, et il finit par dire que c'est Cham qui fut honoré plus tard sous le nom de Jupiter Ammon. Quoi qu'il en soit cependant de toutes ces opinions hasardées et de ces hypothèses fabuleuses ou allégoriques, ce qu'il y a de bien positif, c'est que Moïse, que nous avons déjà vu[1] poser dans sa Genèse des lois physiologiques encore vraies de nos jours, possédait de profondes connaissances médicales; aussi de Mezza se plaint-il amèrement de ce que les historiens ne parlent pas assez sérieusement des connaissances réelles de Moïse sur la diététique et la thérapeutique. Galien et Lindinger les ont mentionnées avec le plus grand respect et Michaëlis fait ressortir avec beaucoup d'esprit les lois médico-politiques que cet homme inspiré avait établies pour son peuple. Moïse peut donc à juste titre être regardé comme le fondateur de la médecine chez les Hébrenx : il avait été élevé en Egypte où la médecine a pris naissance, d'après tous les historiens. Hérodote, en effet, dit que les Babyloniens avaient, dans le principe, une loi obligeant de porter les malades sur la place publique, afin que les passants et ceux qui avaient éprouvé la même maladie indiquassent un remède; mais que, peu à peu, ils acquirent la connaissance de l'art médical et puisèrent leur science en Égypte où, déjà depuis longtemps, il y avait des médecins en titre pour chaque maladie séparément.

Il est bien réel cependant que les Hébreux embeaumaient les cadavres, nous savons d'après Hérodote et Diodore de Sicile, que Joseph fit embaumer le corps de son père par un procédé pratiqué chez les Hébreux et chez les Egyptiens qui employaient les mêmes moyens pour les corps des animaux appelés *sacrés*[2],

Des Hébreux, la médecine passa aux Juifs; si bien que leur

[1] Voy. Traduction des œuvres de Stahl. T. III, notre introduction.
[2] Voy. pour plus amples détails, — T. Ier, discours préliminaire,
Voy. aussi Diodore, Siméon Lindinger, Leclerc, Dujardin, Schulze, Otto-Nathanaël, etc.

dernier roi Salomon était réputé avoir de grandes connaissances en cette science. Il se forma chez eux par la suite deux
sectes particulières de philosophes, les *Thérapeutes* et les
Esséniens, qui cultivèrent l'art de guérir. Les Esséniens avaient
fait leur résidence en Judée, d'où ils ne sortirent pas, en général;
les Thérapeutes, au contraire, se répandirent en Egypte et de
là en Grèce. Il parut à ce sujet, en 1696, un livre ayant pour
titre *Le prêtre médecin*, par Aignau; l'auteur s'appuyant sur
ces paroles impératives du Sauveur du monde : « *Vade et fac
similiter,* » s'efforce de prouver que la médecine est d'institution divine, qu'elle constitue un véritable sacerdoce et
s'allie très-bien avec les fonctions ecclésiastiques; le pieux
Hecquet parle à peu près dans ce sens. Mais s'il est vrai que,
dans l'antiquité, l'alliance de ces deux professions, de ces
deux sacerdoces fût nécessaire, il n'en est pas moins évident
que leur séparation devint peu à peu indispensable et que leur
exercice simultané est incompatible de nos jours. Nous dirons,
en finissant, que tout ce qui a rapport à la médecine chez les
Juifs est enveloppé d'énigmes, tient du prophétique et du
miraculeux. La mission de ce peuple était toute symbolique
et divine, et nous répéterons avec Leclerc qu'il ne faut pas le
juger comme les autres peuples qui ne nourrissaient leur esprit et leur cœur que de choses et de sciences profanes. La
médecine, chez les Juifs, passa des mains des rois et des pro-
phètes entre les mains des grands-prêtres et puis aux rabins.
Richter soutint en 1742, à Gættingue, une dissertation dans
laquelle il prouva, d'après les textes mêmes du Talmud
(grand livre des Juifs), que le peuple israëlite possédait
une véritable médecine, comprenant une Anatomie, une
Physiologie, une Pathologie, une Séméiotique, une Matière
médicale, une Diététique et un traité de Chirurgie; ces faits
sont précieux pour l'histoire de la médecine et trop peu
connus encore.

§ III. *Chinois, Indiens, Japonais.* — Laissant de côté
l'opinion erronnée de certains auteurs chinois qui prétendent
que, 2000 ans avant Hippocrate, leur troisième empereur
HOAM-TI était déjà profondément versé dans les secrets de

l'art sphygmique et avait fait plusieurs traités de médecine ;
nous dirons néanmoins, pour rendre justice à ces peuples,
que, dès les temps les plus anciens, ils ont connu toutes les
sciences, mais que la difficulté de pénétrer chez eux est la
cause principale de l'ignorance où nous sommes des progrès
qu'ils peuvent avoir faits depuis leur premier empereur Fou-
hi, lequel régnait 3467 ans avant l'ère chrétienne. Nous pouvons en dire autant des Japonais et des Indiens ; malgré cela
on lira avec fruit, à ce sujet, Sprengel, Leclerc, Amiot, etc. :
nous allons cependant nous arrêter un instant sur ce que nous
savons de plus intéressant de ces peuples au point de vue de
la médecine.

Pour ce qui est d'abord de leurs connaissances sphygmi-
ques, elles tinrent longtemps du fabuleux, mais par la suite
elles prirent un caractère plus sérieux ; c'est ainsi que les
Chinois et les Japonais regardent le pouls comme un instrument de musique dont les battements harmoniques ou désordonnés leur dévoilaient les passions de l'âme et leur indiquaient
d'une manière positive les états morbides de l'organisme dont
ils déterminaient exactement, parfois, et le siége et les degrés
.variés. D'après ces données, les Erasistrates auraient été
communs chez ces peuples de l'extrême Orient : opinion que
nous ne partageons certes pas ; car, s'il est vrai que les Chinois
et les Japonais aient eu quelques notions positives sur la
médecine, ce n'a été que dans la suite lorsque, ainsi que le
disent Langlès, Thunberg et Sprengel, ces peuples ont emprunté à la Grèce, héritière de l'Egypte, le vrai berceau
des sciences médicales, une infinité de connaissances et qu'ils
sont venus plus tard puiser d'autres lumières à la grande école
d'Alexandrie.

D'après Thunberg, médecin suédois, et Langlès, savant
orientaliste, la médecine des Japonais, sœur de celle des
Chinois, ne date guère que de 300 ans avant l'ère chrétienne,
époque où florissait, sous les Ptolémées, la célèbre école
d'Alexandrie, dont Erasistrate avait été le fondateur. Ce qui
démontre ces faits, c'est, d'une part, la ressemblance frappante
qu'il y a entre la sphygmologie des Chinois ou des Japonais et

celle des médecins d'Alexandrie et, d'autre part, cette sorte d'ématophobie (suivant l'expression de Galien), ou d'aversion naturelle de ces peuples pour la saignée : répulsion leur venant positivement d'Erasistrate qui l'avait reçue lui-même d'Eudoxe de Cnide; voici l'opinion du savant Amiot.

A propos des Chinois, « Il paraît, dit cet historien, d'après des documents pris à bonne source, que la médecine est cultivée en Chine depuis 40 siècles, et la science ne pourrait que gagner à la traduction des nombreux ouvrages qui existent dans ce pays depuis l'empereur CHEN-NOUNG (XIN-NUM, chez quelques auteurs) qui est vénéré comme l'inventeur de l'art médical. Chen-noung vivait bien longtemps avant Esculape et son instituteur le centaure Chiron ; il connaissait les vertus médicinales des plantes, guérissait les maladies et a laissé des écrits à ce sujet. Les honneurs divins lui auraient été infailliblement rendus, si les Chinois ne rendaient exclusivement de tels honneurs qu'à cet être au-dessus de tous les autres, qu'ils nomment CHANG-TI, HOANG-TIEN, etc. [1] »

S'il est vrai toutefois que les Chinois aient des livres de médecine remontant au règne de *Hoang-ty* ou même de *Chen-noung*, il faut que cette médecine soit entachée de bien de préjugés et de faux principes pour qu'elle n'ait pas progressé pendant cette longue période de quarante siècles que la science a parcourus chez eux. Or, comme le prouvent les documents fournis par le père d'Entrecolles, qui a traduit un livre de médecine chinoise, par Macartnay (ambassadeur anglais, bibliophile), par Thunberg, médecin suédois, par le savant de Paw, par nos pieux missionnaires qui évangélisent ces pays et surtout par nos honorables confrères, les médecins militaires qui ont fait la dernière expédition de Chine (1859-1860), la science médicale chez ce peuple, se réduit réellement aujourd'hui même à peu de chose ; ainsi, en dehors de quelques pratiques usitées même du temps du fameux empereur *Chi-hoang-ti* [2], la médecine y est encore station-

---

[1] Amiot, *Lettres de Pékin du 26 juin 1789*. Mémoires sur les Chinois, T. XV.

[2] L'empereur *Chi-hoang-ti* ou *Tchi-houm-ti*, vivait vers l'an 230 avant Jésus-Christ. Par un édit fameux, promulgué dans tout le Céleste-Empire, il ordonna la destruction par les flammes de tous les livres qui ne trai-

naire. Il est certain néanmoins, que les Chinois connaissaient depuis longtemps l'*acupuncture*, le *moxa*, le *séton* et que quelques-uns ont pratiqué la ponction de l'utérus et même du fœtus, en des cas de souffrances anormales dans la grossesse. C'est là peu de chose, il est vrai, mais aussi n'est-ce pas tout ce que nous avons à en dire.

André Cleyer, Duhalse, Thévenot, Engelberg, Kœmpfer, et Scheuchzer donnent sur ces peuples des détails scientifiques qu'on pourra lire avec intérêt. Quant à nous, nous arrêtons ici nos considérations du moment, espérant y revenir plus tard.

Pour ce qui est de la médecine des Indiens, nous dirons simplement qu'elle a la plus grande analogie avec celle des Chinois et que, chez eux, comme chez ces derniers, la science médicale restreinte dans un cercle assez étroit, sans principes bien déterminés, soit en anatomie, soit en physiologie et surtout en pathologie, a pourtant une thérapeutique et une matière médicale très-riche.

L'empirisme seul et le charlatanisme ont principalement cours dans ces contrées où la religion du Christ et la civilisation européenne n'ont pas encore porté leur flambleau.

Nous ne dirons qu'un mot de certaines particularités touchant la médecine chez les Indiens, où cette science a toujours été presqu'exclusivement cultivée par des philosophes vivant dans la retraite et allant *nus*, ce qui leur a valu le nom de *gymnosophistes*; c'étaient des Diogènes tant soi peu excentriques. Ces philosophes formaient deux sectes : les *brachmanes* et les *hylobiens*; les premiers habitaient les forêts et ne s'adonnaient qu'aux sciences mystiques et occultes : c'étaient les véritables prêtres du pays; les autres ne paraissaient dans la société que pour y exercer la médecine et couvraient leur corps d'écorces d'arbres. En Ethiopie et dans tout le restant de l'Afrique, on retrouvait aussi d'autres gymnosophistes, sorte d'imposteurs et de fous qui, sous le nom de *mages*,

taient pas de la médecine, de l'agriculture ou de la divination. Comment se fait-il donc que la science médicale ait si peu progressé avec une protection aussi arbitraire ? — Nous nous proposons de publier, dans notre Encyclopédie Médicale, la traduction des deux principaux ouvrages de médecine que possèdent les Chinois.

exploitaient presque toujours la crédulité publique en se donnant des airs de sages et de médecins. C'est sur ce type que se sont modelés les anciens *Mages* de la Chaldée, les *Brahmines* du Malabar, les *Druides* des Gaules, les *Bonzes* de l'Asie centrale, les *Toachiens* de la Chine, les *Lamas* de la Tartarie, les *Talapoins* de Siam, les *Jaouës* des Apolachides, es *Boyez* des Caraïbes, les *Piages* ou les *jongleurs* et les *Devins* de l'Amérique, etc : c'est enfin de là qu'est sortie cette fausse médecine *fatidique* ou *divinatoire*, qui a exercé une si grande influence dans toutes les parties du monde, même jusqu'au moyen-âge.

Mais, lorsqu'Alexandre-le-Grand eut soumis les peuples sauvages de l'Inde, la médecine devint un véritable art et la science s'y développa avec le peu de civilisation qui s'y répandit au contact des mœurs grecques. Aussi fut-il un temps où l'on confondait la médecine des Indiens avec celle des Egyptiens (Voyez à ce sujet J. Bontius et P. Alpin, Paris, 1640, in-4°).

Quant à la médecine brahmine et des peuples du Malabar, il paraît, d'après J.-Ernest Grundler, qu'elle était beaucoup plus avancée que chez les Chinois. Ce savant missionnaire a fait un livre intitulé : *Medicus Malabarricus,* dans lequel il raconte des choses fort curieuses qu'il a extraites du grand *Wagadasastirum* (livre par excellence). On voit, d'après ces documents, que les médecins malabarriens étaient parvenus à faire une classification nosologique correspondant à une classification de remèdes appropriés à chacun des genres morbides.

La pathologie proprement dite était donc réellement connue de ces peuples ; il n'y a plus à en douter, d'après ce que nous dit Schulze à cet égard ; voici l'exposé des huit classes de maladies connues par les médecins du Malabar : I. *Maladies des enfants* ; II. *Morsures et piqûres des animaux venimeux* ; III. *Maladies mentales. — Possessions démoniaques* ; IV. *Maladies des organes génitaux ; impuissance, stérilité* ; V. *Maladies fébriles* ; VI. *Maladies et opérations chirurgicales* ; VII. *Longévité ; art de prolonger la vieillesse et d'éviter les cheveux blancs et la caducité;* VIII. Enfin, *Maladies de la tête, spécialement des yeux.*

Chaque classe de maladies avait son dieu tutélaire et son médecin spécial, de sorte qu'il aurait pu se faire que la nécessité amenât trois, quatre et même cinq médecins dans la même maison. Mais les connaissances de ces peuples ne se bornaient pas là, et Grundler nous apprend encore que les médecins malabarriens admettaient trois ordres d'affections principales, innées ou héréditaires dans chaque individu ; ce sont : I. le *Wadum,* flattuosités ou gaz qui s'engendrent dans le corps ; II. le *Bittum,* qui comprend les vertiges et l'aliénation mentale ; III. le *Tschestum,* qui regarde l'impureté des humeurs. Ils comptaient et comptent encore 792 maladies mentales et le total des espèces morbides qui peuvent affecter l'homme, s'élève, selon eux, à 2847. — Si ces documents sont réels et que les pathologistes malabarriens aient été et soient capables de bien distinguer ces maladies, pour si vicieuse que soit leur méthode et leur doctrine, on peut dire d'eux que ce sont de vrais nosologistes et des médecins. Ils tirent leur *diagnostic* et leur *pronostic* du *pouls,* des *urines,* des *sueurs* et des *excréments ;* à cela, ils ajoutent une foi superstitieuse dans l'influence des astres et des augures qu'ils consultent très-souvent. Ils sont scrupuleux sur le choix des remèdes, sur leur préparation et leur conservation ; ils sont exacts sur le régime ; ils emploient très-peu la saignée et font peu d'usage des scarifications et des clystères ; ils ont même une sorte de chimie en quatre livres, qu'ils prétendent tenir de leur dieu Tschiwen ; leur pharmacie enfin est très-compliquée et éminemment empirique ; l'urine et la fiente d'animaux entrent toujours pour quelque chose dans la composition des médicaments. Mais c'en est assez sur ce sujet ; disons, en terminant ce paragraphe, qu'il serait pour le moins très-curieux d'avoir une bonne traduction de ce fameux livre nommé, par les indigènes, Wagadasastirum et seulement connu par ce qu'en a dit Grundler dans les *Ephémérides des Curieux de la Nature.* Nous profiterons de cette occasion, pour signaler à qui de droit un manuscrit des plus précieux pour la médecine ; nous voulons parler d'un manuscrit sorti de la plume d'un des médecins les plus recommandables de la faculté de Paris, l'estimable et savant Vandermonde, qui, pendant le voyage qu'il fit en Chine, traduisit un ouvrage intitulé *Pen-sau-kan-mou*, dont l'auteur se nommait *Litchisin,* et rapporta en France son précieux travail avec le texte chinois en regard. Ce manuscrit est passé entre les mains de Jussieu, d'après ce qu'en disent Maloin et Amorieux, puis il est revenu en la possession de M. Vander-monde fils. Il serait à désirer que Son Excellence M. le minis-tre de l'instruction publique fît les démarches nécessaires pour tirer de l'oubli ce travail d'un prix incomparable.

Quant à l'Assyrie, à la Scythie, à la Perse, etc., comme ces contrées ont été tour à tour dominatrices ou dominées, leur histoire pathologique se confond avec celle des peuples leurs voisins qui se résument à six principaux dans l'antiquité savante : les Hébreux ou Juifs, les Chinois, les Indiens, les Egyptiens, les Grecs et les Romains. Nous ne parlerons ici des Scythes que pour faire honneur à ce qu'Hippocrate a dit de ces peuplades vivant presqu'à l'état sauvage, sans gîte, sans lois, sans chef et sans discipline : les sciences et les arts ne pouvaient se familiariser parmi des hommes de cette espèce. Le père de la médecine les mentionne comme particulière-ment sujets à la *manie* et à la *mélancolie;* cette affection morale, très-commune en ce pays, faisait perdre les facultés génératrices à certains d'entr'eux qui se croyaient femmes et se comportaient en conséquence. Hipppocrate nous montre par ces observations 1° la supériorité de son esprit ; 2° com-bien les mœurs devaient être relâchées parmi ces tribus. Ces paroles ont fait penser à plusieurs érudits que le vieillard de Cos croyait que cette affection, endémique chez les Scythes, fût une punition de Dieu ; mais c'est là une erreur grave, car Hippocrate, profond observateur, ne parle de ces maladies que comme conséquence du mauvais régime et des mau-vaises habitudes de ce peuple presque sauvage qui, épuisé par des maladies nerveuses, finit par être atteint d'impuissance. Une pareille race pouvait-elle engendrer des savants et cul-tiver la médecine ?

§ IV. *Egyptiens et Chaldéens.* — Il n'est pas de fables, de superstitions mystiques que S. Lindinger, J. David Michaël, Hottinger, Jablonski, Leclerc lui-même, ne racontent des Egyptiens, avant leur domination par Alexandre-le-Grand ; il n'est pas de prétentions que l'on n'attribue également à ce peuple au point de vue scientifique : ce qu'il y a de bien avéré pour nous, c'est que chez les Egyptiens la médecine était exclusivement exercée par les prêtres du pays. Ces hommes quelquefois instruits, le plus souvent victimes de croyances superstieuses, se nommaient *Pastophores ;* ils avaient la fonction de porter les arches ou coffres qui renfermaient les mystères de leur religion et des sciences occultes dont la médecine et la chimie faisaient partie.

Il était d'usage chez les Egyptiens de ne voir le malade que le cinquième jour de la maladie. Cette coutume barbare en elle-même reposait cependant sur un fait clinique fort important, savoir : que bien souvent dans les affections aigües, le mal cesse spontanément du quatrième au cinquième jour.

Le grand Hermès ou Mercure Trismégiste [1], appelé aussi Thoth, n'est, d'après Jablonski *(Panthéon Ægyptiacum,* 1. v. c. 5), qu'un spectre mythologique ; mais il est regardé par certains auteurs comme un grand personnage qui a fort bien existé : selon d'Herbelot, Hermès avait encore reçu le surnom de Mok-Hallès-Abaschar, qui signifie le sauveur des hommes. Certaines versions ajoutent qu'il avait écrit quarante-deux volumes dont les six derniers traitaient spécialement de la médecine.

Bien que nous n'ayons que des données très-vagues sur les Egyptiens avant les Ptolémées et que la médecine chez eux ne constituât pas une réelle science, nous dirons cependant qu'ils possédaient des notions positives sur la constitution du corps humain et, abstraction faite de toute bonne théorie pathologique qui n'a été connue que plus tard, des méthodes particulières prouvant qu'ils s'occupaient d'hygiène, de médecine pratique et de chirurgie. Leur médecine était généralement

---

[1] Ainsi nommé par les Grecs, soit à cause des trois noms qu'il portait, *Alk-nolk* ou *Enoch, Edris* et *Hermès,* soit à cause de sa triple qualité de roi , de philosophe (sage) et de prophète.

prophylactique. Ainsi, ils se purgeaient fréquemment ; ils prenaient même l'émétique suivant la saison ; ils usaient beaucoup de lavements ; ils observaient une diète sévère dans les maladies et, en état de santé, ils se privaient de certains aliments pendant trois jours de suite de chaque mois.

Anubis était le dieu de la médecine chez les Egyptiens ; on le représentait sous la figure d'un chien ; plus tard ce furent *Isis* (Science) et *Osiris* (Chose sacrée) qui furent vénérés comme les protecteurs de la religion et de la science ; du reste, *Apis* et *Sérapis* jouèrent aussi leur rôle dans cette théosophie païenne toute emblématique [1] et éminemment superstitieuse ; ils furent même vénérés à Rome, ainsi que nous le verrons bientôt.

D'après Pline, les Egyptiens n'avaient qu'une connaissance vague de l'anatomie, et la science du corps humain accordée par leurs auteurs à Atholis et à Tosorthiris est absolument fabuleuse ; ce ne fut donc qu'après la conquête d'Alexandre que l'Egypte, berceau des sciences occultes et de la superstition, devint réellement le dépôt des sciences naturelles, physiques et médicales et que fleurit la grande et belle école alexandrine, jusqu'à la décadence de l'empire romain.

La domination ottomane causa ensuite la chute de la médecine égyptienne et la laissa ensevelie à jamais dans les cendres de la fameuse bibliothèque, la gloire des Erasistrates et des Hérophiles.

Chez les Egyptiens, chez les Chaldéens, les Scythes, les Indiens, les Chinois et chez les Grecs des temps primitifs ainsi que cela se pratique encore dans certaines contrées de l'Amérique septentrionale [2] et parmi les peuplades sauvages

---

[1] Il y a à ce sujet des développements scientifiques intéressants à donner, mais ce n'est point ici le lieu de nous occuper de ces faits que nous développerons dans notre *Encyclopédie médicale*, à l'article *médecine des Egyptiens*, où nous donnerons à ce sujet des documents nouveaux.

[2] De Paw rapporte que les médecins des peuplades sauvages de l'Amérique (appelés *autmons*, *jongleurs*, *javas*, *boyez*, *alexis*, *paviés*, etc.), sont de véritables médecins empiriques ayant une connaissance réelle de la vertu des simples, des vulnéraires surtout et des sudorifiques, qu'ils emploient contre la syphilis, etc. Bergmann dit à son tour que les Kalmouks ont aussi leurs médecins ; ceux-ci, appelés auprès des malades, consultent un gros livre qu'ils portent toujours avec eux, tâtent gravement le pouls, inspectent les urines, réfléchissent profondément et ordonnent avec un air d'importance leur traitement.

de l'Asie et de l'Afrique, les prêtres remplissaient en même
temps les fonctions de médecins et de magiciens; ils guérissaient
les blessures, traitaient les maladies, interprétaient les songes,
donnaient des charmes protecteurs : etc. c'étaient là des fonctions héréditaires... — Ici s'arrêtent nos considérations sur
l'ancienne médecine égyptienne ; nous continuerons nos
aperçus à cet égard, à propos de l'école alexandrine, née de
l'école grecque, et dont les fondateurs furent *Hérophile* l'anatomiste et *Erasistrate,* surnommé le père de l'école médicale
d'Alexandrie.

§ V. *Grecs.* — Notre intention n'est pas d'arrêter le lecteur
sur les temps fabuleux des *Chiron,* des *Hercule,* des *Apollon*
et des *Esculape,* ni de parcourir avec lui toutes les scènes de
superstition qui ont précédé l'établissement de la science
médicale en Grèce ; qu'il nous soit permis, cependant, sans
nous égarer dans ce dédale obscur des croyances erronées,
inhérentes à ces époques d'ignorance, de jeter un coup
d'œil sur les circonstances qui ont précédé l'avénement de la
doctrine hippocratique,

Chiron (de χεφ, qui signifie *main* ou *tablette*) est un nom
symbolique donné par les anciens à un être fabuleux que les
uns disent être fils de *Saturne* et de *Phillyra* et que d'autres
font naître d'*Ixion* ou *Hercule ingeniculus*. Il était le plus
humain des centaures et cultiva les sciences ; il eut pour élève
Jason (guérisseur), à qui il apprit la médecine : Chiron fut,
dit-on, le premier chirurgien parmi les Grecs qui donnèrent
à des ulcères particuliers le nom de *chironiens.* D'après la
fable, il exerça la médecine chez les Magnésiens, où les
Thessaliens puisèrent leurs premières connaissances et personne n'ignore la cure merveilleuse qu'il fit sur la personne
de Phénix, précepteur d'Achille, rendu *aveugle* par la cruauté
de son père Amyntor. Chiron était en outre astronome,
philosophe, musicien et très-partisan de la gymnastique ;
de plus il était chasseur et grand militaire ; la fable fit enfin
de Chiron une constellation connue sous le nom de Centaure
méridional. Mais ce sont là tout autant de plaisanteries peu
propres à édifier un homme de bon sens.

Apollon, de son côté, que les Grecs ont triplement vénéré comme le dieu de la médecine, ne nous offre pas des données plus précises. Honoré en poésie sous le nom d'*Apollon de Delphes* ou *Pythien* (prophète), en Asie-Mineure, sous le nom d'*Apollon Clavius*, et à Antioche, sous celui de *Daphnéen*, ce personnage mythologique nous indique que, s'il a existé, il s'adonnait aux sciences mystiques, à la musique et à la médecine. Du reste, on connaît les oracles de Délos, de Claros, de Didyme, etc., qui ne se rendaient qu'au nom d'Apollon, le dieu des augures et des pronostics

Ce qui nous intéresse le plus ici, c'est qu'Esculape, regardé comme ayant réellement existé, passait pour être le fils d'Apollon. Les honneurs de la divinité lui furent rendus dans des temples particuliers qu'on éleva progressivement à Titane, à Epidaure, en Crète, à Pergame, à Athènes, à Smyrne, ainsi que dans presque toute la Grèce, à Memphis et enfin à Rome, vers l'an 290 avant l'ère chrétienne. Les murailles de ces divers temples étaient tapissées de *tableaux* ou d'offrandes, *ex-voto*, représentant les cures que le dieu avait opérées. Les prêtres, les prêtresses et les gardiens de ces temples préparaient les remèdes que l'oracle avait indiqués, en surenchérissant parfois dans un but lucratif. Esculape eut pour fils Machaon et Alexanor, connus dans l'histoire de la médecine : Hygie, sa fille, fut prise pour l'emblème de la santé et vénérée comme telle chez les païens. Dujardin prétend qu'il a existé trois Esculapes : Machaon, fils du véritable, suivit Agamemnon à la guerre de Troie. Disons à ce propos que les Grecs sont allés jusqu'à regarder Homère comme médecin, à cause de quelques descriptions qu'il fait du corps humain et de certaines pratiques médicales, usitées de son temps, dont ce poète fait mention ; telles que la succion des plaies par instrument tranchant : c'est là ce qu'on appelait *guérir du secret,* et ce qui a fait naître l'idée des ventouses ; Podalyre remplaça Machaon après sa mort.

D'après Etienne de Byzance, de retour de la guerre de Troie, Podalire se fixa dans la Chersonèse et ses descendants y demeurèrent plusieurs siècles jusqu'à ce qu'enfin ils vinrent s'établir à Cos. Tel était, sans pénétrer plus avant dans les obscurs mystères des oracles du temple d'Esculape et d'Apollon, l'état de la médecine, vers le commencement dn cinquième siècle avant l'ère chrétienne, époque à laquelle, guidé par un esprit philosophique un peu dépouillé de superstitions païennes, l'art médical prit le rang qu'il méritait dans les sciences humaines : le premier rang à côté de la théogonie et de la philosophie. Dès ce moment, nous allons voir désormais passer sous nos yeux une longue et imposante série d'hommes de génie, philosophes et médecins, qui doivent être regardés comme les vrais inaugurateurs de la médecine rationelle et expérimentale.

Phérécyde l'ancien, précepteur de *Thalès* et de *Pythagore*, ouvre cette liste respectable ; ce philosophe, habile dans l'art divinatoire, mourut victime de la *Phthiriase* ou affection *pédiculaire*, maladie commune à cette époque ; vient ensuite Epiménide, à qui on attribue l'usage de l'oignon de *scille*. Pythagore et sa secte s'adonnèrent spécialement à la chirurgie, cette partie de l'art convenant beaucoup mieux à son esprit positif ; on lui doit quelques aperçus anatomiques et des observations (un peu hasardées, je crois) sur la validité des naissances tardives, doctrine dans laquelle il a été suivi par Aristote. L'école pythagoricienne s'appliqua à l'étude des influences climatériques (se manifestant avec plus de puissance, tous les sept ans), à l'horoscopie et à l'astrologie [1].

Empédocle était habile botaniste ; il avait distingué la différence des sexes dans les plantes ; Aristote partagea ses opinions à cet égard : vérité que les expériences de Cœsalpin et d'autres naturalistes sont venues confirmer plus tard. Ce

---

[1] Je placerai ici, suivant l'ordre chronologique, un fameux enchanteur contemporain et disciple de Pythagore ; c'est un scythe nommé *Abaüs*, médecin astrologue, grand prédiseur de tempêtes et de tremblements de terre ; il parcourait le monde, répandant ses oracles ; c'est lui qui inventa ces talismans qui avaient la vertu de délivrer les villes de la peste. Platon et de Mezza le vantent beaucoup. C'est de lui que les Troyens avaient acheté le *palladium* fait d'ossements humains : c'est encore lui qui comprit le mieux la vaste théorie de son maître sur les forces universelles qui régissent le macrocosme et qui commença à en faire l'application sur le microcosme humain. L'histoire ne nous a rien transmis de ses travaux.

philosophe continua les travaux d'Abaüs et s'adonna à la magie : il prétendait avoir trouvé le secret de prolonger la vie humaine et s'occupa peu de médecine pratique.

Alcmæon fut le premier à enseigner l'anatomie ; c'est à son école que *Démocrite* apprit cette partie de l'art médical qu'il cultiva avec tant de passion.

Epicharmes fut un des médecins que Gœlicke appelle *cosmiques* (de Cos), il légua à son fils *Métrodore* sa réputation et ses écrits.

Eudoxe de Cnide, fils d'*Æschine*, médecin-philosophe du quatrième siècle avant Jésus-Christ, fut le dernier disciple de Pythagore ; il parcourut l'Egypte et la Grèce avec son maître *Phylistin* et rapporta dans son pays les connaissances qu'il avait acquises dans ces contrées. On compte encore deux *Timées* également pythagoriciens, tous les deux profonds scrutateurs de la nature.

Diogène Apolloniate, de Crète, a écrit sur les veines de la tête ; selon ce médecin distingué, l'air était le principe de toute chose.

Héraclite, fils de Blisson, surnommé le ténébreux, et *Démocrite* son contemporain furent des médecins-philosophes qui s'adonnèrent peu à la pratique de l'art de guérir.

Tous ces hommes peuvent ètré regardés comme les fondateurs de la science hermétique, ils furent des chercheurs infatigables des forces cosmiques ; en un mot ce sont eux qui ont créé la *Cosmologie,* science qui, quelques siècles plus tard reparut sur la scène sous le nom mystique d'*Alchimie.*

Hippocrate, surnommé à juste titre le père de la médecine, était contemporain de Démocrite qu'il alla visiter à Abdère.

Ce médecin-philosophe fut le premier à sortir de la routine grossière ou des spéculations contemplatives de ses devanciers et de ses contemporains ; il comprit le prix de l'anatomie, mais il s'aperçut surtout que l'observation des faits pathologiques était la principale pierre angulaire de l'édifice médical. Déblayant la route tracée jusqu'à lui, il marcha directement au but et, à l'abri d'une sage philosophie expérimentale, il posa les fondements de la Science. Quel clinicien admirable

qu'Hippocrate avec son diagnostic ! aucun de ses contemporains, ni *Leucippe* (précepteur de Démocrite), ni le célèbre
Hérodicus, ni *Gorgias*, ne l'égalèrent jamais en cet art précieux.
Quelle puissance de génie dans son pronostic, on aurait dit la
nature parlant par sa bouche... Quelle puissance d'observation !
son enseignement éclipsa, par sa netteté, la vérité de ses
principes, et par l'élévation de sa doctrine, l'enseignement
de toutes les écoles régnantes [1] qui étaient en général *empiriques* ou *sophistes*. Le nom d'Hippocrate devint si grand qu'il
était vénéré partout ; aujourd'hui ; il n'est pas d'école, quelle
qu'elle soit, qui ne revendique le titre hippocratique comme
le plus grand honneur. Bordeu nous dit que la gloire d'Hippocrate lui vient de ce qu'il sut tirer parti des ressources que
lui fournissaient de toutes parts même les erreurs de ses devanciers et de ses contemporains, physiciens, industriels,
philosophes, moralistes, empiriques, sophistes, etc. On peut
affirmer qu'Hippocrate nous a laissé une véritable encyclopédie
médicale où toutes les sectes ont largement puisé pour bâtir
leurs systèmes, parfois les plus opposés à la vraie doctrine
du vieillard de Cos, qui est le spiritualisme médical : c'est-
à-dire le vitalisme animique encore obnubilé par l'esprit
païen.

Hippocrate, que Tachénius a fait chimiste et que d'autres
ont regardé comme naturaliste, astronome, physicien, etc.,
n'était que médecin, mais médecin-philosophe, c'est-à-dire
ne parlant et n'agissant qu'appuyé sur les dogmes de la
vraie philosophie médicale, base de la science de l'art de
guérir.

Rien, pour ainsi dire, n'a passé inaperçu pour Hippocrate :
ministre de la nature, il l'a observée dans toutes ses phases,
il l'a épiée dans tous ses mouvements et a fini par dévoiler les
plus profonds secrets de ses actes ; il avait assez de connaissances en anatomie et en physiologie pour éviter les erreurs
grossières que l'ignorance de ces deux sciences peut nous faire

---

[1] Quand Hippocrate parut, il y avait déjà en Grèce des écoles fameuses
dont les principales étaient celles de Crotone, de Milet, de Rhodes, de Cos,
de Cnide et de Crète.

commettre ; mais il excellait surtout en pathologie et en clinique [1].

Outre les précieux travaux généralement connus du divin vieillard, nous signalerons sa classification nosologique, par régions anatomiques, de la tête aux pieds ; sa doctrine des crises et des jours décrétoires ; ses enseignements sur les métastases et les changements des maladies ; son habileté sans égale dans la connaissance du pouls, des urines, des sueurs et des excréments ; sa théorie des sécrétions et des excrétions ; sa profonde science séméïotique et l'assurance avec laquelle il tirait ses sentences des signes les plus insignifiants en apparence, tant corporels et vitaux ou spontanés que moraux et intellectuels : il était d'un pronostic si certain et avait une connaissance si approfondie dans l'art d'interpréter les songes et les phénomènes sonnambuliques, que quelques auteurs l'ont regardé comme magicien.

Voici d'après Gruner, professeur à Iéna, un relevé précieux des maladies que les anciens et Hippocrate lui-même ont connues, à côté de celles qui leur sont restées inconnues ; il les divise en quatre sections, savoir :

Ire Section (maladies inconnues aux anciens) : la *variole* ou la *petite-vérole*, la *rougeole*, la *suette*, la *syphilis*, l'*ergot*, etc.

IIe Section (maladies peu connues) : 1° les *fièvres éruptives*, *pétéchiale*, *miliaire* et *pourprée*, la fièvre de *Hongrie* ou des *camps* et des *armées*, *typhus*, etc.; 2° les maladies *périodiques*; 3° les *dépôts laiteux*; 4° l'affection *hypochondriaque* et *hystérique*; 5° le *scorbut*; 6° le *rachitis*; 7° les *maladies de la peau*, telles que les *épinyctides* (pustules inflammatoires), le *prurit*, les *pustules*, la *lèpre* des Juifs, la *gale*, les *dartres*, la *lèpre* des Grecs, la *lèpre* des Arabes, l'*éléphantiasis* des Arabes, 8° la maladie aiguë de la veine cave décrite par Aretée, et celle qu'il nomme Κὲδματα [2]; 9° l'*asthme pneumodes* d'Aretée ; 10° la veine de Médine ou Dragonneau.

---

[1] Voyez pour plus amples détails T. I, discours préliminaire, où nous parlons tout au long des travaux d'Hippocrate, de ses découvertes et de ses connaissances en dehors de la médecine pratique.

[2] Κὲδματα. Les Grecs appelaient de ce nom les douleurs qui tombent sur

III⁰ Section (maladies connues des anciens) : la *lycanthropie*, l'*incube* ou *cauchemar*, l'*hydrophobie*, la *fureur utérine* et différentes sortes d'*hydropisies*, l'*éléphantiasis* des Egyptiens et des Grecs.

IV⁰ Section (plus connues des anciens que des modernes) : l'*angine*, les *quatre* sortes de *défaillances*, savoir : la *leipothymie* et la *leipopsychie* (lipothymie des modernes), la *syncope*, l'asphyxie ; les maladies comateuses et les différentes affections des yeux , etc.

Il est bien évident que cet aperçu de Gruner est très-incomplet et qu'il aurait pu classer dans ces deux dernières sections bien d'autres affections connues d'Hippocrate , de ses prédécesseurs , de ses contemporains et des médecins qui lui ont succédé jusqu'au moyen-âge ; mais nous aurons l'occasion d'y suppléer, à mesure que nous progresserons dans nos présentes études. Nous pourrions néanmoins signaler ici en passant la *phthiriase*, la *peste*, la *pneumonie*, l'*épistaxis*, l'*hémoptysie*, la *phthisie*, le *mélœna*, les *hémorrhoïdes*, l'*otite*, la *goutte*, le *rhumatisme*, les *affections catarrhales*, les affections des femmes *enceintes* et des *enfants*, etc., toutes bien connues des anciens et parfaitement décrites par *Hippocrate*, l'école *d'Alexandrie, Galien*, et ses *contemporains*. Mais c'est là un vide facile à remplir, pour peu qu'on ait de connaissances historiques et pathologiques.

Les œuvres pratiques d'Hippocrate [1] telles que ses *Prorrhétiques* et ses *Aphorismes,* son livre *De diœta in acutis,* ses *Epidémies,* son Traité des eaux, de l'air, sont encore aujour-

les hanches ou sur les articulations, à l'occasion d'un violent mouvement fluxionnaire dans ces parties ; ils nommaient Κὲδματωδεα, toute affection ayant quelque ressemblance avec ces dernières douleurs.

[1] D'après J. Fr. Karl. Grimm, les ouvrages produits par Hippocrate sont au nombre de quarante-cinq, mais les dix suivants attribués bien souvent au Vieillard de Cos appartiennent à ses successeurs, tels que les platoniciens et les médecins d'Alexandrie ; ce sont : 1° les quatre livres *De morbis ;* 2° le livre *De flatibus ;* 3° celui *De morbo sacro ;* 4° celui *De morbis virginum ;* 5° celui *De naturâ muliebri ;* 6° le livre *De geniturâ ;* 7° le livre *De naturâ pueri ;* 8° et 9° ceux *De septimestri et octimestri partu ;* 10° enfin le livre *De superfœtatione.*

d'hui des écrits inimitables par leur clarté, leur concision, leur fond pratique et le génie d'observation clinique qui en font le caractère principal. On ne louera donc jamais assez un médecin de cette trempe, et notre XIXᵉ siècle serait heureux de voir revenir à cette doctrine naturelle des hommes parfois éminents qui s'égarent dans l'expérimentation simplement physique des faits médicaux ; certes, il serait plus méritoire pour eux de contribuer au perfectionnement de l'édifice hippocratique que de vouloir élever à côté de cette doctrine impérissable un échafaudage d'éléments hétérogènes que le vent des systèmes emporte sans pitié, tous les quinze ou vingt ans ; c'est là ce qu'ont fort bien compris les cliniciens hippocratistes de tous les siècles ; c'est là, il faut l'espérer, ce que comprendront, avec eux, les médecins qui, laissant de côté toute spéculation étrangère à la science médicale et s'efforçant d'imiter le divin Vieillard, replaceront l'art médical au rang qui lui est dû et mériteront de ceindre leur front de la couronne de l'immortalité. « ἰητρὸς ἰσόθεος. »

Nous aurions bien des choses encore à dire sur Hippocrate en tant que créateur de la pathologie médicale, mais c'en est assez, au point de vue de nos études actuelles ; nous donnerons, dans notre Bibliothèque ou Encyclopédie médicale, les aperçus les plus curieux sur ce grand médecin et nous mettrons en relief bien des points importants passés sous silence par les auteurs ou les historiens modernes et qu'on ne retrouve que dans Thucydide, Hérodote, Galien et les Arabes, si peu connus et si mal appréciés de nos jours.

Platon, fondateur de l'école Ionienne et *Aristote* (le précepteur d'Alexandre le Grand) chef des Péripatéticiens, s'occupèrent beaucoup moins de médecine que de philosophie : néanmoins ils ont, d'un commun accord, prodigué au divin Vieillard des éloges mérités, tant comme philosophe que comme le plus grand médecin de son siècle.

A la mort d'Hippocrate, son école médicale se divisa en plusieurs sectes, suivant l'esprit que chaque disciple apporta dans la théorie et dans la pratique de l'art de guérir, encore dans ses langes. Plusieurs écoles devinrent célèbres : en

Grèce, ce furent notamment celle de Smyrne, qui fit frapper des médailles à l'effigie d'*Apollophanes*, d'*Iatrodore*, de *Jason-Jasonis*, d'*Athénagores*, de *Sérapion*, de *Métrodore*, de *Pasicrate* et d'*Hiscessius*; celle d'Ephèse, où se firent remarquer *Artémidore*, *Caridémus*, *Zeuxis*, de Tarente, *Aristoxène*, *Alexandre-Phoilatète*, *Mnésithée*, *Callimaque*, *Dieukhés Cléophante*, etc., en Asie-Mineure, celle de Cnide, qui compta parmi ses principaux maîtres *Eudoxe*, *Chrysippe* et *Cléombrote*, qui vinrent ensuite à Athènes, *Jollas*, *Nicandre*, *Clidème*, *Thrasias*, *Straton*, *Ammonius* (le lithotomiste) et *Olympicos* de Milet.

Les principaux médecins recommandables de la Grèce, après Hippocrate furent, *Thessalus*, son fils, *Philippe*, médecin d'Alexandre, *Callisthène*, *Epicure*, *Théophraste*, *Attalus*, *Antiphonte* de Rhamnuse, *Foranus*, le chirurgien *Critobule*, *Philippe* de Cos, *Critadême*, *Métrodore*, *Dioclès* de Caryste, *Denys*, *Mithridate*, *Proxagoras*, son fils, *Mnoséas*, *Nélée* et *Cratérus*; mais ils firent peu progresser la science : quelques-uns d'entr'eux seulement tentèrent de commenter l'idée du maître.

L'esprit philosophique, flambeau des nations civilisées, semble se plaire à faire participer le monde entier aux bienfaits indicibles de son influence et, compagnon fidèle des hautes conceptions ou des grandes entreprises humaines, il apparaît comme un génie consolateur au milieu des nations subjuguées pour leur faire oublier les amertumes d'une suprême défaite. C'est ainsi qu'avec les armes victorieuses d'Alexandre, la vraie science pénétra en Egypte son premier berceau et dans toute l'Asie; c'est ainsi que, plus tard, les lauriers des Césars répandirent, dans la Grèce dégénérée et dans le monde un parfum suave de science et de grandeur, qui fut effacé à son tour devant la puissance inénarrable et les célestes enseignements de la parole évangélique, lumière des peuples, sauveur des âmes, souverain révélateur de la vraie science et de la suprême sagesse.

L'école d'Alexandrie, déjà florissante avant les Ptolémées, avait acquis une juste renommée par le concours éclairé de quelques savants médecins grecs ; mais ce ne fut guère que vers l'an 330, que cette école prit un rang élevé sous les Ptolémées ; cette gloire, éphémère sans doute, dura néanmoins près de quatre cents ans, bien que l'épée d'Auguste eût fait de l'Egypte une province romaine.

§ V. *Ecole d'Alexandrie.* — *Erasistrate et Hérophile,* les fondateurs de la grande école médicale d'Alexandrie, se livrèrent spécialement à l'étude de l'anatomie et de la chirurgie : le premier, sous la protection de *Séleucus-Nicanor,* en Syrie, et le second, sous les auspices de *Ptolémée-Lagide,* le premier roi d'Egypte, après la conquête d'Alexandre. Ils furent tous les deux célèbres dans l'art sphygmique et physiognomonique ; ils étaient de bons observateurs, mais leurs croyances superstitieuses arrêtèrent la marche de certains progrès, qui étaient réservés aux siècles suivants. C'est ainsi que, s'imaginant que le sang charrié dans les artères et dans les veines était le véhicule des esprits animaux et vitaux, ils avaient horreur du sang et redoutaient la saignée ; ils prenaient la fièvre pour une effervescence des esprits, et souvent, par leur expectation, il laissaient mourir les malades.

Les principaux médecins de cette école, qui en compta de célèbres, furent : *Erasistrate, Hérophile, Andréas, Eratostène, Callianax, Barchius, Rufus,* anatomiste célèbre et médecin de la reine Cléopâtre, *Philotime, Hésychius, Léonide, Aëtius* (chrétien) *Julianos* (qui fut le médecin de Néron) et *Protospatharius.*

Disons un mot des principaux d'entre eux :

Erasistrate, petit-fils d'Aristote, fut attaché de bonne heure à la cour de Séleucus, où il acquit un grand crédit. Tout le monde connaît l'anecdote d'Erasistrate, touchant son fameux diagnostic sur la passion d'Antiochus et les honneurs que lui mérita une pareille guérison. Ce médecin, ayant suivi à Alexandrie son maître détrôné, se fixa dans cette ville déjà florissante et dont il accrut la gloire. Il fut le chef de l'école de Smyrne et, pendant des siècles, on ne jurait dans cette école que par la parole d'Érasistrate, dont le nom fut plus tard uni et confondu avec celui de Galien qui finit par rester seul maître de la place. On a de lui peu d'écrits, mais l'histoire nous le donne comme un grand pathologiste et un praticien de premier ordre, sûr dans son diagnostic et prudent dans sa thérapeutique naturelle, d'ailleurs très-riche en simples.

Hérophile, médecin grec de la famille des Asclépiades, disciple de Proxagoras de Cos, fut le premier à disséquer des cadavres humains; il avait fait sur la médecine et la chirurgie des travaux qui ont servi à l'enseignement de l'école d'Alexandrie, jusqu'au IIe siècle, après l'ère chrétienne ; ses disciples s'adonnant plus spécialement à l'anatomie, à l'étude des fonctions et à la chirurgie, formèrent la secte connue sous le nom d'Hérophilienne, qui s'éclipsa aussi à l'apparition de Galien, lequel s'efforça de ramener l'art médical à la doctrine hippocratique, dont il embarrassa les dogmes sous une forme ampoulée et dogmatique, tenant du platonisme et de l'aristotélisme; théorie qui régna en souveraine sur l'*Ecole arabe,* envahit le moyen-âge et dont le joug ne fut secoué qu'à la renaissance. A propos d'Hérophile, disons, qu'après Hippocrate et Aristote, qui n'avaient fait qu'entrevoir les *vésicules séminales,* il a *constaté* l'*existence* de ces organes que Galien a parfaitement décrits ensuite et dont Graafs a si bien déterminé l'usage physiologique.

Eratosthène, justement renommé pour ses connaissances littéraires, n'avait fait que des études superficielles en médecine, et ce ne fut qu'à la grande amitié qu'avait pour lui Ptolémée Evergète, qu'il eut l'honneur d'être nommé directeur de la bibliothèque d'Alexandrie, que les flammes dévorèrent sept siècles après.

Rufus, anatomiste distingué, le dernier archiâtre de la maison royale des Ptolémées, était, avons-nous dit, médecin de la reine Cléopâtre. Il n'a rien fait de particulier comme pathologiste, et on n'a de lui pour tout souvenir que quelques aperçus anatomiques qui prouvent qu'il était le digne élève d'Erasistrate et d'Hérophile ; on lui attribue la découverte des nerfs laryngés inférieurs ; c'est là une erreur grave que nous avons redressée plus loin à l'article Galien (page 33). Nos études anatomiques et les documents historiques que nous possédons nous permettent de trancher cette question depuis longtemps en litige, malgré ce qu'en a dit Morgagni.

Léonide, chirurgien remarquable du IIIe siècle de l'ère chrétienne, n'a rien fait de sailllant au point de vue de la pathologie médicale.

Théophile, moine du IVe siècle, surnommé par les uns *Protospatharius* et par d'autres *Protospatharios*, était grec d'origine : l'histoire dit qu'il professa l'anatomie à Alexandrie. On a de lui un ouvrage qui sous le titre *De fabricâ humanâ* (en cinq livres), donne des aperçus très-curieux pour l'époque ; on lui doit certaines découvertes anatomiques sur l'ostéologie et la névrologie (entr'autres sur les filaments ethmoïdaux), il exerça peu la médecine.

Aétius d'Amide, qu'il ne faut pas confondre avec Aëtius d'Antioche (l'hérétique), était grec d'origine ; il enseigna et exerça la médecine à Alexandrie, professa la religion chrétienne, et fut honoré du titre de Comte du palais à la cour de Constantinople ; il avait une manière *impérative* de traiter les *parotides* que l'on disait tenir du sortilége. On le voit flotter dans ses œuvres entre le dogmatisme de *Galien* et le méthodisme de *Thémison;* mais, dans le fond, il est Galéniste : Black, Ackermann, Leclerc, Freind, etc., sont de notre avis à ce sujet. Aétius s'est beaucoup occupé d'anatomie et de chirurgie et nous a laissé des descriptions sur la circoncision (ou excision du prépuce), la castration et l'infibulation, telles qu'on les pratiquait de son temps chez les garçons et les jeunes filles : ces pratiques barbares étaient généralement répandues en Orient, en Abyssinie surtout ; elles étaient toujours très-douleureuses et parfois mortelles pour les jeunes enfants, auxquels on coupait les organes génitaux externes (le *prépuce* et les *testicules* chez les garçons, les *nymphes* et la partie supérieure de l'*œstrum Veneris* chez les petites filles), afin d'émousser et d'éteindre même toute sensibilité. Il y a loin de la circoncision israélite avec ces pratiques cruelles : si cette opération était une loi de prudence et d'hygiène chez le peuple de Dieu, les usages dont nous venons de parler étaient des supplices hideux chez ces peuplades barbares.

Quant à *Oribaze,* que nous devons placer aussi dans l'école d'Alexandrie, bien que quelques auteurs le comptent au nombre des médecins romains, nous dirons qu'il était d'origine grecque et qu'après avoir fait ses études en partie à Smyrne, en partie à Alexandrie, où il professa, il fut appelé plus tard à Rome par Julien l'Apostat, dont il fut le médecin. Oribaze a produit un grand nombre d'ouvrages dont beaucoup ont été perdus ; il a commenté les *aphorismes* d'Hippocrate et presque toutes les œuvres anatomiques et médicales de Galien. Il vivait au IVe siècle et a beaucoup contribué à agrandir le cercle de la pathologie par son rare talent d'observation.

Les ouvrages que nous ont laissés Oribaze et Aétius sont des compilations et des commentaires sur Hippocrate et surtout sur Galien, leur chef de secte : comme leurs maîtres, ils ont étudié l'anatomie, la physiologie, la pathologie et la matière médicale. Comme Erasistrate et Hérophile, ils ont surtout étudié la séméïologie du pouls et ont été d'une minutie extraordinaire dans les détails pathologiques. Ils n'avaient pas l'esprit synthétique et déductif d'Hippocrate ; ils avaient même dégénéré depuis Asclépiade et Arétée, dont ils connaissaient le savoir et l'habileté clinique. La classification des maladies était pour Oribaze et pour Aétius la même que pour Galien, à propos duquel nous ferons une énumération précise : ces deux médecins peuvent être considérés comme le trait d'union entre la médecine alexandrine et la médecine des Arabes, que nous étudierons bientôt.

§ VI. *Romains.* — Schulze compte cent trente-huit ans, de la mort d'Hippocrate à l'arrivée des médecins grecs à Rome. Archagatus fut le premier d'entr'eux, l'an de Rome 535. Malgré ce que peuvent en dire certains auteurs, il est positif 1° que les médecins n'ont jamais été chassés de Rome[1] ; 2° que

(1) Quelques historiens ont prétendu que Caton (Marcus-Portius) avait expulsé tous les médecins de Rome ; mais outre que le fait est entièrement faux, chose étonnante et qui dévoile la faiblesse de l'esprit humain ! Caton, qui détestait il est vrai les médecins plus habiles que lui, avait une confiance aveugle, je dirai même une sorte de culte superstitieux et ridicule pour les charlatans et les enchanteurs, aux remèdes mystérieux et au baragouin desquels il ne comprenait rien du tout. Comment reconnaître à ce caractère frivole la gravité

la médecine vraie n'y a jamais été exercée par des esclaves. Les noms d'*Archagatus*, de *Philonides*, auteur d'un traité des fièvres, de *Sextius Niger*, d'*Archigène*, d'*Eros*, de *Démosthène*[1], de *Magnus*, d'*Evelpiste*, de *Sextus*, de *Théodorus Priscianus*, d'*Eudème*, d'*Asclépiade*, de *Thémison*, de *Dioscoride*, de *Marinus Sideta*, de *Mégis*, de *Tibère* lui-même, de *Vindicianus*, de *Statius Annœus* (médecin de Sénèque), de *Musa*, d'*Erotien*, de *J. Bassus*, de *Mercurial*, de *Demetrius*, de *Quintus*, de *Galien*, de *Celse Triphon*, de *Cœlius Aurelianus*, des deux *Antiochus*, tous deux martyrs; de *Theselus*, d'*Aretée*, de *Dion Cassius*, de *Marcellus*, nous prouvent le contraire.

La médecine, chez les Romains, fit surtout de grands progrès entre les mains d'Asclépiade, de Celse, de Galien et de Cælius Aurelianus.

Asclépiade, le favori de Pompée, jouit d'une réputation bien méritée; sa pratique médicale était si heureuse qu'il passa pour magicien. Ayant rappelé à la vie plusieurs personnes en léthargie, il fut, dit Apulée, regardé comme ayant le pouvoir de ressusciter les morts, et, à cette occasion on disait de lui « qu'il rappelait l'âme du malade des recoins les plus cachés du corps; » « *animam in corporis latibulis delitescentem provocare.* » Ces sortes de résurrections n'ont pourtant rien de miraculeux. On doit à ce médecin d'excellentes études sur la mort naturelle.

Celse adopta une méthode pathologique supérieure à celle

du censeur romain? Or, est-ce à cet homme bizarre qu'on peut attribuer la prétendue expulsion des médecins de Rome? C'est pourquoi, outre ce que nous avons déjà dit à ce sujet, nous appuierons nos assertions des témoignages on ne peut plus sérieux de Cicéron, dont Asclépiade était le médecin et l'ami, d'Horace, de Sénèque, de Perse, de Juvénal, de Martial, de Pline même, de Plutarque, de Suétone, de Galien, etc., chez lesquels on lit à chaque pas la preuve que de tout temps il y a eu des médecins à Rome, même à l'époque de Caton. Rome païenne avait non seulement des médecins, mais encore des temples dédiés à Apollon, à Esculape et à Hygie; elle en avait bien d'autres moins respectables et où se célébraient des mystères bien moins dignes de l'homme!....

[1] A l'époque où ce Démosthène, Gaulois d'origine, florissait à Rome sous Néron, Charmis et Crinas jouissaient à Marseille d'une grande réputation; ces deux médecins quittèrent leur pays pour aller se fixer à Rome où ils brillèrent quelque temps par leur charlatanisme, bientôt aux abois.

de ses précurseurs et créa une nouvelle nosographie ; il divisa les maladies en huit classes..... Dans les quatre premières, il comprenait toutes les fièvres et les *maladies internes* ; les cinquième et sixième traitaient des maladies *externes* ; les septième et huitième, des maladies *chirurgicales* ; comme on le sait, du reste, les Romains avaient déjà connaissance de la rougeole et de quelques fièvres exanthématiques mal décrites par leurs devanciers. Celse fut de son temps un réel modèle, digne d'être appelé l'Hippocrate Latin : il a été le premier médecin romain à parler de la *colique* ; c'est encore à Celse que l'on doit la méthode de la taille par le *petit appareil.*

Cælius Aurelianus distingua nettement les *maladies aiguës* des affections *chroniques* ; on ne peut trop savoir la cause de son erreur, mais il a classé la phthiriase dans les maladies de la vessie : quant à la méthode pathologique, il suivait celle de Celse qu'il enrichit et pencha surtout plus tard vers Galien, son contemporain, qui avait déjà une grande réputation.

Galien de Pergame, forcé de quitter son pays à cause des grandes rivalités que sa réputation d'habile chirurgien lui avait suscitées, vint se fixer dans la ville des Césars. A peine arrivé à Rome, il sut par son savoir s'y attirer la considération de tout ce qu'il y avait de grand et d'instruit. Mais la jalousie de ses confrères et surtout d'un intrigant appelé Thessalus le forcèrent, malgré les faveurs dont il jouissait à la cour et sa grande supérioté sur ses ennemis, de quitter Rome[1] pour revenir à Pergame où il fut bien vu d'abord, mais qu'il quitta de nouveau pour se réfugier en Palestine où il mourut. Quelques auteurs assurent même qu'à cette occasion Galien se convertit au Christianisme... Quoi qu'il en soit, du reste, des malheurs qui ont poursuivi ce grand homme et

---

[1] C'est à peine si nous accorderons aux persécuteurs de Galien l'honneur d'une mention dans un travail comme celui-ci ; car si ce grand médecin eut pour ennemis implacables les Thessalus, les Martianus et les Artigènes, hommes aussi ignorants qu'hypocrites et audacieux, il eut en revanche pour admirateurs et amis les savants, les empereurs et Démétrius lui-même, médecin de Marc-Aurèle.

des amertumes dont l'ont abreuvé ses lâches calomniateurs, jaloux de sa gloire et de sa science, Galien fut le plus remarquable praticien de son siècle ; habile anatomiste, profond physiologiste, pathologiste plein de sens et fidèle écho de l'expérience et de la nature, philosophe spiritualiste, écrivain érudit et plein de vérité, il était le plus grand génie de la médecine latine ; on possède de lui plusieurs ouvrages précieux ; ses travaux pathologiques surtout où abonde une masse de subtilités parfois trop minutieuses et qui devint le livre par excellence des Arabes, mérite ici une mention spéciale. Les œuvres de Galien que nous possédons en entier ne sont pas régulièrement divisées selon nos usages actuels ; mais on voit en lui, sinon une séparation tranchée entre son anatomie et sa physiologie, entre sa pathologie et sa médecine pratique, du moins un ordre réel dans la méthode qu'il a suivie.

C'est pourquoi, après avoir dit un mot des sectes parues avant lui, après avoir parlé de l'excellence et du but de l'art, il divise la science médicale en deux parties, savoir : suivant qu'elle s'occupe de l'étude du corps (*materia corporis*), de ses fonctions et de ses prérogatives dans l'état de santé, ou qu'elle en fait l'objet de ses recherches et de son observation quand il est atteint de maladie ; entre ces deux études, dit Galien, il y a un point où la science de l'homme appartient tant au philosophe qu'au médecin. Avant tout, il commence par poser en principe que comme, jusqu'à lui, il y en a trois sectes principales en médecine, il doit chercher quelle est la préférable et il opte pour la secte des dogmatiques dont il a été regardé mal à propos comme le chef.

Cela posé, il procède à l'étude des éléments qui constituent le corps humain, et, dans ses profondes considérations, il établit d'un côté la doctrine de la distinction entre le mixte et le vivant, entre l'organique et l'inorganique (théorie si bien développée par Sthal) ; d'un autre côté, il crée tout un système d'étiologie pathologique. Il s'occupe ensuite du *tempérament* et des rapports entre le *physique* et le *moral* ; il continue par l'appréciation des *mœurs de l'âme*, de ses facultés

et de ses affections. Il parle du *mouvement volontaire,* de
l'*utérus,* de la *formation du fœtus* et de l'*accouchement;* il
continue par des recherches anatomiques sur les *veines,*
les *artères* et les *nerfs*[1]; il arrive ainsi peu à peu à son
fameux traité *De usu partium;* il commente *Hippocrate* et
Platon, passe en revue toutes les fonctions du corps humain qu'il appelle *parva sphœra* (μιχρόχοσμος), traite de la *cacochymie,* etc., et attaque enfin la pathologie. Il commence
dans cette troisième partie de son œuvre par indiquer les
moyens de se conserver en bonne santé; il examine ensuite
les différentes espèces de respiration et les altérations qui
peuvent survenir soit dans la *respiration,* soit dans le *pouls,*
dont il étudie les modulations, d'après lesquelles il enseigne
l'art de diagnostiquer et de pronostiquer; il continue par
l'étude des jours *décrétoires* et *critiques;* il montre quelles
sont les indications qu'on peut tirer des *veilles,* du *sommeil* et
des *songes.* Après ces généralités, il expose sa doctrine sur
l'*étiologie* et la *séméiologie,* et réserve un chapitre spécial
aux causes *procatarctiques;* il considère les *vices* des *humeurs*

---

[1] Quelques historiens accordent à Galien l'honneur d'avoir découvert les
nerfs récurrents: tel est le sentiment de *Morgagni* et d'Amoreux ; d'autres,
avec Leclerc, donnent la prérogative de cette invention à *Rufus* (médecin de
Cléopâtre); d'autres enfin, avec Peyrille, veulent que ce soit à *Léonide* que
doit revenir le mérite de cette découverte. Quant à nous, dont le rôle est ici
de dire la vérité, nous allons émettre notre opinion et poser un terme à ces
prétentieuses contestations. *Rufus* et *Léonide* observèrent les premiers que la
carotide était accompagnée de nerfs auxquels ils donnèrent le nom de *récurrents,* ils en avaient le droit : mais Galien est le premier à avoir appelé
récurrents les nerfs *laryngés inférieurs.* Hérophile, ainsi que nous l'avons
dit plus haut, n'a pas eu l'honneur de cette découverte et c'est à Galien seul
que revient cette gloire, ainsi que la priorité du nom de *récurrents,* appellation
sous laquelle les anatomistes contemporains désignent encore les nerfs *laryngés inférieurs* qui, naissant du pneumogastrique, dans le thorax, remontent le
sillon qui existe entre la trachée-artère et l'œsophage, vont se distribuer au
cou, après s'être réfléchis, le gauche au-dessous de la crosse de l'aorte, le
droit au-dessous de l'artère sous-clavière correspondante. Or ce sont là les
vrais nerfs récurrents, et ceux qu'ont découverts Rufus et Léonide accompagnant, après s'être recourbés, la carotide interne le long de la colonne vertébrale et dans le canal carotidien, ne sont pas plus les nerfs auxquels
l'anatomie a consacré le nom de récurrents, que ceux qui accompagnent
les artères récurrentes du bras, du radius, de l'épitrochlée, du genou,
du tibia, etc.

en tant que causes de maladies, les *époques* et les *saisons* propres à ces dernières, finit par l'appréciation des *lésions organiques* et nous transmet ses précieuses recherches sur les *fièvres* et le *marasme*. Viennent ensuite les quatorze livres sur l'*Art de guérir (methodus medendi)*, constituant une œuvre complète de médecine pratique, surtout si l'on y joint son traité de la *méthode curative (De arte curativâ)*. On peut voir en effet que, dans ces deux ouvrages pleins d'érudition et d'un langage très-clair, toutes les espèces morbides connues de son temps y sont longuement étudiées. Arrive enfin sa thérapeutique aussi riche qu'intelligente et variée ; ce qui lui a valu l'admiration des Arabes qui donnèrent à sa méthode le nom de thérapeutique Galienne.

. Ainsi qu'on peut en juger, par ce bref aperçu, Galien était un esprit vaste et solide dans ses conceptions ; et, sans chercher à établir ici un parallèle entre le vieillard de Cos et le médecin de Pergame, nous dirons que Galien, avec les documents nouveaux que l'expérience de plusieurs siècles lui avait fournis, complétait l'idée d'Hippocrate, quoique, à certains égards, il lui soit demeuré inférieur. Mais, nous allons bientôt voir quels furent les fruits de cette nouvelle doctrine qui avait envahi toutes les écoles en Grèce, en Egypte, à Rome et jusque dans le fond des Gaules.

Après Galien, on trouve peu de médecins qui aient illustré l'art de guérir à Rome ; ce fut ainsi que, vers la fin du second siècle, la science s'enfuit peu à peu avec la civilisation du grand empire qui touchait à sa ruine. Le troisième siècle fut même si pauvre en hommes distingués que les historiens gardent presque le silence à ce sujet. La cruauté d'Antonin Caracalla, l'ennemi implacable des gens de lettres, immola tout à sa fureur en persécutant chrétiens et philosophes, et en vouant impitoyablement à la mort tous les médecins qui, ne voulant pas servir ses infâmes caprices, se refusaient à donner du poison à ceux dont il voulait se défaire.

Dioclétien, Maxime et Constantin favorisèrent sans doute les arts et les sciences, mais les hommes marquants furent extrêmement rares sous leur règne : nons citerons néanmoins le fameux *Quintus Severus Sammonicus*, médecin instruit et poète coquet qui eut pour disciples le jeune *Gordien*; son fils *Sévère Sammonicus* et *Cœlius Apicius*, (le Médecin cuisinier); *Euphrosine*, précepteur de saint *Pantaléon*, qui se distingua par les services qu'il rendit aux pauvres chrétiens des catacombes; *Epiphane*, *Ægilée*, *Antyllus*, *Possidonius*, les deux frères *Cosme* et *Damien*, qui furent martyrisés; dans les Gaules, *Julius Ausonius* d'Aquitaine (père du poète Ausone), *Sibure* et *Eutrope*, un nommé *Marcel*, de Bordeaux, *Marcellus* (l'empirique), *Dioscore*, le célèbre *Sextus Empiricus*, etc., et quelques autres noms peu connus, qui, dans cette époque de barbarie, osaient à peine exercer leur art : mais parmi tous ces médecins, pas un qui mérite le nom de pathologiste, ou du moins qui nous ait transmis un document contrôlant les progrès de l'art en ces siècles de décadence.

C'est ainsi qu'avec la science s'enfuirent la puissance romaine et ses prestiges d'honneur, de richesse, de majesté inénarrable, auxquelles devait enfin succéder la chute de ce formidable empire, dont la gloire avait retenti jusqu'aux confins du globe.

C'est que l'antiquité païenne avec ses temples impudiques devait être purifiée et rajeunie par la *Croix*; c'est qu'il fallait que l'humble tiare montât sur le trône des superbes Césars, et que du haut de ce Capitole d'où le farouche tyran avait fait dresser le gibet du Golgotha, s'épandît sur le nouveau monde, comme un fleuve à l'immense parcours, la loi régénératrice de l'homme Dieu!... C'est qu'enfin, pour recevoir et faire germer cette parole divine, seul garant de la vraie science, de la liberté et de la grandeur des peuples, il fallait une autre société que la société décrépite de la somptueuse Rome, Messaline au cœur desséché, au regard have, dont le manteau en haillons ne couvrait plus les plaies hideuses de son corps amaigri : à ce peuple efféminé et barbare, un pain amer et les infâmes spectacles *(panem et circenses)*, les orgies et le sang ne suffisaient déjà plus!!!

Avant de passer au chapitre suivant, disons comment la science médicale, après avoir dégénéré depuis la division du grand Empire, finit par disparaître insensiblement du sol romain, vers la fin du IVe siècle; époque où commence le passage des dogmes hippocratiques et galéniques, entre les mains des Syriens et des Arabes qui, heureusement pour la science et l'humanité, cultivèrent avec succès l'art médical, le protégèrent, non sans danger, contre le marteau destructeur de la barbarie, et qui, après huit siècles de labeurs, parfois remarquables, le transmirent comme un précieux dépôt entre les mains des régénérateurs de la philosophie et de la science, vers le commencement du XIIe siècle. Qu'il nous soit donc permis, avant de parcourir cette intéressante période, de dire un mot de l'état de la médecine à cette époque de désorganisation scientifique et sociale.

Vers le troisième siècle de l'ère chrétienne, Rome eut une rivale de plus et Constantinople vit s'élever dans son sein une grande école où se réfugièrent, ainsi qu'à Smyrne et à Alexandrie, les sommités philosophiques, artistiques et médicales, qui avaient échappé au poignard ou au poison. Saint *Luc* l'Evangéliste fit ses études à Antioche, où se fonda aussi une école de médecine en ce temps de démembrement, et bien qu'il n'exerçât pas son art, il est positif qu'il a toujours été regardé comme médecin. Presque à cette même époque, et du temps d'Aétius, brillait à Rome, Alexandre de Tralles, qui se réfugia à Alexandrie, où il s'acquit une grande réputation. Nous devons à ce médecin recommandable des études pathologiques tout à fait remarquables sur l'*esquinancie* et sur une espèce d'*angine* des enfants, qui ressemble fort à cette angine *membraneuse* ou *polypeuse,* que les modernes et les Anglais surtout, ont décrite sous le nom de *croup;* il a parlé le premier des *concrétions pulmonaires* et de la *boulimie,* que les Grecs avaient simplement désignée sous le nom de βουλιμός, et que les Arabes appelèrent plus tard *Giou al bacar* (faim de bœuf, faim canine) : on a de cet auteur de nombreux ouvrages, traduits en partie par *Mercurial.*

Se firent encore remarquer *Héséchyus* et *Psychrestus* qui

excita l'admiration par la hardiesse et la précision de son pronostic ; *Asclépiotes* et *Perzoës*, à Alexandrie ; *Procope* et *Paul d'OEgine* (OEgineta), à Constantinople. Le v⁰ siècle fut pauvre en grands médecins ; la Gaule romaine en fournit cependant quelques-uns très-remarquables, plutôt connus par leur jactance, que par leur réel savoir ; .c'étaient : *Marcel* l'Empirique (d'Aquitaine), *Disaire,* dont Symmaque l'orateur et Macrobe parlent avec éloges. Au vi⁰ siècle, brilla *Rusticus Elpidius* qui fut appelé à la savante cour de Théodoric, roi des Ostrogoths.

Paul d'OEgine, que les uns font vivre sous Théodose le Jeune et les autres sous Héraclius, occupa un rang distingué parmi les médecins de Constantinople, où l'art de guérir prit un nouvel essor : il excellait dans le traitement des maladies des femmes ; ce qui lui mérita le surnom de *Al-Kavabeli.* *Palladius* d'Alexandrie publia un livre sur les fièvres et se fit remarquer par son tact médical ; *Stephanus* l'Athénien, disciple de Protospatharius nous a laissé des commentaires sur Hippocrate et des *Collectanea* (recueils chirurgicaux fort curieux). *Psellus* et *Siméon Sethi,* d'Antioche, qui vivaient au xiii⁰ siècle, relevèrent l'éclat de cette école qui comptait déjà de grands médecins, dont nous n'avons pas à nous occuper actuellement.

Tels sont, après Galien, les hommes qui nous ont paru dignes d'être cités dans ces dix siècles d'invasions et de guerres fanatiques. La pathologie qui avait fait de grands progrès depuis Hippocrate jusqu'à Galien, reçut, malgré les bouleversements politiques, une impulsion naturelle, amenée par la force des choses dans les écoles d'Alexandrie, de Constantinople, de Smyrne et d'Antioche. Les épisynthésiques, les empiriques et les méthodiques furent presque partout remplacés par les dogmatiques ou Galénistes, bien que l'ignorance et l'empirisme routinier aient toujours eu des représentants.

La pathologie avait fait néanmoins des progrès et la nosologie médicale avait agrandi sa sphère par une conséquence toute naturelle des rapports nouveaux que les Romains et les Alexandrins avaient eus avec les peuples qui, sous Pompée et après lui, apportèrent de l'Afrique et du fond de l'Asie de nouvelles maladies à observer, surtout celles de la peau. En voici un relevé avec le nom des auteurs qui, les premiers en ont parlé, sans classification méthodique.

1° L'*alopécie* et l'*ophiasis* (chute des cheveux) : Galien avait bien connu ces maladies, mais on les trouve mieux décrites dans le livre attribué à *Cléopâtre,* dans *Aétius* (Tetrab. II, Serm., 2, c. 55, 56); dans *Alex. de Tralles,* (lib. I, cap. 1, 2); dans *Paul* d'*OEgine,* (lib. III., c. 1). — Chacun de ces auteurs propose des remèdes particuliers pour ces diverses affections.

2° *La colique végétale*[1], que Galien avait désignée sous le nom de *dysenterie,* provenant de l'usage des eaux qui circulent dans des tuyaux de plomb (*De Compar. Pharm.,* l. VII, c. 2. p, 537, T. XIII); Paul d'OEgine fut le premier à la décrire (lib. III, cap. 43), comme une maladie devenue épidémique dans les provinces romaines. Le même auteur fait remarquer que cette maladie occasionnait la *paralysie* des extrémités et même l'*épilepsie* (l. III. c. 43. p. 464, de la collection Henri Estienne).

3° Le *dragonneau,* genre de ver qui s'introduit dans les tissus, principalement des extrémités, et constitue une maladie particulière. C'est *Agatharchides,* de l'école d'Alexandrie (sous Ptolémée-Philométor), qui la mentionne le premier; cette maladie fut ensuite observée par *Léonidas, Soranus* et *Galien.* Elle fut décrite par Aétius (Tetrab. IV, Serm. 2, cap. 85), par Paul d'OEgine (liv. IV, cap, 59). Les Arabes en indiquèrent, plus tard, une curation externe à laquelle les modernes n'ont rien ajouté de mieux.

4° L'*éléphantiasis,* qu'on vit pour la première fois à Rome sous Asclépiades, fut parfaitement décrite par Aretée (liv. II, c. 13), et par Galien. Aétius insiste beaucoup sur les moyens

---

[1] Appelée *dysenterie* par Galien, colique *de Poitou* par Citois, médecin de Louis XIII, colique de *Madrid* par Luzuriaga, colique de *Devonshire* par Huxam, cette maladie primitivement observée par les premiers médecins de l'école d'Alexandrie provenait de l'usage de fruits acerbes, aigres et de boissons de mauvaise qualité.

curatifs de cette cruelle affection (Tetrab. iv, Serm. 1, c. 120) et Paul d'OEgine en a traité aussi (lib. iii, cap. 22).

5° L'*érysipèle du cerveau*, maladie appelée ainsi par Aétius (Tetrab. ii, Serm. 2, c. 26), et par Paul d'*OEgine* (lib. iii, c. 8).

6° L'*hydrocéphale interne*, affection connue des anciens et de Galien, et pour laquelle Aétius (Tetrab. ii, Serm. 2, c. 1), et Paul d'OEgine (liv. iv, c. 2) imaginèrent divers moyens curatifs.

7° La *lèpre* et ses diverses espèces *(alphus, leuce)* bien décrites par Galien. Dans la suite on porta plus d'attention aux divers degrés de ces maladies, et il fut proposé beaucoup de remèdes pour les combattre : voyez Aétius (Tetrab. iv, Serm. 1, cap. 132, 133) et Paul d'OEgine (liv. iv, c. 2).

8° La *lycantrophie*, qui est un genre de démence très-particulier. Galien n'en a pas même fait mention, quoique cette maladie eût été déjà observée. *Saint Mathieu* l'Evangéliste (St-Math., c. viii, vers. 28) est le premier à en avoir parlé. Elle fut décrite par Oribaze (Synop., lib. viii, c. 10.), par Aétius, (Tetrab. ii, Serm. 2, c. 2) et par Paul d'OEgine (lib. iii, c. 16).

9° La *mentagra*, espèce particulière de lèpre ; maladie très-grave, indiquée par Pline (liv. xxvi, c. 1). On fit venir à Rome des médecins d'Egypte pour la traiter. Le plus renommé d'entre eux fut *Pamphyle*, qui acquit une fortune considérable. Galien parle de la mentagre dans son traité *De compositione medicamentorum secundùm locos* (lib. v, c. 3, p. 469, T. XIII).

On trouve dans Aétius (Tetrab. ii, Serm. 4, c. 14) de longues descriptions du *Menti scabies*, du *Menti ficosus tumor*, etc.

10° Les *maladies cutanées*, en général, qui ont été mieux décrites par Aétius et par Paul d'OEgine, qu'elles ne l'avaient été par leurs devanciers.

11° Les *maladies des yeux*, traitées aussi avec plus d'ordre dans les ouvrages d'Aétius (Tetrab. ii, Serm. 2) et ceux de Paul d'OEgine (lib. iii).

12° La *nyctalopie*, bien décrite par Galien et encore mieux par Alexandre de Tralles (lib. ii, c. 6.)

13° La *podagre*, maladie très-fréquente à Rome du temps de Galien (*Comment. in Aph. Hippoc.* vii, 28, T. IX, p. 264).

Elle a été décrite et traitée avec beaucoup de soin par Aétius (Tetrab. III, Serm, 4), et par Alex. de Tralles (lib. XI), par Paul d'OEgine (lib. III, c. 78); on peut même dire qu'il n'y a point de maladies auxquelles ces auteurs aient donné autant d'attention qu'à celle-ci dont ils en ont recherché toutes les différences ou les variétés et pour lesquelles ils ont surtout recommandé une infinité de remèdes.

12° Quelques maladies, assez rares, des *organes génitaux* et de l'*anus*, dont les anciens n'avaient pas fait mention et qu'on a cru, de nos jours, appartenir aux maladies vénériennes; Paul d'OEgine les a décrites (liv. III, c. 51, 59).

15° La *siriase*, espèce d'inflammation de la partie postérieure du cerveau des enfants, pour l'ordinaire mortelle, très-différente pourtant du *sphacèle du cerveau*, connu d'Hippocrate (Voyez *Burser de Kunifeld; institut. medic. pract.*, T. III, c. 6, p. 143, edit. Lips.), différente aussi de l'*érysipèle du cerveau*, sus-mentionnée; cette maladie fut décrite par Aétius (Tetrab. I, Serm. 4, c. 13).

16° La *gale de la vessie (vesicæ scabies)*, maladie ainsi nommée par Aétius qui en fait une description particulière (Tetrab. III, Serm. 3, c. 22).

17° Enfin, joignons à cette nomenclature, assez compliquée déjà, les affections aiguës et chroniques déjà connues au temps d'Hippocrate dans les grandes écoles de Cos et de Cnide.

Tel était d'une manière brève l'état de la science et de la pathologie, huit siècles après Hippocrate. Les espèces morbides avaient augmenté de nombre et l'esprit observateur de l'école galéniste avait grandement contribué à faire progresser la médecine en ces siècles malheureux, grâce à la protection des khalifes dont plusieurs aimèrent la science et appelèrent à leur cour des hommes habiles dans l'art de guérir en les comblant de faveurs et de biens. Mais l'empire des khalifes ayant été lui-même démembré par les gouverneurs des provinces, l'Egypte avec ses soudans devint bientôt la proie des mamelouks qui la gardèrent plus de deux cent soixante ans sous leur joug oppresseur; jusqu'à ce que, Tomon-Bey, dernier soudan, ayant été vendu au grand seigneur Sélim Iᵉʳ en

1517, celui-ci le fit pendre et soumit l'Egypte à l'empire des Ottomans dont elle fait encore partie.

C'est cette nouvelle période de huit siècles, si obscure au point de vue de la pathologie médicale, que nous allons tâcher d'ébaucher, en énumérant fidèlement nos brièves considérations au sujet d'une partie de l'histoire de notre art si peu connue par les médecins, le plus souvent passée sous silence par les auteurs et qui pourtant a bien son côté intéressant, en suivant pas à pas les péripéties à travers lesquelles la domination turco-ottomane a fait passer les sciences dans tous les pays où elle a porté son cachet d'ignorance, de barbarie et d'aveugle superstition.

CHAPITRE II.

DE LA MÉDECINE DEPUIS LA DÉCADENCE DE L'EMPIRE ROMAIN JUSQU'A LA RENAISSANCE (DE 630 A 1515).

§ I. Comme l'histoire nous l'enseigne, trois époques mémorables comprennent cette période de huit siècles et trois événements remarquables nous indiquent nettement la division naturelle de ce chapitre.

A la mort d'Héraclius, empereur d'Orient (641), les lettres, les sciences, les arts et la religion eurent à Constantinople le même sort qu'à Rome et qu'à Alexandrie où les flammes du fanatique Omar dévorèrent en un jour les monuments les plus précieux de quarante siècles de travaux et d'études, vandalisme inouï qui ensevelit à jamais près de sept cent mille volumes et qui fut imité cent ans après avec un cruel surenchérissement par l'impie et sacrilége Léon III, l'*Isaurien*, empereur d'Orient [1]. Qu'on se garde bien cependant

---

[1] L'histoire rapporte que Léon III (l'Isaurien), ennemi juré des chrétiens, voulant se venger des savants chargés du soin de la grande et belle bibliothèque de Constantinople qui avait succédé à celle d'Alexandrie, et les punir de

de confondre les Arabes vrais avec les Turcs, et les hordes barbares qui, sous le nom de Sarrasins, ont envahi l'Europe, semant partout, suivant la parole de leur prophète imposteur, crime, pillage, incendie. Cette race de cannibales avait pour mission d'anéantir par le fer, le feu et le déshonneur tout ce qui ne portait pas en soi le cachet de l'islamisme, et leurs projets iniques auraient peut-être trouvé un accomplissement désespérant, si le formidable Charles-Martel n'eût arrêté leur marche dévastatrice et n'eût forcé ces légions barbares à rentrer dans leurs déserts d'Afrique. Pendant ces trois siècles (vie viie et viiie) d'invasions, d'irruptions et de destruction pour l'Europe entière, le nord de l'Afrique et toute l'Asie-Mineure, où la science s'était réfugiée naguère, ne fournirent à la médecine que quelques hommes, étoiles errantes destinées à montrer aux prédestinés du progrès humanitaire quelle était la route à suivre dans ce dédale inextricable du bouleversement des institutions sociales.

Les médecins remarquables qui ont paru chez les Arabes de 650 à 754 (époque où commence le règne prospère des Abassides qui transportèrent à Bagdad le siége de leur gouvernement), sont *Théodocus* et *Théodunus* qui furent tous deux médecins du khalife *Heiaius* (Abdolmalek); le dernier a laissé un volume qui, sous le titre de *Syntagma magnum*, était un curieux recueil de théorèmes médicaux. Quelques médecins syriens Ebadites qui ne s'étaient pas ressentis des convulsions, firent, sur de bons manuscrits échappés au cataclysme, d'excellentes traductions et des commentaires sur les œuvres d'Hippocrate et de Galien surtout, dont le nom retentissait encore à leurs oreilles ; on cite, entr'autres,

ce qu'ils ne voulaient pas se ranger de son parti, les fit tous enfermer dans la bibliothèque (chrétiens et savants), entoura le monument de bois sec et bientôt les flammes annéantirent l'édifice, les livres et les réfractaires. Plus de trente mille volumes furent consumés avec les tableanx et les autres curiosités et documents précieux qui y étaient contenus. C'eût encore été peu de chose si les savants, médecins et philosophes, seuls capables d'apprécier ces richesses et d'en transmettre le souvenir à la postérité, n'avaient pas été aussi victimes de la cruauté et de la honteuse vengeance de cet impétueux et sacrilége empereur.

deux bonnes versions hébraïques des *Aphorismes* d'Hippocrate, l'une du Juif arabe *Nathan*, l'autre du Juif de *Gajot* [1].

Dès ce moment l'impulsion fut donnée et les hkalifes des
trois dynasties qui résidèrent à Médine, à Damas, à Bagdad
et en Espagne influèrent sur les progrès de la médecine chez
les Arabes comme les Ptolémées d'Egypte avaient influé sur
celle des Grecs et des Romains à Alexandrie.

C'est pourquoi, dès le commencement du neuvième siècle,
on vit naître de cette grande école arabe *Mohamed-Ben-Cas-
sem* qui traduisit Galien en syriaque ; *Honain-Ben-Ishak* qui
en fit une version arabe (la bibliothèque nationale possède
plusieurs exemplaires de pareilles œuvres) ; *Ebn Batrick,
Albufarady, Ben Abi Sadik, Alexandre d'Aphrodisée, Rhazès*,
etc., qui, tous, commentèrent Hippocrate et Galien dont la
doctrine était en vénération chez les Arabes : ce fut là, comme de nos jours et comme à toutes les époques de renaissance, une période de remaniement, de traductions, d'interprétation et d'expérimentation surtout. Les plus recommandables
parmi les auteurs et les médecins de cette période furent :
Haly-Abbas, auteur de plusieurs ouvrages dont le plus remarquable l'*Almaleki*, seu *liber totius medicinæ necessarius*, fut
traduit par *Etienne d'Antioche* en 1127, et imprimé à Venise
par *Michel Capella* qui y ajouta des notes intéressantes (*Venet.*,
1492, in-f°, et *Lugd.*, 1515, in-f°, et 1523, in-4°); l'Israëlite
Isaac dit *Bénimiran*, fils adoptif de *Salomon*, roi d'Arabie, fut
l'auteur d'un grand nombre d'ouvrages de médecine, dont les
principaux cités par Chomel sont divers traités des *aliments,*
des *diètes*, des *urines*, des *fièvres,* divisés en vingt livres, dont
dix de théorie et dix de pratique : les trois premiers furent
traduits ensuite de l'arabe en latin par *J. Posthius de Ger-
mersheim* (élève de l'école de Montpellier sous Joubert et
Rondelet). *Mesué*, appelé en arabe *Johanna Ben Massoniah*,
ou *Abou Zakaria*, Syrien d'origine et chrétien, fut le médecin du khalife *Haroun-al-Raschid,* qui l'engagea à traduire
plusieurs livres grecs et syriens en arabe ; il eut pour ami
et contemporain *Gabriel Bakhtijouah* (aussi chrétien) et *Sa-*

___
[1] Voyez, pour plus amples explications, *Gialinous*, d'*Herbelot* et *Amoreux*.

leh Ebn Nagalat, indien de naissance : ces trois auteurs furent des praticiens recommandables.

Aaron, qui fut l'auteur des Pandectes médicales, précéda Mesué de quelque temps.

Jean Damascène (fils de Mesué), autrement dit *Johia-Ebn-Massawaih,* a laissé un livre précieux intitulé « *Antiquitates variolarum* » et un traité de thérapeutique commenté en 1315 par *Mundinus de Luciis,* de Bologne, en 1362 par *Christophe de Honestis* et en 1544 par *Jacq. Sylvius.*

Sérapion est un auteur arabe sur la vie duquel il reste bien des doutes, attendu que les historiens en citent deux ou trois du même nom. Quoi qu'il en soit, il y en a un qui a produit sur la médecine pratique et la matière médicale différents ouvrages qui furent traduits et commentés par le juif *Abraham* et *Simon Januensis.* (Venise, 1479, in-fº).

Rhazès justement considéré comme un des médecins les plus éminents parmi les Arabes, était nommé *Mohamed-Ben-Zakario Abubaker* [1] ; il a écrit de nombreux ouvrages imprimés en un seul volume, in-fº, nommé l'*Helchavy* ou *Comprehensor,* le *Continent ;* cet ouvrage, qui était divisé primitivement en 70 livres, traite de toutes les maladies connues alors. *Suriau* le traduisit et le publia en 1509 à Venise ; une traduction des aphorismes de Rhazès avait déjà paru en 1489 Bologne. Ce grand médecin fut le favori d'Almanzor et des khalifes de son temps ; ses nombreux écrits furent tous traduits en langue latine dans les xvᵉ et xviᵉ siècles et méritent d'être consultés par les savants [2].

Avicenne, fils de Sina, en arabe *Abu-Ali-Al-Hossain-Ebn-Abdallah-Ebn-Sina,* fut surnommé le prince des médecins

---

[1] Ce médecin, dont tous les bibliographes se sont beaucoup occupés, vivait au xᵉ siècle ; il ne commença à exercer la médecine qu'à 30 ans, il fut 40 ans empirique et 40 ans rationnel. Voici quelle est la belle définition que ce grand praticien donnait de la médecine : « La médecine est un art effectif qui conserve la santé présente et qui guérit les maladies curables avec le secours de la *raison* et de l'*expérience.* » Peut-on en donner une meilleure de nos jours ?

[2] Le *Comprehensor* (Helchavy) ou *Continent* de Rhazès fera partie des œuvres traduites des anciens, et qui paraîtront dans notre Bibliothèque ou Encyclopédie médicale, dont les premiers fascicules verront le jour de suite après la publication de notre traduction des œuvres de Stahl.

arabes; il remplit le monde savant de sa réputation et est encore en grande vénération chez les Turcs et les Arabes modernes. Cet illustre médecin eut une plus grande renommée que celle d'*Erasistrate* dans l'art de diagnostiquer les affections morales à l'aide du pouls. Parmi les nombreux ouvrages qu'a écrits Avicenne, son *Canon* est le plus remarquable, c'est l'œuvre par excellence des œuvres arabes. On en a fait des traductions, des abrégés et des commentaires dans toutes les langues : ce précieux livre intitulé *Canun fil thebb*, comprend plusieurs traités ; dans le premier, l'auteur considère la médecine en général, tant au point de vue spéculatif qu'au point de vue pratique ; dans le deuxième, il s'agit des médicaments simples, de leurs qualités générales et particulières ; le troisième contient les maladies locales ou de chaque organe : ce traité commence par l'anatomie. Au quatrième livre, il est question des affections qui envahissent toute l'économie corporelle ; le cinquième, enfin, comprend la composition et l'application des médicaments : en un mot, c'est un traité complet de médecine théorique et pratique, des ouvrages d'Avicenne ont eu plusieurs éditions ; il suffira, je pense, d'ajouter que nous en avons trouvé de magnifiques dans les bibliothèques de Rome, de Venise, de Padoue, de Bologne, de Barcelonne et de l'Escurial [1]. Les traducteurs et commentateurs principaux des travaux du grand médecin arabe, sont : Arnaud de Villeneuve, Gérard de Carmona, Alpagus de Belluno, Plempius, Castreus, Mongius, Haller, Eloy et Blumenbach.

Avenzoar (Al-Wasir-Abu-Merwan-Abdelmelech-ibn-Zohr), était natif de Cordouc où on le désignait sous le nom de *Abdamalek-ben-Zohr* ; on connaît de lui deux ouvrages recommandables, l'un intitulé *Fil Adoviat,* qui traite des médicaments simples et composés ; l'autre ayant pour titre *Thaisser, Taisser* ou *Theisir,* concerne le régime : tous les deux ont eu plusieurs traductions. Avenzoar était le médecin du calife particulier de l'Andalousie, nommé *Amir-al-Mommenina* (de la maison d'Ommia, *Omayah* ou *Ommyah*). Certains auteurs

---

[1] Le *Canon* d'Avicenne, dont nous faisons en ce moment la traduction, paraîtra également dans notre Recueil encyclopédique.

prétendent qu'Avenzoar a pratiqué l'opération du trépan et qu'il a écrit un traité des maladies vénériennes ; Bernard (le chirurgien) assure même que ce médecin sarrazin a opéré la laryngotomie ; quant à nous, nous nous taisons à ce sujet, vu le peu d'espace et la spécialité de ce travail : nous y reviendrons plus tard dans notre Encyclopédie (partie historique).

Averrhoës, compatriote d'Avenzoar, était connu chez les Arabes sous le nom de *Aboul-Valid, Mohamed-Ben-Amed-Ben-Rosched* (Mahomet, père de Valid, fils de Roschd) : les Juifs qui ont traduit et commenté ses œuvres l'appelaient *Aben* ou *Aven Rosched*, d'où, par corruption, Averrhoës. C'est le premier médecin philosophe parmi les Arabes ; le premier il a traduit en sa langue les écrits d'Aristote, en 1197: d'Herbelot assure même que c'est sur la version latine des Juifs de ce texte arabe, que sont basés les travaux des philosophes et notamment ceux de saint Thomas et de son école avant qu'on eût découvert les originaux grecs d'Aristote.

Averrhoës avait une imagination ardente et sa philosophie hardie lui a attiré de nombreux reproches que nous ne tâcherons pas d'éloigner en ce moment. Honoré de grandes charges dans la magistrature, il ne perdit pas un instant, et la science médicale unie à la philosophie faisait l'unique objet de ses délices. C'est lui qui, chez les Arabes, a été l'inaugurateur de la philosophie péripatéticienne qui, jusqu'à l'avénement de Bacon a régné en souveraine sur toutes les sciences. Il était tellement partisan de la saignée qu'il fit exécuter avec succès cette opération sur une de ses propres filles âgée de 7 ans ; cette pratique hardie dénote un profond praticien. Comme cela arrive à tous les esprits hors ligne, Averrhoës eut beaucoup d'ennemis, si bien qu'à Cordoue il finit par succomber sous leurs piéges, desquels après bien des ignominies, il sortit pourtant glorieux, car il fut nommé par la suite grand justicier (chef des prêtres), juge de Maroc, et acquit une gloire qu'il ne ternit que par l'excentricité de ses opinions. Son *Colliget* (œuvre didactique) était suivi comme un livre modèle dans toutes les écoles : cet ouvrage, si important, fut traduit par Bajazet, fils de Mahomet II (en 1495).

Albenguefit et *Rabbi-Abn-Amran, Moses, Bulcasen et Ca-manusali* furent aussi des médecins fort recommandables. *Albenguefit* a fait divers écrits sur les médicaments et la médecine pratique.

Albucasis (*Bulcasem,* Bulchasim), surnommé *Alzaharavi, Abul-Cacem-Schelaf-Ebn-Abbas ,* que Sehenekius, auteur de la *Biblia iatrica* et l'historien *Freind* confondent justement avec *Alsaharavius,* se distingua par ses connaissances tant médicales que chirurgicales et par ses nombreux écrits ; la bibliothèque de Montpellier et celle de Venise possèdent un magnifique manuscrit de cet auteur avec planches (à la main), représentant les instruments connus du temps de ce grand chirurgien arabe ; on ne peut éviter d'y reconnaître divers documents prouvant que certains auteurs ont puisé dans ces écrits des idées et des inventions qu'ils ont émises comme leur propre découverte : nous reviendrons en temps et lieu sur ce point important de l'histoire de l'art chirurgical. Ses œuvres complètes furent publiées pour la première fois à Augsbourg, en 1519, 1 vol. in-f°, par Paul Riccius ; bien que Simon Januensis et Gérard de Carmona en eussent publié des fragments avec la chirurgie de Guy de Chauliac en 1500 et 1506. Depuis longtemps Albucazis et sa chirurgie restaient dans l'oubli, lorsque l'on en vit paraître en 1779 , à Oxford, une édition en latin avec l'arabe en regard , par les soins de J. Channing, en 2 vol, in-4°.

Albucasis acquit une telle réputation comme médecin que Zacutus et Riccius n'ont pas fait difficulté de le regarder comme le plus digne de marcher après Hippocrate et Galien ; il peut y avoir dans cette appréciation une certaine exagération, commune du reste à tous les panégyristes , mais ce qu'il y a de positif, c'est qu'Alsaharavius ou Albucasis a donné de nombreux ouvrages sur diverses questions fort intéressantes et peu connues de son temps ; ses œuvres médicales se trouvent dans la collection Riccius indiquée ci-dessus. C'est ainsi qu'on a de ce grand praticien des traités spéciaux sur la petite vérole, sur les maladies des femmes et des enfants, sur les affections cutanées, etc., son *Liber sanitoris ,* traduit par *Simon Januensis ,* et sa *Méthode pratique.*

Camanusali, auteur très-peu connu, a écrit des traités fort importants sur l'emploi du séton dans le traitement de la cataracte et dans une autre affection des yeux qu'il nomme *lunella,* consistant dans une suppuration qui se forme entre la cornée et l'uvée : ce médecin exerça avec éclat sa profession à Bagdad.

Qu'on nous permette de dire encore quelques mots, en terminant, sur les Arabes. Ce sont les médecins arabes qui ont les premiers parlé de la variole et de la rougeole ; à eux aussi l'honneur d'avoir appliqué la chimie à la médecine [1] (bien que les Chinois ou du moins les Egyptiens en eussent déjà fait mention) ; ils ont cultivé aussi avec avantage la chirurgie, la botanique surtout et l'anatomie. Une dernière observation digne de la plus haute considération, c'est que ce sont les Arabes qui, malgré ce qu'en ont dit quelques auteurs estimables, ont sauvé la médecine de la barbarie et l'ont transmise à leurs successeurs.

Ce sont enfin les Arabes qui, dans leur ardeur pour la science médicale, ont fondé nos vieilles écoles de Cordoue, de Séville, de Salamanque, de Valladolid, de Venise, de Bologne, de Rome, de Naples, de Salerne et de Montpellier, l'héritière légitime de la docte Salerne. L'exposé ci-après des maladies primitivement observées par les Arabes, en dehors des maladies connues par les anciens et du temps de Galien, dont ils avaient du reste eux-mêmes, une parfaite notion, montrera quels sont les services que cette génération intéressante de savants a rendu à la science médicale. Ces maladies sont :

1° Les *aphtes des enfants,* qui leur surviennent peu de jours après la naissance, surtout à ceux qui sont tenus dans les lieux chauds et humides ou dans un air infect. Cette maladie n'avait point été observée, si ce n'est légèrement et comme en passant, par Galien et par Aretée (*De morbis acut.,* liv. I, c. 9), par Oribaze (*De locorum affectionib. curat.,* liv. IV, c. 66) et

---

[1] Nous compléterons en temps et lieu nos aperçus à cet égard : disons seulement que c'est avec raison que Gmelin assure que c'est chez les Arabes que la chimie médicale a pris naissance et que dans l'école de Cordoue elle a été cultivée avec fruit.

par Paul d'OEgine (liv. I, c. 10). Les Arabes les ont mieux décrites et en attribuent la cause à un lait impur ; ils ont recommandé les meilleurs remèdes à ce sujet : on peut voir Rhazès (*De morb. infant.*, c. 14), Alsaharavius (*Pract. Tract.* XII, c. 2, f° 52, édit. d'Augsbourg, 1519, in-f°).

2° L'*hydropisie du péricarde* ; les Arabes disaient « *l'eau qui se ramasse dans la bourse du cœur* ». Cette maladie a été indiquée d'abord par Avenzoar (liv. I, *Tract.* XII, c. 4).

3° Les *croûtes laiteuses* ; maladie des enfants, dont on ne trouve aucune trace chez les anciens : Alsaharavius est le premier qui l'ait fait connaître (*Pract. Tract.* XXVI, c. 1).

4° Le *défaut de déglutition* (pharyngo-œsophagite) a été très-bien décrit, et ses causes bien exposées par Alsaharavius (*Pract. Tract.* XII, c. 5) ; Avenzoar rapporte aussi (*Tract.* X, c. 18) les divers moyens de transmettre, en ce cas, dans l'estomac les aliments avec une canule d'argent.

5° L'*essera*, genre de maladie ordinaire dans les contrées chaudes. Elle a été décrite pour la première fois par J. Sérapion (*Pract. med.*, l. V, c. 8) ; elle le fut plus exactement par plusieurs médecins arabes, principalement par Avicenne (liv. IV, *fèn*[1] III. *Tract.* I, c. 13), par Alsaharavius (*Tract.* XXXI, c. 9).

6° La *fétidité de la bouche, du nez* (ozène), des *aisselles*, de l'*urine*, des *excréments*, fut combattue par toutes sortes de moyens chez une nation qui avait tant à cœur la propreté ; Mahomet leur en avait donné l'exemple. On trouve des préceptes et la prescription des divers médicaments à ce sujet, dans les écrits d'Avicenne (lib. III, fen V, *Tract.* II, c. 1 ; fen VII, *Tract.* I, c. 29, 30 ; lib. IV, fen VII, *Tract.* III, c. 2, etc.) et dans Alsaharavius (*Pract. Tract.* II, et *Tract.* X, c. 5).

7° La *lèpre* et les maladies congénères ou antécédentes, telles que la *morphée blanche* ou *noire*, l'*impetigo*, le *serpigo*, le *porrigo*, l'*alopecia*, le *tyria*, le *ptyriasis*, le *formica*, ainsi que les diverses espèces de lèpre, *mentagra* ; les *tubercules lépreux* dans différentes parties du corps, comme dans la

---

[1] *Fen* signifie, en arabe, *division* ; comme qui dirait *partie*.

bouche, sur les mains, sur les pieds (éléphantiasis), les ongles transformés en tumeurs dures, rudes, arrondies, sont autant de maladies ou de symptômes qui avaient été connus des Grecs, après le siècle d'Asclépiade. Mais les Arabes eurent plus d'occasions de les observer et multiplièrent les secours à apporter contre ces cruelles affections : ce dont on voit des exemples dans les ouvrages de Sérapion, de Rhazès, d'Haly-Abbas, d'Avicenne, d'Avenzoar et d'Alsaharavius.

8° L'*inflammation du médiastin* et ses suites, qui ont été décrites par Avenzoar (lib. I, *Tract.* XVI, c. 6).

9° Les *maladies de l'esprit*, divisées en beaucoup d'espèces, depuis la *perte* de la *mémoire* jusqu'à la *folie;* elles furent décrites avec soin par Avicenne (lib. III, fen I, *Tract* V, c. 7, 24), par Alsaharavius (*Pract. Tract.* I, Sect. II, c. 26, 32).

10° La *lycanthropie*, que les Arabes prétendaient se déclarer principalement pendant le mois de février, a été bien exposée par Avicenne (lib. III, fen. I, *Tract.* IV, c. 21, 22).

11° Les *affections cutanées*, bien étudiées par les médecins arabes et par les Arabistes, dont plusieurs les ont mieux décrites qu'elles ne l'avaient été déjà par les Grecs. Ackermann avait manifesté des vœux pour qu'on reproduisît l'histoire de ces maladies, malgré ce qu'en avaient dit de son temps deux habiles médecins, Lorry et Heuter.

Les riches et beaux travaux d'Alibert et des savants médecins de St-Louis, sont des œuvres inestimables pour la médecine pratique, bien qu'elles laissent encore à désirer, soit au point de vue historique, soit au point de vue étiologique et pathogénique, soit enfin au point de vue du traitement par les simples, qui sont les plus sûrs et les plus puissants moyens de guérison.

12° L'*ossification du péricarde et du cœur* (transformation de ces organes en une substance dure, cartilagineuse et même osseuse); leur *inflammation* et leur *suppuration* sont des affections rares qui ont été observées par les Arabes, bien qu'ils les confondissent le plus souvent avec l'inflammation de l'organe central de la circulation et de ses annexes; elles ont été bien décrites par Avenzoar (lib. I, *Tract.* XII, c. 5, 7).

13° La *plante de nuit*, sorte de mauvais exanthème qui a

été primitivement remarqué par Avicenne (lib. IV, fen 7, *Tract.* I, c. 10). Lorry en parle dans son livre.

14° La *salivation* (*flux de la salive*) provenant de l'usage du mercure : Alsaharavius en a parlé dans ses œuvres (*Pract. Tract.* III, c. 3).

15° Les *spasmes toniques*, occasionnés dans les régions chaudes par l'*habitude de se coucher à terre,* par les *plaies,* par la *piqûre* d'*aiguilles,* de *clous,* etc., ont été mentionnés par Avenzoar (lib. III, *Tract.* VII, cap. 5) et par Alsaharavius (*Pract. Tract.* I, cap. 22, 23).

16° Le *spina-ventosa,* d'abord décrit par Rhazès (*Continent.* lib. XXVIII).

17° La *verrue de l'estomac,* ainsi appelée par Avenzoar qui l'observa chez un malade (*Tract.* XV, cap. 3) ; c'était une espèce de polype adhérent à l'estomac, sensible même, au tact, avec émaciation du corps et qui fut rendu par le fondement ; mais le malade mourut d'hémorrhagie et de consomption.

18° La *petite vérole* et la *rougeole,* maladies cruelles, qu'on croit avoir pris naissance en Ethiopie (Voyez *Saverne : de Variolis,* part. I, cap. 1, § 163) ; elles se répandirent ensuite, en Europe, après les croisades, avec la lèpre et d'autres maladies des contrées chaudes, que les Sarrasins apportèrent en Espagne, en Sicile, en Italie, etc. La variole était connue depuis longtemps en Arabie, avant que Rhazès n'en fît mention. L'an de l'hégire 35, qui correspond à l'an 665, de l'ère chrétienne, le calife Othman (*Qtschmann*) en mourut, et en 752 (136 de l'hégire) *Os-Saffahus-al-Ambarac* succomba également des suites de cette affection. Après Rhazès, d'autres médecins arabes décrivirent la petite vérole ; ce furent : Haly-Abbas (*Pract.* lib. IV, cap. 1), Avicenne (lib. IV, fen II, *Tract.* IV, cap. 6, 7, 8), Avenzoar (lib. II, *Tract.* VII, c. 3), Alsaharavius (*Pract. Tract.* XXXI, cap. 10), etc.

19° La *veine de Médine* (*vena medinensis*) qui avait été connue des Grecs, d'après Agatharchides [1], avant le temps

---

[1] Cette maladie, commune chez les Nègres, et que les Africains ont transportée en Amérique, est la même que le *dragonneau*, déjà connu des Grecs,

de Galien, mais dont le traitement méthodique ne se trouve d'abord que dans Avicenne (lib. IV, fen 3, *Tract.* II, cap. 21). G. H. Velschius a écrit sur ce sujet (*Ad mentem Ebn Sinæ*; *August. Vindel*, 1674, in-4°) et il a traduit ce qu'en a dit Avicenne : Avenzaor avait traité aussi de cette maladie (lib. II, *Tract.* VII, cap. 2) ; il observa le premier que les Nègres en étaient principalement affectés. Cet auteur a parlé aussi de la maladie *bovine*, procurée par un ver; ce médecin la traitait par le feu (lib. II, *Tract.* VII, c. 21). C'est donc avec raison que les pathologistes confondent la première de ces maladies avec le dragonneau.

Telles sont, sauf quelques affections de peu d'importance, les maladies que les Arabes ont été les premiers à observer ou à décrire avec plus de détail et à distinguer nettement d'autres maladies avec lesquelles elles étaient confondues. Nier que cette série de grands médecins ait rendu d'immenses services à la science médicale, ce serait vouloir soutenir une assertion aussi fausse que téméraire.

Nous devons en outre aux Arabes beaucoup de remèdes peu employés ou inconnus avant eux, ainsi que certaines méthodes curatives qu'ils ont perfectionnées. Cette étude fera le sujet de notre préface du T. VII. Nous allons poursuivre maintenant nos recherches en déterminant la marche progressive qu'a suivie la médecine dans les diverses écoles du monde depuis les Arabes jusqu'à la Renaissance. — Si nous avons insisté sur les Anciens et sur les Arabes surtout, c'est que leurs travaux pathologiques sont généralement peu répandus et que nous ne pouvions parler de la médecine moderne sans connaître préalablement la part qu'ont prise nos devanciers aux progrès de la science médicale.

après Hippocrate ; les auteurs arabes l'ont nommée *veine de Médine* (*vena medinensis*), et les modernes, d'après l'étymo ogie grecque δρακὼν, l'appellent *dragonneau*. — C'est une espèce de ver grêle et très-long qui habite entre cuir et chair sur les hommes et divers animaux. La maladie et le traitement ont été décrits par Avicenne, par Thomas de la Veiga; par Kœmpfer, Wleschius, Ambr. Paré, Andry, Astruc, Bajon, Suchs et quelques modernes. Les naturalistes nomment ce ver *Gordius medinensis*. Pour sa description, voyez Linné, Müller et Bloch. Les voyageurs, les nègres surtout, en ont apporté sur eux-mêmes en Europe. Amoreux dit même en avoir vu dans nos ports sur des nègres débarqués.

§ II. Après les Arabes, vinrent les auteurs latins qui soutinrent quelque temps la même doctrine médicale, ce qui leur fit donner le nom d'*Arabistes* ou *Latino-Barbares* dont *Constantin* de Carthage (qui connaissait l'arabe, le grec et le latin) fut un des plus remarquables; aussi Constantin fut-il l'auteur et le d'un grand nombre d'ouvrages qui ont vu plusieurs éditions. C'est un des médecins qui contribuèrent le plus à la gloire de l'école de Salerne [1].

Bien qu'Arnaud de Villeneuve, le favori du roi d'Aragon, prince de Salerne, ne dise pas grand chose touchant l'origine de cette savante école, quoique en outre J. Curion, J. Crellius et Costanson se soient tus sur son antiquité, René Moreau nous apprend cependant que la médecine était publiquement professée à Salerne dès l'an 974, et qu'avant cette époque c'étaient les moines qui, dépositaires consciencieux de la science, dans le reste de l'Europe, cultivaient et pratiquaient la médecine à Salerne comme dans toute l'Italie.

Dès 1060, l'école de Salerne fut légalement constituée; elle eut des statuts très-sévères, au point de vue de la science et de la probité requise pour les professeurs; en 1100, elle était déjà florissante et elle acquit un plus haut degré de splendeur sous Frédéric Barberousse (Ænobarbus), qui octroya à l'école de Salerne, conjointement avec celle de Naples, le droit de ne conférer le titre de Médecin qu'à ceux qui en seraient jugés dignes.

Cette école fut illustrée par d'habiles médecins et des philosophes qui y firent leur instruction et y enseignèrent ensuite: tels furent, *Nicolas Propositus, Jean de Milan,* le *moine Constantin* (déjà cité), *Saladin d'Esculo, Simon Januensis, J. de Sancto Paulo, Pierre - Antoine Rusticus, Guillaume Placentin* ou *de Saliech, Jérôme Balduin, Benevenutus, Grapheus* (de Jérusalem), le juif *Farraguth,* Alca-

---

[1] L'école de Salerne est une de celles qui furent les plus renommées au moyen-âge; mais il est douteux qu'elle doive son origine à un établissement que Charlemagne y fit au commencement du IXe siècle. Il paraît positif, d'après des documents historiques, puisés à bonne source, que c'est Roger Ier, roi de Sicile, qui fonda lui-même l'école de Salerne et lui donna des réglements.

din (de Syracuse), *F. Alschanius, J.-Nic. Roger, Jean de Salerne*
et *Roger de Salerne* qui y professèrent avec éclat la chirurgie.
Cette célèbre école a compté même parmi ses illustrations
des femmes savantes qui ont laissé de grands souvenirs.

Salerne avait acquis une telle splendeur qu'on lui donna
le nom de *Ville Hippocratique* [1], non-seulement à cause de
la science de ses médecins, mais surtout parce que on y
enseignait spécialement la doctrine du Vieillard de Cos au
détriment des dogmes galénistes transmis par les Arabes.
La renommée de cette école fut exploitée plus tard par certains
guérisseurs charlatans et par les pharmaciens de Salerne
qui, à cette époque (1200), avaient pour concurrents les
pharmaciens de Montpellier comptant déjà, depuis la fin
du dixième siècle, des médecins distingués, bien que ce ne
soit que vers l'an 1220 (sous le pape Nicolas IV), d'après Astruc et Amoreux, que l'école de Montpellier ait été légalement établie. Celle de Paris ne le fut qu'en 1289.

L'histoire de l'école de Salerne étant assez connue, nous
n'insisterons pas plus longtemps là dessus et nous ne parlerons désormais que des hommes les plus remarquables qui,
depuis cette époque, ont illustré la science médicale, au
point de vue de la pathologie surtout. Nous ne serons pas
pour cela incomplets, car notre mission n'est pas en ce moment d'écrire l'histoire de la médecine, nous proposant, du
reste, de traiter *in extenso* cette matière en temps et lieu,
dans un ouvrage spécial. C'est pourquoi nous ne dirons rien
de la chimie médicale chez les Arabes et les Arabistes de
Salerne : nous ne parlerons même de la chirurgie que d'une

---

[1] Le sceau de l'école de Salerne porte encore à l'exergue : *Salerna urbs Hip
pocratica.* C'étaient les moines du *Mont-Cassin* qui enseignaient déjà la doctrine de Cos, avant l'invasion des Sarrasins, ce qui a fait dire à quelques historiens que c'est Charlemagne qui avait fondé cette école : la vérité est que
la médecine fut étudiée primitivement chez les peuples latins, à l'époque de
la persécution des chrétiens, sous les empereurs Dioclétien et Maximien. L'histoire de l'Eglise rapporte en effet que la vierge Archelaïs, morte martyre, fut
embaumée par les médecins de Salerne. Cette sainte fille guérissait miracu-
leusement de nombreuses maladies, et sa renommée lui attira de grandes
persécutions qui finirent par une mort plus glorieuse encore que sa vie toute
de dévouement.

manière subsidiaire : ces deux intéressantes parties de l'art de guérir devant aussi être étudiées ailleurs d'une manière toute particulière.

Du xiiie au xvie siècle, les médecins pathologistes les plus célèbres furent :

Roger de Parme ou de *Salerne*, chancelier de l'école de Montpellier ; il a écrit un ouvrage de chirurgie avec figures coloriées, in-fol., dont le professeur Fages possédait un magnifique exemplaire dans sa riche bibliothèque. On reproche à Roger de Parme d'avoir servilement imité Albu-Casis, sans daigner le citer ; mais cette faute, en admettant que Roger l'ait commise, doit surtout être déversée sur ses détracteurs, *Jamerius* et *Rolland*, qui ont, envers le célèbre chancelier, à se reprocher de nombreux larcins, en affectant de donner à leurs travaux une forme originale.

Thaddæus de Florence, qui professa la médecine à Bologne, où il acquit une immense fortune dans sa pratique médicale. On a de lui des commentaires sur l'*Ars parva* de Galien, et de nombreux ouvrages sur la médecine pratique ; mais encore on ne retrouve pas dans ces auteurs une véritable pathologie.

Arnaud de Villeneuve [1], habile chimiste qui a illustré l'école de Montpellier, et dont Astruc nous a transmis l'histoire ; il est venu avant *Pierre de Apono* et *Guillaume de Saliceto*. Arnaud connaissait beaucoup les Arabes, chez lesquels il a puisé, non-seulement ses connaissances chimiques, mais encore sa science médicale et ses observations magnétiques. Il fut le médecin des papes et des rois de son époque ; Paris, Avignon, Barcelone, Salerne, Naples, le virent souvent dans leurs murs. On a de lui des ouvrages sur la médecine, sur la chimie, sur la matière médicale et sur la philosophie spagyrique ; il a laissé quarante-un traités que nous énumérerons en d'autres circonstances. Arnaud mourut en 1363, au milieu des persécutions de ses rivaux et l'esprit exalté par ses études hermétiques, car il prétendait avoir trouvé le moyen de faire de l'or.

---

[1] Ainsi surnommé, parce qu'il était natif de Villeneuve-lez-Maguelone, près Montpellier.

Gordon, de Montpellier, qui fut le contemporain et l'ami d'Arnaud, vers le commencement du xive siècle. Son *Lilium* et sa *Thérapeutique*, dont nous entretiendrons nos lecteurs dans notre introduction au T. VII, sont de magnifiques ouvrages.

Mundinus, de Bologne, qui occupa un rang distingué parmi les médecins des xiiie et xive siècles; il fut un grand admirateur de Galien et d'Avicenne; il se livra spécialement à l'étude de l'anatomie.

Math. Sylvaticus, le savant auteur des Pandectes médicinales, connues sous le nom de *Liber libatis et medicinalis Pandectarum* : cet ouvrage est très-précieux. L'édition de Naples, 1474, est une des plus belles ; c'est un riche travail d'érudition.

Gilbert (l'hermétique anglais), qui parcourut l'Europe en physicien; il ne vit dans le *mécanisme* de l'univers que le pouvoir d'un fluide aimanté. D'après lui, les astres même pouvaient être considérés comme de gros aimants qui s'attirent, se repoussent, se compriment mutuellement et dont les influences réciproques les assujettissent dans leurs orbites. Cette ingénieuse théorie, conspuée par les contemporains de Gilbert, n'échappa point à l'esprit observateur de Newton qui, par des études plus approfondies, en fit sortir son immortel système des lois physiques présidant aux mouvements universels et planétaires.

En dehors de ces remarquables travaux, Gilbert a écrit de nombreux livres de médecine pratique, dont nous donnerons ailleurs un aperçu analytique.

On parlait beaucoup, à l'époque de Gilbert, du précieux don des rois de France, d'Espagne et d'Angleterre pour guérir les écrouelles, les affections scrofuleuses, la lèpre, etc [1].

---

[1] Gilbert, comme médecin et historien de son art, a été le premier à parler de la faculté qu'avaient les rois de France et d'Angleterre de guérir les écrouelles et les tumeurs scrofuleuses, par la seule imposition des mains. La croyance traditionnelle fait remonter jusqu'à Clovis cette vertu étonnante de la personne royale. Il est certain, du moins, que Philippe Ier, en France, possédait ce don royal au xve siècle, en même temps que le roi Edouard, en Angleterre. Saint-Foy (*Essais sur Paris*) rapporte que c'était dans la paroisse

Nous devons nous abstenir ici de toute réflexion à cet égard, nous réservant de parler au long, dans une autre circonstance, de cet étonnant pouvoir, révoqué en doute par les uns et tant affirmé par les autres ; disons seulement en passant que Gilbert, Gaddesden, Freind, Turner, Black, Bernard, Gordon, Guy de Chauliac, Sébast. Montems, Tooker, J. Barbier, Adrien Langlois, Georges Trinkhusius, Sennert, J. J. Zentgrof et André Du Laurens, chancelier, professeur de l'université de Montpellier et premier médecin de Henri IV, assurent, avec plus ou moins d'énergie et de preuves, la véracité de ces grands phénomènes : au cas échéant, c'était une puissance qui venait de Dieu, dans la cérémonie solennelle du *sacre*... Mais, hélas ! combien sont loin de nous ces pouvoirs surhumains attachés à la personne royale et ces mœurs chrétiennes si simples, si grandes et si respectables !...

Gérard de Carmona (et non de Crémone), qui était un grand traducteur dès Arabes et surtout d'Avicenne, à côté duquel nous devons placer *Gérard de Solo*, professeur à l'école de Montpellier, en 1300 ; c'est lui qui a traduit le *Viatique* d'Avicenne que nous nous proposons de publier.

Valescus, professeur de Montpellier, qui portait vulgairement le nom de *Balescon de Tarente* ou de Tharare ; il était d'origine portugaise ; c'est en 1418 qu'il écrivit son *Philomius*, qui, du vivant de son auteur, eut plusieurs éditions. C'est là un excellent livre de médecine pratique ; J. Hartmann en retoucha le style et en donna une bonne édition en 1599, in-4° ; Wedel en fit autant en 1680.

Michel Savonarole, aïeul du frère *Jérôme Savonarole* [1],

Saint-Barthélemy que le bon roi Robert, fils de Hugues Capet, opérait cette prodigieuse cérémonie : il dit ensuite que, sous Henri III, l'affluence des malades fut si grande à Paris, qu'on craignit la peste et qu'on porta à cette occasion des édits fort curieux. Louis VI, Charles VII, saint Louis, Charles VIII, Louis XIII et Louis XVI, qui fit une cérémonie en 1775, ont encore possédé ce rare don.

[1] *Jérôme Savonarole*, célèbre dominicain rendu fameux par son éloquence et par les scènes qu'il provoqua, fut un moine excentrique qui encourut l'injuste colère du pape Alexandre VI. Les magistrats le condamnèrent à la question, à la dégradation et à être brûlé enfin, ce qui eut lieu, à Florence, le 23 mai 1498. Pic de la Mirandole a été son apologiste, c'était peut-être là une dette du sang ; mais il eût mieux fait de se taire, bien qu'il eût raison.

quitta l'ordre de Saint-Jean-de-Jérusalem pour professer la médecine. Nous possédons de cet auteur de nombreux écrits, dont les principaux sont : *Practica canonica de Febribus*, etc., *de Urinis*; *de Vermibus*, etc.; on pourra les consulter avec fruit, ainsi que son traité des *Eaux Minérales*, dont nous publierons incessamment la traduction, avec notes et commentaires ; bien que dans les théories émises par ce savant médecin on trouve un cachet d'excentricité peu en harmonie avec le sérieux des questions qu'il étudie dans ses divers ouvrages.

Brumus, *Jamerius* et *Théodoric*, auteurs peu connus, bien qu'ils soient assez recommandables. *Dinus del Garbo*, fils de Brumus, fut professeur à Bologne et nous a laissé des œuvres médicales fort estimées : *Théodoric* ne fut qu'un opérateur habile et un pathologiste très-médiocre.

Guillaume de Salicet, né à Plaisance, qui se fixa à Vérone, où, comme chimiste et comme médecin, il acquit beaucoup de réputation ; il fit grand usage des remèdes chimiques et imagina une méthode particulière pour l'opération de la pierre ; il était, en outre, très-habile dans le traitement des plaies. Toutes ses œuvres ont été recueillies en deux volumes, savoir : 1° *Summa Conservationis* et *Curationis* (Venet, 1489, in-f°) ; c'est là ce qu'on a appelé la *Pratique de Guillaume* (Pratica Guillelmina) qui eut beaucoup de vogue; 2° La chirurgie de Guillaume de Salicet, en cinq livres (Lyon, 1492, in-4°).

Lanfranc, de Milan, qui s'appliqua spécialement à la chirurgie, dans laquelle il excella ; il fut élève de Salicet. Chassé d'Italie par les troubles de son pays, il vint en France où il trouva la chirurgie dans un état pitoyable et contribua beaucoup à la relever. Selon Haller, Lanfranc est le premier qui, en France, ait écrit sur la chirurgie ; son principal ouvrage a pour titre : *Chirurgica magna* et *parva*, qui eut cinq à six éditions en peu d'années. Lanfranc brillait à Paris sous le décanat de *Jean de Passavent* et fut lié d'une grande amitié avec *Jean Pitard*, ce coryphée de la chirurgie française dont il fut la première lumière sous Louis IX, Philippe III (le Hardi) et Philippe V (le Bel), de 1250 à 1315). Son fils exerça avec distinction la même profession.

Guy de Chauliac, célèbre chirurgien de l'école de Montpellier, à la gloire de laquelle il a beaucoup participé. Il assista à la cruelle peste qui parcourut une grande partie du globe, de 1347 à 1350, celle-là même que Boccace décrit dans son *Décaméron*. Il fut nommé médecin et chapelain commensal des papes Clément VI (1348) et Urbain V (1363) : son grand ouvrage, *Inventarium sive Collectorium partis chirurgicalis medicinæ*, fut traduit dans toutes les langues vivantes et lui valut une grande gloire. Nous reviendrons ailleurs sur les travaux et la pratique de ce médecin distingué.

Nicolas Bertrucius, de Bologne, le maître distingué de Guy de Chauliac qui fit grandement honneur à ses leçons. *Symphorien, Chamier, Laurent Joubert*, et son fils *Isaac, François Ranchin*, de Montpellier, *Jean Faucon, Jean Tagault*, de Paris, *Mingelousaulx*, enfin, ont donné tour à tour différentes éditions des œuvres de Guy de Chauliac.

Ici finit notre compte-rendu des médecins qui ont succédé aux Arabes, bien que nous passions à dessein sous silence quelques noms honorables ; les citations que nous venons de faire ne devant servir qu'à donner une idée des progrès de de l'art médical, du xiiie au xvie siècle.

Or, dans cette période de trois cents ans, nous avons vu se présenter à nous des hommes illustres qui ont imprimé un grand essor à la science. Le fait le plus saillant, dans ce court aperçu que nous terminons, c'est que les écoles de Salerne et de Montpellier sont celles qui ont suivi le plus religieusement la voie tracée par Hippocrate. Nous allons voir maintenant, dans le chapitre qui va suivre, la science médicale prendre un cachet plus spécial encore, par le retour général de toutes les écoles vers la doctrine du vieillard de Cos, malgré les tendances exagérées de quelques systématiques vers la médecine de Cnide, c'est-à-dire vers l'étude restreinte et l'observation stérile des phénomènes purement physiques qui se passent dans le corps humain, tant à l'état hygide qu'à l'état pathologique.

CHAPITRE III.

RENAISSANCE ; TEMPS MODERNES ; ÉPOQUE CONTEMPORAINE,
DE 1515 A 1860.

Depuis le douzième siècle, époque de la renaissance des sciences et des lettres en Orient, jusqu'au seizième siècle qui imprima chez les peuples de l'Occident une nouvelle impulsion à la littérature, à la médecine et à la philosophie, le cercle des connaissances médicales s'agrandit et la chirurgie surtout devint une branche très-importante de l'art de guérir : plusieurs maladies nouvelles, la *lèpre,* le *scorbut* et la *syphilis,* furent scrupuleusement observées ; la peste et les maladies orientales importées en Europe forcèrent les médecins à faire de nouvelles études approfondies, et l'on vit paraître des œuvres pathologiques ouvrant une large voie à l'observation clinique qui, dans les langes, n'était pas encore passée dans l'enseignement public.

Les périodes importantes que l'on va parcourir jusqu'à notre époque montreront des progrès inouïs à certains égards et prouveront combien aurait été étonnante cette marche progressive, si l'esprit humain ne se fût complu en utopies coupables et ne s'était laissé entraîner dans des voies en dehors de celles tracées par le divin Vieillard, à l'ombre des éternels principes de la philosophie expérimentale et rationnelle.

§ I. *XVIe et XVIIe siècles.* — Vers la fin du quinzième siècle, la sience médicale et l'art prirent une nouvelle allure ; on les cultiva avec plus de soin et plus de goût ; on médita beaucoup les écrits d'Hippocrate et de Galien. Ce fut néanmoins la médecine grecque qui fut surtout en honneur dans cette époque féconde en savants et pendant laquelle on vit en Italie, en France, en Allemagne, en Angleterre, surgir des hommes éminents qui donnèrent à l'anatomie, à la chirurgie, à la médecine pratique, un élan tout particulier et dont les dix-huitième et dix-neuvième siècles ont continué et complété les immenses travaux.

En dehors des progrès imprimés à l'art médical au point de vue pratique, pendant les seizième et dix-septième siècles, ce qui caractérise plus spécialement cette période de transition et de renaissance, ce sont : les grandes conceptions philosophiques et médicales de Bacon, de Descartes, de Malebranche, de Leibnitz et de Stahl ; les profondes études cliniques de Fernel, de Santa-Cruz, de Ramirez, de Llera, de Mérindol, de N. Pison, de Plater, de Baillou, de Houillier, de Duret, de Sydenham, de Baglivi , de Huxam, de Stahl, etc., etc.; les grands travaux anatomiques de Massa, de Vieussens, de Vesale, de Columbus, d'Eustachi, de Fallope, d'Harvey, de Du Laurens, de Willis, etc., etc.; les découvertes chimiques de Paracelse, de Sylvius, de Vanhelmont, de Becker et de Stahl, ainsi que les monographies précieuses de Cajus, de Sanchez, de Paw, de Blancard, de Fracastor, de Gaspard Torella, de Black, de Darau, d'Arnaud, de Hunter, etc., etc.

Comme on le voit, ça été une bien belle époque pour la science que la glorieuse étape qu'elle a parcourue depuis la renaissance des lettres jusqu'à la venue du Professeur de Halle sur la scène du monde médical, et c'est, à dire vrai, aux hardies et sublimes conceptions qui ont illustré cette période si fertile en grands hommes que nous sommes redevables des immortels travaux de tant de cliniciens, d'habiles opérateurs , de savants chimistes, de profonds expérimentateurs et de physiologistes remarquables qui font l'honneur et la gloire de notre âge ; de même que c'est à cette époque mémorable à tant de titres qu'il faut aussi faire remonter toutes les aberrations auxquelles, dans un moment de faiblesse et d'oubli, l'esprit humain s'est laissé aller, et qui ont servi de base aux utopies philosophiques et médicales des dix-huitième et dix-neuvième siècles.

Nous n'entreprendrons certes pas ici d'étaler aux yeux de nos lecteurs quelle a été la part prise par chaque auteur à cette glorification ; ce n'est du reste ni notre intention, ni notre but : nous nous contenterons de donner une idée générale sur les hommes et les doctrines qui ont le plus directement contribué aux progrès de la pathologie médicale et de la médecine pratique. Nous terminerons ce chapitre en disant quelques mots sur les affections vénériennes et scorbutiques observées et étudiées, pour la première fois en Europe, à la fin du quinzième siècle, par les économistes et les médecins. Qu'on nous permette néanmoins de signaler en passant quelques noms illustres qui sont les porte-drapeaux de la science anatomique et de la chimie médicale, sciences parvenues de nos jours à un si haut degré de perfection.

ART. Ier. — ANATOMISTES. — *Ardern* fut un grand anatomiste anglais qui fonda l'école de chirurgie de Londres ; il acquit une grande réputation par sa dextérité, surtout dans l'opération de la fistule à l'anus sur laquelle il publia un travail fort intéressant. [1]

Cajus, médecin du roi Edouard VI et des reines Marie et Elisabeth, fut un travailleur intrépide et un littérateur érudit ; il compulsa les anciens manuscrits et trouva des traces de documents hippocratiques dans les écrits des Galénistes arabes et latins. Cajus ou *Jean Kaye* donna une grande impulsion à l'enseignement anatomique de Londres et fonda un établissement médical à Cambridge. Il a laissé de nombreux et bons ouvrages dont nous parlerons en leur temps.

André Vésale, de Bruxelles, élève de Jacques Sylvius à Paris, enseigna à Padoue, à Bologne, à Pise, à Bâle et fut le premier médecin de Charles-Quint et de Philippe II. Tout le monde connaît la gloire acquise par cette haute intelligence et les tourments dont sa vie fut abreuvée ; disons seulement que son enseignement et ses écrits attirèrent à l'anatomie et à la chirurgie une gloire inconnue jusqu'alors, (de 1540 à 1544).

---

[1] Ceci me rappelle une anecdote assez plaisante que jai lue sur le Dictionnaire de Provence et du Comtat-Venaissin (1786. Suppl., p. 584). Il y est dit que, faute de chirurgien capable d'opérer le grand roi de sa fistule à l'anus, ce fut *Félix de Tassy*, chirurgien d'Avignon, qui fut choisi à cet effet. Le succès de cette opération lui attira une grande renommée et une immense fortune, par suite de la fureur contagieuse qu'eurent tous les courtisans de se faire opérer, bon gré mal gré, d'une fistule à l'anus. Cette facétie, tout invraisemblable, est du moins assez piquante et montre jusqu'à quel degré de bassesse l'homme peut descendre pour encenser le pouvoir et l'*heureux* mortel duquel il tient une position achetée au prix de tant d'abnégations, peu dignes, parfois, du rang qu'il occupe.

Réald Columbus, savant médecin et habile chirurgien, fut le digne élève de Vésale : il enseigna à Pise et à Padoue où il publia son traité *De Re anatomica*, qui fut longtemps suivi dans toutes les écoles d'Italie.

Barthélemy Eustache ou *Eustachi* professait l'anatomie à Rome en 1550 ; il était grand partisan de Galilée et le vengea des imputations déversées sur lui par Vésale qui prétendait qu'il n'avait disséqué que des singes. On connaît les découvertes que cet homme illustre a faites en anatomie et l'ouvrage qu'il a publié sur cette science.

Fallope a fait de nombreuses observations anatomiques et a donné un excellent traité, trop peu connu, sur la syphilis.

Guillaume Harvey ou *Harvée* doit être regardé comme l'immortel inventeur de la circulation du sang (en 1619), bien que quelques auteurs veuillent attribuer cette découverte à *Servet, Columbus* ou *Cisalpin*, qui ont bien pu l'entrevoir, mais qui n'en ont jamais fait l'objet d'un enseignement public, comme le médecin anglais. G^me Harvey fut, en outre, un très-grand pathologiste : en anatomie, cet auteur fit connaître plus nettement les veines lactées, qu'Erasistrate et Hérophile n'avaient qu'entrevues et dont *Asellius* fit plus tard une description minutieuse.

ART. 2. — CHIMISTES. — Sans trop nous étendre sur l'élan imprimé par la chimie aux progrès de la médecine pratique, nous dirons que cette science, appliquée à l'art de guérir, offre une question des plus intéressantes et qui ne peut être traitée ici d'une manière complète ; c'est pourquoi, comme nous espérons remplir ce vide dans notre *Encyclopédie médicale*, nous nous contenterons, en ce moment, de fixer le lecteur sur le plan que nous adoptons, par avance, comme le plus convenable à cette étude.

Huit grandes périodes comprennent l'histoire de la chimie, depuis que les Chinois et les Egyptiens ont dit un mot sur cette science jusqu'à nos jours, où elle semble toucher à son apogée ; ces huit périodes ou époques comprennent :

1re *Epoque*. La chimie chez les Chinois, les Égyptiens, les Chaldéens, les Juifs et les Grecs. Elle s'étend depuis les temps antiques jusqu'à l'établissement des écoles gréco-latines à Alexandrie.

2e *Epoque.* La chimie chez les Romains, les Arabes et les Orientaux, depuis la fondation de l'école d'Alexandrie jusqu'à la fin du douzième siècle.

3e *Epoque.* La chimie chez les Arabes et les Arabistes aux treizième et quatorzième siècles; écoles primitives de l'Europe.

4e *Epoque.* La chimie dans les quinzième et seizième siècles; écoles Scholastiques.

5e *Epoque.* Depuis Paracelse et ses partisans jusqu'à Vanhelmont et les Éclectiques.

6e *Epoque,* constituée par l'apparition des philosophes éclectiques appliquant leur doctrine à la chimie; elle comprend la fin du seizième et le commencement du dix - septième siècle.

7e *Epoque,* où *Sylvius de Le Boë*, savant dans toutes les sciences, fait une fausse application de la chimie à la médecine; elle s'étend jusqu'à la fin du dix-septième siècle et coïncide avec l'époque où Bayle créc la physique expérimentale.

8e *Epoque;* elle comprend depuis Bayle jusqu'à G.-E. Stahl qui invente la doctrine du *phlogistique*, crée la théorie des *éléments* et pose les bases de la *chimie organique*.

9e *Epoque,* qui s'étend depuis Stahl jusqu'au malheureux et célèbre Lavoisier.

10e *Epoque;* cette dernière embrasse depuis Lavoisier jusqu'à nos jours.

Par ce moyen et à l'aide de cette division, qu'aucun auteur n'a adoptée encore avant nous, nous parviendrons à établir d'une manière positive l'importance et la nature des progrès que cette science, celle qui de toutes les sciences accessoires est le plus étroitement liée à la médecine, a faits chez les anciens et chez les Grecs, chez les Romains et chez les Arabes, au moyen-âge et dans les temps modernes [1]. Une semblable étude, qui ne trouve point ici sa place, ne peut que donner

---

[1] C'est là ce que nous ferons dans notre *Encyclopédie médicale*, à propos de nos études sur l'histoire de la *chimie*.

de grands résultats, surtout si l'on a le soin de la diriger uniquement vers la médecine pratique et de ne l'explorer que dans un but exclusivement clinique ; tout autre investigation serait préjudiciable et éloignerait l'esprit du médecin de ce qui doit faire le seul objet de son art si excellent : soulager et guérir l'humanité souffrante.

ART. 3. — PATHOLOGISTES. — Les pathologistes remarquables qui ont paru dans les seizième et dix-septième siècles sont Fernel, Forestus, Houillier, L. Duret, Baillou, Sennert, Zacchias, Zacutus, Bravo de Sobramonte, Sydenham, Baglivi [1], Raymond Jean Forti, (*Zanforti*) Trinquavelle, Jérôme Mercurial, Solemander, Lœlius à Fonte, Rivière, Wedel, Dolœus, Müller, etc.

Cette époque, si mémorable pour la médecine, s'ouvrit par une croisade contre les doctrines médicales des Arabes et de Galien, dont Fernel et Fuschius furent les premiers à secouer le joug. Ce dernier surtout lutta avec une persistance opiniâtre contre ces doctrines et ces hommes auxquels nous sommes redevables pourtant de bien des traditions hippocratiques et de précieuses études sur les maladies inconnues aux Grecs et aux Romains. La lutte fut bientôt décisive, et ce ne fut plus désormais qu'au nom des dogmes du Vieillard de Cos que les écoles médicales marchèrent dans la route nouvelle qu'elles s'étaient tracées au nom de l'expérience et de la raison.

Un fait bien digne de remarque, c'est que, par une coïncidence providentielle, la philosophie et la médecine, se donnant en ce moment la main, marchèrent ensemble à la consécration des vrais principes. Les théories péripatéticiennes et galéniques régnaient en souveraines sur tous les esprits et leurs doctrines profondément altérées torturaient la science et l'enseignement ; on n'entendait partout que subtilités et arguties scholastiques ; les dogmes médicaux et les malades étaient soumis à la torture des utopies systématiques ; les

---

[1] Il a paru en 1851 une excellente traduction de la *Médecine pratique* de Baglivi, par M. le docteur Bouchet de Dijon ; nous en recommandons la lecture aux médecins.

uns et les autres étaient sur le point d'expirer sous le poids de sentences et d'élucubrations aussi extravagantes que vides de sens médical : un appel généreux fut fait à la raison et à l'expérience, et, sous leur égide protectrice, la science médicale vit s'ouvrir devant elle une large voie dont les phares étincelants furent Bacon, Descartes et Leibnitz pour la philosophie; Baillou, Sydenham et Stahl pour la médecine.

Le retour vers Hippocrate fut si marqué alors, que, dans le courant de ces deux siècles, parurent d'innombrables ouvrages, vrais monuments pour la science médicale, mais qu'il serait trop long d'énumérer ici ; n'est-ce pas assez, du reste, de signaler au lecteur les importants travaux des Fernel, des Baillou, des Sydenham, des Foës, des Van-Helmont, des Leclerc, des Duret, des Bolfinck, des Wedel, des Faschius et de Stahl qui termine cette honorable liste de savants pathologistes, qui résume à lui seul toute la grandeur des temps antiques et l'érudition du moyen-âge et qui inaugure enfin si glorieusement le dix-huitième siècle , en livrant à l'appréciation du monde médical et de la postérité son œuvre incomparable de médecine théorique et pratique, son immortelle THÉORIA MEDICA VERA.

C'est encore à ces siècles de rénovation et de conquêtes scientifiques que nous devons la création d'écoles cliniques à Salerne (1500), à Padoue (1525), à Leyde (1590), où Sylvius et après lui Boërhaave formèrent les plus grands praticiens,—à Pavie (1650) — et à Halle, par Stahl (1695), Juncker (1707), et Richter (1723). Sur ces grandes écoles modèles se formèrent plus tard celles d'Edimbourg (1720), fondée par Cullen, Duncan et Home ; de Vienne (1720), fondée par de Haën et Stoll ; de Montpellier (1770), inaugurée par Fouquet et Baumes ; de Paris (1790) ; de Gênes (1789) ; d'Arlau ou Agria (1790), etc.

Le zèle infatigable avec lequel les médecins de cette époque se sont livrés à l'étude de la pathologie et de la clinique a fait faire à la médecine un pas énorme ; malheureusement qu'en cette circonstance, comme à toutes les grandes périodes de révolution scientifique et littéraire , l'imagination humaine dépassa les limites du bon goût et de la raison en s'égarant dans les conceptions les plus incompréhensibles. C'est ainsi qu'en ces temps de rénovation et de progrès surgirent de toutes parts des théories plus ou moins incohérentes, des systèmes erronés, reproduction éternelle des anciennes aberrations où s'étaient laissé entraîner les hommes dans les siècles ténébreux du paganisme.

A côté de l'hippocratisme des Baillou, des Rivière et des Sydenham, prirent en effet naissance l'iatrochimisme de Paracelse, la théorie iatro-mathématicienne de Borelli, le mécanicisme de Boërhaave, le méthodisme de Prosper Alpin, la doctrine des ferments de Tachénius et de Vieussens, etc., etc... systèmes et théories qui ne pouvaient qu'enrayer le développement progressif de la véritable science médicale et égarer de nouveau l'esprit dans les sentiers tortueux de l'empirisme et d'un matérialisme dégradant, si quelque puissant génie ne fût venu l'arrêter à temps sur cette pente funeste où l'entraînaient les fauteurs de semblables théories.

Cette grande mission, cette tâche difficile était réservée à Stahl; car ce n'est que par les principes qu'on peut régénérer une science quelconque; ce n'est qu'en posant ses limites et en établissant ses fondements qu'on bâtira solidement et qu'on édifiera sur des bases inébranlables une doctrine pouvant satisfaire à tous les besoins, suffire à toutes les intelligences et se prêter à la marche sans cesse progressive que l'expérience et la raison doivent imprimer à la science médicale.

Notre dernier chapitre étant expressément réservé à l'appréciation spéciale des travaux pathologiques de Stahl, nous allons poursuivre notre plan et terminer nos présentes considérations par une courte mais indispensable notice historique sur la syphilis et le scorbut.

§ II. Outre que la découverte des Antilles (en 1493), par Christophe Colomb; de l'Amérique du nord (en 1500), par Améric Vespuce; du Mexique (en 1518), par Fernand Cortez, et du Pérou (en 1525), par François Pizarre, ait été pour les peuples de l'ancien continent une source inépuisable d'indicibles trésors et d'industries nouvelles, elle devait nécessairement aussi, procurer à ces mêmes peuples les incommodités inhérentes aux mœurs, aux climats, aux habitudes et à l'hygiène de ces pays habités par des castes, encore à l'état de nature.

C'est pourquoi la science, sans cesse aux aguets pour élargir le cercle de ses connaissances, trouva dans la découverte du nouveau monde de quoi exercer son infatigable sollicitude, et, si les géographes, les historiens, les minéralogistes, les philosophes, les humanitaristes, purent à leur aise disserter sur les documents précieux que leur offrait cette nouvelle société, cette terre inconnue, la médecine eut aussi sa large part dans cet inventaire social. Car cette nouvelle conquête du génie humain, qui devait un jour fournir à l'art de guérir tant de trésors au point de vue de la matière médicale, enrichit sa nosographie de sujets d'études pathologiques inconnus jusqu'à cette heure : ce furent, la *fièvre jaune (typhus* des tropiques), certaines fièvres endémiques dans ces régions et peu connues chez nous, une espèce particulière de *scorbut* qui ravagea la flotille de C. Colomb et d'Améric Vespuce, la *syphilis,* enfin, affection contagieuse par excellence, aux formes hideuses, aux métamorphoses infinies et qui, vu les ravages qu'elle fit lors de son importation sur notre continent, devint un objet d'épouvante et de sollicitude de la part des économistes, des médecins et des gouvernants.

Quelques mots seulement sur ces deux dernières maladies, sur la syphilis surtout, devenue un sujet si important d'investigations à notre époque.

Art. 1er. Scorbut. — Leclerc et Freind regardaient le scorbut comme une maladie nouvelle; mais, d'après les documents que nous possédons, il est évident qu'elle était connue (peu à la vérité) chez les Grecs, et que les Romains en ont éprouvé les fâcheux effets. Chomel discute ce point de l'histoire de la médecine dans ses *Essais*, p. 144, et s'efforce de prouver que l'armée que Germanicus César avait amenée au delà du Rhin fut infestée du scorbut; c'est là une erreur historique et médicale. On a tort néanmoins de prétendre que cette maladie était nouvelle pour l'Allemagne, lorsqu'elle y parut en 1482 [1]. Comment se fait-t-il, en effet, que ces auteurs aient oublié que le scorbut fut apporté en Europe et en France notamment, par les troupes de saint Louis à leur retour de la Terre-Sainte en 1263 : tout le monde sait que le roi chevalier fut atteint, lui et presque toute son armée, du scorbut. Il est vraiment étonnant que les *physiciens* et les médecins qui accompagnaient le pieux monarque à sa croisade contre les infidèles, ne nous aient pas transmis des détails à ce sujet : nous possédons en revanche des particularités fort curieuses que nous a léguées le sire de Joinville, compagnon de saint Louis et qui fut atteint lui-même du scorbut, ce qui lui fournit l'occasion d'étudier toutes les circonstances de cette affection.

Il est donc évident que le scorbut nous est venu au treizième siècle du pays des Arabes ou des mahométans. Aujourd'hui cette maladie règne dans toute l'Europe, dans l'Asie, dans l'Afrique et dans les îles de l'Amérique, surtout à la Guadeloupe où elle sévit d'une manière cruelle. C'est là ce qu'on appelle le scorbut de terre qui n'est jamais épidémique.

Mais il en est autrement du scorbut de mer qui prend presque toujours le double caractère épidémique et contagieux. Les Anglais, en général, d'un tempérament flegmatique, et plus particulièrement les marins, en sont spécialement atteints.

Le premier auteur qui ait écrit sur le scorbut, c'est *Jean*

---

[1] L'erreur vient de ce qu'on a souvent confondu le scorbut avec ce que Pline nomme Στομακάκη (lib. xxv, c. 2), ou avec une autre maladie que les Grecs appelaient Σκελετυρβη. — La première de ces affections signifiant *corruption de la bouche*, serait une espèce de *scorbut* et non le vrai scorbut ; quant à la seconde, dont Galien parle *(Definit. medic)*, elle indique une *atrophie* par suite de *paralysie* et constitue une affection essentiellement nerveuse. L'armée de Germanicus fut atteinte en Allemagne de ces deux espèces de maladies, que quelques auteurs appellent *scorbut de terre ferme*, en opposition au véritable scorbut qu'on désigne sous le nom de *scorbut des gens de mer*. Strabon rapporte aussi (liv. xvi) que l'armée de Cœlius Gallius fut affectée de ces deux maladies en Arabie, pour avoir mangé des fruits et bu de l'eau qui ne lui était pas ordinaires ; il en fut de même des soldats de Germanicus César auxquels les dents tombèrent et qui furent atteints d'une paralysie consomptive avec relâchement des nerfs du jarret.

Echtius (*de scorbuto, vel scorbuticâ passione, epitome*, 1541, livre rare que Haller dit avoir lu). Dans le même siècle parut l'ouvrage de *Bald de Bonseus* (*de magnis Hippocratis lienibus Pliniique stomacace et sceletyrbe, seu de vulgò dicto scorbuto*, Antuerpiæ, 1564, in-8°). Sydenham (*Opus citatum*), Patin Charles, (*de scorbuto*, Padoue, 1679), Eugalenus et Lind, surtout, ont donné d'excellentes monographies sur cette maladie et se sont appesantis sur son traitement, qui se résume presqu'en entier, d'après eux, à l'usage du bon vin, du sucre et de l'eau de goudron.

ART. 2. SYPHILIS. — Sans trop nous arrêter aux nombreuses versions auxquelles a donné lieu l'apparition, vers la fin du XVe siècle, de cette dégoûtante affection indiquée sous diverses appellations, — par les uns sous le nom de *Mal de Naples*, par d'autres sous la dénomination de *Mal gaulois*, de *Mal espagnol*, par quelques-uns, comme par tous enfin sous la commune appellation de *Grosse vérole*, spécialement appelée *Gorre* par J. de Vigo et *Syphilis* par Fracastor, le médecin-poète de Vérone[1], — nous reconnaîtrons avec la plupart des pathologistes modernes, et malgré ce qu'ont pu dire Guillaume de Salicet, Gordon, T. Théodore sur une certaine maladie honteuse, connue même des anciens, dont les symptômes se rapprochaient beaucoup de la vérole, nous reconnaîtrons, disons-nous, avec la généralité des pathologistes modernes et des syphiliographes contemporains que c'est seulement depuis la découverte du nouveau monde que la syphilis fut importée telle que nous l'observons encore aujourd'hui ; qu'elle s'est déclarée à Naples d'abord, et de là à Barcelone, dans toute l'Espagne et enfin dans le restant de l'Europe. Cette opinion a été surtout accréditée par Astruc, contraire-

---

[1] *Morbus qui lues Venerea appellatur, quòd in coïtu contagioso communicetur et quia in Gallorum exercitu, Neapoli, anno 1495, primùm sævire cæpit, ab Italis morbus Gallicus vocatur ; à Gallis Neapolitanus ; interdùm Hispanicus, quòd ab Hispanis ex Americâ, ubi endemicus est, etc.* (Voyez, Duncan, — Liddel-Scott, opera omn. Jat. Galenica. pathol. lib. 2, p. 248.) — Voyez encore J. de Vigo, Practiq. de Chirurg. Paris 1542, liv. IV, chap. Ier de la Gorre, p. 293.

ment à l'assertion de Sanchez [1] qui avait prétendu que cette maladie avait débuté en Europe par une épidémie.

Quoi qu'il en soit, et quelle que soit la divergence des diverses opinions émises sur l'origine de cette affection, nous allons donner ici quelques documents peu connues et propres à jeter une vive clarté sur cette importante question, tant au point de vue historique et critique qu'au point de vue dogmatique et vraiment pratique.

Les syphiliographes modernes ne font guère remonter les premiers travaux sur l'affection vénérienne que vers la fin du XV⁰ siècle, et Léonicène (Nicolas) est regardé comme le premier auteur qui ait parlé de la vérole qu'il désignait sous le nom de *Epidemia quam Itali Morbum Gallicum vocant.* (*Venet.* 1497 [2]). — Néanmoins, comme par affection vénérienne ou syphilis, on ne doit pas seulement entendre cet état pathologique qui a toujours et absolument pour signe primitif

---

[1] Sanchez, Ant-Num ez-Ribeiro (*Dissertation sur l'origine de la maladie vénérienne, Paris* 1750 *in*-8. et 1753 *in*-12. — *Examen historique sur l'apparition de la malad. vénér. en Europe , etc. Lisbonne et Paris* 1774, *in*-8.

[2] N. Léonicène prétendait que cette maladie existait chez les anciens et l'assimilait à l'Eléphantiasis (*Vide op. cit. Venet.* 1497). On lit encore dans Valleriola, (*Enarrationes Medicinales.* 1554, in-4°, *lib.* 2, *p.* 137). « *Gallicus morbus nonnullis* lichen *dicitur, aliis* mentagra : *omnibus, morbus malignus est et humorem atrabilarium lœdens.* » C'est cette dernière considération surtout qui faisait regarder la saignée comme le moyen thérapeutique par excellence à employer dès le principe contre toute affection vénérienne. Néanmoins les pathologistes n'étaient pas d'accord à cet égard ; les uns, en effet, avec Fabrice Hildan, Septalius, Zaccutus et César Benedictus, *lib.* 2, *Epist.* 3. prohibaient la saignée, tandis que Antonius Musa, Brassavola (*lib. de Morbo gallico, tractatus; de curatione illius*), Fallope (*lib. de morbo Gallico, cap.* 30) Calmette (*lib. de morbo Gallico, cap.* 10), Léonard Palmarius (*lib. de morbis contagiosis*), Botal (*lib.* 2 *de lue Veneraæ c. q.*), André Lacuna (*lib.* 2, *cap.* 8 *et c. q.*), da Monte J. B. (*centuria* 1. *consult.* 85), Rondelet (*lib. de Morbo Gallico. tit. de curatione*), Jean de Vigo (*in appenaice ad. lib.* 5 *de morbo Gallico*), et Fuchsius (*lib.* 5 *de morbo Gallico*) enseignaient qu'il convient de commencer par ouvrir les veines du bras, lorsque J. Fernel, *de luis venere curat. pert.* Anvers 1570), Eustache Rudius , Santa Cruz, P. Zacchias (*de luc Venereâ*), Bravo-de-Sobra-Monte-Ramirez (*Resolutiones medicæ. Sect. IV, Resol. IV, page* 591. *Lyon* 1654) et une infinité d'autres pathologistes de cette époque conseillaient de pratiquer la saignée au pied, s'appuyant en cela sur les préceptes d'Hippocrate, de Galien et d'Avicenne touchant les affections pestilentielles.

le chancre induré ou non, nous dirons que la *lues Venerea* des anciens était connue bien avant la découverte des Antilles, comme le prouve Valleriola : on confondait généralement cette affection avec le *lichen* et le *mentagra*. Tout le monde sait, du reste, que l'*Elephantiasis* des Egyptiens, des Grecs et des Arabes, ainsi que la *lèpre cacoèthe*, ou de mauvaise nature, ont été longtemps prise pour des variétés de l'affection vénérienne et sont capables de l'engendrer par un contact impur avec une personne atteinte de ces maladies. C'est ainsi que Thierry de Héry, en parlant des opinions des auteurs sur l'origine de la *Vairolle*, rapporte que de son temps on pensait communément que cette maladie fût apportée par un gentilhomme lépreux en Espagne, et que de là elle se propagea dans toute l'Europe[1] ; ce qui a fait dire à Langius (lib. epist. 42) et à Valles (in 4°, Epidem. tex. 1) que c'est d'une lèpre dégénérée qu'est issue la vérole (*malus gallicus*), et à Fracastor que cette affection n'était pas nouvelle[2]. Léonicène (op. cit.), J. Argenterius (*Opera omnia. 1 vol. in-f°*, Hanoviæ 1610), D. Sennert (*Opera omnia. 2 vol. in-f°. Lugd. 1650*),

---

[1] « L'opinion la plus commune est que lorsque le Roy Charles huitième passa en Italie l'an 1493 pour la réduction de Naples, un gentil-homme lépreux, estant à Valence en Espagne, eut des rapports illicites avec une dame mercenaire, laquelle, puis après, infecta plusieurs jeunes hommes qui eurent aussi compagnie d'elle, dont aucuns suivirent le camp du Roy et y espandirent cette pernicieuse semence, qui depuis a régné non-seulement en France et en Italie, mais encore en toute l'Europe et quasi universellement par tout le monde. » — Thierry de Héry, *méthod. cur. de la vairolle, p. 2. Paris* 1634.

[2] Fracastor (*lib. 2, de contagione, cap.* 13), s'appuyant sur l'opinion de Léonicène, assure aussi que la vérole qu'il désigne par le nom artistique de *Syphilis*, n'est pas une maladie nouvelle et la compare à l'Eléphantiasis ; c'est encore la même pensée qu'il reproduit dans ces vers :

> De genere hoc* est dira *lues*, quæ nuper in auras
> Exiit, et tandem sese caligine ab atra
> Exemit, durosque ortus, et vincula rapii.
> Quam tamen (æternum quoniam dilabitur ævum)
> Non semel in terris visam, sed sæpe fuisse
> Ducendum est, quanquam nobis nec nomine nota
> Hactenus illa fuit, quoniam longæva vetustas
> Cuncta situ involvens et res, et nomina delet,
> Nec monumenta patrum seri vidère nepotes.

(Fracastor, *Syphilidis poëma. lib. I.*

* Elephantiasis.

Willis(*Opera omnia*. 1 *vol. in-*4°. *Genevæ* 1680), Campanella
(*Medicinalia*, Lugd. 1634 in-4°), etc. enseignent avec Duncan-
Liddel - Scott (*Opera omnia*, — *Iatro, Galenica Pathol. lib.* 2
p. 246 *et seq.*) « Elephantiasis cognatus est morbus Gallicus, etc. » que la vérole n'est autre chose que l'Eléphantiasis
des anciens combiné avec une pareille maladie *endémique*
chez les indigènes du Nouveau-Monde et greffé, par un contact
impur, sur les hommes qui formaient l'escorte de Christophe
Colomb.

Les syphiolographes les plus considérables qui aient succédé à Léonicène sont sans contredit J. de Vigo, Thierry de
Héry et J. Fernel : ils méritent à tous égards une mention
spéciale.

D'après *Jean de Vigo*, l'illustre médecin du pape Jules II,
c'est en décembre 1494 que parut pour la première fois une
maladie contagieuse et inconnue, diversement appelée, suivant la nation à laquelle appartenait le médecin qui en parlait[1]. Ce savant pathologiste, parmi les signes pathognomoniques de cette maladie, signale l'apparition, sur les parties
sexuelles, de pustules parfois noires ou livides, parfois blanches, s'ulcérant peu de jours après, dures à leur base et
éminemment rebelles[2]. Plus loin, il fait une longue énumé-

---

[1] Voici le texte de J. de Vigo : « L'an mil-quatre-cens nonante et quatre,
en l'année que le Roy Charles huytième voulut recouvrer le Royaume de
Naples et le réduire à la couronne de France. En celuy an apparut au moys
de décembre une manière de maladie contagieuse et inconnue, laquelle diverses nations lui ont donné divers noms. Les Français l'ont nommée la
maladie de Naples, pour ce que les gendarmes l'apportèrent en France et
pensaient que les Néapolitains les eussent empoisonnez. Les Néapolitains la
nommèrent la *maladie française* à cause que la dicte maladie se démonstra
alors qu'ils étaient à Naples. Les Génevoys l'appelèrent le *mal de la tavelle.*
Les Tuscoys l'appellèrent *lo mal de le bulle.* Les Lombards la nommèrent
lo mal de le brosule, et les Espagnols l'appellèrent *la boues* et iceulx noms
ont été imposez selon le plaisir des nations. (Voyez J. de Vigo, *Pratique de
Chirurgie, Paris* 1542; *liv. IV, chap. I*er*, de la Gorre,* pages 293 et suivantes.)

[2] » Ce mal a sa naissance principalement es parties secrètes de l'homme et
de la femme et commence toujours avec petites pustules lesquelles sont aucunes fois noires ou livides, aucunes fois blanches et sont les dictes pustules
dures à l'environ, etc. » (Ibid. p. 294.)

ration des symptômes, tant primitifs que secondaires et constitutionnels de cette même affection, et il tient un compte exact de ses nombreuses et hideuses métamorphoses, dont il donne les signes caractéristiques et différentiels. Il s'explique surtout on ne peut plus nettement sur les ulcères chancreux, qui sont pour lui le principal symptôme [1]. Au nombre des maladies sympathiques ou symptomatiques de la Gorrhe, J. de Vigo signale surtout l'arthrite syphilitique, dont Sydenham donna plus tard une monographie si intéressante [2]. L'auteur termine son étude sur la Gorrhe en faisant une description détaillée de tous les moyens thérapeutiques qu'il croit utiles en cette affreuse maladie : nous reviendrons plus tard (à la préface de la Thérapeutique) sur cette dernière partie de l'étude de la syphilis.

Après quelques généralités touchant l'historique, les caractères différentiels, les espèces diverses et les innombrables métamorphoses de l'affection vénérienne, *Thierry de Héry* (dans son traité de la *Méthode curatoire de la grosse vairolle*) en étudie les causes et établit en principe (idée que nous partageons pleinement, parce que, soit dans les hôpitaux, soit dans notre propre clientèle, nous avons pu en constater l'authenticité), savoir : que la syphilis peut être acquise autrement que par le coït, c'est-à-dire autrement que par un rapport direct d'homme à femme ; quel est le praticien qui n'ait

---

[1] De Vigo appelle les chancres qui apparaissent dans la syphilis « des ulcères chancreuses, cancéreuses, virulentes, malignes et caverneuses, à bords indurés. »

On lit encore dans Jean de Vigo : « Origo hujus morbi contagiosi in partibus geni talibus videlicet in vulvà (in mulieribus) et in virga (in hominibus) semper ferè fuit *cum pustulis parvis*, interdum lividi coloris, aliquando nigri, nonnunquàm subalbidi, *cum callositate eas circumdante.* » *(Rome 1514, de morbo Gallico tractatus.)*

[2] Sydenham, dans le chap. VII de son 2ᵐᵉ volume (Opera omnia, Genevæ 1769), à l'étude des symptômes syphilitiques se localisant dans les articulations et sous ce titre : *De arthritide lui venereœ succedente* » passe en revue toutes les formes qu'affecte l'affection vénérienne, prises souvent pour des variétés de rhumatisme articulaire, de goutte, etc. C'est un tableau on ne peut plus exact et frappant de ce genre particulier de métamorphoses morbides.

eu de terribles exemples de ces faits ? Dans le cas ordinaire
d'intoxication syphilitique, c'est par la cohabitation que le
virus est communiqué, et alors il y a toujours et constamment
pour symptôme prédominant l'apparition d'ulcères chancreux
au pénis, le plus souvent au gland. Dans le second cas, il y a
toujours contagion héréditaire ou occasionnelle ; mais les
accidents syphilitiques ne sont plus les mêmes et se traduisent, tantôt par des taches, des hémorrhagies spontanées, des
accidents spasmodiques dont la cause est parfois inconnue, par
certaines douleurs céphalalgiques, arthritiques ou autres, par
la phthisie, la cachexie, la diarrhée, etc., par une monstruosité
congénitale, par diverses difformités ou affections organiques
congénitales, par des mouvements morbides anormaux , des
pustules, des plaques, des excroissances , des tumeurs, des
douleurs,par la roséole, le lichen, le mentagre et certaines espèces d'ophthalmies, etc., etc. Une nourrice contaminée peut
infecter son nourrisson et celui-ci, à son tour, peut, dans des
conditions toutes spéciales communiquer à sa mère nourrice
le virus syphilitique qu'il aurait reçu de ses parents. Personne
ne saurait nier qu'un baiser donné par une bouche impure
peut donner la vérole, de même qu'il suffit parfois de boire
après une personne atteinte de cette maladie ou de coucher
avec elle (deux frères, deux sœurs, deux amis), d'être en contact avec sa sueur ou aspirer son haleine infecte pour être
contaminé à son tour... De pareils exemples pullulent dans
la clinique médicale : à ce propos, Thierry de Héry cite *Mais-
tre Anthoine le Coq*, docteur régent de la Faculté de médecine de Paris, qui, dans son livre « *de ligno sancto non per-
miscendo* », rapporte le fait d'une sage-femme qu'il a connue
et qui fut infectée en « recevant l'enfant d'une femme vairol-
lée. » Toutes les théories ne sauraient aller contre l'évidence
des faits cliniques, et malheureusement ces paroles de Thierry
de Héry ne sont encore aujourd'hui que trop réelles.

Après ces considérations, l'auteur étudie la maladie telle
qu'elle s'est communiquée d'abord et qu'elle se propage le
plus ordinairement par le rapprochement sexuel de deux
personnes, dont l'une est contaminée : nous renvoyons à

l'auteur pour la lecture de tous les minutieux détails physiologiques, anatomiques et pathologiques qu'il donne ; nous dirons seulement 1° qu'il reconnaît une période indéterminée d'incubation avant l'apparition des phénomènes syphilitiques ; 2° qu'il a distingué on ne peut mieux les accidents primitifs d'avec les accidents secondaires de cette maladie ; 3° qu'il donne comme les signes « les plus certains de la *vairolle* la *dureté*, en leur racine, des *pustules* et des *ulcères cacoèthes* particuliers à ce genre d'affection. »

Thierry de Héry termine enfin son étude en distinguant d'une manière tranchée les maladies vénériennes en *virulentes* dont le signe élémentaire est l'ulcère chancreux et en *non virulentes*, constituant proprement la gonorrhée ou blennorrhagie, distinction qu'ont continué d'enseigner Fernel, Fallope, Duncan-Liddel-Scott, Hunter, Balfour et Benjamin Bell.

J. Fernel, dans son traité *de luis veneræ curatione*, se livre à l'examen sérieux, tant de l'origine que des causes, des symptômes, du siége, des métamorphoses et du traitement de l'affection syphilitique. Il la définit d'abord, « *morbus occultus, contagiosus, tuberculis, maculis, ulceribus, cruciatibus et doloribus, sese prodens : solo concubitu, aut alio impuro contactu contrahendus* [1]. » Sa doctrine est implicitement comprise dans cette définition : il est moins explicite que de Vigo et que Thierry de Héry sur les signes différentiels entre la syphilis virulente et la simple blennorrhagie ; il distingue cinq espèces d'affections vénériennes, suivant qu'elle attaque des tissus plus ou moins profonds. Ce sur quoi il s'étend le plus, c'est sur les métamorphoses et les complications de la syphilis.

Pour Fernel, comme pour de Vigo et Thierry de Héry, le mercure, le gaïac et la diéte sèche, dite arabique, constituaient presque tout le traitement anti-syphilitique (voyez préface du volume de Thérapeutique).

---

[1] J. Fernelii Ambiani, *Therapeut. univers., seu med. ratio*; Aurelianæ 1604, p. 483 et seqq. *de luis venereæ curatione.*

En dehors des pathologistes dont je viens de parler, les principaux médecins qui se sont occupés de l'étude de l'affection vénérienne, sont Benedetti (Alexandre) [1], Benedictus (J.) [2], Fracastor (Jérôme) [3], Césalpin (André) [4], Aloysius (Sinapius), Fallope (Gabriel) [5], Fracantianus (Antoine) [6], Saxonia (Hercule), Patin (Charles), Blancard (Etienne) [7], Deidier (Antoine) [8], Chicoyneau (Aimé-François), le docte Sanchez, Hunter (John), Astruc (Jean) et Benjamin Bell.

Quelques mots seulement sur les opinions excentriques émises par certains pathologistes touchant la syphilis.

Aloysius Sinapius professait à cet égard une doctrine qui, bien que des plus invraisemblables, mérite d'être mentionnée. Ce médecin ne voulait admettre aucune des conjectures de ses prédécesseurs sur l'origine de la maladie vénérienne, et prétendait que la seule *cause* de cette affection était dans un *excès* de continence ; parce que, disait-il, « la liqueur spermatique, lorsqu'elle est trop longtemps retenue dans le corps, prend par sa trop grande quantité, un caractère particulier d'àcreté et reflue dans la masse générale des humeurs. Or, si cette liqueur âcre et viciée distend et corrode les vaisseaux des organes *internes* de la génération, il en résulte la *gonorrhée*; si elle reste longtemps mêlée avec la *lymphe*, elle provoque, d'une part, l'*engorgement* des organes génitaux *externes*, d'où l'*orchite* et les *bubons*, et, d'autre part, les douleurs pseudo-rhumatismales des articulations, les douleurs ostéocopes, etc., etc.; si elle se mêle plus profondément enfin à la masse humorale, elle attaque les solides, les muqueuses, la peau, les chairs et les os, où elle fait d'indicibles

[1] *Opera omnia in unum collecta*, Venet, 1543. in-f°.
[2] *Libellus de causis et curatione pestilentiæ*, Cracoviæ, 1552, in-8°.
[3] *Poëma de syphilide*, 1599, traduction 1753 et 1856.
[4] *Praxis universæ artis medicæ*, Trevise et Rome, 1606, 1610.
[5] *Opera gemina omnia, etc.*. Venet., 1584.
[6] *De morbo Gallico*, Padoue, 1734, in-4°.
[7] *Opera medica, etc.*, Leyde, 1701, in-4°.
[8] *De morbis venereis*, Montpellier, 1705.

ravages... » Cette étiologie pathognomonique , exacte quant au fond, pour quelques cas de pertes séminales involontaires, doit être regardée pourtant, sous le rapport spécifique et originel, comme vicieux et faux. Une opinion , du reste, aussi singulière au point de vue médical, est des plus absurdes au point de vue moral ; car, d'après cet auteur excentrique, non-seulement le mal vénérien , contrairement à son hypothèse, aurait existé en tout temps et en tout lieu , mais encore la *chasteté* et l'état de *virginité* seraient la cause directe et habituelle de cette hideuse maladie, et on excuserait en quelque sorte les malheureux qui , victimes de leur inconduite , sont voués aux plus horribles souffrances : c'est là une singulière apologie de cette honteuse et dégoûtante affection qui , d'ailleurs, ne ressemble en rien à la description qu'en fait Aloysius Sinapius.

Charles Patin, dans un discours prononcé à Venise, en 1687, prétendit aussi que cette maladie n'était pas nouvelle : il s'appuyait sur ce que dit Hippocrate, dans son III⁰ livre des *Epidémies* , touchant les fluxions avec plaies, les tumeurs aux aînes et les abcès, tant internes qu'externes, qui survinrent à certains malades, pendant la peste qui ravagea la Grèce à cette époque ; mais, comment confondre des faits épars, épidémiques, pestilentiels, passagers et nullement caractéristiques, avec une affection constante et qui, n'importe l'âge, la saison et les précautions d'hygiène publique, sévit d'une manière cruelle contre quiconque, par un contact impur, s'est exposé à en recevoir les funestes effets ? — *Cheyne*, sans trop s'expliquer, pense, au contraire, que cette maladie, inconnue des anciens, ne nous vient même pas d'Amérique. — *Pierre Benoît* soutint, vers l'an 1659, en pleine assemblée académique à Montpellier, que c'est l'*anthropophagie* qui a donné naissance à la syphilis ; cette idée avait été déjà émise par l'empirique Fioraventi [1]. — L'auteur des *Recherches philoso-*

---

[1] Il serait trop long de citer ici tout ce que dit Fioraventi à ce sujet ; nous donnerons sa théorie *in extenso* dans notre *Histoire de la Médecine* , pour laquelle nous réunissons depuis quinze ans de curieux matériaux, pris en des lieux peu explorés.

phiques raconte que les habitants des Antilles, où cette maladie se montre fréquemment, assurent qu'elle leur a été importée par un habitant du continent américain, mais ils en ignorent l'époque réelle : il assure néanmoins que la première victime de distinction de la syphilis fut le frère du malheureux Montézuma, empereur du Mexique. En Europe, François Ier fut une des plus remarquables et des premières victimes de ce mal hideux, qui, vers le commencement du scizième siècle, se répandit d'une manière étonnante dans toutes les classes de la société. Les Maures, chassés de l'Espagne, l'importèrent plus tard en Afrique et en Asie, où cette affection n'avait jamais paru, telle qu'on l'observait depuis la découverte des Antilles. En Europe, l'invasion de cette calamité imprima une telle épouvante qu'elle donna lieu aux actes les plus excentriques ; Paris, en émoi, rendit, en 1497, un édit des plus arbitraires[1] ; en Saxe, l'effroi fut dans tous les cœurs ; l'Italie et l'Espagne mirent le crêpe ; les scholastiques de France et d'Allemagne surtout, se lancèrent dans une polémique souvent indécente et il ne fut pas d'insultes que, dans leur jargon, ils ne se jetassent à la face, au détriment des pauvres malades, condamnés à une mort ignominieuse dans toutes les règles de l'art et dans toutes les formes de l'argutie syllogistique.

Ce qui acheva de porter la terreur dans tous les esprits, c'est que, d'après de Paw, on croyait vulgairement que le mal vénérien se communiquait au simple contact et par d'autres organes que ceux de la génération. Cette observation,

---

1 En 1497, la maladie vénérienne avait fait tant de progrès, qu'en France la panique devint générale, à tel point que le parlement de Paris, toutes les Chambres assemblées, porta ce fameux édit qui défendait à quiconque était atteint du *mal napolitain ou d'Amérique*, de se montrer dans les rues, sous peine d'être pendu. Cette ordonnance enjoignait encore aux étrangers, sous peine de subir la même punition, de quitter la capitale en vingt-quatre heures. Nous ferons seulement observer que la Faculté n'avait pas été consultée ; car elle aurait trouvé des moyens moins rigoureux et plus efficaces pour la sûreté publique. Nous donnerons ailleurs le document en son entier et puisé dans les pièces justificatives recueillies, dans les archives de l'époque, par notre excellent confrère, M. le docteur Chereau.

bien qu'exagérée, *à priori*, était assez exacte, *à posteriori*, éminemment précieuse et aurait dû contribuer, pour le moins, à éclairer les médecins; mais la maladie était nouvelle et sa thérapeutique très-peu connue.

Blancard écrivait à la fin du dix-septième siècle, que la syphilis, connue des anciens Européens, fut apportée en Amérique par un nègre qui, l'ayant contractée au siége de Naples, la propagea ensuite aux Indes occidentales ; de là le nom de *mal napolitain* qu'on lui donna à cette époque ; telle était aussi l'opinion de Van-Helmont, de Bothow, d'Asphalti et de Tusius. D'autres ont été jusqu'à l'attribuer à une influence astrale. Certains auteurs, peu versés dans l'histoire et dans les Ecritures, ont prétendu avec Azan, que Job et le roi Salomon avaient été atteints de cette maladie. *Lister*, abusant à son tour du droit d'hypothèse, soutint que cette affection venait de la morsure d'un serpent d'Amérique, s'appuyant en cela sur le *priapisme* et le gonflement des parties génitales externes, après la morsure de ces reptiles ; il ajoutait que la chair du *lézard (Iguana)*, procure et guérit cette même affection. Bacon lui-même a touché à cette question (*Sylva-Sylvarum*, Cent. Ire); mais ses anecdotes sont aussi peu vraisemblables et moins intéressantes d'ailleurs que celles de Fioraventi.

Césalpin André[1] pensait que la vérole provenait de ce que, au siége de Naples, les Espagnols avaient, par méchanceté, mêlé de la sanie de lépreux dans du vin grec qu'ils livrèrent aux soldats de Charles VIII (1494) : c'est là un fait historique rapporté par de Vigo et par Thierry de Héry, mais en lui-même peu vraisemblable.

Hensler, *Gruner* et *Freind*, acceptent bien l'importation de la syphilis par les hommes de Christophe Colomb, mais ils persistent à dire que cette maladie était connue depuis longtemps en Europe et que les Maures de Cordoue y étaient sujets ; ce sont là tout autant de suppositions qui n'ont aucun fondement et que nous réfuterons en temps et lieu. Laissant

---

[1] *Praxis universæ artis medicæ*, Rome, 1612, et Trévise, 1606, in-8°.

donc de côté les assertions de ces auteurs ainsi que celles de Perenotti, Turnbull, J. Léon, Leclerc et autres, nous nous rangeons de l'avis de ceux qui, comme Astruc, Christophe, Girtanner, Michaëli, Sprengel, Freind, Schwediaver, Martin et tous les savants nosographes modernes, distinguent très-bien avec l'école stahlienne cette affection honteuse de la lèpre [1], de l'éléphantiasis et du scorbut.

Nous ferons remarquer néanmoins que ce fut seulement vers le commencement du dix-huitième siècle que le jour se fit dans cette question pathologique et que l'honneur en est dû à l'école stahlienne, bien que, à cet égard, j'entende se récrier les syphiliographes modernes, parmi lesquels quelques-uns veulent s'arroger toute la gloire de la pathogénie rationnelle de l'affection vénérienne. Non-seulement c'est Stahl qui a été le premier à assigner à la syphilis le vrai rang qu'elle doit occuper dans le cadre nosologique, mais encore c'est son école qui a donné les signes caractéristiques à l'aide desquels on pouvait distinguer cette maladie de celles avec lesquelles on la confondait encore.

D'après Stahl, Junker et Nenter, la syphilis est une affection spécifique, contagieuse, provenant de l'infection *morbeuse* des humeurs (sang, lymphe, sérum) ; elle constitue la neuvième espèce, du douzième genre, de la deuxième famille, de la première classe de sa grande nosologie naturelle et philosophique sur laquelle Sauvages, Linné et Vogel ont calqué leurs classifications qui ont servi de modèle à tous les nosographes des dix-huitième et dix-neuvième siècles.

---

[1] La lèpre est une maladie hideuse, signalée par les anciens, peu connue des Grecs, mais bien décrite par les Arabes. Aux onzième, douzième et treizième siècles, après les premières croisades, elle se répandit, comme un fléau, dans presque toute l'Europe. D'après ce qu'en disent les historiens et les pathologistes de l'époque, cette affection ne ressemblait en rien à la syphilis, si caractéristique dans ses symptômes, sa marche et ses métamorphoses. — La lèpre fit alors de tels progrès en France que, en 1225, on comptait dans le royaume deux mille léproseries ou maladreries, auxquelles Louis VIII fit part de ses largesses royales. Mathieu, de Paris, rapporte à cette occasion que, de son temps, il y avait en Europe dix-neuf mille établissements de ce genre. On peut lire, à cet égard, les savantes considérations du célèbre professeur Chomel.

T. IV.   F

Mais les travaux de l'école stahlienne ne se sont pas bornés à distinguer la syphilis de la lèpre, du scorbut et de l'éléphantiasis ; elle s'est appliquée surtout à nettement établir les caractères différentiels à l'aide desquels on pouvait reconnaître les diverses affections des organes génito-urinaires d'avec l'affection vénérienne. C'est ainsi que la blennorrhagie simple a été franchement séparée de la gonorrhée catarrhale et celle-ci des pertes séminales, d'une part, et de la gonorrhée virulente ou syphilitique, d'autre part. Pour Stahl et son école, il n'y a réellement infection vénérienne que tout autant que l'on peut constater ou présumer (ce dont l'anatomie pathologique vient démontrer l'authenticité) l'existence d'ulcères chancreux (cacoèthes) à l'intérieur de l'urètre, dans la gonorrhée virulente, et à la surface externe de la verge, dans un cas de syphilis sèche. Stahl admet néanmoins, en fait, que la syphilis secondaire peut également se communiquer et provoquer d'emblée des accidents également secondaires et constitutionnels ; pour ce grand pathologiste, enfin, la syphilis est héréditaire et peut se transmettre à plusieurs générations en affectant des types bien différents. (Voyez, pour plus amples détails, J. Juncker, Alberti, Coswich, Nenter, etc., et notre préface du volume de Thérapeutique.)

Des documents historiques que nous venons de mettre sous les yeux du lecteur, il résulte : 1° que, dès l'année 1494, une nouvelle affection, aux caractères nettement tranchées, vint désoler la société européenne ; 2° que cette affection, désignée alors sous différents noms, indiquait la même maladie que nous appelons aujourd'hui *syphilis* ; 3° que les syphiliographes des quinzième et seizième siècles ont reconnu plusieurs espèces de manifestations de la maladie vénérienne, nommée par tous *protéiforme* à cause des innombrables aspects sous lesquels elle se reproduit ; 4° que, pour ces syphiliographes, la gonorrhée ou blennorrhagie constituait la *vérole non virulente*, et que les ulcères chancreux ou cacoèthes, d'un aspect hideux, taillés à pic et durs à leur base, ont, depuis bien longtemps, été regardés comme les signes les plus évidents de la véritable vérole virulente ou vraie syphilis ; 5° enfin, que cette affection peut se transmettre autrement que par le coït, soit d'une manière héréditaire, soit par un rapprochement intime et non sexuel, soit par l'émanation de la sueur absorbée par un corps en moiteur, soit par tout autre contact impur, soit enfin dans l'allaitement de la nourrice à l'enfant *et vice versà*. Ces faits-là sont on ne peut plus importants et suffisent pour nous apprendre à apprécier à leur juste valeur les assertions de quelques syphiliographes modernes, ne tenant aucun compte des travaux de leurs devanciers, de l'école stahlienne surtout, la plus exacte et la plus pratique de toutes.

Quant au traitement, dont nous ne dirons qu'un mot, ici les uns exaltèrent, les autres critiquèrent outre mesure l'action spécifique du mercure; mais tous furent d'accord sur l'emploi des substances propres à provoquer des excrétions, soit par les sueurs, soit par les selles, soit par les urines. Les amers, les bains de vapeurs, les eaux minérales, les diurétiques, les purgatifs, les frictions furent employés avec succès, toutes les fois qu'une sage direction savait les combiner avec l'usage raisonné du mercure.

Telle est la maladie affreuse que nous légua, entre autres, la découverte du Nouveau Monde, et qui, malgré les immenses travaux des Coray, des Dupuytren, des Lallemand, des Sédillot, des Ricord et des savants médecins syphiliographes modernes, tant français qu'étrangers, désole encore la famille et la société : ce qui n'aurait certes pas lieu si, à côté des efforts de la science, Ceux qui sont chargés de veiller sur la santé publique manifestaient une plus grande sollicitude pour détruire ce fléau.

§ III. G.-E. Stahl, que nous avons indiqué plus haut comme le dernier représentant et la plus noble figure de l'hippocratisme au dix-septième siècle, doit encore être considéré par nous comme le continuateur du Vieillard de Cos et comme le fondateur de la doctrine du spiritualisme médical vers lequel, malgré les efforts de quelques systématiques, tendent et convergent aujourd'hui toutes les intelligences d'élite, tous les pathologistes vraiment dignes de ce nom.

Nous dirons donc que nous regardons également Stahl comme la personnification de l'hippocratisme au commencement du dix-huitième siècle, si fertile d'ailleurs en hommes de mérite, en pathologistes et en cliniciens du premier ordre. Néanmoins, laissant de côté, pour le moment, toute considération ultérieure touchant le professeur de Halle, sur lequel nous reviendrons bientôt, nous allons jeter un coup d'œil rapide sur les œuvres médicales et sur les pathologistes qui ont rempli la grande période écoulée depuis la fin du dix-septième siècle jusqu'à nous.

Plus de deux cents noms, tous recommandables par l'importance de leurs travaux, se présentent actuellement à notre mémoire. Mais, soit que l'espace restreint de ce travail ne nous permette pas de trop nous étendre sur des particularités, soit que le devoir nous impose aujourd'hui le silence sur les hommes et les œuvres qui remplissent encore la science de leur nom, soit enfin parce qu'il est très-facile à chacun de satisfaire sa curiosité dans nos grandes bibliothèques où se trouvent les œuvres les plus remarquables de médecine, nous nous contenterons de signaler à l'attention publique les noms des principaux médecins pathologistes des dix-huitième et dix-neuvième siècles. Ne sont-ce pas eux, en effet, qui forment l'avant-garde de la science, et qui sont les dignes dépositaires et les généreux propagateurs des vrais dogmes médicaux, abstraction faite de quelques variétés dans les détails et d'une différence, parfois légère bien que radicale, dans les principes : circonstances dont nous dirons quelques mots en passant.

L'Europe entière participa largement à ce tournoi scientifique auquel chaque contrée fournit ses hommes, dont les plus célèbres furent, après Stahl, Frédéric Hoffmann, Alberti, Juncker, Richter, Haller, Boërhaave, Van-Swiéten, Storch, Stoll, Etmüller, Gaubius, Selle, Gruner, J. Franc et Pierre Franck, Hufeland, Vogel, Hildenbrand, Hahnemann, Nietski et Meckel, pour l'Allemagne; Morgagni, Torti, Bianchi, Spallanzani, Tissot, Razori, Thomassini, Brera, Antonini, Buffalini, Puccinotti et Vanzetti, pour l'Italie; Solano de Lucques, le plus grand sphygmiste du monde, L. Sanchez, Lavedau, Fernandey, P. Sanchez et quelques pathologistes modernes pour l'Espagne ; Sydenham, Méad, Huxam, Cullen, Freind, Brown, Arbuthnot, Falconer, Héler et Graves, pour l'Angleterre ; pour la France enfin, Nenter, Sauvages, Bordeu, Haguenot, Hecquet, Long, Pinel, Grimaud, Beaumes, Fouquet (duquel on peut dire, avec raison, au point de vue de ses écrits : *non sunt numerandi, sed ponderandi*); Double, Chomel, Dugès, Barthez, Broussais, Lordat, Broussonnet, Calmeil, Dubois d'Amiens, Gintrac (de Bordeaux), Andral, Trousseau, Bouillaud, Pidoux, Fuster, Ribes, Valleix, Requin, Grisolles, Piorry, Monneret, Bouchut, etc., à côté desquels, au point de vue de la pathologie chirurgicale, nous devons placer Jean-Louis Petit, François Gigot de la Peyronnie, Sabatier, Fages, Boyer, Dupuytren, Delpech, Serres, Lallemand, Bonnet, Vidal, MM. Mayor, Velpeau, Malgaigne, Sédillot, Pétrequin, Nélaton, Alquié, Goyrand (d'Aix) et Bouisson, dont le dernier ouvrage, *Tribut à la chirurgie*, est un des plus beaux monuments que le dix-neuvième siècle ait élevé à la chirurgie française.

Qu'il nous soit permis cependant de ne parler ici, parmi ces hommes éminents, que de ceux dont les travaux spéciaux ont, en quelque sorte, réglé la marche de la médecine pratique et notamment de la pathologie médicale.

Sauvages [1] doit être regardé comme un grand pathologiste et, après Stahl, J. Juncker et Nenter, comme le premier nosographe des temps modernes. Admirateur fervent de la doctrine vitalisto-animiste du professeur de Halle, de laquelle il ne dévia jamais, il perfectionna la conception pathologique du maître : ce médecin se trouvait du reste dans un milieu hippocratique duquel il ne pouvait déroger. *J. Juncker* venait de publier sa belle et riche *Pathologia medico-chirurgicalis*,

---

[1] François Boissier de Sauvages de la Croix, issu d'une illustre famille d'Alais (Gard), devint, en 1731, professeur de la Faculté de Médecine de Montpellier ; c'est là où il fit son livre remarquable, *Nosologia methodica sistens morborum classes :* œuvre traduite dans toutes les langues, et qui, depuis Linné jusqu'à nous, a servi de type à tous les nosographes.

et *Nenter*, de Strasbourg ses *Fundamenta medicinæ practicæ* lorsque Sauvages de Montpellier mit au jour sa grande *Nosologie méthodique*, œuvre d'une immense érudition et d'un fond pratique inépuisable.

Avant Sauvages, on comptait quatre méthodes de classification des affections morbides : 1° la méthode *alphabétique*, qui rangeait les maladies suivant leur initiale, imaginée par les anciens, suivie par Manget et autres ; 2° là méthode *temporaire*, adoptée par Arétée de Cappadoce et Cœlius Aurelianus qui divisaient les maladies en *aiguës* et en *chroniques* ; 3° la méthode *anatomique*, préconisée par Erasistrate, Galien, les Arabes, Sennert et Johnstone qui divisaient les maladies en internes et en externes ; 4° enfin, la méthode *étiologique*, employée par Hippocrate, Asclépiade, Celse, les Espagnols des XIIIe, XIVe, XVe et XVIe siècles, Paracelse, Van-Helmont, Stahl et son école.

Sauvages, non satisfait des diverses classifications que nous venons d'énumérer, créa sa nosologie méthodique ou symptômatique qui, non-seulement fut suivie par tous les médecins de l'époque, mais encore servit de base à Linné et à Jussieu pour faire leur magnifique classification botanique. Cette nouvelle méthode fut établie sur la distinction des principaux symptômes morbides, les plus constants et les plus vrais. Par ce moyen, il fixa d'abord la nature de chaque élément morbide et chassa de la pathologie une infinité de subtilités qui ne servaient qu'à embarrasser l'esprit du clinicien : ainsi disparurent du cadre nosologique certains signes ou symptômes, pris jusqu'à Stahl et Sauvages comme des phénomènes morbides, lorsqu'au contraire ils ne doivent être regardés le plus souvent que comme de simples actes vitaux, curateurs et conservateurs qu'il faut respecter, imiter ou favoriser et parfois même provoquer [1].

---

[1] Comme on peut en juger par ces paroles, la *Théorie des semblables* indiquée par Hippocrate et si largement appliquée par Hanhemann a, de tout temps, été enseignée par les grands cliniciens (non d'une manière exclusive et systématique) ; elle consiste à provoquer chez le malade des actes curateurs en tout semblables à ceux entrepris habituellement par la nature et à les respecter lorsqu'ils existent. Il s'agit uniquement de ne pas se méprendre sur leur valeur et leur indication.

Dix classes, subdivisées elles-mêmes en genres et en espèces, comprennent toute la classification du savant nosographe de Montpellier ; ce sont : I les *vices* (vitaux ou organiques) ; II les *fièvres* (*continues, rémittentes* ou *intermittentes*); III les *phlegmasies* (*exanthémateuses* et *parenchymateuses*) ; IV les *spasmes* (*convulsifs* et *atoniques*); V les *anhélations* (*spasmodiques* et *oppressives*) ; VI les *faiblesses* (*dysesthésis, anépithymie, dyscinésies, leiposychies* et *maladies comateuses*) ; VII les *douleurs* (générales ou partielles) de la tête, de la poitrine, du ventre et des organes externes ; VIII les *vésanies* (hallucinations, bizarreries, délire, folie) ; IX les *flux* (sanguins, alvins, séreux, gazeux); X enfin, les *cachexies* (consomptions, enflures, hydropisies, protubérances, affections cutanées et impétigineuses, dépravations, anomalies).

Telle est la nosologie qui, sauf quelques variations parfois insignifiantes et simplement nominatives, a servi de base à toutes les méthodes de classification qui sont venues plus tard.

Linné, dans son *Genera plantarum* et dans ses leçons à Upsal, préconisa beaucoup la méthode nosographique de Sauvages, mais il finit par en adopter, en pathologie, une un peu différente, que voici : Iʳᵉ Classe, maladies *exanthématiques* (fièvres avec exanthème) ; IIᵉ Cl., maladies *critiques* (fièvres avec sédiment briqueté) ; IIIᵉ Cl., maladies *phlogistiques* (phlegmasies de Sauvages) ; IVᵉ Cl., maladies *douloureuses* ; Vᵉ Cl., maladies *mentales* ; VIᵉ Cl., *paralysies* ; VIIᵉ Cl., *convulsions* ; VIIIᵉ Cl., *difformités* ; IXᵉ Cl., *flux* ; Xᵉ Cl., *suppressions* ; XIᵉ Cl., *vices* (extérieurs).

Vogel, introduisant quelques variations dans l'exposé tout en conservant le même fonds, a aussi divisé les maladies en onze classes, savoir : 1° les *fièvres* ; 2° les *flux* ; 3° les *épischèses* (suppressions des excrétions); 4° les *douleurs* ; 5° les *spasmes* ; 6° les *adynamies* (débilités de Sauvages) ; 7° les *hypéresthésies;* 8° les *cachexies* ; 9° les *aliénations mentales* ; 10° les *vices*; 11° enfin, les *difformités.*

Sagar vint après Vogel, Linné et Sauvages; il divisa les maladies en treize classes, qui sont : 1° les *vices* ; 2° les *solu-*

tions de continuité ; 3° les *cachexies* ; 4° les *douleurs* ; 5° les *flux* ; 6° les *suppressions* ; 7° les *spasmes* ; 8° les *anhélations* ; 9° les *débilités* ; 10° les *exanthèmes* ; 11° les *phlegmasies* ; 12° les *fièvres* ; 13° enfin, les *vésanies*.

VITET, modifiant encore la même méthode, n'admit que neuf classes de maladies dans sa nosographie ; ce sont : 1° les *fièvres* ; 2° les *inflammations* ; 3° les *douleurs* ; 4° les *convulsions* ; 5° les *maladies mentales* ; 6° les *débilités* ; 7° les *maladies évacuatoires* ; 8° les *déplacements organiques* ; 9° les *rétentions* des fluides et des solides.

Parut ensuite CULLEN, qui divisa les maladies en trois grandes familles ou classes, subdivisées en genres et en espèces. La première classe comprend les *pyrexies* ou maladies fébriles, renfermant les *fièvres,* les *inflammations* et les *exanthèmes,* les *hémorrhagies* et certains *flux* ; dans la deuxième classe, il rangea les *névroses* ou affections nerveuses, parmi lesquelles il comptait les *comata* ou pertes du mouvement volontaire, les *adynamies,* les *affections spasmodiques apyrétiques* et les *vésanies* ; la troisième et dernière classe embrasse les *cachexies* comprenant spécialement l'*amaigrissement,* les *intumescences* ou tumeurs générales et les *impétigines*.

Pierre FRANCK, à son tour, rangea les maladies en six classes principales, qu'il divisa aussi en espèces, ce sont :

Iʳᵉ CLASSE, les *fièvres* (intermittentes, rémittentes et connues) ; IIᵉ CL., les *inflammations* (de la tête, du cou, de la poitrine, du ventre, etc.) ; IIIᵉ CL., les *exanthèmes* (nus et scabreux) ; IVᵉ CL., les maladies *impétigineuses* (superficielles et rongeantes) ; Vᵉ CL., les *flux* (muqueux, séreux, sanguins, mixtes) ; VIᵉ et dernière CL., les *rétentions* générales ou locales (gazeuses, aqueuses, etc.).

Quant à BROUSSAIS dont la gloire tyrannique aurait servi de suaire à la médecine hippocratique, sans le bon sens d'une génération qui ne se laissa point illusionner par le faux éclat d'une vogue éphémère, nous dirons en deux mots, que son système de l'*irritation,* où se bornait l'horizon de son esprit philosophique ne pouvait qu'engendrer une pathologie aussi étroite dans sa conception qu'erronée dans ses applications, en réduisant toutes les affections morbides à une seule classe, les *plegmasies gastro-intestinales.*

Philippe PINEL, le célèbre médecin de Bicêtre et de la Salpétrière, clinicien nosographe de l'école de Paris, divisa les maladies en six grandes classes, comprenant chacune ses genres et ses espèces, savoir : 1° les *fièvres* (angio-téniques, méningo-gastriques, adéno-méningées, adynamiques, ataxiques et adéno-nerveuses); 2° les *phlegmasies* (des muqueuses, des séreuses, du tissu cellulaire, des glandes et des viscères); 3° les *hémorrhagies actives* (communes, spéciales); 4° les *névroses* (vésanies, spasmes, anomalies des nerfs); 5° les maladies de la *peau* et des *glandes lymphatiques,* les hydropisies; 6° enfin, les maladies *non déterminées* (ictère des nouveaux-nés, diabète, vers intestinaux, morsure des insectes et des serpents). En dehors de ces travaux remarquables à tant de titres, la mémoire de Pinel doit être surtout vénérée à cause des efforts incessants qu'il fit pour ramener la Médecine aux véritables doctrines et des luttes qu'il soutint durant toute sa vie, fort agitée d'ailleurs, pour le triomphe du spiritualisme médical.

HUFELAND, clinicien distingué du commencement du dix-neuvième siècle, a distribué les maladies en quatorze classes différentes, qui sont : 1° les *fièvres aiguës,* 2° les *fièvres intermittentes et chroniques*; 3° les *inflammations* et *congestions sanguines*; 4° les *rheumatoses*; 5° les *gastroses*; 6° les *névroses* (maladies mentales, hystérie, etc., etc.); 7° les *émaciations*; 8° les *hydropisies* et les *pneumatoses*; 9° les *flux*; 10° les *suppressions*; 11 les *exanthèmes*; 12° les *dyscrasies*; 13° les *désorganisations,* les *parasites* (vers etc.); 14° enfin, les *maladies* des *enfants.* C'est là, à notre avis, une classification des plus complètes quant au cadre, des plus pratiques même, mais insuffisante pour l'enseignement pathologique.

Le savant ALIBERT, suivant, dans sa nosographie *naturelle,* un ordre anatomico-physiologique, à lui particulier, a compris les maladies en dix classes différentes, que voici ; 1° les *gastroses,* 2° les *entéroses,* 3° les *chloroses,* 4° les *uroses,*

5° les *pneumoses*, 6° les *angioses*, 7° les *leucoses*, 8° les *adénoses*, 9° les *ethmoplécoses*, 10° enfin, les *blennoses*, auxquelles on doit ajouter 11° les *dermatoses*, qu'Alibert a étudiées dans un ouvrage spécial. C'est là une nosographie des plus ingénieuses, mais qui, tout en offrant à l'élève la facilité de compréhension pour la localisation des maladies, enlève toute idée synthétique, éloigne de toute conception vitaliste et ne favorise en rien la bonne clinique médicale, qui doit s'appuyer, non sur des faits isolés et nus, mais sur un système entier de faits, de symptômes et d'actes morbides, seuls capables de tenir l'esprit du praticien à la hauteur de ses méditations et sans cesse en éveil vis-à-vis des actes curateurs et conservateurs de la nature.

Parmi les nosographes contemporains, dont les travaux pathologiques sont vraiment remarquables et dignes des plus grands éloges, bien que incomplets encore, au point de vue doctrinal ; nous n'en citerons que sept, savoir : MM. Bouilland, Valleix, Grisolles, Requin, Piorry, Monneret et Bouchut.

M. Bouillaud, justement regardé comme une célébrité de la Faculté de Paris, malgré la fluctuation de son enseignement [1], est sans contredit un des nosographes modernes les plus considérables, bien que sa doctrine pathologique, défectueuse en plusieurs points, ne soit autre chose que l'expression non-avouée du Physiologisme et la glorification de l'anatomo-pathologisme.

Le savant professeur de Clinique médicale divise son cadre nosologique en douze classes [2].

La Iʳᵉ comprend les *fièvres* et les *inflammations* ou *pyrexies*, partagées en deux ordres.

La IIᵉ renferme les affections consistant en un *défaut d'excitation* ou d'*action vitale*; par *abolition partielle* ou *complète* 1° de la vie de nutrition, 2° des forces qui président à l'action spéciale des organes.

Les lésions par *excès* ou par *défaut d'hématose* forment un appendice à ces deux premières classes.

---

[1] Dans notre introduction au Tome VI, nous étudierons les principes émis par le savant Professeur au point de vue de la Philosophie médicale

[2] Voyez pour les détails, M. Bouillaud, *Nosographie médicale*, etc.

Dans la IIIe classe sont : les *ataxies des centres nerveux*, 1° ganglionnaire, 2° encéphalique.

L'auteur range dans la IVe classe les maladies *miasmatiques* et *virulentes*, c'est-à-dire, *septiques* ou *typhoïdes*.

La Ve contient les *hétérotrophies*, *hétérocrinies* et *hétérogénies* d'origine, *non-inflammatoire*.

Dans la VIe sont placés les *épanchements* en général et en particulier les *hémorrhagies* ; 1° de l'appareil sanguin, 2° du système lymphatique, 3° des centres nerveux cerebrospinaux, 4° de la peau, 5° de l'appareil respiratoire, 6° de l'appareil digestif et de ses annexes, 7° de l'appareil génito-urinaire.

La VIIe classe est formée par les *solutions de continuité* et les *commotions anormales*, 1° par cause interne ou vitale, 2° par cause traumatique.

La VIIIe comprend les *déplacements* et les *déviations* ; (extroversions, introversions, invaginations, transposition de côté et de partie) ; *hétérotaxies* de Geoffroy-St-Hilaire.

Dans la IXe classe l'auteur étudie les *adhésions, connexions* et *insertions anormales,* par union vicieuse, et par cloisonnement.

Dans la Xe sont exposés les *changements d'étendue* de *volume* et de *capacité* (dilatations, tensions, retrécissements et oblitérations).

La XIe classe traite des *corps étrangers* et des *retenta,* (corps étrangers venus du dehors et exerçant une action mécanique, rétention, embarras, etc., etc.)

Dans la XIIe classe enfin sont compris les *changements* dans la *configuration* et le *nombre* des organes et de leurs parties, ainsi que les anomalies primordiales de l'organisme.

Cette classification, en apparence complète, est cependant défectueuse à plus d'un égard et l'auteur dans le but de faire jouer à l'anatomie-pathologique un rôle exclusif, ferme toute issue aux études des lésions vitales pures, rejette toute spontanéité morbide et entraîne l'observateur dans des considérations qui lui font souvent perdre de vue les grandes indications *thérapeutiques* qui découlent d'une synthèse clinique, d'une vue d'ensemble mieux élaborée.

VALLEIX, que la mort a trop tôt enlevé à la science, a laissé un précieux traité de pathologie médicale, qui, sous le titre de *Guide du Médecin-praticien,* offre à l'esprit du clinicien une étude des plus détaillées des maladies qui affectent l'espèce humaine. Ce savant ouvrage, en cinq volumes, qui vient de voir sa quatrième édition, par les soins des honorables docteurs V.-A. Racle et P. Lorain, nous a paru des plus satisfaisants au point de vue de l'exposé méthodique des espèces morbides ; mais les treize grandes classes adoptées par l'auteur sont positivement insuffisantes pour la méthode qu'il a suivie, et les appréciations auxquelles il se livre sont au-dessous de la mission qu'il s'était imposée en écrivant un livre aussi instructif. Nous réservons à ce beau travail une critique digne de ses auteurs ; critique qui ne peut trouver ici sa place.

M. le professeur GRISOLLES divise son cadre nosographique en neuf classes, subdivisées elles-mêmes en genres et en espèces : la Ire CLASSE comprend les *fièvres* (continues, éruptives, intermittentes, rémittentes et hectiques) ; la IIe CL. traite des *vices dans la proportion du sang* (pléthore, anémie) ; la IIIe CL. s'occupe des *inflammations* (de l'estomac, de la poitrine, du cœur, du système nerveux, des sens, des organes génito-urinaires, de l'utérus, de la peau, etc.) ; dans la IVe CL., l'auteur étudie les *sécrétions morbides* (hémorrhagiques, séreuses, muqueuses, spéciales, pneumatiques ou gazeuzes) ; la Ve CL. est réservée à l'appréciation des *empoisonnements* (par les irritants, les narcotiques et les poisons septiques) ; dans la VIe CL., il s'occupe des *lésions de nutrition* (hypertrophie, atrophie, induration, ramollissement, gangrène, ulcérations, dégénérescence des tissus et méats, oblitérations, dilatations, perforation ou rupture des organes) ; la VIIe CL. comprend les *transformations organiques,* les *produits morbides accidentels* (consistant en des tissus nouveaux analogues aux tissus primitifs ou en des produits étrangers à l'organe affecté) ; la VIIIe CL. renferme les *névroses* (lésions de la sensibilité et douleurs, lésions du mouvement, trouble de l'intelligence, névroses complexes et spéciales à certaines régions); la IXᵉ Cl. enfin, traite des *maladies particulières* à certains *organes* ou *tissus* (tels que l'estomac, le foie, le cœur, les voies respiratoires, les organes génitaux, le système fibreux et musculaire, la peau, etc.).

Cet ouvrage du savant professeur de pathologie et de thérapeutique générales, de Paris, est une de ces œuvres qu'on regrette de ne pas avoir été écrites dans un esprit d'hippocratisme pur ; les considérations organiques y jouent un trop grand rôle et le clinicien ne s'élève pas toujours à la hauteur de son enseignement ; que manque-t-il pourtant à ce pathologiste? assurément ce n'est ni la science, ni l'érudition !...

L'ouvrage intitulé *Eléments de Pathologie médicale*, par A. P. Requin, professeur agrégé de l'école de Paris, est une œuvre indiquant un grand fond de science pathologique. Nous ne partageons pas, il est vrai, quant au dogme, les mêmes sentiments que l'honorable et savant auteur ; mais cette différence dans les principes doctrinaux ne saurait nous empêcher de reconnaître que ce traité de pathologie est, au point de vue didactique, un des plus dignes d'être recommandés aux jeunes gens qui se destinent à l'exercice de l'art médical ; leur intelligence et la lecture de bons livres dogmatiques suppléeront aux défectuosités de cet estimable ouvrage. Quoi qu'il en soit de l'importance de l'œuvre de Requin, on peut voir ci-après l'exposé de sa nosographie, dans laquelle il a suivi la méthode étiologique. Treize catégories comprennent les classes morbides qu'il subdivise ensuite en paragraphes embrassant toutes les espèces et les variétés qui peuvent se ranger dans une même catégorie. Les voici, suivant l'ordre adopté par l'auteur :

I. *Vices de proportion du sang* ; II. *Hypérémies* ; III. *Hémorrhagies* ; IV. *Inflammations* ; V. *Hypertrophies* ; VI. *Atrophies* ; VII. *Gangrènes* ; VIII. *Tuberculisations* ; IX. *Cancers* ; X. *Hydropisies* ; XI. *Flux* ; XII. *Pneumatoses* ; XIII. *Vices organiques divers* [1]. Nous aurions quelques observations sé-

---

[1] Voyez, pour plus amples détails, *Requin, Eléments de Pathologie*, 3 vol. in-8°, Paris, 1843.

rieuses à faire à l'ouvrage de Requin, touchant la doctrine pathologique qui y préside et le jugement erroné que porte l'auteur au point de vue de la conception stahlienne; mais nous renvoyons notre critique en une autre circonstance plus favorable.

M. Piorry, professeur de Clinique médicale à la Faculté de Paris, a produit des travaux d'une importance non équivoque où se dévoilent la franchise et l'originalité d'un esprit aussi perspicace qu'exact. Quant aux doctrines qu'enseigne le savant Professeur, nous n'avons rien à en dire ici et nous nous contenterons de faire un fidèle exposé de sa nosographie organopathique.

Pour le Médecin de la Charité, la maladie n'est qu'un mythe et il n'y a pour lui que des organes malades ; aussi ne faut-il point s'étonner s'il s'est appliqué dans sa nosographie à n'étudier les affections morbides qu'au point de vue de la lésion anatomique [1] qu'il parvient parfois à délimiter d'une manière presque mathématique ; condition éminemment précieuse pour asseoir un diagnostic sûr dans les cas où l'organe est réellement le siège d'une lésion appréciable aux investigations de l'homme de l'art.

Vingt-cinq classes ou sections composent cette nomenclature onomopathologique, ce sont :

1° Les *Cardiopathies* (maladies de cœur et des gros vaisseaux).

2° Les *Artériopathies* (lésions des artères).

3° Les *Phlébopathies* ou lésions du système veineux.

4° Les *Angioleucopathies* et les *ganglioleucopathies,* ou lésions du système lymphatique et ganglionnaire.

5° Les *Micrangiopathies* (lésions du système capillaire).

6° Les *Anomohémies* ou *anohémies,* ou altérations du sang.

7° Les *Angiairopathies, épi* et *hypo-laryngiennes,* ou maladies des conduits de l'air, au-dessus et au-dessous du larynx.

---

[1] Voyez, Piorry, *pathologie jatrique,* Paris, 8 vol. in-8°. Cet ouvrage plein d'érudition et de vues médicales parfois hardies et ingénieuses, rend hommage à l'auteur ; il est digne, à tous égards, d'une lecture sérieuse et approfondie.

8° Les *Angibromies* ou altérations de l'appareil digestif.

9° Les *Sialadénies* (maladies des glandes salivaires).

10° Les *Hépaties* (maladies du foie).

· 11° Les *Splénopathies* (maladies de la rate).

12° Les *Anguiropathies* (maladies des voies urinaires).

13° Les *Angiospermathies* (maladies de l'appareil sexuel de l'homme).

14° Les *Angiovopathies* (maladies de l'appareil sexuel de la femme).

15° Les *Péritonies* (maladies du péritoine).

16° Les *Ethmopathies* (maladies du tissu cellulaire).

17° Les *Dermopathies* (maladies de la peau).

18° Les *Organopsopathies* (maladies de l'appareil de la vision).

19° Les *Organacousopathies* ou *Olopathies* (maladies de l'appareil de l'audition).

20° Les *Névrosystémies* (maladies du système nerveux, folie, manies, catalepsie, extase, somnambulisme).

21° Les *Myopathies* (maladies des muscles en général).

22° Les *Syndesmopathies* (maladies du système fibreux).

23· Les *Ostéopathies* (maladies des os).

24° Les *Arthropathies* (maladies des articulations).

25° Enfin, les *Phompathies* (maladies de la voix et de la parole).

Comme on le voit par ce simple exposé, M. Piorry entraîné par la force de la logique a poussé jusqu'au bout les conséquences des principes généralement admis par l'Ecole de Paris, il y a quelques années; mais depuis lors bien des modifications ont été apportées dans son enseignement. A l'heure qu'il est, l'organicisme avec toutes ses nuances a fait son temps, et Paris, à la tête du mouvement intellectuel, marche vers de plus saines doctrines.

Répétons néanmoins qu'à bien des égards les travaux de M. Piorry ont acquis droit de cité dans la Pathologie médicale.

La classification de M. le Professeur Monneret [1] est le

____

[1] Voyez, Monneret, Pathologie générale, 3 vol. in 8°.

reflet de l'Esprit systématique qui a présidé à l'élaboration de *son traité* de Pathologie générale, où il considère la maladie comme une simple lésion appréciable des organes ou de leur jeu fonctionnel et dans lequel il prétend « rendre à la pathologie générale la faveur dont elle est digne à tant de titres » en « cessant de disserter sur la vie, les forces, la causalité, la nature, l'âme »; c'est-à-dire, en abdiquant toute connaissance préalable de ce qui doit faire le principal sujet de nos études, en affectant d'ignorer ce que nous devrions savoir avant tout; comme si la vie, les forces, la causalité, la nature, l'âme, etc., ne devaient pas être l'objet incessant et continuel des méditations du vrai médecin !..... Du reste, la définition que donne ce pathologiste de la vie, de la santé et de la maladie est surtout une preuve péremptoire de la sphère étroite dans laquelle il relègue l'anthropologie médicale, la plus vaste de toutes les sciences, celle dont les aspirations doivent sans cesse tendre à des considérations élevées et en rapport avec la grandeur et la noblesse de son sujet, l'étude de l'*homme* sain et malade et non simplement de l'organisme et du jeu fonctionnel de ses parties, ce qui fait l'objet spécial des recherches de l'anatomie et de la physiologie.

Quoiqu'il en soit de la doctrine organicienne du professeur de Pathologie médicale, voici l'exposé de son cadre nosologique qu'il divise en quinze classes de maladies, savoir :

1° *Névroses*, ou troubles des propriétés vitales.

2° *Altérations du sang.*

3° *Pyrexies.*

4° *Maladies virulentes.*

5° *Maladies vénimeuses* ou par venins des animaux.

6° *Maladies vénéneuses* ou toxiques.

7° *Phlegmasies.*

8° *Hémorrhagies.*

9° *Hétérocrinies* (hydropisies, flux).

10° *Hétérotrophies* (altération de la nutrition).

11° *Homogénies* (production de tissus homologues).

12° *Hétérogénies* (production de tissus sans analogue).

13° *Hétérotaxie* (trouble des propriétés physiques ou organiques).

14° *Parasitisme.*

15° Enfin, *Monstruosités* et *vices de conformation.*

M. Bouchut, professeur agrégé à la Faculté de Paris, a publié en 1858 un excellent volume sur la pathologie médicale et la séméïotique [1] ; nous nous faisons un devoir d'adresser à cet honorable confrère des éloges justement mérités et nous nous empressons de mettre, ci-après, sous les yeux du lecteur la division nosographique qu'il a adoptée.

L'auteur, après avoir étudié la maladie en elle-même, les causes qui la provoquent, les constitutions médicales, l'infection, la contagion, la spécificité, la diathèse et le mode d'action des causes morbifiques, examine quel est le siége des diverses affections corporelles ; il en détermine les signes précurseurs, les symptômes, la marche, la durée, la terminaison, les rechutes et le pronostic ; il jette ensuite un coup d'œil sur la thérapeutique générale et les ressources fournies par l'hygiène, la chirurgie et la pharmacie ; il dit un mot sur la nomenclature médicale et, après avoir posé des principes auxquels nous ne saurions souscrire d'une manière absolue, il finit par donner la classification des maladies qu'il comprend dans dix classes ou catégories principales subdivisées en genres et en espèces ; ce sont : 1° la *Fièvre* ; 2° les *Fièvres* ou *pyrexies* ; 3° les *Inflammations* ; 4° les *Gangrènes* ; 5° les *Hémorrhagies* ; 6° les *Hydropisies* ; 7° les *Flux* ; 8° les *Pneumatoses* ; 9° les *Nosorganies* ou *Maladies organiques* ; 10° enfin, les *Névroses.*

Telles sont les études historiques et critiques dont nous voulions faire précéder l'appréciation particulière des œuvres pathologiques de Stahl ; nous croyons avoir accompli un devoir dicté par les circonstances, car il aurait été impossible de bien comprendre la valeur des œuvres du grand pathologiste allemand, si l'on eût ignoré les travaux des auteurs qui l'ont précédé ou qui l'ont suivi en cette voie : du reste, ainsi que nous l'avons insinué au commencement de ce travail,

---

[1] Voyez Bouchut, *Éléments de Pathologie*, 1 vol. in-8°, Paris, 1858. Tout médecin sérieux lira avec intérêt ce savant traité de médecine pathologique.

nous espérons que nos présentes études ne seront pas infruc-
tueuses pour quiconque aura à cœur le perfectionnement de
l'art médical et l'amour de la vérité.

CHAPITRE IV.

STAHL ET SES ŒUVRES PATHOLOGIQUES.

Une considération des plus importantes et qui semblait
avoir échappé à la sagacité des médecins, historiens, philolo-
gues et pathologistes du dix-neuvième siècle, c'est le rapprochement, la corrélation intime qui existe entre les dogmes
de la vraie philosophie spiritualiste et les progrès, seuls solides et vrais de la science médicale. Ce n'est pas que je veuille
que le praticien, au lit de ses malades, égare son esprit en
des conceptions de haute philosophie ou en des abstractions
inutiles ; non, car je n'entends parler en ce moment qu'au
point de vue dogmatique et purement médical : je ne relève
du reste, ici, ce fait qu'en passant. Cette assertion se résume
à dire, malgré ce que peuvent en penser quelques médecins,
que, suivant la méthode philosophique adoptée par une école,
ses progrès ont toujours été en raison directe de l'orthodoxie
spiritualiste, plus ou moins avérée de cette méthode.

Or, depuis l'époque où, sortant de ses langes, la médecine
a pris le premier rang parmi les sciences humaines, à côté de
la philosophie, son inséparable compagne, quatre grands esprits ont dirigé et dominé l'art médical : ce sont, chez les
anciens, *Hippocrate*, surnommé à juste titre, par les Grecs,
le Divin Vieillard ; *Galien*, appelé le père de la médecine latine ; *Averrhoës*, le plus savant médecin des Arabes, et *Stahl*,
l'étoile polaire des temps modernes, le médecin philosophe
par excellence, le digne représentant d'Hippocrate, dont il a
régénéré la doctrine et les dogmes.

Près de deux mille ans s'étaient écoulés depuis la mort du
législateur médical de la Grèce, lorsque, du fond de la Fran-
conie, s'est élevée une voix appelant tous les hommes de cœur
et de science à une croisade décisive contre les égarements

de l'esprit humain. Deux grands siècles venaient d'élaborer les matériaux et de préparer les voies au messie médical ; l'Espagne, l'Italie, l'Angleterre, la France et l'Allemagne comptaient déjà de valeureux soldats pour combattre à côté du nouvel Hercule qui, mettant une digue infranchissable aux torrents systématiques, devait ramener la science dans son cours naturel et lui tracer la véritable route à suivre. Cependant, c'est presque à lui seul que Stahl a opéré la révolution médicale des dix-septième et dix-huitième siècles ; à lui seul doit revenir l'honneur de l'initiative ; car, longtemps, seul et le premier, il a lutté contre les mécaniciens, les mathématiciens, les chimistes, les physiciens et les empiriques de cette époque difficile : c'est lui qui, son corps défendant, a porté la défaite dans les rangs ennemis, et qui, tenant d'une main ferme le drapeau du spiritualisme médical, s'est posé et demeure encore aujourd'hui le chef légitime de l'école vitalo-animiste moderne.

Mais ce puissant génie n'aurait accompli sa tâche qu'à demi, s'il eût arrêté là ses efforts, s'il n'eût édifié à côté des ruines de ses adversaires et si, avec les épaves de ces systèmes aux abois, il n'eût reconstruit une nouvelle théorie basée sur une saine philosophie expérimentale et rationnelle. Or, c'est précisément là ce qu'a fait l'Hippocrate moderne, et ses œuvres sont pour lui un titre sans égal à la reconnaissance de cette postérité, sur les suffrages de laquelle il a toujours compté, au milieu même de ses plus grandes amertumes ; alors que, consacrant tout ce qu'il avait de force, de science et de foi à la défense des vrais principes, il éprouvait les plus injustes persécutions de la part de ces hommes qui sont les ennemis de toute vérité, quand celle-ci ne contribue pas à consolider le piédestal sur lequel ils se sont orgueilleusement placés d'eux-mêmes.

Dans un travail ayant pour titre : *Stahl philosophe et physiologiste (études générales servant d'introduction à la Physiologie de G.-E. Stahl)* [1], nous avons déjà étudié la doctrine

---

[1] Voyez T. III de notre publication : *Introduction à la Physiologie.*

médico-philosophique de Stahl, au point de vue du principe vital et du rôle que joue l'âme humaine, en fonction de vie, dans le corps organique jouissant, comme tel, des propriétés chimiques, physiques et mécaniques de tout corps organisé. Aujourd'hui, tenant notre promesse engagée, nous allons procéderà l'appréciation des œuvres pathologiques du professeur de Halle, réservant nos études sur ses travaux thérapeutiques et cliniques pour l'époque où nous livrerons au public le T. VII de notre traduction.

La pathologie de G.-E. Stahl forme la deuxième partie de son ouvrage connu, dans le monde savant, sous le nom de Theoria medica vera ; c'est une œuvre complète en son genre et le plus riche document que l'on puisse opposer aux détracteurs systématiques de la doctrine du vitalisme animique (et non de l'animisme), doctrine méconnue avant Stahl.

Hippocrate, Galien, Sydenham, ni aucun des devanciers du célèbre médecin allemand n'avaient jamais, en effet, nettement et franchement traité la question si importante d'un principe formateur, conservateur et curateur du corps humain, en dehors de toutes conditions physiques, chimiques, statiques, hydrauliques et mécaniques préalablement accordées à la matière organisée : quoi qu'en puissent dire ceux qui se plaisent sans cesse à jeter la pierre à Stahl, afin de pouvoir ainsi rehausser leur propre mérite.

L'étude que nous allons faire des travaux pathologiques de ce grand médecin, suffira, je pense, pour édifier plus d'une intelligence : c'est notre espoir ; ce sera la plus douce récompense à nos labeurs.

La corrélation qui existe entre la physiologie et la pathololgie, avons-nous dit, au début de ce travail, est si intime et si évidente, que la méthode suivie dans l'étude des affections morbides est la conséquence nécessaire, logique et naturelle des principes posés pour l'historique simple ou raisonné des phénomènes et des actes qui se passent dans l'économie humaine. Cela est si vrai, qu'à une physiologie exclusivement spéculative et diffuse correspond infailliblement une patho-

thologie vague, routinière ou peu en harmonie avec la réalité
des faits ; qu'à une appréciation simplement expérimentale
de l'organisation et des fonctions du corps animal, répond
nécessairement une pathologie purement expérimentale, organique et matérielle, c'est-à-dire s'arrêtant à la description
pure et simple des altérations immédiates des tissus, des humeurs et du jeu fonctionnel des organes. Or, la science médicale ne saurait se contenter de semblables méthodes, si
vicieuses d'ailleurs et si peu d'accord avec la clinique ; car,
en dehors de ces abstractions philosophiques imaginées par
des hommes sans pratique et de la simple considération physique et directe du fait morbide en lui-même, la pathologie
a pour but essentiel et spécial, 1° de faire connaître les lois
naturelles qui président à la formation, au développement,
à la marche et à la terminaison des maladies ; 2° d'apprendre
à discerner, d'une manière précise, l'acte morbide d'avec
l'acte curateur ; 3° d'indiquer sûrement les caractères invariables qui distinguent les maladies entre elles ; 4° d'enseigner les règles à suivre, pour tracer l'histoire vraie et particulière de chaque genre, de chaque espèce morbide, même de
chaque état affectif pris individuellement ; 5° enfin , de nous
dévoiler les mystères de la nature en travail médicateur et
de nous montrer quand, pourquoi et comment le médecin
peut ou doit intervenir par son art, en employant les moyens
propres à seconder, activer ou ralentir, arrêter ou prévenir
même les actes morbides, selon qu'ils sont salutaires ou funestes. Or, l'on ne parviendra à ce résultat clinique, qui
constitue le vrai médecin, qu'en suivant les préceptes de la
pathologie toute vitaliste et dynamique du grand pathologiste
de Halle.

Mais si telles sont les prérogatives et le but de la pathologie, quel est l'auteur, quel est le maître qui ait le plus dignement rempli sa tâche? nous répondrons sans hésiter que
Stahl, dans la sphère de son œuvre, est celui qui s'est le plus
approché de cette perfection , bien que, vu l'époque orageuse
où il vivait, l'omission involontaire de ce qu'il ne pouvait
savoir ne puisse constituer des conditions témoignant à son

désavantage. En effet, bien des pathologistes modernes, avec la profusion de matériaux qu'ils ont sous la main, éblouis par la fausse apparence de systèmes qui ne parlent qu'aux sens, se sont éloignés plus que Stahl de la vraie route et ont commis des erreurs d'autant plus graves que les acquisitions de la science médicale sont plus nombreuses et doivent faciliter la recherche de la vérité.

Quoi qu'il en soit donc des défectuosités inhérentes à la pathologie stahlienne, nous allons examiner succintement les principaux points doctrinaux qui font la base de cette Théorie médicale. Nous continuerons notre étude du moment par l'exposition de la méthode nosographique du professeur de Halle et nous la terminerons par une appréciation détaillée des classes, des genres et des espèces morbides qui en remplissent le cadre.

§ I. Avant tout, voyons ce que Stahl entend par *vie* et par *santé* : une fois ces deux faits nettement établis, nous arriverons plus sûrement à la détermination de la *maladie*, de l'*affection*, de l'*acte morbide* et des phénomènes pathologiques, tant en général qu'en particulier.

La VIE [1], dit Stahl, est la *conservation* du corps, c'est-à-dire *ce* par quoi le corps animal est conservé indéfiniment à l'abri de la *décomposition* organique et de la *mort*, conséquence naturelle de l'altération profonde des éléments constitutifs de la mixtion corporelle. Trois conditions sont indispensables pour la vie du corps : 1° une constitution normale, harmonique, proportionnée et constante de la mixtion organique, ainsi qu'un équilibre parfait et régulier entre les fluides et les solides : voilà pour la *mixtion;* 2° une disposition naturelle, une aptitude permanente des organes à l'égard de la libre exécution des mouvements nécessaires au maintien de la vie et du jeu fonctionnel de ces organes : voilà pour l'*instru-*

---

[1] Stahl n'entend point parler ici de la vie spirituelle, de cette vie de l'âme, substance essentiellement vivante et vivifiante ; il veut parler seulement de la vie phénoménale du corps, c'est-à-dire de la condition par laquelle le corps organique est dit vivant. L'âme possède la vie en puissance et en acte, le corps ne la possède qu'en puissance et n'est que l'instrument de l'agent vital.

mentation; 3° enfin, un principe ou agent conservateur et directeur de ces mouvements vitaux, de ces actes organiques, etc. : voilà, pour *l'actuation* ou *vie corporelle*.

Or, toutes les fois qu'il survient une lésion quelconque, soit dans les conditions physiques et chimiques de la mixtion corporelle, soit dans l'instrument propre à effectuer les actes vitaux et organiques, ou qu'une perturbation se manifeste dans l'ordre, la succession, la direction, la durée et la régularité des fonctions organiques ou des actes vitaux eux-mêmes, la vie n'en est pas moins une réalité, mais la *santé* est altérée; en un mot, il y a *maladie*.

Progressant donc de la vie à la santé et de celle-ci à la maladie, Stahl pose en principe que la *santé* consiste, d'une part, dans l'heureuse *conformation*, l'*intégrité* absolue, la *liberté* parfaite des parties organiques (vivantes), ainsi que dans l'*aptitude* naturelle de toutes ces parties et de chacune d'elles à l'exécution normale des fonctions corporelles, et, d'autre part, dans une bonne *administration*, une *direction* sage, modérée, énergique et régulière des *actes vitaux* tant *privés* que *synergiques*[1], le tout concordant avec une parfaite intégrité d'*esprit*. Il définit ensuite la *maladie :* tout dérangement, malaise ou trouble profond survenu soit dans l'organisme, soit dans l'actuation du phénomène vital, soit dans la direction et l'administration des mouvements et actes vitaux eux-mêmes, soit enfin dans l'aberration des facultés intellectuelles toujours liée à une altération sensible ou non, tant de l'organisation que de l'instrumentation ou des actes vitaux. Il entend, enfin, par *fièvre*, une manifestation sensible de la résistance active, de la lutte efficace du *principe vital* conservateur, de la *nature*, contre la cause morbifique.

Il y a certes loin de ces sublimes conceptions aux vues systématiques et peu pratiques de ceux qui professent que la *maladie* se borne à la lésionlocale ou de ceux qui, donnant de fausses interprétations à la conception stahlienne, n'ont pas voulu comprendre le langage du pathologiste allemand, quand

---

[1] Stahl : PHYSIOLOG. *De Vitâ et Sanitate*; Voy. T. III, Sect. I, § 5 et 6.

ils lui font dire avec M. Bouchut[1] que « la maladie est un effort de l'*âme* pour rétablir l'équilibre des actions normales et pour expulser les puissances nuisibles »; ou quand ils répètent, avec MM. Requin[2], E. Chauffard, Raynaud et autres[3], que « la doctrine médicale de Stahl (qu'on appelle *animisme*) est le produit ultime de la doctrine cartésienne et repose essentiellement sur l'hypothèse de l'inertie absolue de la matière[4]; » mais ce sont là tout autant d'imputations erronées qui prouvent que ces habiles médecins sont peu familiers avec la théorie médicale du pathologiste de Halle, et ont une fausse notion de son esprit philosophique. C'est pourquoi, sans insister plus longtemps sur des reproches dont nous avons fait justice, répétons ici que Stahl ne se sert du mot *anima* que pour désigner le principe (nécessairement immatériel) qui accomplit le rôle d'agent vital dans le corps, et que per-

[1] Voyez M. Bouchut, *Pathol. génér.*, p. 3.

[2] Voyez M. Requin, *Éléments de pathologie médicale*, des systèmes.

[3] Voyez le *Corrrespondant* du 25 mai 1861, 1re livraison, p. 99.

[4] Nous citerons à ce propos une expression assez étrange de notre honoré confrère M. E. Chauffard, lorsque, se posant comme vitaliste devant l'Ecole de Paris, se servant tour à tour du langage stahlien pour battre en brèche les utopies de l'Ecole médico-sensualiste contemporaine, et empruntant à cette dernière des accusations, vieilles et surannées, il dit avec les organiciens, « que l'expérience interne elle-même, d'accord avec l'expérience externe, est contraire à l'animisme, stahlien, ou autre,... qu'en conséquence l'animisme est une hypothèse toute gratuite, qui a d'ailleurs l'inconvénient de jeter la science en arrière, de la faire dévier de sa route où la vraie méthode l'avait placée et de la porter à négliger la recherche des faits, des lois et des causes physiques. » (Voyez E. Chauffard, *Pathologie générale*, Paris 1862, in-8°, et le *Correspondant*, N° du 25 octobre 1862... article intitulé : l'*Ame et la Vie*.

Or, que ressort-il de ce dernier acte d'accusation? C'est que M. Chauffard, vitaliste de l'école de Bichat, il y a 8 ans, est peu à peu devenu vitalo-animiste et qu'à l'heure actuelle, il est *plus animiste que Stahl* (Voyez l'art. du *Correspondant* ci-dessus, où l'auteur met tous les actes corporels sous l'administration directe de l'âme pensante), mais que, vu les exigences des circonstances, il jette la pierre à celui dont il exalte si haut la doctrine, sans le vouloir, et ne brise pas d'une manière décisive avec l'Ecole. Nous ne saurions improuver cette délicatesse dans les procédés, mais en matière scientifique et quand il s'agit surtout de rendre à chacun ce qui lui est dû, il ne faut pas dorer l'expression qui convient à l'Ecole, quelle qu'elle soit, qui s'érige contre le spiritualisme médical... Cette école est plus que *sensualiste*, elle est *matérialiste* et anti-médicale !... et M. Chauffard, nous nous plaisons à le croire, est franchement spiritualiste et vitalo-animiste.

sonne n'a jamais combattu d'une manière plus directe que lui les théories cartésiennes sur l'inertie de la matière organisée et sur l'automatisme du corps indépendamment de l'âme. Pourquoi donc revenir sans cesse et toujours sur les mêmes mots? pourquoi cette acerbe critique contre une doctrine, sans jamais appuyer des accusations, pour le moins hasardées, sur des documents réels et sur la citation d'un texte non controuvé? Est-ce bien là de la critique? Est-ce ainsi qu'au xix° siècle on écrit l'histoire de l'art médical?...

§ II. Avant Stahl, aucun pathologiste n'avait embrassé le problème entier de la vie, les modernes eux-mêmes lui sont de beaucoup inférieurs sur cette question : de là, les appréciations restreintes, isolées, et les enseignements défectueux de ceux qui péchent au moins par incurie ; de là aussi cette négligence, de la part de tous les localisateurs, d'élever leur esprit jusqu'à l'idée de l'*affection* primitive et de l'*élément* morbide, idée si bien développée par Barthez, Dumas, Bérard et d'Amador. C'est encore Stahl qui a inauguré le principe de l'*affectibilité,* en comparant l'*état* morbide *organique* à l'*affection vitale* et celle-ci à la *passion morale*, à l'aberration *intellectuelle* ; en d'autres termes, c'est à ce profond observateur que nous devons cette pensée sublime, savoir : que l'affection morbide est à la *force vitale,* ce que la *passion* est à l'*âme.* Cette proposition renferme à elle seule toute une doctrine anthropologique, physiologique, pathologique et thérapeutique.

Or, de là à la théorie des éléments morbides, il n'y avait plus qu'un pas, attendu que l'on entend vulgairement par ce mot, *élément,* « une affection simple donnant lieu à des symptômes certains, déterminés » et que l'affection simple est elle-même une altération non du principe vital mais des actes ou des fonctions accomplies dans l'organisme vivant, abstraction faite de leur agent.

Comme tout le monde le sait, Stahl a poussé jusqu'à son plus haut degré de perfection, l'étude des mouvements vitaux et des altérations dont ils sont susceptibles; c'est ainsi qu'il place toujours dans la déviation, l'irrégularité, l'apathie, l'emportement et le désordre de ces mouvements, la cause de toutes les affections primitives : aussi doit-il être regardé comme l'inaugurateur de cette philosophie naturelle qui, depuis un siècle, a imprimé à la médecine l'impulsion progressive qu'elle suit encore, malgré les utopies matérialistes que le *sensualisme* moderne a voulu importer dans l'enseignement médical. Pour Stahl, l'affection est le *schéme* (forme typique) des états morbides, et, malgré la transformation, le métaschématisme [1] que subissent certains d'entre eux, il les ramène, par sa méthode synthétique et déductive, au prototype affectif et en tire des conséquences logiques d'une haute valeur : voilà aussi pourquoi il établit un si petit nombre de maladies primitives. La fièvre et l'inflammation, d'un côté, la syphilis, la gale et la dartre, d'un autre côté, sont pour nous des exemples palpables de la justesse de ces assertions-principes.

Une théorie si vaste, si fertile en applications et en inductions, ne pouvait que donner des notions d'une netteté et d'une évidence manifestes sur la *diathèse*, sur l'*idiosyncrasie* et le *mode d'affectivité* ou *réceptivité* morbide individuelle ; mais n'anticipons pas, car cette question se rattache de trop près aux tempéraments pour l'en séparer.

L'*hérédité*, selon Stahl, consiste, tantôt dans une indisposition native inhérente à l'organisation matérielle (vice organique spécifique, rachitisme, etc.), tantôt dans une aberration instinctive et congéniale de la puissance vitale (aberration spéciale ou spécifique dans la sensibilité, épilepsie), tantôt dans l'altération phénoménale d'une ou plusieurs facultés de l'âme pensante (folie, vésanies, etc., héréditaires), tantôt enfin dans une double lésion simultanée d'une partie essentielle à la vie et chargée d'accomplir des actes importants (imbécillité, crétinisme, etc., également héréditaires). N'est-ce pas là encore, je le demande, tout une théorie médicale, et peut-on appeler cela du cartésianisme ou de l'animisme ? Du reste, quelque nom que l'on veuille donner

---

[1] Voyez Stahl, *de Metaschematismo morborum*. Halle, 1707, in-4°.

à cette doctrine, il est incontestable que nul n'y atteint encore, tant au poin de vue de l'élévation de la conception qu'au point de vue de la réalité des faits, tels que l'expérience nous les montre.

§ III. Une des questions les plus intéressantes en pathologie médicale et en clinique, c'est la différence radicale des maladies, ce qui constitue le *diagnostic différentiel* et la méthode historique de chacune d'elles pour établir leur véritable *pathogénésie*. Stahl a encore excellé dans cette partie fondamentale de l'art de guérir ; voici sa propre pensée à cet égard[1] : « La différence des maladies s'établit principalement sur la distinction exacte, raisonnée et comparative de leurs signes *précurseurs, concomitants* et *consécutifs,* c'est-à-dire sur les caractères différentiels de leurs causes, de leur diagnostic, de leur marche, de leur pronostic, de leur traitement et de leur issue. Cela posé, l'historique ou l'histoire médicale pratique des maladies, doit être le compte-rendu fidèle de toutes les circonstances qui les ont précédées, accompagnées et suivies, en d'autres termes, l'exposé véridique des symptômes tant *génériques* que *spéciaux* et *individuels*, avec tout ce qui se rattache de près ou de loin, directement ou indirectement à ces affections morbides. »

C'est pourquoi, pour faire une bonne histoire médicale d'une affection quelconque, c'est-à-dire pour rédiger convenablement une observation pratique, huit conditions essentielles sont simultanément indispensables.

A. — « Au point de vue de la *constitution générale* du sujet, il convient de noter 1° son tempérament, 2° son sexe, 3° son âge, 4° ses dispositions héréditaires, 5° les affections ordinaires de son esprit, par association étrangère, 6° son régime de vie, 7° ses mœurs, 8° ses passions et ses habitudes, 9° ses maladies précédentes, 10° enfin, ses excrétions. »

B. — « Touchant la *nature de la maladie,* il faut examiner : 1° si elle est sporadique, épidémique, endémique ou contagieuse, 2° si elle est aiguë ou chronique, 3° si elle est

---

[1] Voyez Stahl, *de Historiâ medicâ practicâ.* Halle, 1698, in-4°. Cet opuscule fait partie de notre publication des œuvres de Stahl.

simple ou accompagnée de symptômes étrangers ou compliquée d'une autre maladie, 4° si elle est essentielle et primitive ou consécutive, 5° si elle est héréditaire ou acquise et accidentelle, 6° si elle est convenante ou inconvenante (congrue ou incongrue), 7° si elle est fréquente, habituelle ou non, 8° si elle est facile, difficile ou pénible, 9° si elle est bénigne, salutaire et guérissable ou pernicieuse, incurable et d'une issue mortelle, 10° si elle a dégénéré en d'autres états morbides consécutifs et successifs, 11° s'il y a eu ou non rechute, 12° si elle est générale ou locale et liée à une altération organique, si elle est interne ou externe, 13° au point de vue de ses *périodes*, si elle est intermittente, continue ou continente, 14° enfin, par rapport à ses *causes* et à *son origine*, si elle provient d'une cause morale, vitale ou organique, et' dans ce dernier cas, quelle est l'importance, la délicatesse et la position de l'organe. »

C. — « Au point de vue des *lésions organiques* montrées par l'*anatomie pathologique*, il faut les étudier soigneusement et ne pas confondre les lésions, *causes* de la maladie, avec les lésions ou désorganisations qui en proviennent, et celles-ci enfin avec les effets médiats ou immédiats de la mort [1]. Il faut surtout avoir bien garde de confondre le *trépas* avec la *mort* réelle et de prendre pour réellement *mort* un *cadavre* encore *vivant*, ainsi que cela s'est vu quelquefois [2]. »

D. — « Il importe de connaître exactement la méthode de traitement suivie ou à suivre et les conséquences qui en sont résultées ; il est surtout essentiel de noter les cas où les mêmes maladies ont guéri *par la seule puissance de la nature*. »

E. — « Dans les cas *d'intervention de l'art*, il faut observer : 1° le succès, 2° les accidents, 3° l'issue, 4° les consé-

---

[1] On a vu fréquemment, après la mort, se manifester des éruptions, soit hémorrhagiques, soit exenthématiques. On appelle *efforts posthumes*, l'acte naturel de ces phénomènes qui surviennent après la mort, auxquels quelques auteurs ont encore donné le nom d'accidents catalytiques.

[2] Huxam, Stahl, Chamarel, Garmann, etc., ont cité des exemples de ces faits, que nous avons vu se renouveler, trop fréquemment, de nos jours.

quences de telle ou telle méthode thérapeutique, 5° les changements provoqués par la saignée, selon le jour, l'heure et la partie où elle a été pratiquée, 6° quels sont les résultats d'un régime sudorifique (comparé à la saignée). »

F. — « On observera : 1° les *phases lunaires,* 2° la température, 3° la constitution atmosphérique, les variations survenues dans le cours de la maladie et les vents qui règnent, 4° l'état tellurique, c'est-à-dire la nature du terrain et des lieux, 5° enfin, la qualité des eaux. »

G. — « On doit contrôler avec précaution les *mouvements critiques,* ainsi que les jours et les heures où ces phénomènes s'opèrent, quelles en ont été les issues ; désigner en quoi consistent ces actes ou efforts de la nature. »

H. — « Il ne faut jamais oublier, en dernier lieu, dans une observation médicale, de signaler quels sont les auteurs ou les praticiens qui ont parlé de la maladie dont on rédige l'historique [1] »

Nous avons tenu à donner, *in extenso,* ces précieux préceptes pratiques, afin que désormais on ne puisse plus sciemment reprocher à Stahl de la négligence dans ses enseignements pathologiques, et que ceux qui voudront persister dans leur opinion erronée soient au moins convaincus de la fausseté de leur assertion; car, en vérité, peut-on trouver dans Hippocrate, dans Galien, dans Sydenham, dans Baglivi ou dans quelqu'auteur moderne ou contemporain, un plus grand fond de science clinique : disons-le donc, avec assurance, en terminant à ce sujet, Stahl est un savant pathologiste, un maître de première force, un clinicien des plus consciencieux, un médecin en un mot d'une rare et solide habileté.

---

[1] A propos de cette dernière recommandation, Stahl signale (*par ordre al phabétique*), comme les principaux observateurs qui l'ont précédé, Aétius, Aretée de Cappadoce, Avicenne, G. Ballonius, Théoph. Bonnet, Cælius-Aurelianus, Celse, N. Chesneau, Dolœus, L. Duret, Etmüller, Forestus, Fortis, Galien, Hippocrate, J. Hollerius (Houillier), D. Jacot, Lelius à Fonte, Lommius, Manget, Martian, Mercurial, Morton, Plater, Rivière, Septalius, Solenander, Sydenham, Tozzy, Trincavel, Tulpius, Valescus de Tarente, Valles, Vesale, Waldschmid, Wedel et Zacutus-Lusitanus.

§ IV. D'après ce que nous venons d'exposer dans ces trois derniers paragraphes, il est facile de prévoir quelle est la classification que le célèbre professeur de Halle a suivie dans sa nosographie médicale. Avant tout, disons un mot de sa méthode nosologique.

Partout où il existe une grande idée, un haut enseignement, une pensée ingénieuse, là aussi vous retrouverez toujours le nom de Stahl, sinon comme le créateur ou l'inventeur de l'idée-mère, du moins comme l'exécuteur testamentaire de cette même idée, qui parfois n'a été qu'en germe dans la pensée de son auteur. C'est ainsi que son esprit généralisateur, capable des plus grandes conceptions, a fait, pour la médecine, pour la science anthropologique et pour la zoologie, ce que Newton avait opéré quelques années auparavant pour les sciences physiques. Des plus sublimes régions, où il se complaît à laisser flotter son ardente imagination dans l'essence des êtres et leur cause première, il sait descendre aux plus menus détails de l'individualité, et, par un nouveau procédé non moins heureux, il embrasse, dans un ordre de faits communs, des phénomènes parfois disparates au premier aspect. A l'aide de cette ingénieuse méthode à la fois synthétique et analytique, il a posé, en anthropologie, des principes contre lesquels les siècles ne prévaudront jamais, parce que les vérités qu'il a émises sur le corps organique, sa mixtion, sa structure, son instrumentation et son actuation, sont puisées aux sources infaillibles de la révélation et de la vraie science, corroborées par la raison et l'expérience clinique. C'est de cette théorie, comme l'a fait observer notre honorable confrère, M. Ch. Laségue, que sont nées, d'une part, « la *philosophie naturelle* qui a fait de si grands progrès depuis Stahl et, d'autre part, l'*embryogénie* qui est devenue le fondement des sciences naturelles; de même qu'en *zoologie*, la théorie des analogues et en *chimie* la loi des substitutions ont jeté tant de lumière sur les rapports, incompris jusque-là, des composés matériels. » Sans cesse tourmenté, toujours guidé par cette même pensée généralisatrice, c'est encore Stahl qui a créé la méthode pathologique de l'*analogie* morbide ; et, telle maladie, qui avant lui était regardée comme une espèce, une individualité pathologique, a été ramenée par ce savant nosologiste dans un cadre générique, où cette même maladie s'est trouvée avoir des rapports intimes et nombreux avec d'autres états morbides, desquels elle diffère individuellement, mais dont elle se rapproche au point de vue générique. De ces idées ingénieuses est née sa théorie des affections *spécifiques* [1], par la séparation des entités morbides et réfractaires à toute espèce d'analogie assimilatrice échappant, en quelque sorte, aux lois universelles de la science pathologique. Mais on dirait que l'époque actuelle, faisant fi de la raison et de ses prérogatives, se plaisant dans le vague des *entités* et prenant le contre-pied des principes posés par le nosologiste allemand, semble se complaire dans l'étude exclusive des faits épars (la plupart matériels) et prétend reconstruire, sur un type tout nouveau, une nouvelle pathologie. Vain espoir, stérile jactance ! de pareils systèmes n'auront que l'éclat d'un jour et ne laisseront après eux que des débris incohérents, ne servant qu'à montrer une fois de plus la vanité de tous les systèmes matérialistes à côté de l'excellence et de la supériorité de la véritable doctrine vitalo-animiste.

C'est donc en poursuivant et en scrutant jusque dans leurs derniers retranchements les secrets des générations, des analogies, des spécificités, des substitutions, des transformations et des métamorphoses morbides, que Stahl est parvenu à tracer un cadre nosographique en harmonie avec sa conception primitive sur la constitution matérielle du corps, sur sa disposition naturelle à la maladie et sur sa conservation plus ou moins durable, en vertu de l'acte incessant et énergique d'un agent ou principe vital conservateur et curateur. De là , en effet, sont sorties ces profondes et fécondes considérations

---

[1] C'est à Stahl qu'est irrévocablement due la théorie de la *spécificité*, si largement appliquée par Hanhemann à l'étude des agents thérapeutiques et reprise en sous-œuvre par Bretonneau de Tours, qui en a fait une application tout autre, il est vrai, mais peu commune de notre temps, dans quelques affections dont il a contribué à déterminer la nature primitive.

sur les *hémorrhagies,* les *spasmes,* les *sécrétions,* les *excrétions,* l'*inflammation* et les *fièvres,* ainsi que cette étiologie, cette séméïologie et cette thérapeutique si riches en préceptes, si fertiles en aperçus toujours nouveaux et en enseignements cliniques, dans lesquels Sauvages, Bordeu, Barthez, Fouquet et l'école de Paris elle-même, ont puisé tout ce que renferment de grand et de beau leurs doctrines médicales.

§ V. Ce qui vient d'être dit sur les principes généraux posés par Sthal, touchant les lois fondamentales d'une pathologie vraiment médicale, doit faire pressentir au lecteur que la nosographie dont nous allons faire l'exposé, ne sera qu'une conséquence logique de cette grande théorie stahlienne sur la *vie,* la *santé* et la *maladie :* questions fondamentales, qui doivent être sans cesse présentes à l'esprit du pathologiste, vrai pivot sur lequel roule tout l'édifice médical.

Il est donc avéré que Stahl avait les idées les plus saines en médecine pratique; aussi, sa nosographie médicale est-elle, sinon la plus étendue en ce qui regarde les individualités morbides, du moins la plus complète quant à la méthode, la plus naturelle quant à la conception et la plus logique au point de vue de la *clinique,* dans ses rapports intimes avec les enseignements de l'école hippocratique et les dogmes de la bonne philosophie appliquée à l'étude de l'hommé, tant sain que malade.....

Rejetant loin de lui ces systèmes étroits et stériles qui ne voyaient dans le corps humain qu'une simple machine, obéissant aveuglément aux lois physiques, mécaniques, hydrauliques et mathématiques, auxquelles sont assujettis tous les êtres du règne inorganique, Stahl, tout en accordant l'existence de semblables phénomènes, soumis à des lois analogues, a établi en principe, que rien (pas même les actes physiques et mécaniques) ne s'exécute dans la machine animale sans l'intervention du mouvement, acte intime et spontané d'un agent supérieur à la matière, effectuant et dirigeant toutes ses opérations vers un but salutaire et parfaitement déterminé : la conservation du corps vivant à l'abri des désordres qui peuvent l'atteindre.

C'est pourquoi, nous arrêtant plutôt à la conception qu'à la description nosologique de Stahl, nous dirons qu'il a divisé les maladies en quatre grandes *classes* [1] subdivisées en *familles, genres espèces* et *variétés*.

CLASSES.

I. Maladies *organiques,* avec lésions profondes ou appréciables de l'organisme.

II. Maladies *vitales,* avec altération d'une ou de plusieurs fonctions.

III. Maladies *mentales,* avec l'affaiblissement, la perturbation, ou l'anéantissement d'une ou de plusieurs facultés de l'âme

IV. Maladies *mixtes* (morales, vitales et organiques, etc.).

FAMILLES.

Dans la Ire classe, se rangent toutes les lésions organiques appréciables aux sens ou dont l'existence est démontrée par l'anatomie pathologique, c'est-à-dire, toutes les maladies des *fluides* et des solides, à savoir : 1º les altérations du *sang,* du *sérum,* de la *lymphe* et des diverses *sécrétions;* 2º les *vices de conformation,* congéniaux ou accidentels, les *solutions de continuité,* et les *dégénérescences* organiques; 3º enfin, les maladies spécialement appelées chirurgicales.

La IIe classe (lésions vitales) renferme : 1º les altérations des fonctions en général et plus particulièrement des mouvements vitaux, soit par *excès* de tonicité, soit par *défaut* de tonicité, soit par *déviation* de l'acte; 2º les altérations de la *sensibilité* en général et des *sens.*

Parmi les lésions de la IIIe classe (maladies *mentales* ou perturbations des facultés de l'âme), on doit compter toutes les affections de l'âme, c'est-à-dire, les *altérations* qu'elle peut éprouver dans l'exercice libre de ses *facultés,* tant par la funeste influence des *passions* ou *déréglements du sens moral,*

---

[1] Voyez *J. Juncker, Michaël Alberti, J-S. Carll, G. D. Coschwitz, A-Ot. Gœlicke, G.-Ph. Nenter, Plattner, C.-F. Richter, G.-E. Struve,* etc., qui ont suivi la même classification que Stahl. Voyez encore les nosographies allemandes et françaises de la seconde moitié du xviiie siècle.

que par le profond retentissement d'une affection organique et vitale désespérée ou incurable.

Dans la IVe classe enfin, doivent se ranger les affections mixtes où il y a lésion simultanée de l'*organisme* ou *instrumentation*, de l'*acte vital* ou *fonction* et de l'*intellect*, c'est-à-dire, du libre exercice des facultés de l'esprit, ou pour le moins, d'une double altération quelle qu'elle soit, rompant la corrélation nécessaire qui existe entre l'âme et le corps.

Viennent ensuite en sous-ordre les genres suivants :

GENRES.

α. — Pour les altérations de la *masse sanguine :* 1° l'abondance du sang ou *pléthore ;* 2° son *épaississement* et la suppression des flux sanguins ; 3° son *absence* et sa *diminution* ou *anémie ;* 4° les *congestions sanguines ;* 5° les douleurs *arthritico-spasmodiques ;* 6° les *stases* et les *inflammations ;* 7° les *engorgements*, les *dépôts*, les *squirrhes* et les *ulcérations.*

β. — Pour les altérations du *sérum* et de la *lymphe :* 1° les *flux muqueux* et *séreux ;* 2° la *suppression* de ces flux ; 3° les *stases* ou *engorgements* séreux et lymphatiques ; 4° les *corruptions* des humeurs et leur altération spécifique.

γ. — Pour ce qui est des lésions ou *vices* de *conformation :* les diverses altérations des organes, 1° dans leur *grandeur* ou volume ; 2° dans leur *forme* ou figure ; 3° dans leur *situation.*

δ. — Pour les solutions de *continuité :* 1° les lésions superficielles et profondes des parties ; 2° les plaies et blessures de tous les tissus ; 3° les lésions des solides provenant d'une diathèse héréditaire ou acquise ; 4° enfin les lésions accidentelles et toutes les altérations primitivement organiques et réputées simplement chirurgicales.

ε. — Pour les lésions *vitales :* les maladies provoquées 1° par *hyperesthésie*, 2° par *asthénie*, 3° par *ataxie* des mouvements vitaux ; 4° les *fièvres* aiguës ou chroniques, avec ou sans *intoxication.*

ζ. — Pour les lésions des *sens,* les diverses et nombreuses maladies qui atteignent la *sensibilité* tant *interne* qu'*externe* et les cinq sens.

n. — En ce qui regarde les lésions *psychiques* ou de l'*intel-lect* : tous les désordres qui peuvent porter le trouble dans l'harmonie fonctionnelle des facultés de l'*âme pensante*, c'est-à-dire, tant ceux qui sont occasionnés par une perturbation quelconque, mais directe d'une faculté de l'entendement, que ceux qui ont leur cause indirecte dans un vice ou une altération organique.

θ. — Pour ce qui concerne les lésions *mixtes*, l'auteur classe dans cette catégorie, soit celles qui proviennent d'un état contre-nature, soit les perturbations vitales et intellectuelles, coïncidant avec des symptômes corporels, tantôt extraordinaires, tantôt peu sensibles avec ou sans lésion organique évidente : en tout vingt-deux genres.

Après cet admirable tableau, le plus complet et le plus pratique qui existe dans la science pathologique, voici l'énumération des espèces et sous-espèces, complétant le cadre nosographique et composant les principaux genres morbides de la classification stahlienne.

ESPÈCES ET SOUS-ESPÈCES, OU VARIÉTÉS.

Du 1ᵉʳ *genre*, sont les *espèces* morbides provenant de la *pléthore*, les *hémorrhagies spontanées* de toute espèce, notamment l'*épistaxis* (morbide et la *phlegmatorrhagie* des narines), le *crachement* de sang (expuation, exscréation), l'*hémoptysie* (toux, phthisie franche), l'*hématémèse* (hypocondrie, mœléna), les *hémorrhoïdes* (internes et externes, mal sciatique), la *ménorrhée* morbide (aménorrhée, dysménorrhée, métrorrhagie, passion hystérique, flux lochial vicieux), l'*hématurie* (néphritis, calculs rénaux, calculs vésicaux), les *hémorrhagies* de la vessie, des reins et de l'urètre, accidentelles ou consécutives (traumatiques ou par érosion).

Du 2ᵉ *genre* sont les maladies occasionnées par l'*épaississement* du sang, les *suppressions* des flux sanguins habituels et surtout de celui des narines, du flux hémorrhoïdal, de l'écoulement des menstrues et du flux lochial, qui ont pour résultat l'hydropisie congestive, la cachexie, l'œdème, etc.

Dans le 3ᵉ *genre*, les conséquences morbides de l'*anémie* ou appauvrissement du sang sont : l'*étisie*, la *chlorose*, la *cachexie*, la *consomption* et tous les vices organiques par *atrophie*.

Parmi les espèces du 4ᵉ *genre*, se placent les suites ordinaires des *congestions sanguines*, les apoplexies *céphaliques*, *rachidiennes*, *pectorales* ou abdominales et toutes sortes de *fluxions*, de nature à produire des *douleurs* dans les diverses parties du corps.

Du 6ᵉ *genre*, sont les douleurs *congestives*, telles que la *céphalalgie* sanguine, la *céphalée* et le *clou hystérique*, l'*otalgie*, l'*odontalgie*, la *cardialgie*, la *colique*, le *mal hypochondriaque*, l'*hystérie*, les *hémorrhoïdes borgnes* ou sèches.

Dans le 4ᵉ *genre*, on comprend les douleurs *catarrhales* et *arthritico-spasmodiques*, telles que l'*hémicrânie*, la *pleurodynie* ou fausse pleurésie, la *néphritis*, le *rhumatisme*, l'*arthritis* vague et la *goutte* (chiragre, gonagre, podagre).

Du 7ᵉ genre, sont les *stases* et les *congestions inflammatoires* des divers organes, états morbides qui ont pour effets directs les altérations *vitales* et *organiques* suivantes, savoir : l'*encéphalite*, la *phrénésie* ou *méningite aiguë*, l'*otite*, l'*ophtalmie*, la *conjonctivite*, la *blépharite*, la *gingivite*, la *stomatite*, la *cardite*, la *péricardite*, l'*hydropéricardite*, l'*angine*, la *pleurésie*, la *bronchite* (catarrhe pulmonaire inflammatoire et suffocant ou bronchite capillaire), la *pneumonie* et la *péripneumonie*, l'*hépatite*, la *splénite*, l'inflammation de l'*estomac* (gastrite) et des *intestins* (entérite), la *dyssenterie* (sporadique ou épidémique), la *cystite*, la *métrite*, l'*ovarite*, l'*orchite*, la *néphritis* ou *néphrite*, la *péritonite*; la *ganglionite* ou *adénite*, ainsi que les phlegmasies franches de tous les tissus *fibreux*, *muqueux*, *séreux*, *vasculaires*, *nerveux* et *osseux* pouvant donner lieu à des états inflammatoires locaux ou généraux, suivant l'importance de l'organe affecté et de ses annexes. Ces diverses inflammations avaient reçu de Stahl des noms divers presque tous conservés encore dans notre langage pathologique.

Du 8ᵉ *genre*, sont les *engorgements*, *squirrhes* et *ulcérations*, provenant des congestions sanguines; les engorgements des *poumons*, de la *rate* et du *foie*; l'état *squirrheux* des *reins*, des *poumons*, de la *rate*, du *foie* et du cerveau; les *ulcérations des poumons* (phthisie purulente), la *vomique* des poumons, l'*empyème*, l'*ulcération* de la rate, du foie et des reins.

Dans le 9e *genre*, sont comprises les diverses espèces de flux *muqueux* et *séreux :* le *coryza* (humide ou catarrhal), la *lippitude* (ophthalmie humide, blépharite et blépharo-blennorrhée), le *ptyalisme* (morbeux, syphilitique et critique), la *toux humide* (catarrhale et métastatique), l'*asthme humide* (catarrhal, métastatique ou humoral), le *vomissement simple*, la *diarrhée* (simple, catarrhale ou métastatique), le *choléra* (sporadique, endémique ou épidémique), la *lienterie*, le *flux cœliaque*, le *flux hépatique*, la *dyssenterie bénigne*, le *diabétès*, les *pollutions nocturnes*, la *gonorrhée* simple (*spermatorrhée* ou *pertes séminales involontaires*), la *blennorrhagie* simple, les *flueurs blanches* (leucorrhée simple ou spécifique), les *sueurs* excessives.

Dans le 10e *genre*, on compte la *suppression* des flux naturels ou des sécrétions, qui peut entraîner après elle l'*appesantissement* de la tête (rhume de cerveau avec mucus épais), la *céphalalgie* catarrhale, le défaut de *salivation*, la *raucité*, la *toux sèche*, l'*arrêt* de la *sueur* (et ses suites fâcheuses), l'*ictère*, l'*embarras du ventre* (constipation, engouement intestinal), la *dysurie* et l'*ischurie*.

Du 11e *genre*, sont les *congestions*, les *stases* et les *engorgements* de nature séreuse et lymphatique qui ont pour résultats ordinaires l'apoplexie *séreuse*, l'*œdème*, la *cachexie*, la *chlorose*, la *leucophlegmasie*, l'*hydropisie* générale ou anasarque, l'*ascite* ou hydropisie abdominale, la *tympanite*, l'*hydrocéphale*, l'*hydrothorax*, l'*hydropéricadite*, l'*hydropisie des ovaires* et *de l'utérus*, l'*hydrocèle* et le *catarrhe suffocant* (non franchement inflammatoire [1], ou *rhume*).

---

[1] Dans ces derniers temps, les anatomo-pathologistes ont, avec juste raison, nettement distingué le *catarrhe pulmonaire* proprement dit et le *catarrhe suffocant* d'avec la *bronchite capillaire*, qui est le degré ultime de la *bronchite inflammatoire*. La constatation de lésions spéciales en ce dernier cas, telles que, *forte injection* de la muqueuse, *dilatation* énorme des vaisseaux capillaires, *pseudo-membrane*, formation d'*abcès globulaires*, suppuration et dégénérescence des parties lésées, ont autorisé à établir cette utile distinction.

Du 12ᵉ *genre*, sont les espèces morbides qui surviennent habituellement après la corruption morbeuse ou spécifique de ces humeurs, telles que : la *lèpre*, la *gale* (simple, humide ou grosse gale, *scabies crassa, humida*, miliaire ou canine, *canina;* prurugineuse ou gratelle), la *dartre* (avec ses formes si variées), la *teigne* (sèche et faveuse), le *favus* proprement dit (*acquis* ou *héréditaire*), le *scorbut*, le *carreau*, l'*alopécie*, l'*éléphantiasis* (des Grecs et des Arabes), la *syphilis*, la *scrofule*, la *gonorrhée* virulente (*syphilitique* ou *spécifique*) et la *prostatorrhée* (ou gonorrhée catarrhale), la *plique polonaise*, l'*ozène* (syphilitique ou humoral et congénital), la puanteur des *sueurs,* des urines et des excrétions ordinaires.

Dans le 13ᵉ *genre,* sont classées les principales espèces de maladies provenant des vices de conformation, de volume, de situation et de consistance des parties ; ce sont : les *monstruosités intra-utérines,* les *déviations de la colonne vertébrale,* les *transpositions* ou déplacements organiques du cœur, de l'estomac, de la rate, de l'utérus, de la vessie, etc., les *oblitérations* et *déviations organiques,* les *hypertrophies du cerveau, du cœur, de la rate, du foie,* etc., les *atrophies,* etc., les *ramollissements* du cerveau, de la moëlle épinière et des autres organes, les *indurations* des poumons, du foie, etc.

Dans le 14ᵉ *genre,* Stahl comprend toutes les solutions de continuité, 1° pour les parties molles, les *contusions,* les *blessures,* les *ulcères,* les *ruptures,* les *déchirements,* les *écrasements,* etc.; 2° pour les parties dures ou les *os :* la *nécrose,* la *carie,* les *fractures,* les *luxations* et bien d'autres lésions qui appartiennent plus spécialement à la chirurgie.

Du 15ᵉ *genre,* sont toutes les maladies par *hyperesthésie* ou excès de tonicité des parties : 1° les *spasmes simples,* (*cynique* et *convulsif*), le *tétanos* (tétanos droit, emprosthotonos, opisthotonos, pleurosthotonos, strismus) ; 2° les spasmes *toniques*; 3° les *spasmes cloniques* (attaques de nerfs), l'*hystérie,* la *nymphomanie,* l'*éclampsie,* la *catalepsie,* la *danse de Saint-Guy,* les *palpitations du cœur,* l'*asthme convulsif,* l'*incube,* le *hoquet,* la *colique* nerveuse (surtout chez les enfants et chez les peintres — par intoxication); — 4° enfin, les spasmes sympathiques et symptômatiques, tels que le *ténes-me*, le *priapisme*, la *fureur utérine*, la *contracture* des membres, les diverses variations du *pouls* par suite de la surexcitation du mouvement *tonico-vital* et circulatoire dans les affections *pyrétiques* (pouls fréquent, précipité, tendu, nerveux, serré, saccadé, critique, fort, vibrant, rebondissant, etc.), le *délire* tremblant et le délire nerveux.

Dans le 16ᵉ *genre*, l'auteur range les espèces morbides par *asthénie* ou défaut de tonicité des tissus ; ce sont, 1° le *tremblement* asthénique (chez les vieillards surtout), les *vertiges*, les affections *soporeuses* et *comateuses*, l'*apoplexie* en général ; 2° les *paralysies* générales et locales, l'*hémiplégie*, l'*aphonie*, la chute ou *procidence* du *voile du palais*, de *l'anus* et de *l'utérus* (ainsi que certaines déviations de cet organe), l'*incontinence d'urine*, l'*impuissance* ou *défaut de virilité*, la *stérilité* chez les femmes et les diverses variations du pouls, par altération du mouvement *tonico-vital* et par faiblesse (pouls lent, mou, petit, filiforme, inégal, irrégulier, formicant et myure), l'*oppression*, la paralysie de l'*orbiculaire des lèvres* et de la *langue* ; 3° les *infiltrations sanguines aqueuses* et *gazeuses* dans le *tissu cellulaire*, la *veine de Médine*, les *formations* et *rétentions* des *gaz abdominaux* par relâchement des tuniques ; 4° enfin, la *lipothymie*, la *syncope* et l'*asphyxie*.

Du 17° *genre* est l'*ataxie* ou l'irrégularité des mouvements qui se reconnaît habituellement à la *prostration* des forces et à l'état du pouls (précipité, vide, inégal, dicrote, rebondissant, caprisant, vermiculaire, formicant, serratile, myure) : cet état des forces vitales est la manifestation d'un désordre profond. On le remarque notamment dans les fièvres *putrides*, *adynamiques*, *pernicieuses* et *typhoïdes*.

Dans le 18° *genre*, l'auteur étudie les fièvres qu'il divise : 1° en *intermittentes* (quotidiennes, tierces, quartes, double tierce, hémitritée, double et triple quarte, quintane et octane — rares —) ; 2° en *continues*, qu'il subdivise en *continentes* (éphémères et synoques, comme les fièvres bilieuses et la fièvre ardente, *causus*)[1]; 3° en *exanthématiques* (varioles discrète et confluente, rougeole, fièvres miliaire, pétéchiale et pestilentielle); 4° en *lentes* (lente proprement dite, hectique, catarrhale pouvant aussi être continue).

Dans le 19ᵉ *genre*, qui comprend les maladies des *sens externes*, sont : 1° l'*hypéresthésie* et l'*anesthésie* générale ou locale (excès et défaut de la sensibilité organique); 2° les *vices* de la *vision* (myopie, amblyopie, héméralopie, diplopie, presbytie, strabisme, nyctalopie etc.), l'*amaurose* et la *cataracte* (catarrhale, syphilitique, rhumatismale, congestive, etc.); la *cécité* (héréditaire ou accidentelle); 3° la *surdité* (héréditaire ou accidentelle, spécifique ou humorale, catarrhale, etc.); 4° la *dépravation du goût* (pica, malacie, boulimie, anorexie, anesthésie); 5° enfin, les diverses altérations de l'*odorat* (olfaction nulle, peu intense ou excessive).

Parmi les maladies du 20ᵉ *genre*, qui comprennent les lésions des sens externes, sont rangées : 1° l'*amnésie* (*faiblesse* et *perte* complète de la *mémoire*); 2° les *délires* aigus (phrénétique, paraphrénétique, férin et fébrile); 3° les *délires chroniques* (manie, fureur, mélancolie, lycanthropie, morosophie ou morosité, hydrophobie ou rage, nostalgie, satyriasis, tarantisme, chorée ou danse de St-Weit, de St-Guy, etc.)

Le 21ᵉ *genre*, comprend les *aberrations de l'esprit* que peuvent bien souvent provoquer dans l'économie vitale et organique des lésions consécutives parfois graves et mortelles; ces aberrations ou passions de l'âme sont habituellement : la colère, la terreur, la crainte, l'inquiétude, la tristesse, le chagrin, l'amour, la nausée ou aversion, le désir ardent, la joie, la volupté, la pudeur excessive, l'immoralité, etc., etc. Les affections qui peuvent en résulter le plus directement, sont : l'*épaississement* du sang et ses conséquences ; l'*anémie*, l'*anorexie*, la cessation des flux habituels, les spasmes, les affections du foie, de la rate, de l'utérus, de la poitrine et du cerveau, les diverses espèces de folie, l'onanisme, la nympho-

---

[1] Pinel appela plus tard ces sortes de fièvres : *putrides* et *adynamiques*.

manie, etc., ainsi que presque toutes les affections vitales et organiques provenant d'une cause interne.

Dans le 22ᵉ *genre* enfin, nous classerons avec Stahl toutes les espèces appartenant à la catégorie des lésions *mixtes*, c'est-à-dire toutes les affections qui n'ont pas une cause bien connue ou un siége bien arrêté et qui cependant n'en influent pas moins sur le corps, en laissant après elles des traces durables et occasionnant même la mort. Tels sont, par exemple, les *ravages* de la *peur*, les poisons *végétaux*, les effets de la rage, les affections endémiques et épidémiques, certaines névroses surtout, dont Stahl et bien des auteurs citent des exemples frappants et dont l'histoire nous fournit des preuves non moins édifiantes.

Nous venons d'exposer, bien que succinctement, des principes fondamentaux sur lesquels Stahl fait reposer sa pathologie médicale et sa grande nosographie, la première qui ait paru; il ne nous reste que peu de chose à ajouter, si ce n'est que, de toutes les nosographies connues, celle du professeur de Halle est la plus rationnelle et la plus en harmonie avec la pratique médicale. C'est pourquoi, sans nous appesantir plus longtemps à ce sujet, nous allons consacrer les trois derniers paragraphes de ce chapitre à l'examen des points doctrinaux les plus saillants de l'excellent traité de pathologie du Fondateur de l'Ecole Médico-Spiritualiste moderne.

§ VI. Pathologie générale. — Après avoir établi dans ses prolégomènes une distinction rationnelle entre la pathologie *médicale* et l'étiologie *physique*[1] des affections morbides, Stahl soulève d'intéressantes questions touchant le corps humain, qu'il considère d'abord comme simplement mixte et composé de parties organiques et puis comme vivant et doué d'une activité vitale, capable d'exécuter tous les mouvements néces-

---

[1] Cette distinction rationnelle que Stahl établit entre la Pathologie vraiment médicale et l'Étiologie simplement physique des affections morbides n'a nullement perdu de sa valeur à notre époque où, en France surtout, le médecin semble borner son rôle à constater minutieusement, parfois ingénieusement l'état purement organique des malades, sans élever plus haut ses considérations, oubliant même le plus souvent que sa mission est de *guérir* et partant de rechercher, avant tout, les indications thérapeutiques à remplir.

saires tant au maintien de la vie et de la santé qu'à la guérison des affections dont ce corps peut être atteint; l'auteur aborde ensuite l'étude de la *Pathologie générale* qu'il divise en cinq sections. C'est ainsi qu'après avoir étudié la maladie en elle-même, il réfute cette assertion paradoxale d'Hippocrate, qui a dit : « Ὅλος ἄνθρώπος ἐκ γενετης νοῦσος ἐςτί, » l'homme tout entier, c'est-à-dire tout l'être humain, n'est que maladie et souffrance depuis la naissance. Il prouve péremptoirement, que les hommes sont rarement malades, qu'ils sont atteints (individuellement) de maladies peu variées et qu'ils le seraient bien plus rarement encore, s'ils vivaient dans une sécurité parfaite d'esprit et de cœur. L'auteur appuie sa thèse sur des preuves irrécusables particulièrement tirées de la Médecine comparée, démontrant l'extrême rareté des maladies chez les animaux, à l'état sauvage surtout; il termine ce sujet en disant qu'il est impossible de donner une raison plausible de la mort naturelle de l'homme.

De là, il passe à l'étude des *causes générales* des maladies et de la *disposition* naturelle du corps à toute lésion, tant interne qu'externe, à l'abri desquelles il est conservé par la puissance énergique de l'Agent vital conservateur et curateur.

La *pléthore* et l'*épaississement* du sang sont ensuite considérées par Stahl comme les causes les plus générales de maladie : il dit que les mouvements vitaux extraordinaires, accomplis par la nature en ces circonstances, ne doivent pas être toujours pris pour des actes morbides, mais bien, le plus souvent, pour des mouvements salutaires qu'il faut *respecter* ou *imiter;* car ils sont institués pour activer la circulation de la masse sanguine et sont propres à provoquer les excrétions nécessaires au soulagement de l'économie animale. La question des *tempéraments*, des *âges,* de l'*époque* des maladies, sont enfin tout autant de sujets qu'il ne fait qu'ébaucher, attendu qu'il va les reprendre en sous-œuvre dans sa pathologie spéciale [1].

[1] Le lecteur impartial des œuvres pathologiques de Stahl pourra, à côté d'imperfections et même d'erreurs expérimentales inhérentes à son siècle et communes à tous les hommes, observer un fait capital, une qualité éminem-

§ VII. Pathologie spéciale. — Revenant ici sur la *pléthore*, il regarde cette affection essentielle comme la cause prochaine des hémorrhagies spontanées, dont il étudie d'une manière générale les différentes espèces. Jamais appréciations plus profondes et plus justes, lorsqu'il démontre sans réplique que l'acte hémorrhagique n'est pas toujours un état pathologique, mais qu'il peut être souvent un acte spontané et dirigé vers un but déterminé, comme qui dirait dans l'intention bien arrêtée d'alléger le corps gêné par une surabondance de la masse sanguine ou par un état d'orgasme, d'inflammation, d'obstruction de l'organe émonctoire ou d'une région voisine. Ce ne peut être là non plus, dit-il avec raison, un acte mécanique ou physique, attendu que, la plupart du temps, c'est en dépit de ces prétendues lois que l'évacuation se fait. Comment expliquer, par exemple, les éruptions sanguines qui, au lieu de s'effectuer par l'organe excréteur habituel, se font par un doigt, par une caroncule lacrymale, par une oreille ou par tout autre partie du corps, ainsi que nous en avons cité plusieurs cas à cette occasion et qu'en citent tous les auteurs? C'est pourquoi, outre la raison organique, la dernière à considérer, en dehors de l'*habitude* qu'invoque Stahl et de la *permanence* de la *cause* que met en avant Cullen pour expliquer le retour des hémorrhagies, il faut encore admettre en principe un agent capable, soit de provoquer le molimen hémorrhagique vers l'organe excréteur ou tout autre, soit de contracter une habitude, soit enfin de maintenir la permanence de la cause. Il serait impossible dans les phénomènes physiques et naturels, pris en dehors de l'ordre vital, intellectuel et moral, de trouver des exemples d'*habitude,* d'intermittence, de périodicité, etc., surtout lorsque ces phénomènes s'exécutent contrairement à toute loi hydraulique, physique et mécanique, ainsi que cela se passe dans les hémorrhagies.

Les *causes* des hémorrhagies sont pour Stahl un sujet de minutieuses considérations; c'est ainsi qu'en dehors de la

ment précieuse qui manque à nos pathologistes actuels : c'est l'esprit méthodique qui préside à toutes ses études, si bien que le principe qui suit est le corrollaire ou le contigu de celui qui précède.

pléthore, de la *constitution sanguine* et des causes physiques ou corporelles ordinairement invoquées, il puise dans les influences des tempéraments, des âges surtout, des saisons, de la température, des astres, du sommeil, des veilles prolongées, des boissons échauffantes, d'un trop grand exercice corporel, des maladies existantes, etc., des raisons portant un grand jour dans l'étiologie des flux hémorrhagiques.

Le cauchemar, les pollutions et l'énurèse nocturnes favorisent les hémorrhagies qui, pendant le sommeil, sont doublement préjudiciables. Bénévent, Zacutus-Lusitanus et Barthez citent, d'un côté, des cas de mort surprenante après de légères évacuations pendant une *syncope* ou durant le sommeil (chez les femmes nouvellement accouchées surtout), tandis que Fabrice de Hildan, Haller, Sennert, Rivière, Stahl, Houllier, Chrestien, Barthez et M. Lordat, nous citent d'autre part des cas d'hémorrhagies excessives pendant la veille, sans qu'il en soit résulté des inconvénients fâcheux.

Quelle harmonie, quel *consensus*, quelle sagesse, quelle sollicitude, dans ces efforts hémorrhagiques ! quelle régularité, quelle étonnante prévoyance dans le choix uniforme d'un organe déterminé suivant l'âge et le sexe !.. Dans le jeune âge, c'est par les narines que se font ordinairement les évacuations de sang ; plus tard, à l'âge de la puberté, c'est toujours par le nez qu'elles s'opèrent, mais déjà il se manifeste une tendance éloignée vers les organes pulmonaires, et spécialement vers l'utérus chez la femme. A l'époque de la jeunesse, de 21 à 28 ans, c'est uniquement à la poitrine que se localisent les éruptions hémorrhagiques; plus tard encore, à l'âge adulte, c'est par l'estomac et les hémorrhoïdes que le sang se fait jour ; les dernières tentatives hémorrhagiques, enfin, s'opèrent par la vessie et les saphènes (varices). Pourquoi donc ces lieux d'élection et pour quelle raison les hémorrhagies ne se font-elles pas toujours par le nez, de même qu'une machine fonctionne toujours de la même manière ? Le mouvement sanguin, l'irritation locale et l'évacuation organique ne constituent pas l'acte vital : un fait de cette nature, habituel ou non, ne peut appartenir qu'à un agent ayant une intention arrêtée, un but déterminé. En d'autres termes, de même que, à mesure que l'âge augmente, les organes acquièrent plus d'importance et de vitalité; de même aussi, à mesure que la vie s'avance vers son terme, l'agent vital doit varier ses actes et porter particulièrement ses efforts vers le centre spécial de ses opérations principales.

Or, une appréciation réfléchie touchant ces phénomènes nous dévoile presque tous les secrets de la pathologie humaine et nous donne la preuve la plus concluante en faveur de la doctrine vitalo-animique, la seule qui puisse expliquer l'intime corrélation des actes organiques, vitaux et moraux : rapports et concaténation devenus si frappants aujourd'hui pour tous les philosophes, les physiologistes et les nosologistes modernes, qui ne veulent point fermer les yeux à la lumière.

L'hémorrhagie spontanée, d'après Stahl et tous les grands pathologistes, est un moyen de soulagement et de guérison des maladies ordinaires, héréditaires ou accidentelles. En effet, chez les enfants, particulièrement sujets aux affections du cerveau et de l'estomac, quel est le moyen qu'emploie la nature pour obvier à ces inconvénients? l'épistaxis, qui se prolonge jusqu'à l'âge de 18 ou 20 ans. A l'époque de la puberté et de la jeunesse, l'hémopytsie est la malheureuse conséquence des excès et des fatigues du corps; l'organe pulmonaire prend un accroissement rapide et parfois extraordinaire, la voix mue et les poumons deviennent le siége d'un travail hémorrhagique, presque toujours funeste, à cause de la délicatesse de l'organe. Mais à l'âge mûr et à l'époque de la vieillesse, de quel secours n'est pas le flux hémorrhoïdaire? n'est-il pas la panacée presqu'universelle contre toutes les affections de cet âge? L'hypochondrie, les fièvres anciennes, le rhumatisme, la goutte elle-même, les congestions apoplectiques et les affections du cerveau ne trouvent-elles pas dans cette évacuation sanguine un remède efficace? L'expérience nous prouve du reste que l'hémorrhagie la plus excessive n'a jamais fait autant de mal que la *suspension* ou la cessation soudaine de la plus petite évacuation; c'est que, répétons-le, l'avantage, l'efficacité n'est pas dans la quantité de sang excrété, mais bien dans l'entier accomplissement de l'acte hémorrhagique et dans sa satisfaction pleine et entière, en parvenant au but que se propose la nature, en faisant cesser l'orgasme et en dissipant l'appareil hémorrhagique. *Zacutus et Amatus Lusitanus, Houllier, Wepfer, Makistrick, Veha, Keil, Haller, Bartolhin et M. Lordat* citent une masse de cas venant à l'appui de nos assertions et témoignant en faveur de la théorie stahlienne.

Mais d'où vient que ces sortes d'évacuations sont ordinairement périodiques et qu'elles affectent parfois un type intermittent? A cela nous répondrons avec Stahl : la périodicité et l'intermittence n'ont jamais été le fait d'un phénomène physique, à moins qu'il n'y ait à côté de ce fait une cause, un agent revenant par habitude à cet acte réputé périodique et intermittent. Ces deux phénomènes sont donc le propre d'un principe actif dont le but est de tendre à une fin pour laquelle il entreprend une série d'actes précurseurs constituant ce qu'on appelle l'appareil hémorrhagique ou l'orgasme local, et dévoilant à un œil exercé une intention arrêtée (le but positif) d'excrétion sanguine, seule capable de faire cesser ces états de surexcitation, d'éréthisme, de gonflemeut vasculaire, d'hypéresthésie locale ou générale, de congestion, et de douleur même qui sont, par le fait, de véritables affections morbides. C'est ainsi que l'épistaxis est précédée du gonflement des vaisseaux du cou et de la tête, que l'hémoptysie est précédée et accompagnée d'un mouvement fluxionnaire intense vers le thorax, que les accès d'hypochondrie et d'hystérie sont accompagnés et indiqués par le gonflement des veines hémorrhoïdales, et que la goutte enfin est également annoncée par le gonflement des veines des jambes (saphènes). Or, l'épistaxis, l'hémoptysie, le flux hémorrhoïdal et variqueux calment tous ces maux affreux en faisant cesser l'orgasme et en donnant satisfaction aux efforts de la nature. Quel admirable enchaînement, quelle surprenante alliance et corrélation entre les actes et leurs effets, entre l'effort et le succès, entre la fin et les moyens naturels pour y atteindre !

Disons enfin, avec l'auteur, que les excès de la table et

l'abus des plaisirs vénériens sont pour les sujets pléthoriques des causes déterminantes d'hémorrhagies funestes : c'est ainsi que mourut le farouche *Attila,* la première nuit de ses noces, après s'être livré sans réserve à l'un et à l'autre de ces excès.

Stahl continue ensuite par l'exposé méthodique des diverses espèces de *congestions* sanguines, à type hémorrhagique, rhumatismal, catharral, inflammatoire et nerveux. Chacune de ces congestions est particulièrement passée en revue; il s'appesantit spécialement sur l'INFLAMMATION, qu'il regarde comme un acte vital par excellence, et ouvre aux modernes la voie du progrès, en leur faisant entrevoir que, bien loin d'être un phénomène morbide matériel, l'inflammation est une opération vitale bien circonstanciée et dont la suppuration est la terminaison la plus salutaire et la plus rationnelle, surtout lorsque la nature peut, dans ses efforts incessants, déplacer l'acte inflammatoire en réagissant à la surface du corps. L'opération contraire par métastase interne est une erreur vitale qui a sa cause dans une ataxie des mouvements vitaux, le plus souvent provoquée par une fausse médicamentation.

Une question des plus intéressantes de la pathologie spéciale, nonobstant ce que l'auteur dit d'instructif sur la SENSIBILITÉ et la RÉCEPTIVITÉ morbides ainsi que sur les FIÈVRES dont il traite dans les plus menus détails, c'est la question des SPASMES qu'il étudie d'une manière supérieure à tous les pathologistes connus. Le *spasme* pour Stahl est une exacerbation du mouvement tonique, c'est-à-dire, un surcroît d'activité extraordinaire dans ce mouvement qui est l'acte premier et par excellence du principe vital. Cette manière d'envisager les choses fait comprendre *à priori,* quelle est l'importance de ce phénomène morbide entrepris par la nature dans un but curateur, mais qui affecte si fréquemment un caractère pernicieux. Le mouvement tonique, en agissant sur les parties les plus profondes de l'organisme, doit être regardé comme l'instrument immédiat et direct de la nature : ses succès sont d'un bienfait indicible ; ses ataxies, ses excès, ses faiblesses et partant ses revers entraînent les plus graves conséquences. C'est le thème que l'auteur explique, développe et dans lequel il prouve que le système nerveux est l'instrument le plus immédiat de l'âme, pour agir *dans, sur* et *par* le *corps*. A l'aide du cerveau, organe central de ses opérations universelles, l'âme humaine perçoit les sensations transmises par les cordes sensibles qui ont leur centre commun dans cette masse encéphalique, si délicatement et si admirablement disposée, à l'abri de toute atteinte fâcheuse du dehors et ne communiquant avec le reste de l'*économie* corporelle qu'au moyen d'innombrables ramifications de sa propre substance. Les organes *sensitifs* et *sensoriaux* tiennent leur sensibilité et leur spécialité des appareils nerveux ou névrilemmatiques qui accompagnent et entrelacent dans tous les sens les fibres et particulièrement les vaisseaux sanguins sur lesquels ils agissent d'une manière puissante et immédiate. Les organes de la nutrition même, bien que possédant un système nerveux exceptionnel, reçoivent fidèlement les contre-coups de tout ce qui peut affecter le centre nerveux cérébro-rachidien et transmettent à ce dernier par le moyen de nombreuses anastomoses, les impressions fâcheuses ou salutaires qu'il reçoit primitivement lui-même ; c'est ainsi que se fait et se combine incessamment cet échange admirable des sensations internes avec le cerveau qui les perçoit, et des sensations externes ressenties par contre-coup dans le centre nerveux trisplanchnique : actions et réactions qui peuvent avoir les effets les plus funestes et les plus alarmants. Telle est, en deux mots, la théorie des spasmes, et, bien que d'une manière infidèle, telle est aussi la doctrine des phénomènes de corrélation entre les actes volontaires ou de la vie de relation et les actes involontaires ou de la vie simplement organique et de nutrition ; telles sont enfin l'explication de l'intimité corrélative des actes organiques vitaux et moraux ou intellectuels, et la preuve expérimentale, que c'est le seul et même agent, le seul et même principe qui accomplit tout dans l'être humain, les faits de conscience et de perception externe, à l'aide de l'appareil cérébro-rachidien, les faits de non-conscience et de perception intuitive et vitale par le moyen de l'appareil grand-sympathique ou ganglionaire, ne provenant pas directement du cerveau

mais se rattachant à lui par de nombreux points de contact
et de continuité [1].

De là, la possibilité des spasmes dans toutes les parties de
l'économie animale. Les spasmes universels sont ceux qui
envahissent tout le corps, en apparence, car il y a toujours une
partie de l'organisme de libre, sans quoi la mort en serait la
suite ; c'est ainsi qu'on peut expliquer les morts subites sans
lésion matérielle appréciable. Pour l'ordinaire, le spasme
n'attaque qu'une partie du corps et prend différents caractères,
suivant l'élément nerveux qui en est le *sujet*. C'est ainsi que le
tétanos général ou partiel est le résultat d'une hypéresthésie
du système nerveux *locomoteur*, provoquant la raideur des organes musculaires où se distribue cet appareil ; c'est ainsi que,
dans les maladies improprement appelées *apoplexies nerveuses*, l'insensibilité paralytique des organes *sensoriaux* et *sensitifs* provoquée par une violente et subite excitation du centre
nerveux sensitif, détermine un état spasmodique allant jusqu'à
l'anesthésie et parfois même jusqu'à la mort, par la suspension
trop prolongée de la sensibilité et l'arrêt de la circulation ; c'est
ainsi encore que le spasme nerveux trisplanchnique ou sympathique amène la syncope, la lipothymie et même l'asphyxie, en
provoquant également l'anesthésie (par excès de sensibilité) des
organes qui reçoivent la vie et la sensibilité de ces branches nerveuses (notamment du cœur et des vaisseaux artériels). C'est
ainsi enfin que, par l'état spasmodique simultané et alternatif
des trois systèmes nerveux, il survient des paroxysmes violents
accompagnés de convulsions horribles, de contractures partielles ou générales, d'accélération ou de suspension d'une
ou de plusieurs fonctions organiques, vitales ou intellectuelles, etc., comme cela se passe dans les attaques d'éclampsie,
d'hystérie, d'épilepsie, de catalepsie, etc...

[1] Nous nous proposons de publier (aussitôt que le temps nous le permettra)
un travail curieux sur le système nerveux au point de vue anatomique, physiologique, pathologique, expérimental et métaphysique, dans lequel nous nous
livrerons à des appréciations intéressantes (au point de vue de la médecine et
de la philosophie), où se trouve énoncée une théorie toute nouvelle des spasmes,
des névroses et des affections connues sous le nom générique d'*aliénation
mentale*.

Une semblable théorie des spasmes renferme encore toute une doctrine, certes bien préférable, plus pratique et plus élevée surtout que ces théories mesquines qui font provenir ces phénomènes pathologiques d'une lésion directement organique du système nerveux : lésion dont il a été toujours impossible de constater la présence et devant laquelle l'anatomie pathologique est forcée de décliner son impuissance. Elle nous dévoile surtout d'une manière péremptoire les phénomènes que l'histoire nous transmet sur certaines épidémies nerveuses, inexplicables par une autre théorie. Nous voulons parler de ces phénomènes étranges, touchant la *mélancolie* et les actes insolites, vraiment inconcevables, des filles de Prætus (dont parle Hérodote) qui furent guéries par Mélampe, avec un grand nombre de citoyennes d'Argos ; des filles de Milet, prises, au dire de Plutarque, d'une manie mélancolique qui les portait à se tuer et dont elles ne fureut délivrées que par la crainte de l'ignominie d'être exposées toutes nues, après leur mort, sur la place publique ; des épileptiques de Harlem, dont Boërhaave n'obtint la guérison que par l'application d'un fer rouge sur une partie sensible du corps (la crainte de ce supplice ingénieusement inventé arrêta l'extension de l'épidémie) ; des Abdéritains qui, après avoir vu jouer le rôle d'Andromède par le fameux tragédien Archélaüs, furent saisis, ainsi que le rapporte Lucien, d'un délire frénétique qui dura sept jours et pendant lequel les patients imitaient les gestes et les récits du grand comédien ; des filles de Lyon qui, d'après le récit de J. Brun (médecin de Montpellier établi à Lyon) furent atteintes de la malheureuse manie d'aller en foule se jeter dans le fleuve, etc., etc.

Toutes les névroses trouvent leur explication dans cette théorie naturelle du spasme, acte direct empreint d'un cachet d'exagération dans la surexcitation de l'acte vital, dans la délicatesse normale de l'organisme, et dans la perturbation de la sensibilité tant interne qu'externe, tant morale et vitale qu'organique et spécialement nerveuse, acte immédiat et direct de l'âme en fonction vitale, concordant et correspondant infailliblement à une aberration soit de l'imagination, soit de la mémoire, soit de l'intelligence, facultés de l'âme en fonction d'entendement : tant sont étroites et profondes la liaison, la subordination et la corrélation des actes organiques, vitaux et moraux !..

Stahl poursuit son étude des mouvements vitaux et les considère au point de vue de leur défaut (asthénie) et de leur anomalie ou perversion (ataxie) : ces questions ardues sont encore traitées par lui d'une manière remarquable, ainsi que pourra en juger le lecteur. Il termine enfin cette deuxième partie de la pathologie, par quelques appréciations sur les fièvres dont il énumère les divers genres avec une sagacité peu commune ; il parle d'une manière générale des affections morbides, engendrées par les choses adventices, le sommeil, le repos, les veilles, les passions, la nourriture, la boisson, etc. et renvoie pour les affections chirurgicales aux auteurs qui traitent spécialement de cette matière.

Il nous resterait à parler ici, pour compléter notre étude sur la pathologie générale et spéciale du professeur de Halle, des *tempéraments*, des *âges*, des *professions*, des *climats*, des *habitudes*, etc., au point de vue de leur influence étiologique ; mais nous renvoyons nos lecteurs aux commentaires que nous avons placés au tome VIII, où nous donnons à ce sujet des aperçus critiques et dogmatiques fort intéressants. Pour ce qui regarde en outre les *hémorrhoïdes*, les *fluxions* et toutes les questions importantes de médecine clinique, nous renvoyons également le lecteur aux commentaires du tome VIII, où nous développons une théorie raisonnée complétant les enseignements de Stahl sur ces matières importantes qui excitent au plus haut degré l'attention et la curiosité du médecin praticien.

§ VIII. *Pathologie très-spéciale.* Parvenu à cette dernière partie de son travail, Stahl s'occupe de l'étude minutieuse et circonstanciée de chaque affection morbide en particulier. J'ai vu partout et toujours l'auteur montrer un fond pratique vraiment surprenant et je ne sache pas que nos auteurs modernes, sauf quelques aperçus nouveaux sur l'anatomie pathologique, la physiologie expérimentale, la chimie médicale et la microscopie, peu propres à faire de vrais cliniciens, je ne sache pas, dis-je, qu'aucun pathologiste puisse atteindre à ce degré de perfection théorique et pratique que le savant professeur de Halle montre dans l'historique des individualités morbides.

Nous ne saurions donc rien ajouter ici après les notes dont nous avons accompagné ce traité qui constitue le T. V. de notre publication : nous y renvoyons le lecteur, qui, par une appréciation sage et intelligente de ce beau travail, pourra lui-même porter un jugement éclairé sur la valeur réelle des œuvres pathologiques du rénovateur de la vraie doctrine médicale hippocratique.

CONCLUSIONS.

I. Si nous avons tant insisté dès le début sur les traditions historiques au point de vue de la pathologie médicale, c'est que, d'abord, ce travail doit être la continuation de nos études historiques et critiques sur la physiologie et qu'en second lieu nous sommes de ceux qui sont encore persuadés que la science moderne ne s'est pas formée d'elle-même, et qu'elle est redevable de bien des choses aux investigations des anciens, nos devanciers naturels. Nous pensons, en outre, que les progrès de la Médecine seraient bien plus solides et plus efficaces si, mettant à profit même les errements des philosophes, physiologistes et pathologistes qui nous ont précédés, elle'avait suivi franchement et sans caprice systématique la grande voie expérimentale et rationnelle indiquée depuis deux mille ans par Hippocrate, habilement tracée par Bacon et épurée par Stahl, le régénérateur de la VRAIE THÉORIE MÉDICALE ; c'est là en effet la seule voie capable de guider sûrement le médecin dans l'étude ardue, longue, difficile de la science de l'homme, ainsi que dans la pratique exacte et non moins compliquée de l'art de guérir.

C'est particulièrement à ses législateurs que la science médicale doit tous ses progrès ; les autres médecins, théoriciens, praticiens ou simplement spéculateurs, n'ont fait qu'appliquer les principes posés par les maîtres de l'art et en agrandir le domaine par des applications, des expérimentations, des déductions, des inductions et des analogies théoriques ou pratiques, puisant directement leurs sources dans les dogmes posés par ces puissants génies qui, de temps à autre, impriment aux sciences humaines une impulsion favorable au développement de la vérité que le Créateur s'est plu à cacher à notre intelligence.

Lorsqu'Hippocrate, ramenant la médecine empirique et spéculative à l'observation directe et raisonnée des faits médicaux, eut inauguré la méthode philosophique expérimentale et rationnelle, il ouvrit à la science une voie sûre pour parvenir à la découverte de tous les phénomènes; mais l'esprit indocile de ses disciples abandonna l'idée du maître, secoua le joug de l'autorité et, livré à ses inspirations erronées, il s'égara dans les chemins tortueux du charlatanisme, de la spéculation et d'une dialectique abstraite et mensongère. C'est pourquoi, d'Hippocrate, le fondateur de la doctrine du vitalisme spiritualiste, à Galien, le plus digne représentant de l'hippocratisme chez les Latins, neuf ou dix systèmes différents se partagèrent le domaine de la médecine : ce furent l'*hippocratisme* vitalo-spiritualiste, qui eut pour chefs Thessalus, Platon et Aristote; le *stoïcisme* dont Zénon, Chrysippe, Epicure et Caton furent les plus dignes représentants; le *pneumatisme,* théorie dérisoire et pleine de jactance, imaginée par Athénée; le *méthodisme* ou *empirisme* que Démocrite, Dicéarchus, Philarius de Cos, Thémison, Apollonius, Héraclite, Tarentius, Marcus, Zeuxis, Glaucius, Asclépiade et Galien lui-même (dans le principe) pratiquèrent avec plus ou moins de zèle; l'*iatrosophisme* dont les principaux chefs étaient de l'école d'Alexandrie; l'*épisynthésisme,* sorte de théorie raisonneuse soutenue par Agathinus, Léonide et Rufus d'Alexandrie; l'*éclectisme* ou système de conciliation qui avait pour inaugurateur Agathüs de Sparte, dont les plus célèbres disciples furent Archigène et Nicète, Héliodore, Sévérus, Thessalus, Possidonius, Mnacéus, Antylus, Philagrius, Aétius, Oribaze et Paul d'Egine, chez les Arabes; le *dogmatisme* ou rationalisme enfin qui fut embrassé et défendu par Brumardes, Micius, Asclépiade, Arétée, Galien, Tibère, Héniscius, Alexandre de Tralles, etc.

Une fois que Galien, flottant entre l'empirisme, le méthodisme et le dogmatisme, eût opté pour ce dernier, toutes les autres théories disparurent sous la puissance de son génie. Sa doctrine, envahissant toutes les écoles régnantes, se propagea dans la Grèce, l'Asie et l'Afrique, passa avec les Arabes dans l'Espagne, l'Italie, l'Allemagne, la France, l'Angleterre, et, pendant les X⁰, XI⁰, XII⁰, XIII⁰, XIV⁰ et XV⁰ siècles, asservit tous les esprits, jusqu'à l'heure où Bacon et plus tard Descartes, chassant de la philosophie le langage péripatéticien et scholastique, donnèrent aux études médicales une tournure plus positive, devenue sous la même influence, beaucoup trop positive de nos jours. Du XVIᵉ au XIXᵉ siècle, les systèmes principaux que la médecine vit s'élever, furent l'*empirisme,* la *chimiatrie* ou iatro-chimisme, les théories matérialistes des *physiciens,* des *mécaniciens* et des *mathématiciens* qui, voulant tout expliquer par les sciences chimiques, hydrauliques, statiques, mathématiques, etc., et confondant les lois physiques avec les lois vitales, bouleversèrent la physiologie, l'étiologie, la séméïologie, la pathologie, et apportèrent dans la thérapeutique un certain art de formuler d'une complication sans égale et une médicamentation des plus suspectes. La puissance de la doctrine stahlienne eut bientôt raison de ces stériles conceptions et les ensevelit dans la poussière de l'oubli ; mais de nouvelles prétentions les replacèrent sur la scène nosologique et nous espérons voir bientôt refleurir, grâce aux efforts de M. Poggiale et des chimiatres de la nouvelle école, les théories surannées des Tachénius, des Paracelse, des Van-Helmont, sur les ferments, et bien d'autres idées surprenantes encore, sur la digestion, l'absorption, la nutrition, la vie elle-même et la pensée ; toujours à l'aide de la chimie organique et analytique ; toujours au moyen du creuset indiscret de MM. Berthelot et Poggiale, qui se sont promis de faire au vitalisme une guerre d'extermination, jusqu'à ce que, découvrant avec leur fourneau inquisiteur, le secret de l'organisation et de la vie, ils se proclament eux-mêmes les inaugurateurs du véritable vitalisme, les inventeurs de la vie !... En attendant cette heure fatale pour la science et ce résultat sur lequel nous ne fondons cependant pas nos craintes à venir, poursuivons notre route et reconnaissants envers nos pères, tâchons d'arriver au même but par l'unique et vrai chemin : celui que nous montre l'expérience de vingt siècles et que nous indique la raison.

La doctrine *vitalo-spiritualiste* de Stahl (mal à propos appelée *animisme*) une fois établie, envahit bientôt toutes les autres écoles. Strasbourg, Montpellier, Paris, Pise, Padoue, Leipsig, Salerne, Bologne, Gœttingue, Londres, Edimbourg, Berlin, Vienne, Salamanque, Madrid, etc., etc., enseignèrent longtemps cette excellente doctrine à laquelle quelques-unes de ces écoles sont demeurées fidèles, mais que beaucoup d'entre elles, entraînées par le torrent anti-philosophique, ont abandonnée et injustement outragée.

A Montpellier, le double dynamisme de Barthez, plus en harmonie avec le siècle sceptique des Cabanis et des Destutt de Tracy, remplaça la théorie stahlienne. Mais grâce à la puissance inhérente au spiritualisme médical, malgré les nombreuses péripéties par lesquelles il est passé, après soixante-dix ans de luttes sérieuses soutenues par les illustres successeurs du professeur allemand, le spiritualisme plane encore sur la science médicale. Il surnage glorieux au milieu de cette mer houleuse des utopies systématiques de nos contemporains, malgré les traits acérés et les blessures qu'ont dirigés contre lui, de toutes parts, les fervents propagateurs de l'*excitabilité* brownienne, du *contre-stimulisme* razorien et thomassinien, du *physiologisme* ou pseudo-vitalisme de Bichat, de l'*irritation* broussaisienne, de l'*organicisme*, de l'*anatomo-pathologisme*, de l'*organopathie* et de la *chimiatrie* moderne, avec sa prétendue théorie de l'*intoxication*; sans compter les méchancetés insidieuses et les amertumes dont l'ont abreuvé ceux-là même qui, sous un langage emprunté et spécieux, l'invitaient naguère à participer aux honneurs que l'on prodigue aux favoris du pouvoir et de la fortune. Mais vain leurre, promesses mensongères ! car au jour suprême des luttes académiques, on a eu honte de porter sur son front le stygmate du spiritualiste. C'est à peine si on a osé bégayer quelques mots éloquents pour la défense du vitalisme moderne anti-hippocratique et pour abriter, contre les agressions des matérialistes, la doctrine vitalo-animiste, la seule vraie, la seule pure, la seule qui, bien que reniée par toutes les lèvres, règne au fond de tous les cœurs, dirige toutes les consciences et à laquelle est réservée la glorification de la science médicale, en ce siècle d'égoïsme, de fétichisme personnel et de tâtonnements !...

Est-ce qu'en ces temps d'anarchie intellectuelle, comme le dit le savant Requin[1]. « les traditions de nos ancêtres avec leurs précieux enseignements ne seraient plus comptées pour rien»? Voudrait-on, imitant le cynisme inquiet de ce âge de fer, renverser l'autorité des noms et des doctrines pour faire courber nos fronts devant l'arbitraire tyrannique d'une illusoire expérimentation, en dehors des faits cliniques et purement médicaux?... Il faut croire que tels ne sont pas les projets des novateurs modernes et, nous osons espérer qu'abandonnant le sentier d'une indépendance sceptique, ils se rangeront sous la noble bannière du vrai progrès médical.

Tout pouvoir tyrannique, de quelque côté qu'il vienne, à quelque source qu'il puise ses éléments de pression et de contrainte, rétrécit l'esprit, glace le cœur, énerve le corps, égare la raison! C'est ainsi que nous avons vu, dans nos études, ces peuplades sauvages de l'antique Asie et de la jeune Amérique, esclaves de leur aveugle superstition, vouées à des pratiques dégradantes, fuir la lumière de la vérité ; c'est ainsi que le paganisme, en proie à la plus honteuse des ignorances, dans le dédale de ses symboles fabuleux, n'est sorti de ce piteux état que lorsque la philosophie de Socrate, d'Hippocrate, de Platon et d'Aristote, ces précurseurs de la doctrine du Christ, a secoué le joug des dieux de l'Olympe.... Qui est-ce qui, après des siècles de gloire, a replongé la société grecque, romaine et égyptienne dans l'oubli des devoirs et l'abandon de la science ? Ne sont-ce pas les horreurs des empereurs païens et sanguinaires qui siégeaient au Capitole? N'est-ce point au nom de Mahomet que les archives de l'antiquité savante ont été la proie des flammes à Alexandrie, à Constantinople, en Espagne, en Italie, dans les Gaules et partout où ces fanatiques enfants du faux prophète ont porté leurs pas dévastateurs?..... Quelle est la doctrine, au contraire, qui a inauguré dans ce monde la paix, la science, la vertu et le progrès avec la liberté ?... N'est-ce pas la parole du Christ et n'est-ce point dans cette doctrine divine que les grands lé-

---

[1] Requin, *Eléments de pathologie médicale,* T. I, Etude des systèmes.

gislateurs modernes ont puisé la lumière de leur esprit ? Progressons donc et marchons tous ensemble, sous l'égide de cette doctrine, à la conquête de la vérité philosophique et de la vérité médicale ! Nous ne saurions trouver de guide plus sûr, de mentor plus fidèle, de mère plus reconnaissante.

II. La médecine, les théories, les systèmes et les doctrines, ne valent en réalité que ce que leur puissance pratique nous dévoile effectivement : l'expérience clinique est pour les utopies médicales la pierre d'achoppement où elles viennent irrévocablement se briser. C'est ainsi que nous voyons de nos jours tels hommes éminents, qui tonnent dans leur chaire et qui remplissent tour à tour le monde savant de leurs créations doctrinales, plier humblement leur tête grisonnante sous l'autorité inflexible de la vraie théorie médicale (le vitalisme spiritualiste), et tels autres hommes, dont nous devons respecter les noms, qui se déchaînent aujourd'hui contre Hippocrate, Stahl et l'Ecole vitaliste, mais qui sont vus le lendemain, dans leur clinique publique et privée, affecter de prononcer les mots de vie, d'âme, de passions, de force, de réaction vitale, etc. Le procédé est peu digne, il ést vrai ; mais tel est le procédé par excellence mis en vigueur dans bien des écoles qui n'ont d'illustre que le nom.

III. La pathologie médicale ne peut être dignement enseignée et fructueusement apprise qu'à la condition d'admettre préalablement dans le corps, avec Stahl, 1º une *mixtion* organique, spéciale et propre, soumise à toutes les lois chimiques et physiques du règne inorganique, mais à l'empire absolu desquelles elle est perpétuellement soustraite en vertu du *mouvement* tonique et vital imprimé à toutes les parties corporelles ; 2º une *Puissance active*, rectrice et conservatrice de cette mixtion et de l'*organisme* devenu *machine*, sous l'impulsion fatale de cette puissance ou force de vie ; 3º une *harmonie* parfaite, un équilibre merveilleux entre les liquides et les solides, entre l'organisme entier et le *but final* de l'être, entre ce dernier, enfin, et les actes vitaux exécutés dans un but de *conservation* en l'état *hygide*, et de *curation* en l'état *morbide* ; 4° enfin, une *corrélation* intime, profonde et continue entre les phénomènes vitaux et les fonctions organiques, ainsi que la fin morale de l'acte ou but final : en sorte que le mouvement qui pousse le bras à se mouvoir s'exerce sur un membre apte à être mû, que la *diaphorèse* s'opère par le moyen d'un organe poreux, que l'*appareil hémorrhagique* soit établi dans une partie pouvant servir d'émonctoire, que les *impressions externes* ou *internes* soient transmises aux centres *cérébro-spinal* et *sympathique*, à l'aide de branches *nerveuses* pleines de vie et d'impressionabilité, que la nutrition et la vie, enfin, soient normalement et convenablement administrées par un agent supérieur à la matière, possédant une connaissance intuitive, fatale et réelle de l'instrumentation, capable de diriger d'une manière locale ou synergique ses actes contre la maladie, sachant enfin, quand, comment et par quel moyen il faudra intervenir pour porter secours à l'économie animale.

En dehors de cette doctrine, qui n'exclut nullement la sage théorie des ferments gastriques et intestinaux, qui accepte volontiers les phénomènes d'endosmose, d'exosmose, de filtration et d'exhalation organique, qui admet la possibilité de l'*intoxication* directe de l'organisme par des agents ou principes délétères, qui reconnaît enfin que les globules sanguins possèdent une quantité inappréciable de fer, que le foie secrète une matière sucrée anormale, que les nerfs sont les organes directs de la sensibilité physique, que le cerveau est le centre des opérations intellectives et motrices, etc.; en dehors de cette doctrine, disons-nous, comment expliquer la plus petite opération chimico-vitale et physico-organique? comment motiver l'élection des matériaux propres à la nutrition du corps ? comment comprendre l'élimination des produits naturels usés et partant inutiles et nuisibles? comment donner une raison plausible des sécrétions et des excrétions si variées du corps tirées de la même matière, le sang ? sur quelles preuves asseoir la vraie théorie de l'inflammation des fièvres aiguës ou chroniques, intermittentes, rémittentes ou continues ? quels arguments pourra-t-on mettre en avant pour donner une explication satisfaisante des flux hémorrhagiques spontanés, violant toutes les lois de l'hydraulique et de la mécanique ? sur quelle théorie, enfin, étaiera-t-on les phénomènes spasmodiques précédant et accompagnant les fièvres pernicieuses, les affections hystériques, hypochondriaques, épileptiques, cataleptiques, maniaques, mélancoliques et autres ?

Ce ne sera certes pas au moyen de la pathologie organicienne du Professeur du Val-de-Grâce ; pas plus qu'à l'aide des doctrines trop localisatrices de la plupart des nosologistes *anatomo-pathologistes* modernes et des hypothèses peu pratiques de nos chimiatres, échouant toutes au lit du malade. Mais comme l'enseignent Sydenham, Baillou, Stahl, Sauvages, Bordeu, Stoll, Vian-Swiéten, Hildembrand, Baglivi, Grimaud, Fouquet et quelques grands cliniciens contemporains, ce n'est qu'en s'appliquant aux dogmes impérissables de l'hippocratisme que la science et l'art, marchant de front à la conquête des vrais principes, nourriront notre esprit de saines doctrines médicales et que nous pourrons, auprès des malheureuses victimes du mal, trouver dans notre intelligence et dans notre cœur un écho infaillible, nous dévoilant la nature de l'affection et les indications à remplir pour soulager ou guérir les innombrables maladies qui accablent notre faible humanité !...

FIN.

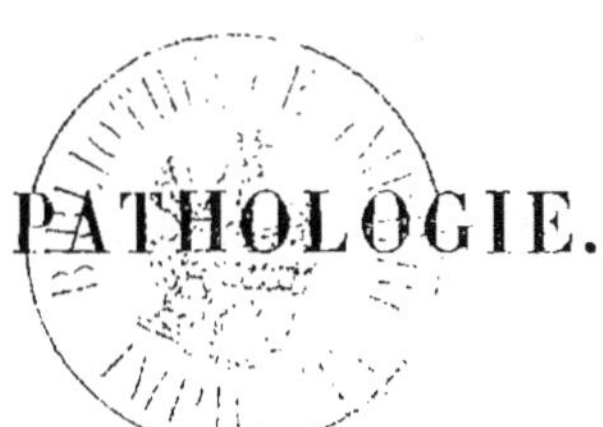

VRAIE THÉORIE MÉDICALE.

PATHOLOGIE.

NOTIONS PRÉLIMINAIRES.

I. La Pathologie médicale doit consister dans l'observation exacte et sérieuse des maladies, tant sous le rapport de leur caractère universel, qui nous aide à découvrir quels en sont le *siége*, la *marche* et les *symptômes*, que sous le rapport des *causes*, dont la juste appréciation nous fournit les *indications thérapeutiques* qui en découlent et les *médications* propres à en triompher.

D'après cette simple définition on voit combien il est important d'établir une distinction réelle entre la *pathologie médicale* et l'*étiologie*, c'est-à-dire cette partie de la science pathologique ne s'occupant des maladies qu'au simple point de vue du caractère *physique* des causes qui les ont engendrées. Toute considération, en effet, qui ne mène pas le médecin à la découverte d'indications et d'agents thérapeutiques en parfait accord avec elle-même, doit être regardée comme étrangère à la *vraie théorie médicale* et reléguée dans la *physique pure*. Soit, par exemple, la *blesssure*: si l'on ne considère cette lésion que sous le rapport de son étiologie physique ou matérielle, celle-ci ne présentera à l'observation qu'une certaine quantité de petites fibres, divisées par une solution de continuité. Mais on ne pourra pas plus parvenir à déterminer exactement le nombre de ces fibres, qu'il ne sera possible d'en discerner les extrémités respectives, et qu'on ne pourra jamais espérer de les juxta-poser une à une ; bien moins encore, d'en obtenir la *réunion directe* et la *cicatrisation*. Or, cette manière d'étudier un tel état pathologique n'ayant rien d'avantageux pour la médecine pratique, rien qui soit en la puissance du médecin et dont il puisse tirer une indication utile, n'avons-nous pas raison de dire qu'une semblable étiologie doit être complétement rejetée du domaine de la pathologie médicale?

II. Il arrive quelquefois, il est vrai, que, par suite de la connexion réciproque des choses, l'étiologie physique trouve réellement place dans l'histoire pathologique ; mais il faut bien prendre garde que les considérations qu'elle nous fournit ne jouent un trop grand rôle dans les indications que nous en tirons, et que, par ce motif, ces dernières ne deviennent stériles, je dirai même nulles, et, partant, inaccessibles au pouvoir du médecin. Pour preuve de notre assertion, nous prendrons encore ici l'exemple de la blessure ; en effet, bien qu'il soit positif que dans toute blessure il y a solution de continuité d'un certain nombre de fibres, toujours en rapport avec la grandeur de la plaie, il n'en est pas moins vrai qu'il est de toute impossibilité de faire une exacte énumération des fibres divisées.

En outre, quoiqu'il soit bien réel, d'une part, que la division et l'écartement des fibres coupées constituent formellement la blessure et la tiennent béante ; et que, d'autre part, on ne puisse remédier d'une manière complète à cette lésion, à moins que l'on ne parvienne à réunir une à une et à faire cicatriser l'une avec l'autre chaque extrémité correspondante, après en avoir préalablement fait le choix, il est pourtant de la plus haute évidence que l'homme de l'art entreprendrait en vain de résoudre un pareil problème.

III. De même que, pour bien apprécier la constitution normale du corps humain et conséquemment les désordres qui peuvent l'atteindre, il faut nécessairement avoir une parfaite connaissance, soit de la mixtion organique en général, de la composition intime des liquides, de la structure, de la texture et des rapports que les parties solides ont entre elles ; soit du mouvement progressif des liquides, et du mouvement tonique et local des solides : de même aussi, il faut bien observer que, si une connaissance approfondie de la crase des fluides peut, de loin, jeter quelque lumière sur la pathologie des mouvements, il n'en est pas moins évident pour cela qu'une étude trop minutieuse de la contexture et de la structure organique, comme chose tout à fait en dehors de l'art médical, peut, tout au plus, guider vaguement le praticien dans certains cas chirurgicaux.

C'est pourquoi, nous regardons l'énergie des mouvements vitaux et des actes nutritifs, avec l'ordre, la succession, et l'harmonie qui les caractérisent, comme le seul fondement vrai de la pathologie ; et c'est l'étude de cette énergie vitale qui constitue cette science en très-grande partie, pour ne pas dire en entier.

IV. La pathologie médicale doit avant tout s'occuper de choses vraies, dont l'existence est certaine, et puisées plutôt dans l'ordre des faits *habituels* que dans l'ordre des faits *possibles*. En conséquence, non seulement on doit user de beaucoup de prudence et d'habileté dans le discernement de certains phénomènes, possibles en apparence, s'il est vrai qu'ils aient jamais lieu, mais il est urgent aussi de distinguer avec soin, parmi les faits possibles ou habituels, quels sont ceux qui se présentent plus souvent ou plus rarement à notre observation.

Il n'est pas moins important encore d'étudier les raisons pour lesquelles telles affections, très-nombreuses d'ailleurs et qui paraissent au premier aspect pouvoir se manifester facilement et fréquemment, ne se manifestent pas au contraire d'une manière habituelle et n'assiégent que rarement, nous dirons même très-rarement, l'économie corporelle.

V. Une bien grande erreur, généralement admise en pathologie, surtout par les écoles modernes, c'est cette erreur qui, en très-grande partie, prend sa source dans la négligence où l'on est de distinguer le corps organique et *vivant*, d'avec la *mixtion* et la *texture matérielle* de ce même corps : distinction qui est la base de toute la *théorie médicale*, ainsi que de la véritable *anthropologie physique*.

Il est donc nécessaire, toutes les fois que l'on procède à l'étude détaillée des diverses affections corporelles, d'avoir principalement égard aux rapports que présente telle lésion donnée, avec la constitution vitale des organes et des actes.

VI. D'après cette manière de considérer les choses, le rôle plutôt actif que passif joué par l'activité vitale dans les diverses altérations auxquelles est sujette l'économie, démontre clairement son existence et prouve que cette activité mérite comme droit acquis, non seulement le rang qui lui est propre, mais encore la première place. En d'autres termes, à l'aide de la direction imprimée à ses mouvements habituels, l'activité vitale s'oppose en quelque sorte aux atteintes directes de la cause morbifique, soit en en diminuant l'influence, soit en dissipant généralement et même matériellement le germe morbide, dont elle débarrasse ainsi l'organisme.

Les explications inconvenantes, confuses et peu méthodiques données jusqu'à ce jour, surtout par les modernes, touchant cette activité vitale et ce qui la concerne directement, ont engendré des assertions tellement étrangères au plus grand nombre des maladies, qu'elles sont en désaccord complet avec l'historique de ces affections morbides, comme avec les succès réels d'une bonne pratique médicale, et qu'elles ne sont étayées que sur des élucubrations fictives et nouvelles.

VII. Or, avant d'entreprendre notre présent traité de Pathologie, nous dirons qu'il convient d'éviter toute prolixité dans l'emploi des mots familiers à la médecine et à la philosophie, touchant l'ordre et la méthode à suivre dans l'explication des *causes*. Chacun de nous, en effet, doit avoir appris, dans le cours ordinaire de ses études, dans quel sens on dit qu'une chose agit ou d'une manière *efficiente*, ou d'une manière *instrumentale*, et ce qu'on doit entendre par rapport *matériel*, *formel* et *final*.

Quoique nous sachions, par une foule d'exemples bien connus, dans quelle aberration tombent à cet égard ceux même qui prennent à tâche non seulement d'instruire, mais de corriger les autres, ce n'est cependant pas ici le lieu de nous occuper d'un pareil sujet.

Nous nous bornerons donc à cette recommandation, c'est que, une fois qu'on sera parvenu à bien saisir le sens réel de ces diverses locutions, on en fasse, en temps et lieu, un bon usage pour aider l'esprit soit à la perception, soit à la conception, soit à l'énoncé clair et précis des choses.

Sans ces précautions, en effet, ce serait en vain qu'on s'efforcerait d'entreprendre l'étude qui a pour objet l'ordre et la véritable méthode à suivre dans l'exposition et l'explication des causes morbifiques, c'est-à-dire dans l'étiologie pathologique.

VIII. Il nous suffira donc d'indiquer succinctement ici les simples dénominations médicales des causes: personne n'ignore, en effet, les noms de cause *procatarctique* ou *occasionnelle;* de cause *prédisposante* ou *antécédente* et de cause *continente.*

Or, on appelle ordinairement cause *occasionnelle* celle qui, d'un ordre plus éloigné ou d'une efficacité active, pousse la cause antécédente pour la rendre *prochaine:* c'est-à-dire qu'elle possède une vertu impulsive ou instinctive, capable de faire passer en acte et même en effet ce qui, d'après la nature propre de la cause antécédente, n'est encore qu'en puissance prochaine.

On doit donc entendre par cause *antécédente,* tout principe ou tout état relatif, doué d'une disposition telle qu'il peut promptement passer en acte ; c'est là ce que les philosophes appellent *être constitué en puissance prochaine.*

En médecine, on nomme cause *continente* telle *matière,* tel *mode,* telle *disposition* qui, par sa présence et surtout par sa manière immédiate d'agir, prépare, provoque et produit une affection morbide, comme son effet propre et direct [1].

[1] *Voyez* T. VIII. Commentaire CVIII.

IX. Nous ne mentionnerons point ici ces sortes de subtilités par trop scolastiques, ne s'élevant même pas à la hauteur d'un certain rapport final des actes vitaux mal compris, et sur lequel elles semblent s'étayer. On peut, à cet égard, consulter avec fruit la dissertation de Fusch, sur la cause continente.

Ainsi, par exemple, c'est la matière propre à exciter le vomissement et dont l'expulsion serait même très-avantageuse, afin d'éviter de plus graves périls ultérieurs, tout le temps que cette matière séjournerait dans l'estomac, qui est la cause continente de la cardialgie nauséeuse et des efforts violents que l'on fait pour vomir. Cependant il faut bien observer que ce n'est point cette matière qui possède en elle-même la puissance, par un acte immédiat et physico-mécanique, d'imprimer à l'estomac le mouvement antipéristaltique propre au vomissement ; car un pareil mouvement est dû à une tout autre cause, mais seulement en vue de l'expulsion de cette même matière.

Il est donc très-important, dans une appréciation rigoureuse des causes, de distinguer attentivement les actes et les effets qui, bien loin d'être le produit direct d'une puissante cause physique ou corporelle quelconque, ne sont en réalité que des actes institués par un tout autre agent, en vue seulement de cette même cause matérielle. En philosophie, une telle manière de considérer les causes et les actes est appelée rapport *moral ;* ce qui signifie qu'une cause peut produire un effet physique, sans qu'il y ait pour cela contact matériel et direct avec une chose physique et corporelle, mais par une naturelle appréciation et de simples rapports de *nombre,* de *lieu* et de *temps* avec des choses étrangères. Aussi a-t-on donné le nom de *fin* à cette même cause morale ; et cela, parce qu'elle doit finalement *avoir lieu* et s'accomplir dans un temps à venir en raison d'une appréciation déjà établie , c'est-à-dire dans le but d'un usage certain. Ceci indique combien est grande l'erreur de ceux qui ne voient *du moral* que dans ce qui a trait aux mœurs, à la vertu, à la pensée, au raisonnement direct et pur.

Après ces quelques aperçus préliminaires, nous allons, avec la grâce de Dieu, commencer notre traité de Pathologie, dans lequel, comme base de cette œuvre dogmatique, nous étudierons, avant tout, l'historique vrai de la disposition générale de l'espèce humaine à la maladie.

PATHOLOGIE.

Ire PARTIE.

PATHOLOGIE GÉNÉRALE.

PATHOLOGIE.

Iʳᵉ PARTIE.

PATHOLOGIE GÉNÉRALE.

SECTION Iʳᵉ.

DE LA SOUFFRANCE EN GÉNÉRAL.

§ I. Assurément l'autorité préalable d'Hippocrate est d'un grand poids en médecine, lorsque, dans une de ses lettres à Damagète, il dit que, dès le berceau, l'homme tout entier n'est que maladie : « Ὅλος ἄνθρωπος εκ γενετῆς νόυσός ἐστί : *Totus homo à nativitate morbus est* [1]. »

Ce qui signifie, en d'autres termes, que la vie de tous les hommes sans exception, à dater de leur naissance et d'après les dispositions naturelles qu'ils apportent en venant au monde, n'est que maladie ou suite continue de dérangements ; toutefois· cette proposition est loin d'exprimer l'exacte vérité.

[1] *Voyez* T. VIII. Commentaire CIX.

La preuve de la justesse de notre assertion ressort, d'une part, de ce que l'immense majorité des hommes passent de longues années et même leur vie entière sans éprouver la moindre incommodité et sans avoir besoin des secours du médecin ; et, d'autre part, de ce que les hommes exempts de maladie sont en bien plus grand nombre que ceux qui en sont atteints : à l'exception de quelques cas isolés et individuels, dans lesquels les causes morbifiques trouvent un libre et facile accès.

Nous avons déjà, dans une dissertation spéciale, développé l'assertion suivante, qui de prime abord a toute l'apparence d'un grand paradoxe, savoir : que chaque homme, en particulier, durant le cours de sa vie mortelle, n'est que rarement atteint de maladies, peu variables d'ailleurs, quant à leurs espèces.

§ II. C'est là ce que prouve bien clairement l'expérience de chaque jour : ne voit-on pas en effet la généralité des hommes passer la plus grande partie de leur vie dans une complète innocuité de maladies réelles, et n'en être atteints que dans des circonstances accidentelles dépendantes de l'*âge*, des *agitations de la vie*, du *régime*, des *lieux*, de l'*intempérie des saisons* et des *secousses violentes ?* C'est ainsi que l'observation journalière démontre que, depuis les régions les plus reculées de l'Asie, de l'Afrique et de l'Amérique, jusqu'au cœur même de l'Europe, où la dissolution des mœurs est parvenue à son apogée, la majeure partie de l'espèce humaine parcourt paisiblement et achève une longue existence à l'abri de sérieuses altérations de la santé, nous dirons même sans éprouver le moindre dérangement important et dans une immunité complète au point de vue de cette si grande prétendue disposition naturelle de l'homme aux maladies.

§ III. A cette observation générale, on peut ajouter que les personnes sujettes à de fréquentes et longues

affections morbides ne sont pas tant atteintes par des maladies différentes, qu'elles ne sont réellement soumises à
de simples modes variés d'une seule et même affection,
ainsi qu'aux diverses formes que peuvent revêtir ces
modes morbides eux-mêmes, appartenant à la même famille, ou, en termes d'école, constituant une espèce subalterne, une sous-espèce. Or, cette vérité historique,
touchant l'*infréquence* des maladies chez l'homme, est
d'autant plus digne de considération, qu'elle conduit directement le médecin à conclure, au point de vue de
l'étiologie, qu'en présence d'aussi rares effets, il faut
nécessairement supposer des causes semblables, ne se
heurtant pas dans leur concours et ne manifestant leur
énergie et leur puissance qu'en des cas bien rares, du
moins en général.

§ IV. A côté de ces principes que l'on doit regarder
comme de la plus haute valeur dans cette partie fondamentale de la pathologie, soit à cause de l'exactitude des
faits, soit par leur parfaite concordance avec l'historique
même de l'observation, nous pouvons placer cette autre
assertion n'en différant que très-peu, mais plus importante et plus évidente en elle-même par la justesse et la
réalité de la comparaison qu'elle établit, savoir : que
l'homme est plus fréquemment malade que la brute[1].

Il est parfaitement connu de tous, en effet, que les
maladies qui tourmentent le genre humain sont et bien
plus fréquentes et bien plus désastreuses que celles auxquelles les animaux sont sujets. Néanmoins, comme la
brute, c'est-à-dire tous les animaux en général, comme
tout corps animal, voulons-nous dire, et l'économie de tout
corps animal pris d'une manière générique, sont d'une
nature identique et invariablement soumis à la corruption,
sans qu'on ait jamais vu une seule exception en faveur

---

[1] *Voyez* T. VIII. Commentaire CX.

d'aucune matière corporelle existante, cette proposition sur la plus ou moins grande fréquence des maladies devient digne de la plus haute considération *dans le genre* et mérite, *dans l'espèce,* beaucoup d'exactitude et de précision touchant l'étude qu'on peut en faire. Ce qui nous étonne et nous surprend, c'est le silence absolu que toutes les écoles médicales enseignantes ont gardé jusqu'à ce jour relativement à une question d'une importance et d'une authenticité si bien reconnue.

C'est principalement pour ce motif que nous nous proposons de traiter d'une manière sérieuse un pareil sujet, recommandant notre travail à la sollicitude des savants et des gens versés en cette matière.

CHAPITRE I.

ARTICLE Ier.

Sujets plus rarement atteints de maladie.

§ 1. Ce n'est certes pas sans raison, ainsi que cela deviendra évident, lorsque nous ferons l'exposé des *causes,* si, presque au début de notre Pathologie Générale, nous nous occupons des animaux en traitant une pareille question, bien que la médecine ne paraisse devoir s'entretenir spécialement que de ce qui regarde le corps humain. Mais, en parlant des animaux, nous voulons particulièrement signaler ceux qu'on nomme *sauvages,* en opposition à ceux qui, soumis à une certaine éducation, sont appelés *domestiques ;* et parmi ces derniers nous entendons parler des animaux qui, moins familiarisés avec les mœurs dissolues et dépravées des hommes, sont plus rarement exposés à toute espèce d'infirmité.

§ II. D'un autre côté, dans l'espèce humaine, les individus les plus exempts de maladie sont : 1° ceux qui, suivant un régime de vie simple et frugal, mettent un juste rapport entre la quantité et la qualité de leurs aliments ; 2° ceux qui, menant une vie active et laborieuse, sont plus spécialement soumis aux fatigues du corps qu'aux travaux de l'esprit ; 3° ceux qui sont exempts des passions vives et des mouvements immodérés de l'âme ; 4° enfin, ceux surtout qui, complétement à l'abri de toute perturbation accidentelle et violente, s'accoutument peu à peu à certaines commotions devenues plus faciles à supporter plutôt par le fait même de leur fréquente répétition que par leur propre modération.

§ III. Nous ferons observer enfin que sont plus fréquemment exempts de tout dérangement morbide les personnes qui s'habituent par des épreuves réitérées à l'abus de choses familières au corps ; celles-ci, en effet, en de semblables circonstances données, se trouvent sinon complétement à l'abri de toute espèce d'incommodités, du moins beaucoup plus rarement exposées que les autres à de sérieuses indispositions.

ARTICLE II.

Sujets plus fréquemment malades.

§ I. Contrairement à ce que nous venons d'exposer, nous dirons ici que les hommes sont, en général, plus fréquemment malades que les animaux ; et que, dans l'espèce humaine, les sujets les plus exposés à contracter des affections morbides, sont ceux qui, entraînés par des mœurs déréglées, usent habituellement d'un régime de vie plus varié que simple, et plutôt nuisible que diversifié dans le choix des aliments. Or, c'est cette variété même de la nourriture qui blase et pervertit le goût; et c'est ainsi qu'insensiblement le corps finit par être surchargé d'une quantité excessive d'aliments, de qualité peu convenable d'ailleurs : à tel point, qu'il se forme dans l'estomac un amas de matières surabondantes, qui ne peuvent être qu'un fardeau nuisible et préjudiciable à la santé. Après cette catégorie d'individus, viennent immédiatement ceux qui, plongés dans la nonchalance et l'oisiveté, ne se livrent pas avec moins d'ardeur aux excès de la table.

§ II. Sont certainement plus enclins aux affections corporelles, ceux dont les mœurs sont un peu trop relâchées, ou qui se laissent trop facilement entraîner par les *caprices* et les *aberrations de leur esprit :* ce à quoi se trouvent particulièrement exposés les gens qui font un *usage immodéré de la faculté de raisonner.*

§ III. L'*habitude* — dont nous traiterons en temps et lieu à propos des affections de l'âme — peut devenir aussi cause de fréquence dans les maladies soit par *défaut* même d'*habitude,* soit par simple *habitude d'une trop grande sensibilité.* Nous avons des preuves frappantes et journalières de ces faits, dans les exemples d'une diète trop longtemps prolongée, dans l'abstention scrupuleuse de substances alimentaires solides, ainsi que dans l'usage habituel de boissons chaudes : en pareil cas cependant il existe quelquefois un certain sentiment d'aversion et une réelle anxiété méticuleuse de l'esprit, ne suffisant pas néanmoins pour donner une explication complète des choses.

§ IV. A côté de cette puissance que nous attribuons à l'habitude, si propre à faciliter l'invasion des maladies, nous pouvons placer l'*hérédité,* comme montrant dans toute son évidence, d'une part, le caractère de cette ha-

bitude prédisposante, si vraie, si intime, si remarquable,
et, d'autre part, son influence si efficace en ce cas de reproduction pathologique, plutôt cependant pour entreprendre, simuler et reproduire les mouvemeuts morbides,
que pour en favoriser les faciles et funestes effets[1].

ARTICLE III.

De l'énergie morbide en général.

§ I. Après les considérations générales que nous venons de faire sur la constitution morbide du corps humain,
trouve naturellement ici sa place l'étude particulière,
au point de vue historique, de la puissance des maladies
s'exerçant plutôt *dans* que *sur* l'économie corporelle,
L'exposé historique des faits et la simple expérience démontrent clairement, du reste, que la plupart des maladies
et même toutes celles qui ne proviennent point d'une
cause externe violente, n'ont aucune puissance directe et
naturelle sur le corps; mais il est encore plus évident que
toutes les maladies subissent nécessairement, de la part de
l'économie vitale, une réaction telle que cette activité
seule suffit, sans le secours d'aucun agent artificiel, pour
combattre, subjuguer et éliminer ces mêmes maladies.
Par ce moyen, non-seulement le corps retrouve son ancien équilibre, mais il est encore rétabli dans l'intégrité
même de la structure et de la texture de ses tissus, partout où il y avait eu lésion.

§ II. Ce qu'il y a de plus remarquable ici, c'est l'*expulsion spontanée* des maladies et le rétablissement complet
de l'économie corporelle, à l'aide duquel la guérison s'o-
père sans l'intervention d'aucun moyen externe : or, ces
phénomènes ne s'accomplissent pas en des cas rares, à
l'aide d'expédients et de méthodes éventuelles et fortuites,

---

[1] *Voyez* T. VIII, Commentaire CXI.

mais bien par des moyens et suivant des procédés universels et si constants que, si ce n'était certains obstacles individuels et accidentels, les guérisons spontanées, l'expulsion des matières, le soulagement et le rétablissement complet des parties et des actions auraient invariablement lieu.

§ III. Sans aller chercher des témoignages en dehors de notre sujet, nous citerons la plus grande partie du globe, l'Asie, l'Afrique, l'Amérique et, dans notre Europe, les classes rustique, plébéienne et militaire, qui constituent l'immense majorité des habitants.

Il est bien reconnu, en effet, par de nombreux exemples, que les maladies ordinaires et même les affections pestilentielles, si dangereuses d'ailleurs, sont amendées et même guéries sans le secours de l'art, mais seulement d'une manière spontanée ; de telle sorte que, à bien apprécier la chose, tous les moyens thérapeutiques, tant préconisés, ne méritent ici aucune prérogative. Ajoutons que ces diverses affections morbides, ainsi guéries sans la médecine, n'exigent pour leur guérison ni plus de temps, ni plus de pénibles épreuves, ni des sensations plus désagréables et plus profondes, que dans le cas où l'art médical triomphe de ces maladies : c'est là ce que démontre l'observation.

§ IV. Une circonstance digne de la plus sérieuse considération, c'est que, non-seulement plusieurs maladies spéciales, mais encore presque toutes les affections morbides, sont spontanément guéries, après un laps de temps parfaitement déterminé, tant chez les enfants, les adultes et les hommes faits, que chez les vieillards affaiblis par l'âge. Ces phénomènes s'opèrent au moyen de l'expulsion sensible de certaines matières dont l'évacuation, l'excrétion et la disparition définitive sont d'autant plus difficiles que le mal fait plus de progrès et qu'il devient, comme on le dit vulgairement, plus intense et plus opiniâtre.

En un mot, la maladie pour arriver à cette issue spontanée, suit dans sa marche une méthode naturellement salutaire, plus ou moins certaine en général, et spécialement déterminée. C'est là ce que démontre encore l'observation particulière de chaque jour.

CHAPITRE II.

DE LA DISPOSITION NATURELLE ET SENSIBLE AUX MALADIES OU DES CAUSES MORBIFIQUES EN GÉNÉRAL.

§ I. Jusqu'ici, ce n'est que d'une manière indirecte que nous avons indiqué le système général des *causes* capables d'engendrer les maladies et ce n'est qu'après avoir rappelé en passant quels sont les sujets qui sont plus facilement ou plus fréquemment malades, que nous avons exposé la simple énumération des conditions sur lesquelles s'appuient les raisons causales, en *vertu desquelles* et *pour* lesquelles telles *parties* ou telles *actions* de l'économie corporelle sont altérées. C'est pourquoi, nous proposant de tracer dans ce chapitre l'historique des causes morbifiques en général, c'est-à-dire des causes les plus générales, nous commencerons par établir une distinction entre les causes *internes* et *domestiques* ou *naturelles*, et les causes *externes, adventices* et simplement plus *violentes*.

Disons, avant tout, que les causes *internes* sont inhérentes à la *mixtion* corporelle et à la *texture* même des parties solides.

§ II. Un fait incontestable et d'autant plus digne de

notre attention qu'il a passé presque inaperçu aux yeux de
toutes les écoles médicales, c'est que, quelque grandes et
quelque étonnantes que soient l'aptitude et la disposition
de la crase et de la texture corporelles à subir de profondes lésions, il est extrêmement rare cependant de voir
se produire des effets en rapport avec une semblable prédisposition; tandis qu'au contraire, l'on voit se réali-
ser cet énorme paradoxe : qu'une cause puissante et parfaitement disposée ne produit que de rares effets.

§ III. Mais, afin de ne pas nous laisser aller à des considérations d'un ordre supérieur et tout à fait en dehors
de l'étude des causes, nous placerons en tête de notre
exposé cette constitution du corps, déjà signalée par
Hippocrate, très-connue de nos jours, et généralement
regardée comme la plus florissante de toutes.

Hippocrate lui donne le nom de *constitution athlétique;*
Galien et ceux qui sont venus après lui ont pensé que
c'était là le suprême degré d'une bonne santé; de sorte
qu'ils supposent qu'une transition en un pire état devient
chose nécessaire, puisqu'il est positif que rien de *matériel*
— bien qu'on n'ait pas de preuves généralement con-
cluantes à cet égard — et plus exactement, rien de *vivant*
ne peut jouir d'une perpétuelle stabilité : quel changement doit-on attendre, en effet, d'une chose parvenue
à son plus haut degré, si ce n'est un changement en sens
inverse et partant rétrograde? c'est là ce qui est expliqué
dans ce fameux proverbe allemand : « les gens les mieux
portants meurent les premiers » : « *Die gesundesten leute
sterben am ersten ;* » ce qu'ils énoncent encore en ces
termes: « les personnes qui paraissent les mieux portantes
sont celles qui supportent plus difficilement le mal; la
moindre chose les ébranle; quand elles sont malades, elles
le sont à l'extrême » : « *Die leute, so am gesundesten
schinen, konnen am wenigsten vertragen, es werffe sie*

*am leichesten etwas uber haffen : wann sie krank wer-
den, so werden sie recht kranck. »*

§ IV. Comme il peut se faire pourtant que l'on rencontre des hommes qui, doués d'une semblable constitution, peuvent, en cet état, jouir d'une santé florissante
durant de longues années, ce qui pourrait donner à penser
que cette constitution ne doit point être regardée comme
une cause énergique et directe de maladie, nous devons,
en second lieu, fixer ici notre attention sur une autre
cause du même genre, également interne et inhérente à
notre nature, dont la puissante influence altérante et
perturbatrice sur l'économie corporelle est parfaitement
connue de tous, pour peu qu'on veuille y faire attention.
Nous voulons parler des *passions* ou *affections de l'âme,*
si propres à provoquer de graves et immédiates altérations dans les mouvements naturels du cœur.

Les affections morales sont, de toutes les causes internes, celles dont la puissance est la plus grande, et les
effets subits qn'elle produit ne peuvent être comparés à
aucun autre, si ce n'est à ces terribles effets, provoqués
en vertu d'un acte purement physique, par une cause
très-violente, portant le désordre et la mort dans les organes qu'elle atteint. Les affections de l'âme, au contraire,
n'agissent pas d'une manière sensible sur l'organisme et
ne l'altèrent pas directement dans son agrégat matériel,
mais elles troublent profondément les *mouvements* vitaux,
et occasionnent ainsi des ravages ultérieurs, dans les
fluides surtout.

§ V. En troisième lieu, nous devons mettre encore au
nombre des causes internes et naturelles, les *embarras* qui
surviennent dans la libre succession des actes *excréteurs.*
Ces inconvénients ont en effet toujours pour résultats un
grand nombre d'incommodités, et souvent même de très-
graves perturbations corporelles.

En quatrième lieu, nous signalerons, comme devant occuper le premier rang parmi les causes *externes* et *adventices*, les *aliments*; car, étant d'une nécessité absolue pour l'économie, ils peuvent à chaque instant devenir cause occasionnelle et puissante de lésions toujours en rapport avec de fâcheuses conditions de *quantité*, de *qualité*, de *temps* et d'*ordre*.

Viennent en cinquième lieu, les causes vulgairement nommées *non naturelles*, mais au milieu desquelles néanmoins nous sommes destinés à vivre constamment; telles sont principalement le *froid* et le *chaud*, dont le contact incessant impressionne et altère le corps, suivant leur plus ou moins grande intensité. C'est ici le lieu de faire remarquer l'importance réelle et la puissance du *sommeil*, des *veilles*, du *mouvement* et du *repos*, comme ayant une grande influence sur la santé et sur les maladies, par suite d'un abus quelconque; mais de pareils états deviennent des causes de nulle valeur, lorsqu'on en use sobrement.

Au dernier rang, nons plaçons enfin les causes *étrangères*, n'ayant absolument aucun rapport avec le corps : on les appelle communément choses *hors nature*. Ces causes cependant exercent sur le corps une influence manifeste, par leur action plus directe sur les parties et sur les mouvements.

§ VI. Après l'exposé que nous venons de faire, nous dirons un mot touchant certaines vertus attribuées aux *sels*, aux *saveurs* et aux *acides*, qu'on affecte de regarder de nos jours comme des causes prochaines de maladie, bien qu'il y ait une grande différence entre de pareilles causes et celles que nous venons d'énumérer. L'observation et l'expérience de tous les jours prouvent, en effet, que malgré l'usage continuel et très-abondant que font quasi tous les hommes de ces substances, on n'a presque jamais vu se manifester les conséquences auxquelles on aurait lieu de s'attendre, d'après l'hypothèse : à tel point que, même chez les personnes qui abusent de ces choses, on n'a pu constater aucun des résultats fâcheux en question. Il est donc évident d'après ces faits que, vu la puissance *très-éloignée* de ce genre de causes, on doit raisonnablement les placer après celles dont nous avons parlé dans le précédent paragraphe.

§ VII. Un corps, jouissant d'une bonne santé, n'est pas aussi facilement exposé à la maladie que celui qui, après avoir essuyé *une*, *plusieurs*, de *longues* et fréquentes atteintes, est habituellement sous les coups répétés d'une même affection devenue ordinaire ; ce qui veut dire que la répétition réitérée de mouvements morbides et inusités entraîne naturellement après elle une aptitude réelle à entreprendre de semblables mouvements et à les reproduire plus fréquemment. L'observation démontre qu'il y a de ces mouvements morbides qui prennent un caractère tel de fréquence que, par l'effet de l'habitude, tantôt c'est le même mouvement qui se reproduit toujours, tantôt ce sont de nouveaux mouvements morbides qui viennent se joindre à lui ; à tel point, que bien souvent les patients qui en sont atteints doivent ne plus guérir d'une affection qui est devenue comme une seconde nature. D'où ce dicton allemand : « Quand une fois une maladie les prend, ils sont très-péniblement affectés et ne peuvent presque plus se débarrasser du mal. » « *Wann man einmal in das kranck ei komme so habe man sich alsdann ie mehr und mehr damit zu schleppen, und konne es nicht wieder vollig loos werden.* »

Ceci se rapporte principalement à certaines affections *spéciales*, dont la violence est surtout due à des anomalies de mouvements.

ARTICLE UNIQUE.

Sujets des maladies en général.

§ I. Ainsi qu'on le pratique dans les écoles qui mettent ordinairement le *sujet* au nombre des causes de maladies, comme matière inséparable de l'effet morbide lui-même, nous aurions certainement pu nous occuper de cette question soit dans nos préliminaires généraux, soit même dans ce que nous venons de dire touchant les causes, mais il nous a paru plus convenable de consacrer une place particulière et de ranger dans une catégorie spéciale de canses une question si importante par elle-même et si digne de notre attention.

§ II. L'expérience journalière prouve clairement que le *sexe féminin,* considéré comme sujet de maladie, est plus facilement et plus fréquemment exposé que le sexe masculin à subir l'influence variée des causes morbifiques : c'est là ce qui, sans doute, a fait dire à Hippocrate « *que la femme souffre doublement.* » Cette sentence du père de la médecine peut aisément s'interpréter, en disant que, durant le cours de sa vie, la femme souffre deux fois plus que l'homme.

Ces faits sont confirmés du reste par l'observation pratique, attendu que les personnes du sexe, non seulement sont sujettes aux variations qui ont lieu dans le retour périodique des *évacuations mensuelles,* mais encore sont exposées aux dangers si variés de l'*enfantement,* aux incommodités de l'*allaitement,* et surtout aux épreuves sans nombre auxquelles les soumettent la *grossesse,* la *parturition* et les sollicitudes continuelles de la *maternité.* La femme n'est-elle pas, d'ailleurs, d'une constitution plus délicate que l'homme, tant à cause de la faiblesse et de la mollesse des tissus, que par son exquise sensibilité et sa tendresse naturelle.

§ III. Viennent ensuite, comme plus particulièrement sujets à la maladie, les *hommes* qui, par la délicatesse de leur texture organiqne autant qu'à cause du caractère naturel de leur esprit, se rapprochent davantage de la femme. Ce qui nous porte à dire, d'une manière générale, que plus une personne est douée d'une constitution faible et délicate, plus elle est exposée à contracter des affections morbides ; de même que nous avons déjà signalé de semblables dangers pour ceux qui ont une âme sensible et prompte à se passionner.

§ IV. Il est généralement admis que la *masse des humeurs* et notamment leur intime constitution κρᾶσις, sont le principal sujet de la plupart des maladies. Tant s'en faut, néanmoins, que nous soyons de cet avis; car, contrairement à cette opinion, nous soutenons, d'après l'expérience vraie des faits, qu'il est on ne peut plus rare de voir quelques maladies engendrées par un vice humoral[1]. Nous sommes d'autant plus autorisé à penser de cette manière, que, dans la majorité des cas où, suivant cette grossière hypothèse, l'on invoque un vice matériel des humeurs et le plus souvent une *dyscrasie spéciale, propre* et *inhérente* à la masse humorale, comme la principale et unique cause de presque toutes les maladies : dans tous ces cas, disons-nous, le mal est le plus souvent occasionné par une anomalie des mouvements vitaux[2],

---

[1] *Voyez* T. VIII, Commentaire CXII.

[2] *Voyez* T. VIII, Commentaire CXIII. — STAHL combat particulièrement ici la doctrine des humoristes et des spécifistes, devenus si nombreux de son temps, et qui voudraient expliquer toutes les maladies par une raison de spécificité le plus souvent illusoire et cachant au fond une ignorance complète des faits, tels qu'ils se passent réellement. Comme on le voit, STAHL, aussi profond pathologiste que savant physiologiste, ne se bornait jamais à la superficie des choses ; il scrutait, jusqu'en leur dernier repli, les actes de la nature et pour lui la matière organique était toujours soumise à l'agent vital qui entreprend tout et accomplit tout, tant en santé qu'en maladie.

survenue tant *à l'occasion* d'un vice général de la crase des humeurs, qu'à cause d'un défaut d'équilibre entre les mouvements anormaux et la proportion exigée par cette même crase; soit enfin et surtout en des cas très-graves, moins en raison de l'*existence réelle* d'un vice matériel des humeurs, qu'en présence de l'*imminence* seulement d'une pareille altération, simplement constituée en *puissance prochaine* prête à faire invasion.

§ V. D'où nous sommes amené à conclure que le sujet le plus général des maladies est *l'idée confuse* qu'a la nature de *l'administration de l'économie animale*[1]. Cette asertion est si positive que, tant que la direction des mouvements vitaux est régulière, non seulement l'économie résiste à l'invasion de toute cause morbifique devenue impuissante, mais encore, alors qu'il y a maladie réelle, celle-ci, une fois domptée, est radicalement expulsée, et le corps est ainsi rétabli dans son état normal, soit par l'éloignement de la cause qui a provoqué le trouble dans l'économie vivante, soit par la neutralisation complète de la puissance de cette cause, soit enfin par la réparation et la restauration complète des pertes et des dommages occasionnés par le mal.

CHAPITRE III.

IGNORANCE DE LA RAISON LOGIQUE DE LA MORT NATURELLE DE L'HOMME.

§ I. Bien que nous reconnaissions qu'une pareille question est plutôt du ressort de la *physique* que de la *médecine* et appartient plutôt au domaine de l'histoire naturelle en général qu'à celui de l'anthropologie proprement

[1] *Voyez* T. VIII, Commentaire CXIV.

dite , néanmoins , comme personne jusqu'à ce jour ne l'a seulement pas effleurée, loin de l'avoir traitée à fond, nous avons jugé à propos d'exposer ici notre sentiment à cet égard, recommandant à la haute appréciation des érudits l'étude d'une proposition aussi vraie en elle-même que digne d'intérêt.

§ II. Un fait très-remarquable en ceci , c'est le consentement unanime de ceux qui , voyant l'*homme*, en tant qu'*animal, sujet à la mort*, comme tous les animaux , trouvent de tous côtés d'abondantes preuves évidentes et naturelles de ce phénomène. Quant à nous, ces personnes nous semblent victimes d'une déplorable illusion et plongées dans une erreur profonde , en ce que , croyant posséder la véritable raison de la *mort*, elles ne s'inquiètent nullement du problème de la *vie*.

Or, comme les raisons que ces théoriciens allèguent en faveur de la disposition du corps à la mort, et surtout celles qu'ils ne peuvent invoquer parce qu'elles leur sont inconnues, sont présentées de telle manière qu'elles semblent inséparables du corps et qu'elles lui sont absolument, constamment et intimement inhérentes avec une égale énergie, les raisonnements appuyés sur de telles preuves sont défectueux et peu concluants.

§ III. Effectivement, puisque la mort frappe indistinctement chaque individu dans un âge assez avancé, et que , à bien considérer les faits , elle atteint chaque homme en particulier après de longues années , sans l'action directe de causes accidentelles — chose constamment vraie pour les brutes et pour les bêtes sauvages ; il est évident qu'il surgit de là un immense changement dans l'état de la question et qu'il ne faut pas demander d'une manière absolue et générale : pourquoi l'homme meurt-il ? *cur homo moriatur ?* mais bien : pourquoi meurt-il après un certain laps de temps ? *sed cur tali temporis ambitu moria-*

tur ?... Ou avec plus d'exactitude, puisque l'homme peut
ne pas mourir de longtemps et jouir d'une longue vie,
pourquoi ne peut-il vivre toujours, et faut-il qu'il meure ?[1]

§ IV. Tant s'en faut que les arguments qui semblent
mettre hors de doute la disposition du corps animal à la
mort atteignent ce but; qu'au contraire, à bien apprécier
le fait, ils prouvent la thèse opposée. Y a-t-il rien de plus
contradictoire que de vouloir démontrer la souveraine
corruptibilité du corps, lorsque les faits nous prouvent
que, malgré la permanence de cette naturelle propension,
le corps n'entre point en corruption et peut vivre ainsi
dans toute son intégrité, non seulement durant un court
espace de temps, mais bien pendant un grand nombre
d'années, tout en conservant ses mêmes dispositions à la
corruption qui, loin de disparaître, ne diminuent en rien.

Que conclure donc de pareils raisonnements, si ce
n'est que cette tendance de la constitution corporelle à la
corruption n'est pas assez puissante pour amener la mort?
Ce qu'il y a encore ici d'important à considérer, c'est que
cette constitution résiste si énergiquement à cette grande
aptitude à la corruption, que, non seulement elle en arrête et suspend l'action, autant que possible, mais encore
cela s'opère si efficacement, que cette corruptibilité, ou
mieux cette disposition naturelle à une imminente corruption, considérée au point de vue de ses effets et de son
action réelle, demeure, durant toute la vie, cachée et
neutralisée, comme une chose qui n'existe même pas.

§ V. D'où il suit que la question se réduit presque entièrement à trouver la raison pour laquelle l'*acte vital
conservateur*[2] même de cette corruptibilité s'affaiblit,

---

[1] *Voyez* T. VIII, Commentaire CXV.

[2] L'édition *L. Choulant, Lips.* 1832, porte au texte T. II, p. 19, in-18,
lig. 30 et 31: *hujus corruptibilitatis conservatur;* tandis que l'édition de
Halle, in-4°, 1737, la meilleure de toutes, porte: *hujus corruptibilitatis
conservator...* Nous avons préféré cette dernière expression comme plus cor-

cesse et disparaît, plutôt que de savoir simplement pourquoi l'agrégat matériel dépérit et subit la corruption propre à la matière. En effet, nous devons faire observer ici qu'on doit préférablement considérer la *vie* plutôt comme la *conservation de cette disposition naturelle du corps à la corruption*, que comme la *préservation* réelle de cette corruption; attendu que, dans le but d'éloigner l'invasion de cette dernière, le rôle de l'acte vital n'est pas tant de faire éprouver au corps certains changements, que d'arrêter uniquement l'acte corrupteur lui-même. En sorte que, plus le corps jouit d'une santé florissante, plus il est particulièrement disposé à une naturelle corruption [1].

§ VI. La question une fois posée en ces termes, il est bien évident qu'il est impossible d'invoquer aucune raison *physique*, tirée soit de la *matière* soit des *mouvements s'exerçant sur l'organisme* et capable d'expliquer pourquoi ces *mouvements* finissent par faire défaut, même en un temps déterminé. Car, puisque le mouvement en lui-même, d'une part, et la disposition inhérente à la substance corporelle, d'autre part — abstraction faite de la disposition de l'organisme aux mouvements vivificateurs ci-dessus énoncés — sont sous la dépendance manifeste de ce même *principe*, essentiellement opposé à la corruptibilité matérielle du corps; il serait on ne peut plus évident, logique et positif de dire que lorsque la constitution matérielle de l'économie ferait défaut dans la perpétration des mouvements vitaux perpétuels, ce serait toujours ce même *agent moteur* qui pourrait et devrait y suppléer, de la même manière qu'il est en sa *puissance* et dans son habitude de les exécuter et de les rétablir dans leur état normal *pendant un si long espace de temps*.

recte et plus grammaticale... Il faudrait, en effet, *conservetur* si l'on adoptait le texte de Choulant, dont l'édition de 1832 est fort mauvaise.

[1] C'est là une opinion paradoxale soutenue encore aujourd'hui par des hommes éminents dans la science anthropologique.

Mais comme les choses ne se passent pas réellement de cette manière, et que cet état si désiré de perpétuelle conservation et de rétablissement successif finit par avoir un terme, on doit attribuer la cause de cette décadence au relâchement de l'agent vital suspendant entièrement son action, mais jamais, en aucune circonstance, à un vice purement matériel.

§ VII. Puisqu'on n'a point encore expliqué pourquoi les organes peuvent fonctionner jusqu'à la trentième année, augmenter même de vigueur et persister dans cet état jusqu'à quarante ans et au-delà ; pourquoi, en outre, contrairement à l'opinion qui fait dépendre l'affaiblissement de ces organes de leur usage, ils conservent cette vigueur et cette activité avec d'autant plus d'énergie, qu'on les a soumis à un exercice pénible et prolongé ; ces locutions *indolence, flaccidité, énervation,* sont tout à fait impropres et mieux placées dans la bouche du rhéteur que du physicien. Aussi sera-t-il toujours impossible de découvrir quel est le vice ou le défaut matériel qui peut entraîner, sinon provoquer forcément la *faiblesse* et l'énervation de l'organisme, après la quarantième ou la quarante-cinquième année.

§ VIII. Ajoutons à cela que cet argument, touchant la faiblesse des organes, perd toute sa force en face dn document ci-après, savoir : que, malgré cette apparente flaccidité et le dépérissement du corps, l'énergie vitale n'est cependant altérée en rien d'une manière sensible.

Nous pourrions citer ici un nombre considérable de vieillards et surtout de vieilles femmes qui, malgré leur constitution délicate et leurs chairs flasques et ridées, n'en jouissent pas moins pour cela d'une puissance réelle de *vie*. On n'a même jamais ouï dire qu'aucun homme soit mort par suite de la perte purement naturelle et successive de ses forces organiques ; tandis qu'on a vu souvent des individus mourir encore de maladie, même après l'âge de cent ans ; et que, d'un autre côté, un grand nombre de personnes à la fleur de l'âge sont gravement affectées de certaines maladies, qui les conduisent parfois à la mort, lorsque bien d'autres n'en sont nullement incommodées.

§ IX. Ce qui augmente en outre ici la difficulté, c'est que, tandis que plusieurs individus *succombent* sous l'influence de certaines constitutions morbides spéciales, l'expérience et l'observation nous démontrent qu'un très-grand nombre de personnes, atteintes de ces mêmes maladies, échappent si bien à leurs ravages que, non seulement elles ont la vie sauve, mais qu'encore tous les dommages causés à l'économie sont entièrement réparés. N'a-t-on pas vu, du reste, le même sujet guérir trois ou quatre fois de la même maladie et cependant finir par y succomber.

C'est pourquoi, bien que ces opinions alléguées ci-dessus, touchant une débilitation extraordinaire des organes, concordent parfaitement avec ce proverbe allemand :

« *Der Krug gehe solange zum born, bis er endlich breche ;* »

« *Tant va la cruche à l'eau, qu'enfin elle se casse !* »

elles n'ont cependant aucune analogie avec une démonstration scientifique ayant une vraisemblance de valeur quelconque.

§ X. Nous pensons plutôt que, comme la proportion des matières restaurantes, c'est-à-dire la *nourriture,* ou mieux encore la quantité des substances vraiment alimentaires et nutritives (à l'aide desquelles le corps se forme, se développe et conserve son intégrité matérielle) reste toujours franchement la même ; comme, d'autre part, ainsi que le prouve l'exemple de la *consolidation* des tissus en général, l'énergie réparatrice est commune à toute l'espèce et ne varie individuellement que dans ses degrés de puissance, il devient évident pour tout observateur que la cause de l'affaiblissement de l'économie, ne pouvant

plus être mise sur le compte de la matière , doit être attribuée de préférence à une défectuosité de l'énergie vitale
elle-même, qui , possédant la faculté de ramener en leur
état de perfection primitive les organes épuisés à la longue,
aurait seule le pouvoir de maintenir dans une perpétuelle
intégrité et une égale aptitude toute l'économie animale ,
en pourvoyant du moins aux dommages qu'elle éprouve.

§ XI. Il est donc complétement manifeste qu'on ne
doit raisonnablement pas faire dépendre le dépérissement du corps d'un manque quelconque de matière ,
pas plus que d'un défaut absolu d'aptitude dans la constitution formelle des organes ; attendu que, en vertu
des lois naturelles de nutrition et d'accroissement , il est
démontré que, si, toutes les fois que la nécessité se présente, les besoins du corps étaient sans cesse et régulièrement satisfaits , il serait continuellement pourvu ainsi
aux pertes éprouvées par l'économie animale à la suite
d'un service trop prolongé. C'est-à-dire que ces phénomènes pourraient facilement s'opérer par une simple appo-
sition moléculaire : méthode ordinairement adoptée dans
le développement naturel et successif du corps organique.

Cependant, comme les choses ne se passent nullement
de cette manière et qu'il est positif, au contraire, que l'é-
nergie vitale s'affaiblit de plus en plus après un certain
âge, quiconque voudra démontrer que l'affaiblissement de
l'organisme a lieu suivant les mêmes modes et conditions
que les autres choses de l'ordre physique, sera forcé de
faire intervenir ici une autre *force* soit *corpusculaire*, soit
mécanique, de nature physique et matérielle.

Mais un pareil mode de solution ne jettera aucune clarté
sur la question pendante, et notre assertion première restera toujours debout , savoir : *qu'il est impossible de
donner une raison physique de la mort naturelle de
l'homme, à moins qu'il ne succombe par le fait d'une
cause violente externe.*

SECTION II.

DES CAUSES MORBIDES EN GÉNÉRAL.

§ I. Dans la précédente section, nous venons d'étudier sous un simple point de vue historique les circonstances les plus remarquables et *les plus générales* des maladies, uniquement basées sur l'observation des faits sensibles : nous voici maintenant arrivé à cette partie de la pathologie qui s'occupe des dispositions *générales* aux maladies et des constitutions morbides ne tombant pas aussi facilement sous les sens, exigeant même une plus grande sagacité et plus de justesse dans l'observation , afin de mieux discerner les phénomènes pathologiques.

§ II. Or, cette méthode suppose préalablement une connaissance plus minutieuse et plus approfondie du corps humain , capable de nous faire découvrir *les raisons* propres à nous dévoiler la disposition positive de l'organisme à contracter des maladies et surtout *celles* pour lesquelles, en vertu d'une disposition *négative,* le corps, malgré cette réelle aptitude très-prononcée, n'est aucunement atteint d'affection morbide.

§ III. C'est pourquoi, afin de satisfaire à cette double considération, nous allons successivement développer, dans toute leur force et dans toute leur vérité, ces trois importantes propositions, savoir :

1° Que *le corps humain possède une très-grande aptitude et une naturelle disposition à être malade.*

2° Que, *malgré cette suprême prédisposition, il existe dans l'économie animale un remarquable éloignement pour un tel genre d'altération organique.*

3° Qu'*il se trouve enfin, entre ces deux conditions opposées et contraires, un état intermédiaire, c'est-à-dire une disposition probable du corps à certaines maladies qui l'atteignent réellement.*

CHAPITRE Ier.

REMARQUABLE DISPOSITION DU CORPS AUX MALADIES ET SURTOUT A LA MORT.

§ I. La *mixtion* corporelle, c'est-à-dire le mélange intime de toutes les parties constituantes de l'agrégat matériel, résume à elle seule cette disposition si profonde et si remarquable du corps, tant aux lésions médiocres et de peu d'importance, qu'aux altérations graves qui le menacent de ruine et l'exposent à une corruption pleine, entière, irréparable : et cela non-seulement au point de vue de l'universalité de ses parties, mais encore et surtout au point de vue d'une de ses parties les plus importantes, le *sang*.

Or, cette mixtion par sa nature matérielle est tellement disposée à subir une *décomposition fermentative, très-prompte à entrer en putréfaction,* qu'on doit être saisi d'admiration en présence de cet ingénieux procédé qu'emploie la nature pour prévenir, arrêter et déjouer les effets pernicieux de cette imminente dissolution.

§ II. Après avoir mis en relief cette extrême disposition du corps à la corruption, et avant d'entamer l'étude de cette dernière, comme fait devant être admis *à priori,* il est convenable de toucher sa partie historique, du moins *à posteriori,* en nous appuyant sur quelques phénomènes vulgairement connus.

Personne n'ignore avec quelle facilité le sang, une fois

extravasé, se détériore et entre en putréfaction; il n'est point nécessaire non plus qu'un médecin soit profondément versé dans son art, pour savoir combien est grande la disposition du sang à se corrompre et combien est prompte sa décomposition, lorsque, arrêté dans sa marche progressive, il est étroitement retenu dans une partie du corps. En ce cas, comme tout le monde le sait, il y a *sphacèle,* c'est-à-dire putréfaction et mortification simple et immédiate de la partie lésée : phénomène s'accomplissant en quelques heures, et proportionnellement au degré de la chaleur vitale ambiante des autres parties.

§ III. Mais, quoique, d'une part, le sang soit plus particulièrement exposé à une prompte et profonde corruption, et que, d'autre part, à l'aide de son mouvement circulatoire, il la communique aux autres parties *poreuses, musculaires* et *parenchymateuses,* toutes de couleur *vermeille;* il ne faudrait pas induire de là que les parties *exsangues,* ainsi que les humeurs autres que le sang, telles que la *lymphe,* le *sérum,* le *lait,* le *sperme,* la *bile* et le *mucus,* soient absolument à l'abri de cette invasion corruptrice.

Toutes ces humeurs, en effet, et surtout les parties exsangues, quoique moins exposées à une facile corruption, ne sont point exemptes pour cela d'une prompte *acrimonie saline,* qui non-seulement les fait entrer en décomposition, mais encore communique son action corrompante à tous les tissus environnants, tant par ses propriétés corrosives, que par sa vertu fermentescible.

§ IV. La puissance fermentative et putréfiante du sang est d'ailleurs si énergique, qu'elle peut s'étendre et propager au loin ses ravages dans un très-court espace de temps. Or, comme la méthode habituellement suivie par l'activité vitale, procédant toujours d'une manière lente

et paisible, est insuffisante pour arrêter et surmonter un
aussi grave inconvénient, il n'y a donc rien d'étonnant
que, si, dès les premiers débuts de l'invasion, l'on n'a
point recours à un des puissants moyens topiques indiqués par l'art, non-seulement le corps soit entièrement
envahi par la corruption, mais que, chose encore plus
remarquable, la puissante activité de l'économie vitale
échoue complétement en face d'une aussi déplorable
désorganisation matérielle.

§ V. Le corps humain, disons-nous, est réellement
exposé, par sa propre constitution naturelle, à des corruptions rapides et profondes ; mais ce qu'il y a de plus
surprenant en ceci, c'est que ce fait ait si peu attiré
l'attention des médecins et surtout qu'il ait été complétement négligé ou si mal apprécié par les investigateurs
modernes.

C'est sans doute avec raison que l'on peut reprocher
aux anciens d'avoir parlé d'une manière confuse de cette
disposition du corps humain à la décomposition putride,
ainsi qu'ils l'ont fait dans leur système général des fièvres ; mais ce n'est pas seulement en ce point qu'ils se
sont éloignés de la vérité, car ils ont même passé sous
silence *à priori* les plus évidentes et les plus certaines
propriétés virtuelles d'une putridité naturelle, existant
d'une manière manifeste dans toute la constitution et dans
la mixtion universelle du corps, comme aussi ils ont méconnu au point de vue expérimental la présence réelle et
naturelle de cette putréfaction dans le *sphacèle*.

§ VI. C'est à bien juste titre cependant que nous
blâmerons les modernes qui, prétendant posséder la
véritable doctrine de la fermentation, non seulement ne
tiennent rien de ce qu'ils enseignent là-dessus (car, à parler franchement, ils ne se comprennent pas eux-mêmes),
mais encore, n'admettent pas mieux que les anciens la
présence réelle de la putréfaction dans le fait du *sphacèle*.

Bien qu'ils s'attribuent du reste l'honneur d'avoir découvert ce qu'il y a de vrai dans les assertions traditionnelles des anciens, touchant les fièvres et l'énergie putride de ces affections, il semble au contraire que la prérogative de cette découverte appartient en plus grande partie aux anciens eux-mêmes, qui, *dans le genre*, ont émis des opinions vraies sur les fièvres, quoique, *dans l'espèce*, ils aient souvent erré.

§ VII. D'un autre côté, les modernes, défendant maladroitement leur système, vont jusqu'à nier d'une manière absolue *le fait* en général et, mettant le comble à leur négligence coupable, ils soutiennent exceptionnellement avec raison que la putréfaction ne peut atteindre le *corps vivant*. Mais ils n'ont pas une idée bien arrêtée sur les causes et sur la véritable disposition qui s'opposent à cette putréfaction dans le corps vivant ; et d'un autre côté, ils n'ont jamais réfléchi à la disposition contraire, qui rend essentiellement apte à la putréfaction ce même corps, considéré au simple point de vue de son agrégat matériel : bien loin de s'être appliqués à étudier la différence si importante et si vraie qui existe entre le corps vivant et le cadavre.

§ VIII. Or, voici l'exposé clair et simple de cette considération : *Tout corps animal, par son intime et universelle constitution matérielle, est exposé, en entier, à une corruption également profonde et puissante, pouvant se manifester indifféremment à tous les instants de la vie.*

§ IX. A cette proposition nous pouvons encore ajouter que le sang est d'autant plus exposé à ce genre de corruption, qu'il est de meilleure qualité et plus vermeil : on peut dire en outre, en s'appuyant sur les faits physiologiques eux-mêmes, que, puisque cette constitution est éminemment sujette à la corruption, celle-ci doit être regardée comme une chose lui étant naturelle ; bien que cependant l'effectuation de cette corruption ou son passage en acte soit un fait absolument en dehors de l'ordre naturel, même en général, au-dessus de la nature et véritablement, dans la force du mot, un fait souverainement contre-nature.

§ X. La structure et la texture du corps considéré dans sa consistance solide sont la cause la plus prochaine de la disposition de la mixtion corporelle à une facile et profonde corruption. L'extrême ténuité des filaments organiques et de la trame de nos tissus nous offre d'ailleurs une raison suffisante de la facilité avec laquelle le corps peut subir les effets d'une puissance étrangère et violente ; elle nous prouve aussi, à ce même point de vue, que la consistance corporelle est aussi éloignée d'une durée permanente, qu'elle est intimement exposée à une corruption interne spontanée et à une complète dissolution.

§ XI. Disons en outre que l'état des *méats* et des *conduits* peut, par suite d'une exiguité et d'une étroitesse très-prononcées, devenir cause occasionnelle de nombreuses obstructions, favorisées par un vice actuel dans la proportion mécanique et relative de ces organes ; car il peut encore arriver que l'obstruction des canaux dépende de la trop grande consistance des humeurs qu'ils sont chargés de charrier sans cesse et qui s'arrêtent, soit à cause de leur épaississement naturel, soit à cause de leur grande disposition à augmenter leur consistance normale, sous l'influence d'une cause accidentelle.

§ XII. A ces diverses conditions touchant la prodigieuse disposition du corps à éprouver des corruptions et des lésions aussi profondes que rapides, nous joindrons encore, sous un point de vue simplement médical, cette autre disposition toute particulière du corps à subir effectivement dans sa propre texture de fréquentes lé-

sions atteignant même l'intégrité de sa structure et que
l'art n'a pu encore parvenir à réparer, de quelque manière
que l'on considère le fait, en ramenant l'économie corporelle ainsi lésée à son intégrité parfaite. Ce qui, réuni à
ce que nous avons déjà dit plus haut, en parlant de ces notables dispositions du corps à subir des altérations, parait
pleinement confirmer cette antique maxime du père de la
médecine, lorsqu'il dit : « *L'homme tout entier n'est que
maladie.* »

CHAPITRE II.

CONSTITUTION CORPORELLE OPPOSÉE AUX MALADIES.

§ I. Comme cette perpétuelle disposition du corps à la
corruption, ne s'améliore jamais, qu'au contraire, sa
funeste efficacité est en raison directe de son intensité et
rend le corps plus apte à entrer facilement en décomposition, il est presque inconcevable que cette corruptibilité
n'accomplisse point son acte : cependant, il est extrêmement rare d'observer une corruption pleine et entière
s'effectuer, soit en un instant, soit après un long espace
de temps, soit même dans tout le cours de la vie.

§ II. C'est là néanmoins ce qui advient presque toujours, malgré cette absolue et directe corruptibilité, prédisposant naturellement l'organisme à la corruption putride. L'activité vitale, en effet, oppose à l'acte corrupteur imminent une telle énergie, qu'à peine voit-on *un*
individu sur *cent mille* qui en soit atteint, même sous
l'influence du concours de causes violentes extérieures :
et que, sur *un million* d'hommes, on en observe *un seul*
chez qui cette corruption se manifeste, en dehors de

toute circonstance externe, malgré cette grande disposition interne et l'aptitude de l'économie animale à contracter une semblable altération putride.

§ III. Nous n'invoquerons pas ici le témoignage d'une théorie simplement spéculative, mais nous nous appuierons sur la réalité même de certains faits faciles à concevoir et à l'abri de toute hypothèse. Il convient pour cela de jeter un regard sur le genre humain entier, et, concluant du particulier au général, on pourra raisonnablement en déduire ce qui peut survenir à la masse collective des hommes.

En effet, puisque chaque homme dans ses rapports avec le monde extérieur, possède en soi une disposition toute spéciale de corps et d'âme, en vertu de laquelle il diffère plus ou moins sensiblement de tout ce qui n'est pas lui, et que, dans cette condition, il vit d'une vie propre, aussi bien que tout autre individu pris séparément, ce qui lui arrivera individuellement ou ne lui arrivera pas, ainsi qu'à tout autre dans le cours d'une année, pourra s'appliquer également à l'humanité entière, prise comme une simple collection d'individus. En d'autres termes, on peut raisonnablement avancer que ce qui ne survient pas à dix hommes dans le cours de toute une année, peut être regardé comme devant ne pas survenir à un seul homme durant dix ans, et que ce que n'éprouve pas un individu en mille ans, doit ne point être éprouvé par dix hommes en cent ans. C'est dans ce sens que nous soutenons que le sphacèle atteint l'homme à peine une fois en cent mille ans, et même dans le cours d'un plus grand nombre d'années encore, si l'on veut bien considérer la quantité innombrable d'individus qui en sont exempts pendant toute leur vie.

§ IV. C'est pourquoi nous recommandons instamment aux observateurs de bien remarquer non seulement que cette grande *corruptibilité* ne produit en général ses effets, c'est-à-dire n'entre en acte que très-rarement, mais que cette corruption à laquelle le corps est naturellement et directement soumis, ne parvient jamais à l'accomplissement de son acte d'une manière spéciale. Or, il est bien évident qu'une semblable question, loin de mériter l'indifférence avec laquelle l'ont regardée jusqu'à ce jour les écoles médicales qui, pour la plupart, n'en ont pas même tenu compte, nous semble, au contraire, renfermer de grands enseignements; et il en découle cette importante considération pathologique, savoir : que l'*impuissance de l'acte corrupteur* doit être *attribuée* de préférence à la *force qui peut* et qui *doit s'opposer* à la *corruptibilité* naturelle du corps, *plutôt* qu'à cette corruptibilité elle-même.

§ V. Après une franche et mutuelle comparaison, il est facile de voir maintenant que la corruptibilité peut ne point produire son effet et qu'elle doit être considérée comme impuissante, tant que cette *autre condition*, qui résiste et s'oppose à la disposition putride, remplit régulièrement ses fonctions. Aussi, toutes les fois que cette corruptibilité manifestera sa présence et tendra à produire ses fâcheux effets, il sera incontestablement vrai que la *condition* ci-dessus, qui lui est opposée, autrement dit, que l'activité vitale fait défaut; soit que, par le concours de choses accidentelles, très-favorables à la corruptibilité, l'énergie de la force qui lui fait opposition, rencontre des obstacles insurmontables ; soit que les efforts de cette même énergie aient été neutralisés ou déjoués par une violence extérieure; soit enfin, que l'activité vitale se trouve dans un état de faiblesse et de torpeur naturelles, ou qu'elle ne procède pas avec ordre et méthode dans ses actes curateurs.

CHAPITRE III.

DISPOSITION APPARENTE DU CORPS A SUBIR DES LÉSIONS ET DE LA FORCE VITALE A S'OPPOSER A LA TRANSFORMATION DE CES LÉSIONS EN MALADIES.

§ I. Dans le chapitre précédent, nous n'avons dit que quelques mots sur cette disposition apparente du corps à éprouver des lésions et sur la disposition opposée de l'activité vitale occupée à neutraliser les effets de la cause altérante ; nous nous proposons ici de la présenter avec plus de clarté, afin qu'on la regarde désormais comme démontrée avec toute l'évidence dont elle est susceptible.

Il est bien manifeste que ce serait donner une raison très-faible et même nulle de la constitution matérielle du corps, très-corruptible en lui-même, si on voulait la chercher dans la principale cause originelle des maladies, attendu que le corps constitué tel qu'il l'est et ne pouvant l'être autrement, pourrait néanmoins exister en état de santé et exempt de toute corruption.

Mais, comme il est impossible que le corps soit toujours à l'abri de l'acte corrupteur, à moins qu'une puissance réelle n'arrête immédiatement l'énergie corruptive sans cesse présente et constamment la même ; comme d'autre part elle exerce son activité avec une persistance telle que, si ce n'est en des cas très-rares, eu égard aux individus et à des époques d'une parfaite santé, son efficacité ne diminue et ne disparaît complètement qu'au moment de la mort, nous sommes en droit de conclure que, pour donner une raison satisfaisante de la constitution matérielle et corruptible du corps, il vaut mieux s'appuyer sur cette force conservatrice s'opposant à la corruption, que d'invoquer une raison matérielle quelconque.

§ II. On peut donc en ces circonstances, à l'aide d'une sérieuse observation, reconnaître évidemment que la plupart des maladies ne provenant pas d'une cause physique accidentelle trouvent et puisent principalement leur raison d'être dans les obstacles violents et les embarras que leur présence suscite à l'exécution des actes propres à prévenir la corruption. Nous ajouterons, au surplus, qu'un grand nombre de phénomènes de ce genre, appelés *symptômes* et vulgairement pris pour les *effets physiques* et *directs* des maladies actuelles, ne sont en réalité presque toujours rien autre que de véritables *actes immédiats* et propres de l'*énergie conservatrice,* entrepris dans le but de *résister* au mal, d'en *prévenir* les fâcheux effets et de préserver ainsi l'économie animale de dangers futurs et imminents. Aussi, en pareil cas, le médecin doit-il aider et favoriser le plein et libre accomplissement de ces actes conservateurs, plutôt que d'en enrayer la marche, en les prenant pour des actes et des effets véritablement morbides.

§ III. Ce qui donne beaucoup plus de poids encore à la considération médicale ci-dessus, c'est qu'il n'est point et qu'il ne sera jamais au pouvoir de l'homme de l'art tant de prévenir purement et simplement la corruption, que d'en débarrasser l'économie une fois qu'elle en est atteinte. Tandis que ces actes vitaux médicateurs, qui préviennent l'invasion des affections putrides, en arrêtent les progrès, en empêchent les funestes effets et réparent les ravages qu'ils ont déjà produits, ont l'immense avantage de préparer une voie plus facile à l'intervention puissante de l'art : en sorte qu'il est désormais possible au médecin, soit de *gouverner,* de *pousser,* de *disposer* et de *diriger* convenablement ces mêmes actes vers les lieux

précis de leur action ; soit même d'en *arrêter* quelquefois ou d'en *empêcher* les mouvements trop impétueux ;
soit enfin d'imiter d'une manière générale les procédés
de la nature, en *provoquant* l'*excrétion* définitive plutôt
qu'en *opérant* une correction réelle des matières nuisibles et des lésions de l'économie animale.

En sorte que, étant absolument étranger à toute directe
et naturelle réparation des dommages tolérés par l'agent
curateur et ne pouvant rien par lui-même, l'homme de
l'art doit particulièrement se tenir aux aguets et veiller
soigneusement, afin de saisir l'occasion propice pour
éloigner et enlever les obstacles pouvant enrayer ou
ralentir l'action régulière et efficace de la puissance res-
tauratrice, et pour leur laisser le moins de liberté possible.

§ IV. C'est pourquoi cette considération, touchant la disposition très-grande du corps aux maladies, est, sinon uniquement, du moins spécialement utile, convenable et même
indispensable à toute pathologie médicale dont les enseignements ont un but véritablement pratique. A l'aide de
cette considération, en effet, on peut parvenir à reconnaître la véritable *constitution* de cette économie vitale,
capable de *prévenir*, d'*éloigner*, de *dissiper* les maladies
qui menacent sans cesse d'envahir le corps, de *réparer*
même les dommages qu'elles font, de *restaurer* et de
reconstituer enfin les parties lésées.

On peut encore par le même moyen saisir quels sont
l'*ordre*, le *nombre*, la *méthode* et la *disposition instrumentale* des actes médicateurs, non seulement *à priori*
dans l'état de santé, tels qu'ils sont et qu'ils doivent être,
soit lorsque tout se passe normalement dans le corps,
soit pour que tout s'y exécute régulièrement ; mais encore, *à posteriori*, dans un état morbide quelconque. On
peut enfin, en s'appuyant sur ces mêmes considérations,
comprendre, d'une part, comment et jusqu'à quel point

les parties destinées à l'acte conservateur se maintiennent dans leur naturelle disposition organique et, d'autre part, comment l'énergie même de l'agent vital, au point de vue tant du degré proportionnel et de l'ordre successif de sa méthode, que de l'application convenable des organes spéciaux, opère avec une tranquillité parfaite, à l'abri de toute perturbation, dans la direction générale de ses actes.

§ V. Nous le répétons, ce n'est pas tant sous un rapport *physique* et simplement *mécanique*, que l'on doit considérer les parties servant à l'exécution de l'acte conservateur, mais bien sous le rapport d'une nature vraiment *organique*. A ce dernier point de vue, nous dirons aussi que toute lésion portant obstacle au libre jeu des organes doit être regardée comme s'adressant particulièrement à l'acte conservateur lui-même.

Il résulte de tous ces documents que l'on est trop souvent porté à se demander quelle est la véritable cause radicale quasi latente et imperceptible d'une lésion quelconque, provenant d'une autre cause, plus grossière à la vérité et tombant plus directement sous les sens, mais qui, bien qu'on en sape la base et qu'on la coupe dans sa racine, ne peut pas plus disparaître en général d'une manière régulière et constante, qu'il n'est possible de guérir entièrement tel vice inhérent à une constitution organique, bien qu'on s'efforce d'en effacer les traces.

§ VI. C'est là vraiment ce en quoi consiste la véritable connaissance, non seulement de la *vie* ou de la *préservation de toute corruption*, mais encore de cette *énergie vitale*, qui, résistant directement et constamment à l'action morbide, en prévient la funeste influence, la dompte, la dissipe et en répare les ravages.

Vu l'importance réelle d'un pareil sujet, nous allons,

dans un chapitre particulier, nous livrer à des aperçus généraux capables de le mettre en évidence et de le rendre entièrement intelligible.

CHAPITRE IV.

CAUSE GÉNÉRALE DE L'ISSUE SALUTAIRE DES MALADIES ET DE LA RÉPARATION DE LEURS RAVAGES.

§ I. La question que nous allons traiter dans ce chapitre est de la plus haute valeur ; aussi demande-t-elle une appréciation et fournit-elle des réflexions autrement sérieuses que celles qui, jusqu'à ce jour, ont été faites par les écoles médicales. Cette question, en effet, renferme implicitement en soi un fait évident, déjà signalé par nous, savoir : qu'il survient souvent dans le corps humain des actes insolites, vulgairement pris pour des maladies et pour des effets morbides directs ; tandis qu'en y regardant de plus près, ces mêmes actes insolites sont d'une efficacité si salutaire que, s'ils n'ont pas lieu, et toutes les fois qu'ils ne se manifestent pas dans une constitution morbide quelconque, il en résulte un plus grand danger et des conséquences plus promptes et plus fâcheuses.

§ II. La cause la plus générale de la guérison radicale des maladies se trouve dans l'*élimination* partielle et locale et dans l'*expulsion* générale, définitive, hors de l'économie corporelle, des matières en voie de décomposition et de celles déjà corrompues : c'est là ce qui s'effectue par le moyen de divers actes *secréteurs* et *excréteurs* convenablement disposés et établis dans des organes spéciaux. Ces actes eux-mêmes s'accomplissent à l'aide de certains *mouvements toniques*, habilement administrés, quant au temps, selon que l'exigent l'importance de la partie affectée ou l'intensité corruptive et puissante des causes morbifiques matérielles.

§ III. Or, le fait remarquable de l'activité de semblables mouvements, concordant très-bien avec la nécessité du moment, selon la dignité de la partie lésée ou l'énergie de la cause morbifique, concourt et se confond avec cet autre fait non moins important, que tous ces phénomènes ci-dessus sont directement produits par la puissance interne, autrement dit domestique de l'économie corporelle.

Il est si bien avéré que la force vitale est en ceci l'unique agent, que l'art médical n'en aurait jamais soupçonné l'existence, si cette force n'avait manifesté son énergie par des indications et par des actes propres, sans lesquels personne n'aurait pu parvenir à imiter la nature.

§ IV. En des circonstances données, l'art serait presque toujours incapable de saisir quel est le moment convenable d'intervenir, si l'activité interne, donnant des preuves sensibles de sa présence et de son énergie, n'invitait le médecin à lui venir en aide. En effet, l'intervention de l'art devient inutile et même inopportune, toutes les fois que la force vitale se suffit à elle-même; ou bien — à moins que le médecin ne comprenne parfaitement l'indication — toutes les fois que l'art n'apporte pas à cette activité une assistance (συνεργία) vraiment rationnelle et efficace; mais un secours artificiel simplement empirique, d'un succès équivoque et ne pouvant revendiquer l'honneur de la guérison, si toutefois elle a lieu.

Une telle médication basée sur l'empirisme est d'autant plus fallacieuse dès son début, qu'elle est réellement inutile et que son concours au rétablissement spontané de l'économie n'est simplement qu'imaginaire.

§ V. L'importance de ce fait devient plus évidente encore, par ce qui a été déjà dit et indiqué plus haut, savoir:

que tout l'art médical, sans l'intervention de l'énergie
vitale, est impuissant dans la plupart des affections et
surtout dans quelques-unes difficiles à guérir et très-péril-
leuses; tandis que, contrairement et contradictoirement
à ces faits, la force vitale peut tout, sans le secours de
l'art; si bien, qu'en appréciant convenablement les choses
dans le plus grand nombre des maladies *essentielles* ou,
comme on dit, *par essence,* il n'est pas du tout nécessaire
d'avoir recours à un moyen artificiel, et la spontanéité de la
nature suffit presque toujours pour vaincre le mal : excepté
dans certains cas bien rares, où par le concours de causes
exceptionnelles et de circonstances fortuites et externes,
l'énergie vitale spontanée se trouve enrayée dans ses actes.

§ VI. Elle est donc bien importante la considération
de cette puissance qui, par ses défaillances donne libre
accès aux maladies, tandis que par la manifestation de
son énergie elle en arrête la marche progressive et que,
neutralisant peu à peu par son action constante les développements transitoires de la corruption, elle travaille
avec efficacité au rétablissement de l'intégrité corporelle.
Mais ce qui est plus important encore, c'est que la force
vitale rétablit effectivement et restaure dans toute leur
intégrité certaines parties notablement lésées ou complètement détruites; c'est là une prérogative que ne
possède point l'art médical.

§ VII. Nous recommandons expressément à l'attention
des médecins les observations qui ont fait spécialement
le sujet de ce chapitre et sur lesquelles nous nous sommes
arrêté à dessein : nous voulons parler de notre considération sur l'issue des maladies ; issue commune à chaque
espèce morbide en particulier et à toutes les maladies en
général. Cette considération, en effet, peut être d'une
grande utilité pour l'art médical, attendu qu'elle fournit
au praticien une méthode efficace pour prévenir et dissi-

per la cause morbifique, avant même qu'elle n'ait produit
un effet réel.

En ceci, le médecin doit exactement imiter cette énergie spontanée de la nature, dont nous avons si souvent
parlé et qui agit également sur tous les points, plutôt pour
dissiper complétement la cause nuisible avant même l'accomplissement de ses effets, que pour déployer insensiblement son activité dans une action libre — ainsi que le
prétendent les modernes —, jusqu'au moment où elle
cesse d'agir; après avoir toutefois anéanti et réparé les
fâcheux résultats directement produits par la cause morbifique. C'est pourquoi nous réitérons aux hommes sérieux
notre recommandation touchant des faits d'une telle
valeur constituant, en réalité, le solide fondement de la
vraie théorie médicale, dont ils sont plutôt l'élément formel que le simple point d'appui.

SECTION III.

DISTINCTION GÉNÉRALE DES AFFECTIONS.

§ I. Nous avons cru nécessaire de mentionner ici une
semblable distinction, afin d'en faire la base d'une thèse
aussi vraie que solide et non sur un simple discernement
pour établir des rapports fictifs. La négligence apportée
jusqu'à ce jour dans cette partie de la théorie médicale, ou
du moins le peu de soin que l'on a mis à traiter cette question a porté un préjudice irréparable à la science, en ce

sens qu'on en est venu à ne pouvoir plus distinguer l'*actif* du *passif*, l'*utile* du *nuisible* et le *conséquent* de l'*inhérent*.

§ II. Les anciens distinguaient deux classes d'affections dans le corps humain, l'une comprenant les *maladies*, l'autre les *symptômes*. Ils appelaient *maladie* toute *lésion inhérente à la constitution corporelle des parties, à leur crâse* ou à leur *texture*[1]. Ce qu'il y a de surprenant, c'est que certains critiques peu versés dans la science médicale aient voulu attribuer au mot νοῦσός plutôt qu'à νόσος la signification de *diathèse* intimement liée à là nature : « *tanquàm* ἐνούσην διάθεσιν παρὰ τήν φύσιν, νοῦσόν *magis quàm* νόσον *explicuerint.* »

Les écoles anciennes avaient ensuite donné le nom de *symptôme*, d'après la classification étymologique et propre du mot « σύμπίπτειν, » *tomber ensemble, arriver en même temps*, à ces sortes d'*affections*, ou plutôt à ces *effets* qui accompagnent nécessairement les altérations de l'économie[2]. Or, comme il est essentiellement utile et raisonnable de ne pas séparer les *actions* des *organes*, ces écoles placèrent au premier rang des symptômes les *lésions d'actions ;* au second rang ils mirent ce qu'ils appelaient dans leur langage les *mutations qualitatives ;* en dernier lieu, enfin, ils classèrent les *anomalies excrétoires* et *rétentives*. En effet, disaient-ils, comme les *matières excrémentitielles* ne font pas partie intégrante du corps et qu'à leur occasion, une substance étrangère, dont la présence devient incommode, peut être *introduite* et *retenue* accidentellement pendant quelque temps dans l'économie animale, on doit reléguer dans la catégorie des faits *accidentels* et *extraordinaires*, tant la *mutation qualitative* des *matières excrémenti-*

<hr>

[1] *Voyez* T. VIII. Commentaire CXVI.
[2] *Voyez* T. VIII. Commentaire CXVII.

tielles, que la *rétention accidentelle* de substances étrangères au corps.

§ III. Loin de nous cependant l'intention d'approuver
ou d'entamer volontairement une discussion subtile sur
un sujet aussi sérieux : c'est pourquoi nous passons à
cette autre division des écoles à cet égard, dans laquelle
elles considèrent les symptômes comme des *conséquences
morbides ultérieures* et *essentielles*, ou comme des phénomènes *essentiellement inhérents* aux maladies.

Cette manière d'envisager les choses a jeté la plus
grande confusion dans l'étude des symptômes en général,
sinon universellement ; il est devenu, en effet, presque
impossible d'après ces données d'établir une distinction
réelle entre les lésions *passives des actions* et les *variations actives* et *proportionnées* de ces mêmes actions. La
science pathologique a énormément souffert surtout de
cette autre distinction, si familière à la vieille pratique
médicale, établie entre les *mouvements morbides utiles
et salutaires exécutés par la nature* —, bien qu'ils ne correspondent pas particulièrement et qu'ils ne soient pas
parfaitement proportionnés aux actes et mouvements
vitaux dans un état hygide — et les *actes* ou les *mouvements entravés et pervertis* par un véritable *vice* de la
constitution organique[1].

§ IV. Il est donc convenable de traiter séparément
cette question et d'en éclairer totalement le fond, mais
nous ne le ferons que d'une manière générale, attendu
qu'il faudrait une étude toute spéciale de chaque affection morbide en particulier pour donner une démonstration exacte et complète des faits qui nous occupent
actuellement, savoir : qu'il convient 1° de distinguer,
dans chaque cas des espèces morbides, quels sont les

---

[1] *Voyez* T. VIII. Commentaire CXVIII.

dommages et le préjudice apportés aux actes par un vice matériel des organes; 2° de savoir ce qui se passe, dans chacune de ces affections, de vraiment et simplement passif plutôt par *défectuosité* de la part des mouvements que par *dépravation* réelle; 3° de discerner enfin ce qui peut même résulter d'insolite dans une constitution saine, sous l'influence de diverses maladies accidentelles s'exerçant sur des fonctions différentes et principalement sur les actes vitaux.

Cependant, en examinant attentivement la chose, l'appréciation de ces considérations sera vraiment utile et précieuse non-seulement au point de vue spécial des effets produits, mais encore, — à moins que l'on ne doive attendre du dehors des secours simplement artificiels et absolument nécessaires, — pour le véritable recensement général des actes conservateurs ordinaires. D'après ces faits, on voit que ce qui peut et doit être regardé raisonnablement comme phénomène *extraordinaire* correspond plutôt à un *objet* extraordinaire, c'est-à-dire à un degré plus grand de danger sur lequel se modulent des actes quelconques acquérant plus d'intensité; lesquels actes ordinairement moins intenses, destinés à combattre la disposition naturelle et prochaine, c'est-à-dire la puissance de ce danger, suffisent à cet effet et deviennent d'autant plus nécessaires, que les choses sont dans une intégrité et une tranquillité parfaites.

Aussi, puisque, pour obtenir un but réel, l'action doit se trouver nécessairement en raison directe de l'objet, il n'est pas du tout surprenant de voir l'acte vital augmenter d'intensité en raison de la gravité du péril.

Nous bornons ici nos réflexions sur ce sujet que nous nous proposons de traiter ailleurs d'une manière spéciale.

CHAPITRE Ier.

DIFFÉRENCE QUI EXISTE ENTRE LES MALADIES ET LES SIMPLES
ATTEINTES NUISIBLES PORTÉES A LA SANTÉ.

§ I. L'inhabileté naturelle de l'esprit humain à se
soumettre aux investigations nécessaires pour découvrir
les plus simples rapports que les objets ont entre eux, est
chose vraiment étonnante; il semble, en effet, se complaire dans les idées embarrassées et présentant de nombreuses complications, plutôt que dans la vérité simple
et une dans son essence.

Quant à nous, afin de préparer les voies et de rendre
plus facile la conception du sujet, que nous allons traiter,
nous énoncerons notre pensée en des termes simples en
eux-mêmes, mais capables de conduire à une question
aussi relevée, sans affecter pour cela un langage obscur
et recherché.

§ II. L'homme qui s'efforce d'atteindre un but |éloigné
doit nécessairement pourvoir aux frais du voyage et sa
fatigue sera d'autant plus grande, que son obstination
ou la distance du but le forceront d'accélérer le pas ou
de continuer plus longtemps sa marche. En pareil cas,
les poètes ont coutume de dire : « *Telle chose nécessite
tel labeur;* » mais le physicien sait fort bien qu'un même
effet n'est pas toujours produit par la même cause, et les
métaphysiciens savent, de leur côté, que certains effets
sont la conséquence directe de telle ou telle cause ; ce
qui a donné lieu à cet adage vulgaire : « *Qui veut la fin
veut aussi les moyens qui y conduisent.* » Témoin encore
l'exemple du pain gagné honorablement par un travail

long et pénible; en effet, bien que durant la saison d'été
la chaleur et la sueur soient les compagnons inséparables
du travailleur, personne, si ce n'est en employant un
langage figuré, n'imputera au pain la cause de ces labeurs,
de ces mouvements pénibles et de ces abondantes sueurs.

§ III. Ces réflexions ont ici leur valeur, dans un ordre
semblable de considérations au point de vue de certains
effets secondaires provenant nécessairement et conséquemment d'autres effets primaires; avec cette différence de dignité que ceux qui méritent particulièrement
le nom d'effets primaires doivent être reconnus non seulement comme utiles, mais encore comme nécessaires:
tandis que les autres, n'ayant aucune valeur évidente et
sensible, peuvent même exposer à certains dangers ou
du moins causer indubitablement quelques malaises.

Néanmoins, puisque les actes ou effets utiles et nécessaires sont inséparables de tels inconvénients ou effets
secondaires, c'est précisément pour cela qu'il serait déraisonnable de condamner ces actes eux-mêmes.

§ IV. De même, en effet, que, lorsque nous recommandons à quelque malade un exercice corporel augmentant
d'intensité en raison des besoins et poussé même quelquefois jusqu'à la fatigue, nous ne pouvons empêcher l'é-
chauffement ni la sueur qui en sont le résultat; de même
en outre, que, lorsque nous prescrivons un remède, il est
le plus souvent impossible d'en changer la saveur désagréable, ni de satisfaire le caprice des malades auxquels
il inspire de l'aversion; de même, aussi, il existe une
pareille raison dans les actes spontanés du corps, qui,
bien que d'une part ils soient nécessaires *à priori* par
nature et par intention, et que, d'autre part, ils soient
provoqués et convenablement administrés dans un but
salutaire et même urgent, sont néanmoins accompagnés
de certains inconvénients et d'une sensation désagréable.

§ V. Or, laissons aux disciples de l'école empirique le soin de soutenir *que tout ce qui n'est pas conforme à la nature doit être regardé comme en dehors des lois naturelles*. Car, sous ce prétexte spécieux, non seulement ils croient permis de vendre des médicaments comme choses en dehors de la nature, ce qu'ils font, du reste; mais il leur arrive de ranger dans cette classe toutes les substances propres à un usage élémentaire, ainsi que tout ce qui porte en soi quelque caractère d'hétérogénéité, tels que le *vin*, la *cervoise*[1], le *pain fermenté*, ainsi qu'une infinité d'autres substances.

Pour nous, qui connaissons très-bien les désagréments parfois inséparables de certains actes indispensables, et qui apprécions grandement la nécessité de conserver le corps, il nous semble préférable de nous rendre exactement compte des choses : c'est pourquoi nous dirons que le désagrément inhérent à un acte utile et même nécessaire ne doit point faire préjuger sur sa prétendue perversité, et, s'appuyant sur ce fait comme capital, le négliger, le blâmer, le condamner et le mettre irrévocablement au nombre des injures et des ravages provenant directement de la maladie.

§ VI. C'est là un fait d'autant plus digne d'une sérieuse considération et d'une exacte appréciation, que les actes qui portent en eux-mêmes leur utilité sont fréquemment assez immodérés et irréguliers pour revêtir un caractère plus ou moins pernicieux, au point de manifester dans leur exercice quelque chose d'*exagéré*, d'*inquiet*, de *fugitif* et d'*inconstant*[2]. De pareils phénomènes obscurcissent d'autant plus l'intelligence, déjà moins attentive, qu'on est aveuglément porté — non en étudiant sérieuse-

---

[1] Bière douce des anciens Gaulois, Celtes et Germains.
[2] *Voyez* T. VIII. Commentaire CXIX.

ment le fait en lui même, mais en s'arrêtant particulièrement à de pareils cas d'ataxie accidentelle — à penser
que tout acte mauvais en lui-même doit être regardé
comme inutile et même nuisible.

§ VII. Il est incontestablement évident que cette erreur
coupable et malveillante a fait négliger jusqu'à ce jour la
réalité des faits, tant au point de vue de leur efficacité qu'à
celui de leur usage final et nécessaire ; tandis que, d'un
autre côté, on a pris pour effet de maladie ce qu'on aurait
dû regarder comme une chose utile et méritant, à ce titre,
d'être secourue et même provoquée. C'est là du reste ce
qui a donné lieu à ce paradoxe, ou mieux encore à ce
paralogisme, savoir : que de tels symptômes extraordinaires, c'est-à-dire que de tels états affectifs, avec les
inconvénients qui en sont la conséquence directe, sont,
selon ces hypothèses, des affections tellement profondes
et graves, que l'art ne peut rien contre elles sans qu'il
n'en résulte un danger imminent, tantôt pour la santé,
tantôt pour la vie elle-même.

§ VIII. Les fièvres nous fournissent un exemple manifeste de ce fait. Ainsi, il arrive en ces cas, en effet, que
quelques cliniciens prennent la chaleur pour le symptôme
principal et d'autres, pour la maladie elle-même ; alors
qu'il serait si aisé de modérer et d'éteindre cette brûlante
chaleur en exposant le patient à une température froide.
Mais personne n'ignore qu'un pareil moyen mettrait
en péril la vie du malade. Cela est si vrai que, dans un
pareil cas, comme dans les fièvres malignes et contagieuses, aussitôt que la chaleur fébrile disparaît, il se
présente à la mémoire ce vieil adage des praticiens :
« *Urine claire, pouls régulier, mort certaine*[1]. »

§ IX. C'est pourquoi nous exhortons les médecins à

---

[1] *Voyez* T. VIII. Commentaire. CXX.

regarder comme un des principes fondamentaux de la
pathologie médicale, l'exacte et réelle distinction qui
existe entre les actes morbides réellement insolites et les
mouvements qui, dans les maladies, étant le fait même
de l'énergie de la nature, peuvent et doivent avoir une
véritable utilité salutaire.

Parfois sans doute ces mouvements entraînent nécessairement avec eux des circonstances notables, opposées à
leur caractère habituel ; parfois aussi, ils ne produisent
rien autre chose que de simples malaises et des incommodités qu'il ne faut pas surtout mettre en parallèle avec
l'utilité réelle de l'acte primaire lui-même : mais, bien loin
qu'on doive jamais les regarder comme pouvant occasionner de graves inconvénients, au contraire, à bien examiner
la chose, il faut les considérer comme pouvant quelquefois produire des résultats avantageux que l'on doit
même provoquer.

Or, toutes les fois que l'observation nous présentera ce
fait appuyé sur une vraie et solide démonstration, nous
devons l'examiner attentivement : personne n'ignore au
reste quel doit être l'embarras de ceux qui négligent
une semblable étude, car ils sont continuellement exposés
à se fourvoyer et à faire fausse route, en prenant dans
leur imprévoyance des actes vitaux salutaires pour des
actes directement morbides.

§ X. Nous concluons de là qu'il importe infiniment
à la vraie science pathologique de discerner exactement
ces faits dans chacune des affections morbides. Au point
de vue des mouvements vitaux secréteurs et excréteurs,
il s'agit de savoir, premièrement quels sont les phénomènes qui, différant en apparence de l'ordre naturel,
doivent être attribués à des embarras et à des obstacles
vraiment *passifs* ; en second lieu, quelle est la part au
contraire qu'on doit assigner à un changement utile et

salutaire, *pour* lequel et *en vue* duquel ces actes sont ainsi soumis à de semblables mutations, certainement en dehors de l'ordre naturel, mais exécutées en vue d'une chose extraordinaire, c'est-à-dire pour l'expulsion d'une matière particulière.

Ces actes, bien que entrepris en général dans le but ordinaire de conserver et de préserver le corps d'une atteinte fâcheuse, sont accomplis cependant d'une manière spéciale dans un but vraiment extraordinaire qui répond exactement et d'une manière proportionnée au danger que présente l'espèce morbide actuelle.

§ XI. Nous répèterons donc encore ici, que les perturbations accidentelles provoquées par ces commotions et ces directions anormales ne doivent pas nous porter à croire tout d'abord qu'elles proviennent directement et même physiquement d'un restant de maladie ; bien loin de nous donner à penser que cette même maladie soit la cause de tout l'acte en général ; attendu que l'on sait au contraire que les meilleures intentions, surtout celles de l'ordre moral, peuvent être troublées avec une très-grande facilité. En sorte que ces mouvements irréguliers et désordonnés prennent la place des actes réguliers et normaux ; et cela, non sous l'influence de la matière, du sujet ou de l'objet, mais sous l'influence d'un vice d'appréciation, on pourrait même dire d'après une idée préconçue touchant telle matière ou tel objet. Un pareil désordre est quelquefois dû simplement à un vice de disposition à l'acte, perdant son caractère d'aptitude, de tranquillité et de régularité naturelles.

Ce qui le prouve évidemment, c'est le rapport réel qu'ont généralement avec de semblables désordres les mœurs intimes de l'âme, d'après un tempérament analogue ; c'est encore, conformément à l'expérience, l'efficacité puissante qu'ont les passions de l'âme de provoquer ces sortes de troubles et d'anomalies.

§ XII. Ces faits, une fois discernés avec attention et constatés avec précision, nous feront aisément découvrir le peu d'étendue dans laquelle sont circonscrites les lésions d'actions qui dépendent directement de l'état morbide lui-même. Ces lésions sont, du reste, plutôt la preuve d'un défaut naturel de l'action vitale ordinaire, ou mieux encore d'un manque d'agilité instrumentale ; loin de faire soupçonner un excès réel d'activité quelconque.

Il importe donc de distinguer les véritables symptômes morbides d'avec les malaises accompagnant toujours la synergie vitale qui lutte contre le mal, et d'assigner à chacun d'eux la place qui leur est propre ; tant pour ne pas tomber dans une sorte de confusion que pour ne pas s'exposer surtout à une fâcheuse déception. En ces cas, en effet, le médecin, bien qu'ayant à cœur une sage coopération, pourrait, oubliant la vraie méthode, se laisser influencer par une fausse opinion ou par la crainte d'une chose *morbide, pernicieuse* en apparence, et faire fausse route dans l'appréciation du mal qu'il a à combattre et dans la voie qu'il a à suivre pour le traitement.

C'est pourquoi, loin de regarder ces considérations comme oiseuses, nous les croyons au contraire d'une grande valeur ; attendu que savoir distinguer l'*actif* du *passif*, l'*utile* de l'*inutile* et du *nuisible* est une chose aussi naturelle et raisonnable pour la théorie que nécessaire et même indispensable pour la pratique[1].

---

[1] *Voyez* T. VIII. Commentaire CXXI.

ARTICLE UNIQUE.

Preuve de ce qui précède.

§ I. A côté de la démonstration que nous venons de faire de l'importance si grande et de l'avantage réel des *mouvements vitaux actifs,* soit d'une *intensité extraordinaire,* soit spécialement *normaux* et *réguliers ;* il nous paraît bon, vu la dignité du sujet et dans le but de jeter un nouveau jour sur cette question , de donner ici un exemple convaincant tant de leur aptitude *mécanico-organique,* que de leur véritable *nécessité* pour prévenir et écarter les effets directs de l'énergie morbide. Ce n'est certes pas que nous veuillons, intervertissant l'ordre de notre travail, anticiper, dans ce traité général, sur l'étude des faits particuliers afin d'y puiser une raison universelle plus intime des choses : mais ce que nous dirons ici sera seulement dans le but de faire ressortir la vérité *générale* des phénomènes en les appuyant sur une considération simplement générique des faits *spéciaux.*

§ II. Lorsque le sang extravasé s'épanche dans une partie du corps et que, une fois qu'il a dévié de sa marche ordinaire, il y est retenu par une cause quelconque, ce qui résulte immédiatement de la constitution propre de ce fluide ainsi abandonné à lui même, c'est sa *coagulation* d'abord et son passage progressif à un état de putréfaction : à moins que cette extravasation ne se soit opérée dans un lieu du corps tel, que les parties les plus subtiles du sang s'évaporent en même temps que les autres se dessèchent. Ce dernier état cependant ne saurait durer longtemps sans amener une corruption réelle.

Il arrive encore que le sang ainsi épanché se corrompt naturellement toutes les fois que les voies et les

conduits sont tellement obstrués et interceptés, que les
autres humeurs, encore parfaitement mobiles, ne peuvent plus circuler librement. C'est ainsi que se forme le
sphacèle, qui, n'étant en principe qu'une simple putréfaction sanguine et particlle, livrée à elle-même, acquiert
insensiblement un plus grand degré de développement
en vertu de sa subtile, rapide et profonde activité fermentescible, fait passer ensuite en acte cette disposition corruptible si naturelle au corps et surpasse les efforts successifs, mais impuissants de l'acte vital conservateur, avec
une énergie d'action telle, que la force vitale ne suffit
plus à cette énorme activité corruptive, prenant enfin le
dessus de manière à rendre tout bon effet impossible.

§ III. Pendant que les choses se passent ainsi, aucun
indice de *malaise*, de *douleur* et de *sensibilité* ne se manifeste dans la partie atteinte de mortification ; le patient
ne sent, dans tout le reste de son corps, rien qui l'affecte
sérieusement et qui l'impressionne péniblement ; il n'é-
prouve même que de légères et fugitives bouffées de
chaleur plutôt passagères que continues, accompagnées de
frissons peu intenses d'abord, mais qui, devenant de
plus en plus opiniâtres, mettent uniquement sa patience
à l'épreuve, sans lui occasionner de trop grands tourments.

Cependant les forces disparaissent sourdement d'une
manière aussi prompte que notable. Des angoisses sans
nom et de véritables anxiétés de l'âme, plutôt que
des souffrances vraiment corporelles, viennent assiéger
le malade ; se déclarent enfin des lypothymies soudaines,
et la mort vient mettre promptement un terme à cette
scène de désolation.

§ IV. Pour qu'une semblable corruption ne s'accomplisse pas, il est indispensable qu'un mouvement énergique du sang vivifiant s'opère et se continue dans la
partie où a lieu la stase sanguine, et que, par cet afflux,

le liquide coagulé soit lui-même détaché et entraîné, ainsi que les parties plus agiles, plus ténues et plus actives, déjà atteintes de corruption, qui doivent sans cesse être éliminées de crainte que, par un effet de leur puissance collective, elles n'exercent l'impétuosité de leur propre activité corruptive avec une énergie de plus en plus insurmontable. Or, le passage efficace du sang à travers les vaisseaux obstrués par les petits corpuscules sanguins coagulés ne peut s'effectuer, à moins que ces vaisseaux ne se distendent, et que, par cette dilatation, il ne se forme une *tumeur*. Mais ce *gonflement*, maintenu par l'énergique impulsion du sang dans son mouvement perpétuel, ne peut persister et demeurer dans cet état de distension sans une manifestation sensible de *dureté*.

Le passage de ce sang rutilant produit ensuite la *rougeur* de la partie tuméfiée ; il survient encore, en ce cas, une *chaleur* d'autant plus intense, que le mouvement du sang, cause réelle de cette chaleur, est plus intense lui-même dans son choc à travers les fibres tuméfiées : de là, une augmentation de la *sensibilité* locale. Ces phénomènes s'accomplissent par un mécanisme direct, ordinaire à la chaleur du sang et particulier au fait de la sensation. C'est ainsi que la nature prévient ces fâcheux inconvénients (la corruption et le sphacèle) qui auraient infailliblement lieu sans le concours de ces diverses circonstances. Cependant, comme la tuméfaction des parties, la chaleur ardente, la douleur et l'impossibilité d'agir sans un redoublement de souffrances, acquièrent une intensité sensible telle, qu'il en résulte pour le malade non un simple malaise, mais une souffrance réelle, il arrive alors que les médecins pathologistes, se laissant méprendre dans leur empressement, regardent ces divers phénomènes comme la maladie elle-même, ou, du moins, comme ses effets simples, physiques et directs.

§ V. Il est donc maintenant hors de doute que, bien qu'inévitablement accompagnés de nombreux malaises et inconvénients consécutifs; ces actes médicateurs sont néanmoins doués d'une énergie souverainement utile, indispensable même, et dépendent vraiment des efforts opposés à la maladie plutôt que de la constitution propre et de l'énergie directe de la maladie elle-même; ce que prouve clairement la manifestation du sphacèle, dès le moment que tous ces phénomènes disparaissent. Il résulte de là, au point de vue de la médecine pratique, cette importante considération, savoir : que l'art doit seconder et favoriser par tous les moyens possibles les actes conservateurs de la nature, soit en les provoquant, soit en ne portant aucun obstacle sérieux à leur effectuation ; mais surtout en ne s'y opposant pas puissamment comme à quelque chose d'inutile, bien loin d'être nuisible; seul prétexte pour excuser une semblable conduite.

§ VI. Les faits que nous venons de développer seront sans doute parfaitement compris par tout homme intelligent. Les fièvres nous fournissent, du reste, un exemple plus évident encore de ces sortes de phénomènes. Qu'il nous suffise donc de dire ici que la négligence et l'ignorance de la question en ce moment agitée ont rendu très-difficile pour les anciens, nulle, confuse et mensongère, pour les modernes, la connaissance de la vraie pathologie des fièvres, c'est-à-dire l'exacte appréciation de l'utilité et de la nécessité même d'un mouvement vital acquérant une plus grande intensité, pour conserver saines les parties vivantes par l'élimination régulière et opportune des matières corruptrices et corrompues.

Néanmoins, ces actes vitaux si salutaires ne peuvent s'accomplir sans qu'il en résulte un double phénomène désagréable provenant, tant, au point de vue *physico-mécanique*, de la *chaleur*, de la *couleur*, de la *tension* des parties tuméfiées et de l'*intensité* variable des *mouvements*, qu'au point de vue *moral* d'une *crainte* naturelle ; en sorte que plus cette intensité augmente, moins est grand le danger d'un évènement incertain, en face de la difficulté d'une heureuse issue[1]. D'ou, non seulement des inquiétudes, des anxiétés, une vigilance et une sollicitude continuelles dans le but d'éviter tout désagrément venu du dehors, mais encore une attention plus particulière et plus vigilante, une tension plus délicate et plus apte de tous les sens, pour prévenir et écarter ces mêmes inconvénients.

Nous arrêtons ici nos précédentes considérations, à cet égard, afin de ne pas dépasser le cadre que nous nous sommes tracé, persuadé, du reste, que ces observations générales peuvent suffire pour un sujet que nous traiterons plus spécialement en son lieu.

CHAPITRE II.

DIFFÉRENCE ENTRE LES MALADIES CURABLES ET LES MALADIES MORTELLES.

§ I. C'est actuellement le lieu d'établir la véritable distinction qui existe entre les affections réellement *mortelles* et celles qui ne le sont pas, d'après le caractère propre à chacune d'elles. A ce double point de vue, disons d'abord que certaines maladies résistent ou échap-

---

[1] C'est là un fait pathologique remarquable surtout dans les fièvres pernicieuses, inflammatoires, bilieuses ou nerveuses. Nous pourrions citer à cette occasion une masse d'observations tirées, soit de notre pratique médicale, soit des cliniques de nos illustres maîtres Broussonnet et Caizergues : mais nous réservons ces faits pour une publication spéciale, nous contentant de signaler ici la haute vérité des paroles de Stahl.

pent à tout travail spontané de la force vitale et ne cèdent qu'à une puissante intervention de l'art, tandis que d'autres, inaccessibles et revêches tant à la spontanéité de la nature qu'aux secours de l'art médical, se terminent nécessairement par la mort.

§ II. Il importe peu d'insister sur la constitution particulière aux affections morbides curables, attendu qu'on peut facilement la déduire du génie propre au caractère opposé des maladies mortelles. Or, ce caractère consiste en ce que les organes immédiats de la vie profondément lésés, deviennent aussitôt impropres à tout usage, ou du moins résistent à tout rétablissement; ou bien, en ce qu'il surgit un genre d'altération corruptive tel, que tout le système économique des mouvements vitaux successifs et réguliers, ne peut jamais avoir le dessus et en triompher, ainsi qu'on le voit dans le sphacèle, contre lequel viennent échouer tous les moyens artificiels, dont l'efficacité ne peut atteindre la partie intime de l'organe lésé; phénomène que l'on observe dans les stases inflammatoires internes, qui dégénèrent en gangrène.

§ III. Les maladies deviennent mortelles : 1° par un affaiblissement soudain de la force vitale conservatrice, provenant d'un relâchement extrême de l'activité nécessaire ou d'interruptions critiques, provoquant le désordre et l'hésitation dans l'ordre et la méthode des actes naturels; 2° surtout, à l'occasion de perversions favorisant le passage de l'altération des organes les moins importants aux parties les plus nobles. De semblables aberrations de l'activité vitale, ainsi affaiblie, sont ordinairement observées chez les vieillards, les personnes méticuleuses, les adolescents et principalement chez les femmes. Quant à la perversion critique, qui se manifeste avec une agitation et un désordre précipités capables de déjouer tout espoir d'heureuse issue, elle se fait plus souvent remarquer chez les personnes jeunes encore et d'un naturel inquiet. Dans ces divers cas et par ces motifs, ces maladies matériellement plus dangereuses, en elles-mêmes, peuvent devenir presque toujours funestes, sinon mortelles en réalité.

§ IV. Pour établir enfin une véritable distinction entre les maladies *mortelles* et celles réputées *incurables*[1], nous dirons qu'il existe des affections morbides qui ne peuvent être guéries ni par un acte spontané de la nature, ni par un secours quelconque de l'art médical.

Toutefois, les sujets qui en sont atteints ne trouvent pas en elles une cause directe et absolue de mort : de plus, bien que quelques-unes de ces maladies semblent, par la lenteur de leurs progrès, amener insensiblement le patient vers ce terme fatal, elles diffèrent cependant par cela même des maladies mortelles, qui attaquent et tuent promptement leurs victimes. Il convient donc, sous ce dernier point de vue, de ne jamais confondre les maladies incurables, se terminant nécessairement par la mort, avec les maladies réellement mortelles et qui résistent à toute espèce de traitement.

SECTION IV.

DES VÉRITABLES CAUSES PARTICULIÈRES DES MALADIES.

§ I. Dans la précédente section, en parlant de la constitution naturelle du corps considéré en lui-même, nous avons dit comment elle nous apparaît principalement

---

[1] *Voyez* T. VIII. Commentaire CXXII.

sujette à des lésions et même à des dégénérescences aussi rapides que profondes ; nous avons ensuite démontré, contrairement à ces faits, de quelle manière le corps en tant que vivant résiste énergiquement à cette disposition et comment , aussi longtemps que sa constitution demeure à l'abri de toute fâcheuse atteinte, on ne peut donner aucune raison plausible d'un semblable état de choses, dont il faudrait bien se garder cependant de nier l'existence.

Or, de même qu'il n'est pas donné au médecin de s'opposer d'une manière efficace et directe à la corruptibilité naturelle du corps, mais qu'il est simplement en son pouvoir de venir en aide par divers moyens à sa constitution ; de même il est très-convenable que le praticien porte plus particulièrement son attention sur la constitution corporelle que sur cette disposition à la corruption. Et cela, parce que cette énergie constitutionnelle, à moins qu'il ne survienne un obstacle insurmontable, peut effectivement même sans le concours de l'art médical, conserver et rétablir la santé en son intégrité parfaite, en la débarrassant de toute influence morbide.

§ II. Sauf quelques cas bien rares d'ailleurs, la seule chose qu'ait à faire le médecin, c'est de prêter une main secourable à l'activité spontanée de la force vitale. Cela est si vrai, qu'à bien considérer le fait en lui-même, on peut dire que le médecin n'est pas *absolument* nécessaire à la maladie, attendu que la nature peut souvent, par sa propre énergie spontanée, diriger et accomplir elle-même la guérison.

Cependant, l'intervention de l'art devient accidentellement et individuellement indispensable, toutes les fois qu'il survient dans le cours de la maladie une complication, par suite d'une trop grande violence que l'agent curateur, dans son trouble, ne saurait dompter, tant à cause de l'altération directe et profonde de l'organisme qu'à cause de l'impuissance où est l'énergie vitale d'atteindre normalement son but, soit enfin à cause du besoin où se trouve en général cette force spontanée et propre de la nature d'être secondée, pour ramener l'économie animale dans de meilleures conditions.

D'où l'on peut conclure, que *la mort n'est pas tant la conséquence directe de la maladie, que le résultat d'une fâcheuse issue* provenant d'un défaut de résistance de la part de la force vitale. N'est-il pas constant, en effet, que sur des milliers d'individus indistinctement atteints d'une seule et même maladie, pas un seul ne succombe et que tous recouvrent la santé? Témoins la *variole* et bien d'autres affections de ce genre.

A l'appui de nos considérations, et comme en étant une interprétation fidèle, nous citerons, en terminant ce paragraphe, cette belle sentence du philosophe Sénèque: « *O homme! si tu meurs, ce n'est pas que tu sois malade, mais bien parce que tu es en vie; c'est là une calamité qui te menace, même alors que tu jouis de la plus parfaite santé*[1]. »

§ III. Il importe donc au médecin de bien connaître les résultats funestes et mortels non pas tant des maladies que de la résistance vitale elle-même, bien que d'ailleurs une semblable constitution morbide puisse être rappelée à l'état de santé le plus satisfaisant qu'on puisse espérer, à un point de vue médical, attendu que le praticien doit ordinairement regarder les maladies comme guérissables et qu'il doit aussi, pour son usage personnel, comprendre pourquoi et sous quel rapport elles peuvent être regardées comme telles.

§ IV. Ainsi, d'après ces considérations, il existe des

[1] *Voyez* T. VIII. Commentaire CXXIII.

causes vraiment *plus spéciales* de maladies, consistant en divers *sujets* et *objets* qui tantôt menacent d'envahir prochainement ou qui ont déjà atteint les organes particulièrement consacrés aux mouvements vitaux, et qui tantôt altèrent plus profondément ces mêmes mouvements, affaiblissent leur énergie et portent enfin le désordre dans leur libre et régulière exécution. Cela se passe, non-seulement d'une manière matérielle par une action immédiate et une efficacité corporelle, mais encore sous un vrai point de vue moral, c'est-à-dire final, en provoquant le danger le plus imminent des autres résultats certains et consécutifs. Il convient donc, pour éviter d'aussi graves inconvénients, d'opposer une résistance directe, non pas tant à la maladie une fois établie qu'aux mouvements provoqués par cette cause avant que celle-ci n'ait produit ses effets. C'est à cette cause perturbatrice, disons-nous, qu'il faut résister, non d'après sa propre constitution, ni d'après aucune de ses véritables conséquences, mais uniquement en vue d'un résultat éventuel et prochain dont il s'agit de paralyser le funeste accomplissement.

Une semblable constitution nous explique d'une manière absolue, simple et naturelle, soit le fond universel de la généalogie des maladies, soit leur réelle disposition tant à un acte d'élimination spontanée qu'à un acte d'élimination artificielle se substituant à cette dernière. Il serait donc inconvenant dans un bon traité de pathologie de ne pas donner un exposé rigoureux des divers modes qu'affecte cette constitution.

CHAPITRE Ier.

DE LA PLÉTHORE.

§ I. L'abondance du sang doit être assurément regardée comme cause matérielle de différentes affections contre nature : la *pléthore,* en effet, peut non-seulement altérer de diverses manières le mouvement progressif et libre du sang, dans son cours normal et proportionné, mais encore imprimer à ce mouvement une intensité et une énergie bien plus grandes que ne le comporte la capacité des vaisseaux. Ces circonstances démontrent que de nombreuses incommodités peuvent directement provenir d'une constitution pléthorique.

§ II. Nous trouvons un exemple manifeste de ces faits dans les sujets où une trop grande abondance de sang devient un embarras réel aux mouvements volontaires qu'exécutent d'ailleurs avec aisance, agilité, vigueur et constance les personnes qui ne sont point atteintes de cette incommodité.

C'est ainsi que les pléthoriques sont plus particulièrement impropres à un exercice actif, plus prompts à se fatiguer et plus exposés à ressentir des douleurs gravatives pendant le repos. Chez ces mêmes sujets, il se développe une chaleur extraordinaire soit à l'occasion des mouvements corporels, soit sous l'influence de certaines causes échauffantes, tandis que pendant un repos indolent la chaleur diminue considérablement chez eux et leur corps est plus impressionnable au contact du froid extérieur.

En de pareilles conditions, on voit se manifester avec plus de facilité certaines perturbations qui vont en progressant, des réplétions locales et générales, des dangers de stase motivés par une trop grande plénitude, des douleurs tensives et certains mouvements toujours prêts à faire résistance, résultant des surexcitations inséparables de cet état de tension et d'opplétion.

§ III. Devant nous occuper plus tard d'une manière spéciale des préjudices que cette surabondance de sang peut porter à la qualité des humeurs, dans l'ordre naturel de leur circulation, nous nous contenterons ici de résoudre la question de cette constitution morbide et de réfuter l'opinion de ceux qui doutent que la pléthore puisse avoir réellement lieu. Comme nous avons déjà parlé de ce fait dans la physiologie, il nous suffira donc de nous arrêter succinctement à ce qu'il y a de plus saillant et de plus important en cette affaire.

1° L'*accroissement*, l'augmentation et l'extension du corps en volume prouvent suffisamment qu'il possède une quantité de matière extensible supérieure aux besoins de sa capacité naturelle. C'est là ce que confirme, du reste, l'existence de cette constitution qu'on a cru devoir nommer pléthorique, surtout dans cette période de la vie où, d'après les lois naturelles des âges, le corps prend ordinairement un développement plus considérable.

2° Il est très-probable que la *surabondance* du sang provient souvent d'un appétit démesuré.

3° L'*embonpoint* est aussi une preuve que le corps peut acquérir et conserver sans en être incommodé une plus grande quantité de matières provenant d'une nourriture abandante. Mais la *graisse*, d'un avantage très-problématique d'ailleurs, bien loin d'être nécessaire, fournit de nombreux exemples d'inconvénients réels résultant de sa surabondance.

4° L'*expérience* démontre encore *à posteriori* l'existence de la pléthore : tout le monde sait, en effet, que ceux qui ont une parcille constitution éprouvent un bien-être général après une hémorrhagie spontanée, et qu'une saignée pratiquée habilement et à propos, loin d'affaiblir de tels sujets, provoque au contraire chez eux une véritable *euphorie,* c'est-à-dire un soulagement réel.

§ IV. Pour ce qui est de la raison naturelle qui rend la pléthore principe de maladie, nous la trouvons avant tout dans les vices des mouvements vitaux, attendu que cette surabondance de sang ralentit la vivacité et l'énergie de la circulation. C'est pour cette raison, en effet, que dans une constitution pléthorique l'on voit se produire les désordres et les incommodités dont nous venons de parler, tant dans les mouvements vitaux que dans les sensations, et que se manifestent par la suite dans la crase des humeurs de profondes altérations, capables d'occasionner plus tard diverses *ataxies* soit dans les parties, soit dans les fonctions.

C'est cette fâcheuse disposition humorale provenant de la pléthore qui va faire le sujet du chapitre suivant.

CHAPITRE II.

DE L'ÉPAISSISSEMENT DU SANG.

§ I. Si nous considérons le sang sous le double point de vue tant de sa *mixtion matérielle* que de son *élément vital* ou *de la vie qui lui est propre*[1], nous verrons que la première de ces conditions donne au sang une aptitude très-prononcée à contracter et à propager la corruption ; tandis que son élément vital le protége contre l'acte même de cette corruption, par un acte différent, bien qu'il conserve toujours *en puissance* cette disposition à une dis-

---

[1] *Voyez* T. VIII. Commentaire CXXIV.

solution matérielle : d'où résulte nécessairement que toute cessation de l'acte vital conservateur a pour conséquence immédiate l'invasion de la corruption.

§ II. D'après les lois physiologiques et d'après tout ce qui a été dit sur l'extrême corruptibilité du corps, même en état de santé parfaite, il est évident que l'acte conservateur ne peut cesser en tout ou en partie qu'à la mort. Mais pour ce qui est des degrés intermédiaires, qui conduisent plus ou moins franchement au suprême degré de la corruption, il importe de savoir que, l'acte vital étant proprement et absolument conservateur, il est indispensable de bien discerner et d'étudier attentivement tout ce qui peut, même de loin, conduire à cette décomposition matérielle ; il convient aussi de seconder cet acte vital par des méthodes et des moyens rationnels, afin d'écarter à temps ou à propos et de détruire tout germe de corruption, avant que son énergie dissolvante n'acquière un entier développement. Or, de même qu'en extirpant la racine et le tronc on détruit les rejetons et les branches qui en naissent, de même ici, à bien apprécier la chose tant au point de vue spéculatif qu'au point de vue expérimental, en extirpant le germe corrupteur, on en détruit tous les effets possibles.

§ III. Ce que nous venons d'exposer trouve sa raison d'être dans cette condition vicieuse du sang qui se forme facilement et constitue le véritable fond radical d'où naît le germe corrupteur qui se développe et finit par atteindre le plus haut degré d'une décomposition délétère.

Le principal et naturel résultat d'une semblable constitution du sang, c'est d'apporter un obstacle réel à l'acte vital conservateur ; si bien que, lorsque cette constitution exceptionnelle parvient, sans éprouver de modifications, à son entier développement, non seulement elle entraîne le corps dans un péril imminent de mort, mais encore,

lorsqu'elle envahit sans résistance une notable partie de
l'économie corporelle , elle la frappe d'une mort irrévocable : en d'autres termes, la constitution matérielle du
corps est en ce cas livrée à la puissance corruptrice qui
le domine; mais il arrive parfois qu'elle est soustraite à ces
dangers par un acte vital incessant qui leur est opposé.

§ IV. Puisque la constitution intime et matérielle du
corps (et surtout celle du sang) est entièrement disposée
à une prompte décomposition , que la fermentation peut
augmenter et propager au loin; puisque d'autre part,
l'acte même de la corruption et son libre accroissement ,
pouvant par leur influence simultanée envahir et corrompre tout le corps, portent un perpétuel obstacle au
déplacement, à la *séquestration* et à l'*élimination* des matières impures, quelle qu'en soit la raison causale , nous
pouvons tirer de là cette conséquence que, lorsque le
sang acquiert une consistance le rendant moins apte ou
nullement propre à l'acte naturel de la conservation vitale,
une pareille constitution est la véritable cause générale
de ces sortes de ravages, pour si grand que soit d'ailleurs leur degré d'intensité.

En outre , la seule cause pathologique qui nuise au
système général du corps vivant ou de l'économie vitale,
et qui puisse provoquer dans le corps des épreuves légères ou éloignées, prochaines ou imminentes; la seule, qui
produise des altérations dans cette économie et des efforts
trop fréquents dans les actes préservateurs, et qui, par sa
puissance naturelle d'action, amène enfin une profonde
perturbation pouvant donner la mort, nous la voyons dans
cette sorte de constitution du sang , devenu de moins en
moins apte à son mouvement circulatoire et moins convenable aux actes vitaux sécréteurs et excréteurs.

§ V. Une telle anomalie constitutive des humeurs provient directement de leur *trop grand épaississement* qui,

d'après ses divers degrés, retarde plus ou moins la circulation régulière d'un sang, assez abondant d'ailleurs, et porte
obstacle à l'élimination des matières étrangères au corps.
Du reste, la consistance matérielle du sang est telle, qu'il
peut s'épaissir par suite d'une trop grande indolence et
se coaguler même à l'instar de la gélatine par un trop
long retard dans ses mouvements. Nous ferons observer
cependant que, malgré cette altération dans sa consistance, le sang demeure toujours le même au point de vue
du mélange de ses éléments constitutifs et de sa couleur
vermeille. Toutefois, on ne saurait trop comparer cet
épaississement à une coagulation gélatineuse réelle et
uniforme, à moins que par ignorance, on ne confonde
celle-ci avec l'inégale et hétérogène séparation des globules du reste de la masse sanguine : phénomène spécial se
produisant sous l'influence de certaines causes.

§ VI. Or, la raison naturelle qui s'oppose continuellement à ce que le sang, malgré sa disposition ou sa
propension à cette sorte de concrétion gélatineuse ne se
coagule réellement, est due à la pression et à l'ébranlement que produit ce liquide dans son mouvement local
incessant. C'est donc de la lenteur même du mouvement
circulatoire que peut provenir l'inaptitude du sang à recevoir une impulsion convenable, c'est-à-dire sa disposition naturelle à un trop grand épaississement.

Ainsi, plus la masse sanguine augmente de consistance,
plus elle est disposée à un épaississement plus considérable encore, et partant les mouvements circulatoires se
ralentissent en raison directe de cette altération.

§ VII. C'est pourquoi, si l'on apprécie attentivement
le mode primitif et naturel de la formation de cette constitution morbide, considérée au point de vue de la
vitalité du sang prise à son origine, abstraction faite de
toute matière intime ou étrangère capable d'altérer ce

liquide, on comprendra qu'une semblable affection du sang, quelque pur qu'il soit d'ailleurs, doit être attribuée à une proportion excédante de quantité s'opposant à une libre et naturelle circulation, aussi indispensable à la conservation de sa consistance mobile qu'à la préservation de toute corruption de sa crâse.

Bien que nous ayons déjà parlé des modifications radicales que la quantité du sang fait subir à sa qualité essentielle, eu égard à un mouvement vital régulier ; nous répéterons encore que l'épaississement de la masse sanguine et que l'inertie provenant de sa grande consistance sont le simple résultat d'une surabondance de sang, qui, par un effet réciproque, apportant un retard continuel dans l'énergie du mouvement circulatoire, favorise ainsi l'accroissement démesuré de ce genre particulier d'affection.

§ VIII. Une semblable inertie du sang dans l'exécution de ses mouvements, doit être considérée d'une part, comme le *sujet* ou la *substance* et même comme la *subsistance physique* et matérielle fournissant une occasion favorable à la plupart des autres maladies, et d'autre part comme l'*objet* ou la *cause impulsive* en vue de laquelle la nature entreprend divers actes vitaux, pour arrêter et paralyser les dommages ultérieurs et probables de cette disposition morbide du sang.

Cette double cause, quantité excédante et qualité vicieuse, est complétement neutralisée par une recrudescence proportionnée dans les mouvements vitaux circulatoires.

§ IX. Toutefois, il arrive que l'accroissement extraordinaire de ces mouvements subsidiaires se trouve inévitablement lié à certains inconvénients, sans éloigner pour cela les dangers de la disposition morbide du sang.

De tels inconvénients, conséquence matérielle et né-

cessaire de cette recrudescence du mouvement circulatoire, bien que n'ayant aucun rapport avec le but final
de ce mouvement et n'ayant en outre aucune utilité évidente et directe en cette affaire, consistent principalement
soit en des modifications de *couleur* et de *chaleur*, soit en
un surcroît varié de *sensibilité* par rapport à des incommodités anciennes, comme si l'on éprouvait une vive impression de piqûre ou comme si on ressentait des tensions, des
lancinations, des palpitations et même une rupture imminente dans la partie affectée d'une incommodité actuelle,
devenue par cela même plus intense et plus insupportable.
Mais il peut se faire, en ces circonstances, qu'une chaleur
plus considérable, il est vrai, que dans l'état normal, paraisse plus grande encore aux malades, tant à cause de
leur impatience et de leur anxiété, que par une exaltation
réelle dans la sensibilité.

§ X. Cette altération de la sensibilité se présente à nous
sous un double aspect. En premier lieu elle dépend du
caractère naturel du patient, d'après lequel tel acte utile,
devant accroître son intensité dans un but salutaire et
être convenablement dirigé, suivant la nécessité du moment, dégénère et suit une impulsion fâcheuse, basée
sur une mauvaise et nouvelle disposition : ce qui le prouve,
c'est qu'au début comme au milieu de l'action, tout se
passe avec crainte, timidité, anxiété, trouble, précipitation désordonnée et tergiversation.

En second lieu, pour si réguliers que soient les mouvements vitaux, on peut néanmoins juger d'après leur
hésitation au début, qu'il y a principalement une grande
incertitude pour l'issue, une vigilante et méticuleuse
sollicitude, ainsi qu'une répugnance naturelle, et une
certaine impatience bien légitime en présence d'une difficulté bien grande : tous ces désagréments sont d'autant
plus certains et considérables que la difficulté est plus

grande, l'opportunité plus fugitive, le danger plus pressant et le succès plus incertain [1].

Tel est le sujet dont nous allons immédiatement nous occuper.

CHAPITRE III.

DIVERSITÉ NATURELLE DES MOUVEMENTS EXTRAORDINAIRES, NÉCESSAIRES.

§ I. Nous venons de nous entretenir des deux puissantes causes qui dans le corps fournissent la *matière*, l'*occasion* et comme une sorte d'*instigation* à un grand nombre de maladies. Avec cette différence notable cependant que, bien que la *pléthore* par l'effet médiat d'une trop grande consistance de l'humeur sanguine puisse produire réellement un acte morbide, il arrive néanmoins fréquemment et même habituellement qu'elle n'occasionne que de rares incommodités et de légères indispositions ; tandis, au contraire, que l'*épaississement* du sang se propageant dans la masse humorale, atteignant même d'une manière profonde et particulière les humeurs séreuses, engendre et entretient effectivement, sans le concours de la pléthore, certaines affections toutes spéciales.

§ II. Or, la raison des mouvements extraordinaires qui produisent et fomentent évidemment divers malaises et de vrais dangers dans le corps, nous fournit deux ordres bien différents de questions, savoir : au point de vue

---

[1] *Voyez* T. VIII. Commentaire CXXV.

vital, 1° de semblables mouvements, dans leur principe, sont-ils véritablement contre nature et dépravés en eux-mêmes; tiennent-ils leur anomalie de la maladie; doivent-ils en être regardés comme la conséquence physique; ne peuvent-ils pas se manifester sous d'autres aspects par leurs liens matériels avec cette maladie; doit-on enfin les considérer comme de vrais symptômes, c'est-à-dire comme des lésions de fonctions des parties affectées? ou bien, 2° au point de vue de l'ordre moral et final, le corps en tant que *vivant* et devant être *conservé*, n'est-il pas la *cause* réelle, l'*instrument* direct et surtout le *but* convenable et nécessaire de ces mouvements extraordinaires?

Contrairement à la première de ces considérations, nous répondons, que ces actes vitaux insolites ne sont institués et exécutés qu'en vue de la constitution matérielle du corps et de cette présente disposition morbide de la masse sanguine; de telle sorte qu'ils militent contre elle, la domptent et en triomphent enfin.

§ III Les mouvements vicieux et anormaux pouvant être regardés comme symptômatiquement liés aux maladies sont en bien petit nombre; ils consistent exclusivement, soit dans une diminution de la mobilité particulière de l'organe affecté, bien que néanmoins les actes vitaux conservent une direction régulière et modérée; soit dans l'empêchement d'une direction volontaire, occasionné par une dépravation organique.

Mais il en est bien autrement des mouvement classés dans la deuxième catégorie, contraires à ces derniers, établis et dirigés d'une manière efficace et active contre la disposition morbide matérielle; ces mouvements, en effet, suivent ordinairement la lésion corporelle sans aucune nécessité physique; ils sont même parfois étrangers à la partie immédiatement affectée et s'étendent beaucoup plus loin non seulement dans les organes environnants, mais encore dans une région entière : l'observation médicale fournit même des exemples où ces mouvements se sont manifestés dans des parties tout à fait opposées à l'organe matériellement affecté.

§ IV. Nous jugeons à propos de répéter ici ce que nous avons déjà dit sur la différence réelle des symptômes ; c'est-à-dire qu'il importe d'établir une soigneuse distinction entre des mouvements différant par leur origine et leur caractère : les uns provenant d'*une cause* extraordinaire, les autres s'exécutant *en vue* de cette même cause.

Les premiers de ces mouvements, simplement *passifs*, disparaissent nécessairement en même temps que leur cause ; tandis que les seconds détruisent au contraire cette même cause ; en sorte qu'on peut dire que ceux-ci n'ont réellement lieu que pour arriver à une telle fin.

§ V. Les derniers de ces mouvements, tels que nous venons de les décrire, sont les mouvements vitaux eux-mêmes, ordinaires et naturels presque toujours *dans l'espèce* et universellement *dans le genre ;* sauf quelques variations dans le degré, l'ordre, la succession et la méthode, d'après la constitution matérielle présente et en vue d'un but final convenable en rapport avec cette même constitution. Cette proportion finale doit elle-même être en harmonie avec une intention d'éloigner et d'expulser les matières nuisibles au moyen de mouvements secréteurs et excréteurs, assortis au caractère de la matière éliminée.

§ VI. Ces sortes de mouvements vitaux, ainsi institués et dirigés, sont l'unique médication et l'instrument familier de la nature qui, dépourvue de tout secours extérieur, dont elle n'a même pas l'habitude, ne saurait absolument se passer de ces mouvements pour débarrasser l'économie corporelle des causes morbifiques, même extraordinaires, c'est-à-dire insolites et en dehors de l'ordre naturel quant au degré et à l'espèce, mais non absolument inconnues, quant au genre, dans un état de santé.

C'est pourquoi, de même que la nature oppose à des causes généralement telles des efforts semblables, afin de conserver l'intégrité du corps ; de même aussi, lorsqu'il se présente des causes d'une espèce particulière et d'un degré supérieur en énergie, l'agent conservateur, veillant à ses propres intérêts et venant au secours de l'économie corporelle, leur résiste à l'aide de mouvements convenablement dirigés et proportionnés à l'intensité de ces causes. Cette méthode naturelle obtient un plein succès, tant que la violence de la cause reste dans les limites raisonnables et qu'il ne survient aucune perturbation capable de porter obstacle à l'impulsion et au maintien de l'ordre successif des actes vitaux.

§ VII. Nous devons donc établir à ce sujet une notable distinction entre la direction, l'ordre constant ou la méthode naturelle des actes vitaux immédiatement troublés par des causes parfois même matérielles — différentes néanmoins de la cause morbifique actuelle, à laquelle elles viennent parfois se joindre ou se surajouter — et cette même direction, lorsqu'elle est plus régulière et qu'elle se trouve à l'abri de toute perturbation accidentelle.

Ainsi, comme nous l'avons déjà dit plus haut, toutes les fois que l'activité vitale sera librement abandonnée à elle-même, dans un cas extraordinaire, elle imprimera généralement à ses actes une direction indiquant sa sollicitude et même son anxiété. Or, cela arrivera avec d'autant plus de certitude et de régularité que, dans une maladie de même espèce, il surviendra individuellement, soit dans la quantité, soit dans la qualité de la matière morbifique, des anomalies rendant plus laborieuses et plus pénibles les fonctions de l'activité vitale.

§ VIII. Mais, une telle perturbation dépend essentielle-ment d'une prédisposition inhérente à la nature humaine, devenue constitutionnelle à la longue; c'est-à-dire du *tempérament* lui-même et de son aptitude aux mouve-ments mécaniques. Dans une économie corporelle où tout se passe depuis longtemps d'une manière tranquille, cette anomalie peut aussi provenir de la nécessité extra-ordinaire non-seulement d'entreprendre des actes excep-tionnels et spéciaux, mais encore d'exécuter quelque chose de pénible, tout à fait en dehors de l'ordre normal, habituel ou paisible, et surtout de poursuivre ces mêmes actes d'une manière constante, régulière et méthodique.

§ IX. Quels que soient cependant la prévoyance, l'ordre, la vigilance, le soin que la nature apporte en ceci, ce qui facilite et accroît singulièrement la juste sol-licitude, le trouble et l'hésitation de son intention ou de la direction imprimée à ses actes, c'est l'incertitude où elle se trouve touchant le succès de son entreprise, ainsi que l'issue de l'affaire et principalement la crainte qu'il ne survienne du dehors des obstacles sérieux. En effet, comme la nature ne peut jamais, en ces cas, agir puis-samment ni sur la matière, ni sur les effets qu'elle a pro-duits, si ce n'est par voie de déplacement et d'excrétion; comme aussi elle est irrévocablement astreinte à des pro-cédés temporaires, que ne comporte pas le plus souvent la violence de la cause morbifique, il résulte inévitable-ment de ces faits une anxiété réelle et conséquemment une juste appréhension, une véritable inquiétude, jusqu'à ce que, secondée par des moyens artificiels, après de pénibles et de constants efforts, la nature parvienne enfin à l'issue tant désirée.

Mais, pour si bien que l'on fasse ou que l'on puisse faire, il reste toujours à savoir s'il est possible au méde-cin d'agir avec toutes les précautions et tout le soin qu'exige une constitution morbide donnée. C'est ainsi pourtant que la nature exécute elle-même les choses dans cette économie humaine, où il est extrêmement difficile d'apporter une modification quelconque à la matière morbifique et d'en atténuer d'une manière notable l'énergie maligne; bien qu'il soit possible d'agir sur elle en provoquant des actes perturbateurs capables d'obtenir l'expulsion définitive de cette matière dont le séjour trop prolongé deviendrait extrêmement funeste.

§ X. Après ces importantes considérations, on comprendra sans peine, seulement d'après ce que nous montre l'observation clinique, pourquoi la nature, dans ces sortes de mouvements vitaux spontanés, désordonnés — bien que propres à délivrer le corps d'une constitution morbide actuelle — ne procède pas toujours avec une méthode régulière, n'exécute pas une série d'actes convenables, n'obtient pas un plein succès, mais se trouve au contraire si bien en défaut, qu'il lui est impossible, la plupart du temps, d'atteindre son véritable but : à tel point que ce résultat erroné, par suite de précipitation, est très-fréquemment observé dans l'espèce humaine uniquement, non-seulement d'une manière générale, mais encore particulièrement chez un très-grand nombre d'individus.

Nous avons une confirmation des plus évidentes de ce fait dans les actes moraux de la vie ordinaire, qui, par un sentiment de crainte, sont exécutés en général d'une tout autre manière qu'ils devraient l'être.

§ XI. Ce n'est que de la disposition qu'a l'âme humaine à se fourvoyer par l'abus de sa raison, que naît l'aberration où l'on tombe, lorsque de ces exemples d'erreur par précipitation, le plus souvent particuliers et individuels: on veut en conclure au caractère universel du phénomène; comme si, quoi qu'il advienne d'ailleurs, ce n'était pas directement et naturellement de la maladie elle-même, plutôt que d'une erreur quelconque, que dépend le fait universel; tandis que les funestes issues, en question, ne proviennent au contraire le plus souvent d'aucune matière morbide, mais bien *à priori* de l'idée désordonnée d'intention, dont nous avons parlé plus haut, et d'une cause ou occasion spéciale, étrangère, venant en sous-ordre, ou tout au moins de la fausse appréciation d'une cause présente notablement nuisible.

§ XII. Nous ne saurions donc aller plus loin, sans parler de la production de ces sortes d'écarts dans les mouvements vitaux désordonnés, lorsqu'un seul et même genre d'incommodités mène progressivement à d'autres affections variées. C'est ainsi en effet que, par suite de l'impression morale, de l'antipathie et de la surexcitation provoquées en nous par une incommodité actuelle, — quelle que soit d'ailleurs l'utilité de l'acte qui l'accompagne, — si la sensibilité s'émousse, si l'impatience augmente, si la colère et l'anxiété surviennent, si l'idée ou plutôt la crainte d'un danger imminent ou de tout événement fâcheux se manifeste, il en résulte le plus souvent de nombreux troubles dans l'économie.

Les questions que nous venons d'agiter dans ce chapitre renferment de précieux enseignements et fournissent une occasion favorable tant pour exercer la science de ceux qui se plaisent dans la recherche des rapports intimes des choses entre elles, que pour mettre à l'épreuve la sagacité des érudits, ainsi que la prudence et l'habileté des cliniciens; à moins qu'on ne préfère, en confondant la *cause* avec l'*effet;* reproduire de vieilles opinions répétées à satiété, ou qu'on n'aime mieux s'exposer à encourir le blâme, au point de vue spéculatif, et se préparer des remords cuisants au point de vue pratique.

§ XIII. Au reste, de semblables actes vitaux, même

utiles, bien que s'exécutant d'une manière normale, peuvent, en raison d'inséparables inconvénients et d'une pénible incertitude de l'issue, devenir également soit la cause de divers phénomènes contre nature, c'est-à-dire insolites et désagréables, soit, à l'occasion de diverses appréciations, la cause de mouvements erronés ultérieurs, dont on ne doit rien espérer d'avantageux : ces actes erronés, en effet, institués dans une *intention bonne* en général, mais spécialement *mauvaise* dans sa direction, ont une si fâcheuse issue que, bien que cette intention ne soit pas toujours la raison immédiate de tout le mal, on peut dire cependant qu'elle en est souvent la cause indirecte et qu'elle en favorise toujours les pernicieux effets, sans provoquer en rien cette aberration des mouvements vitaux.

ARTICLE Ier.

De l'état valétudinaire.

§ I. Nous connaissons tous cette disposition naturelle qu'ont certaines personnes soit à contracter habituellement de fréquentes atteintes d'une seule et même affection morbide, soit à tomber si facilement d'une maladie dans une autre, que ce n'est plus désormais une affection unique qu'elles éprouvent, mais des incommodités diverses venant compliquer cette dernière ; à tel point qu'elles deviennent très-impressionnables à la moindre influence extérieure et se trouvent ainsi exposées à toute espèce de malaises.

D'autre part, on a pu observer un état habituel opposé ; c'est-à-dire, qu'on a vu des hommes qui, ayant joui durant longues années d'une santé régulièrement florissante, se trouvent si peu disposés à supporter un désordre morbide ultérieur quelconque, qu'à la moindre atteinte, ils deviennent inquiets, impatients au dernier point et incapables de tolérer les mouvements imprimés aux actes vitaux, même dans une direction salutaire ; de là cet adage vulgaire : « *Die gesundesten leute greiffen die kranckheiten am scharffsten an-ja sterben am ehesten an erheblichen zufallen.* » « *Les individus les plus forts ont les maladies les plus violentes : ils succombent le plus rapidement au milieu de graves accidents.* »

On sait généralement, au contraire, que les personnes valétudinaires possèdent une notable résistance vitale et que, lorsqu'elles paraissent se porter le plus mal, elles évitent parfois une rechute et surmontent fréquemment les graves atteintes de certaines maladies ; à tel point que si elles ne recouvrent pas une santé parfaite, elles conservent du moins leur vie en domptant les plus grands efforts du mal et sortent triomphantes de ces diverses épreuves : tandis que ceux qu'on avait vu jouir d'une santé vigoureuse, non-seulement sont plus gravement incommodés et affectés dès la première atteinte violente de ces mêmes maladies, mais encore ils en sont plus profondément altérés et y succombent plus promptement et plus inévitablement.

§ II. La cause de ces phénomènes est communément attribuée à une prétendue *débilitation* qui, augmentant de plus en plus et enlevant au corps toute son énergie, finirait par suspendre et enrayer toutes les fonctions de la vie. Mais une telle opinion, vicieuse sous plus d'un point, présente de bien grandes difficultés.

La première, c'est que cette assertion est en complet désaccord avec la réalité du fait en lui-même ; attendu qu'il est notoire qu'un nombre considérable d'individus résistent aux fréquents et violents assauts d'une maladie qui, pour d'autres personnes, est mortelle dès la

première ou la seconde atteinte. D'où cette considération evidemment contraire à l'hypothèse , savoir:
comment peut-il se faire que les individus sujets à
cette débilation alléguée résistent longtemps au mal ;
tandis que le plus souvent de rares atteintes morbides
tuent d'autant plus promptement ceux qui sont dans un
plus parfait état de santé ?

Or, c'est le résultat opposé qui devrait avoir lieu, *selon*
l'assertion hypothétique ci-dessus , et cette faiblesse du
corps , considérée soit comme cause , soit comme effet ,
devrait, par la force des choses, conduire finalement avec
d'autant plus de facilité à la mort, qu'elle est favorisée par
des assauts plus nombreux et plus violents : c'est là un
fait digne de l'attention du médecin.

§ III. Le second point par où pèche cette même opinion, c'est qu'elle n'explique point, d'une manière convenable et rationnelle , quels sont les actes et les organes
auxquels est inhérente cette faiblesse : puisqu'en réalité
dans les principales affections morbides habituelles , on
ne peut trouver l'existence vraisemblable d'une lésion
organique en rapport, non seulement avec les symptômes
actuels et avec leurs causes de plus en plus fréquentes ,
mais encore et surtout avec ce qui n'a pas réellement
lieu, c'est-à-dire avec cette condition en question, savoir :
que dans une constitution valétudinaire , un état morbide
se maintenant plus longtemps et se renouvelant plus souvent donne lieu cependant à des résultats prochains ou
directs , moins périlleux que dans une constitution contraire où le mal ne se manifeste que très-rarement.

Un exemple assez remarquable de ce genre , connu
de tous les médecins et même du vulgaire , nous est
fourni par la *podagre ,* affection généralement si funeste
aux hommes encore jeunes et vigoureux , que , si elle
ne les tue dès les premières atteintes, elle abrège du moins

singulièrement leurs jours ; tandis que , lorsque cette affection se manifeste chez des sujets plus âgés , elle ne les empêche pas pour cela de parvenir à une vieillesse fort avancée , pourvu néanmoins qu'ils s'abstiennent de toute perturbation artificielle et violente.

§ IV. On trouvera une raison plus vraisemblable de ces faits en se faisant une idée claire de la différence réelle qui existe entre les mouvements actifs extraordinaires et les mouvements passifs , en dehors de l'ordre naturel de l'économie vitale. En effet, comme toute l'habitude peut ne porter que sur l'exécution ou sur l'omission de certains actes , il est évident qu'un exercice réitéré fait naître une plus grande aptitude à l'action , et diminue peu à peu toute précipitation et toute hésitation pouvant nuire à l'accomplissement de l'acte.

C'est pourquoi dans les affections habituelles et consistant principalement dans le retour de certains mouvements actifs , lorsque ces derniers sont devenus familiers par un fréquent exercice , ils acquièrent une agilité et une assurance telles qu'on ne doit plus craindre désormais soit les dangers provenant d'un désordre quelconque, soit la manifestation libre de la matière morbide que ces mouvements attaquent d'une manière aussi directe que sûre : tandis que, d'un autre côté, lorsque ces épreuves violentes et insolites ont lieu pour la première fois, l'économie vitale éprouve plus facilement des échecs, en agissant soit avec trop de précipitation ou d'emportement, soit autrement qu'il ne faut ; chose qui se passe ordinairement sous l'influence particulière d'une activité inquiète et trop impatiente.

§ V. Ce qui peut surtout jeter un nouveau jour sur cette question et démontrer l'inanité de cette allégation vulgaire touchant la faiblesse de l'organisme, ce sont deux circonstances très-connues et relatives à ces faits, savoir :

1° l'extrême insuffisance des proportions matérielles du corps pour détourner les assauts de ces actes habituels ; 2° cette grande et puissante efficacité des plus simples passions de l'âme , surtout en ce genre d'actes. Ainsi , d'après la première de ces circonstances , il est évident même pour les observateurs les moins attentifs, que plus ces faits deviennent habituels , plus promptement ils se reproduisent à l'occasion de causes physiques même les plus légères , et plus ils se perpétuent par des atteintes fortes et opiniâtres.

§ VI. L'utilité pratique de ces considérations ressort évidemment de l'expérience qui nous fournit de nombreux exemples à cet égard. La raison, à son tour, nous fait connaître combien est utile et même nécessaire la véritable notion de ces phénomènes pour arriver à la découverte du vrai moyen méthodique le plus propre à modifier le caractère de ces sortes d'affections , surtout dans cette constitution morbide où la succession rapide des commotions surpasse déjà de beaucoup la proportion physique des matières. Dans ces cas, en effet, ce serait une tentative aussi vaine, en général, que périlleuse dans son application spéciale de vouloir employer pour la *correction* ou pour l'*évacuation* de semblables matières la même méthode qu'on emploierait dès le principe , quand il existe réellement un vice matériel ; surtout si l'*intention* altérante ou excrétive était imprudemment dirigée contre la quantité supposée de ces matières auxquelles on attribue, d'après une opinion erronée, une abondance et une violence — qu'elles n'ont pas — en rapport avec l'intensité des phénomènes actuels.

§ VII. Ainsi que nous venons de le faire observer, nous redirons encore ici l'excellence de cette distinction qu'il est urgent d'établir entre les commotions symptômatiques ou directement produites par la maladie et les commotions contraires, naturellement opposées à toute influence morbide et absolument suscitées par la nature médicatrice dans l'unique but de combattre, de vaincre et de dompter entièrement toute affection existante. Une semblable appréciation repose principalement sur une exacte distinction préalable des véritables causes morbifiques considérées au point de vue de leur efficacité prochaine et de leur passage en acte, plutôt qu'au simple point de vue de leur effet actuel.

C'est pourquoi, non seulement il serait très-convenable de désigner sous d'autres termes les affections diverses qui tirent principalement leur nom du caractère particulier de l'énergie d'une activité salutaire — afin qu'on ne confonde pas sous une seule et même expression l'activité vitale et la maladie elle-même; — mais encore il serait très-important d'indiquer méthodiquement et avec soin les circonstances dans lesquelles ces remarquables commotions vitales subsidiaires, se manifestant à nous d'une manière sensible, ne doivent pas être combattues comme les principaux symptômes d'une maladie à son début, et doivent au contraire être secondées et favorisées, afin que, par une suite non interrompue de mouvements salutaires, la force vitale puisse surmonter la cause morbifique et neutraliser ses fâcheux effets.

CHAPITRE IV.

DISPOSITION DU TEMPÉRAMENT A LA MALADIE.

§ I. Si nous considérons l'économie du corps humain dans le véritable sens attaché aux mots, nous devons

entendre par *tempérament* , cette disposition particulière
où se trouvent les *liquides* à l'égard des *solides* , sous le
rapport de leur *situation locale*, de leur *mouvement trans-
latoire* ou *circulatoire* et *excrétoire* pour certains de leurs
éléments constitutifs. De cette *mobilité* graduée et proportionnelle naît l'*idée* proportionnée, tant de l'*intention*
que de l'*intensité* de l'activité motrice, c'est-à-dire une
idée basée sur une véritable disposition mécanique , de la
matière à mouvoir et sur la capacité respective des voies.
Or, c'est d'après une telle disposition mécanique, ainsi
établie , et surtout d'après le caractère naturel de l'acte
que l'âme humaine prend peu à peu l'*habitude* soit
d'*appliquer*, même à toutes ses *actions morales* , cette
idée constante et universelle , suivant laquelle l'acte universel du mouvement des humeurs s'exerce continuellement et sans relâche , soit de *diriger* dans une proportion
toujours uniforme toutes ses *actions motrices* , *avec* ou
sans intention volontaire. C'est pourquoi, comme c'est
pour la conservation du corps et pour sa défense contre le
mal que l'acte vital en entier s'accomplit à l'aide du mouvement des humeurs à travers les parties solides; comme
ce dernier s'appuie à son tour, tant sur une proportion
mécanique propre à mettre en jeu la masse des humeurs,
que sur une proportion motrice égale et constante destinée à imprimer une action incessante et continue , il ne
peut résulter d'un pareil état de choses qu'un avantage
éminemment précieux , soit au début des maladies , soit
pendant leur cours, soit enfin au moment de leur terminaison plus ou moins salutaire.

§ II. D'après les phénomènes qui se passent généralement à l'invasion et dans le cours des maladies, nous
sommes en droit de soutenir que la raison fondamentale de
la triple diversité des tempéraments repose : 1° sur une
parité convenable et respective existant entre les hu-

meurs destinées au mouvement et les voies ou méats que ces humeurs doivent traverser ; 2° sur un *état satisfaisant* de ces humeurs coexistant avec l'*altération* des conduits ; 3° enfin , sur une moindre *mobilité* des humeurs, concordant avec une *lésion* réelle des canaux.

§ III. A cette triple condition matérielle des tempéraments , vient se joindre une triple différence virtuelle , basée sur une idée de l'énergie motrice.

Il arrive d'abord , en effet , qu'à une convenance réciproque des humeurs et des méats correspond la libre faculté d'exécuter paisiblement les mouvements naturels : or, l'agent moteur est en ce cas si ferme , si résolu et si confiant en ses actes que , lorsqu'il survient un empêchement quelconque au libre exercice de ses mouvements , du défaut d'habitude où il est d'accomplir des actes pénibles et de la difficulté d'inventer de nouveaux moyens d'action, surgissent parfois de si grands dangers, qu'il devient désormais presque impossible d'en arrêter et d'en prévenir les funestes conséquences , pour ne pas parler de ces perturbations pleines d'anxiétés et survenues à l'occasion de tergiversations provoquées par un défaut d'assistance et de secours nécessaires en présence d'une altération matérielle , insolite et profonde.

§ IV. Il ne faut donc pas s'étonner que les personnes à tempérament sanguin et dans les dispositions que nous venons d'indiquer, soient rarement malades et jouissent d'une longue et parfaite santé , pour peu qu'elles se tiennent à l'abri de toute violente atteinte externe. Mais si dans un pareil état de choses , il survient une maladie quelconque, dont la marche rapide et la violence ne peuvent être que difficilement maîtrisées par un déploiement méthodique des forces vitales , alors se manifestent de nombreux embarras et la simple oppression plutôt que la prostration réelle des forces : le tout conspirant avec l'idée fixe qu'a le malade d'une mort certaine et inévitable. Les mouvements vitaux se trouvent alors, sinon dans un désordre complet, du moins dans une véritable propension à des perturbations pleines de crainte, flottant entre l'hésitation et la franche détermination d'entreprendre certains efforts.

Mais lorsque, après une semblable lutte, la nature a le dessus, la santé revient promptement chez de tels sujets, et, avec elle, leur ancienne sécurité ; à moins cependant que l'épreuve n'ait été trop grave, trop pénible et d'une issue très-douteuse, En ce cas, en effet, il arrive fréquemment que les individus sanguins soustraits à un aussi grand danger demeurent très-longtemps, durant même toute leur vie, sous l'influence d'une crainte perpétuelle et sont continuellement sur le qui-vive à l'égard de toutes les occasions promptes et graves, portant avec elles un imminent danger, plutôt physique que moral : condition qui les prédispose grandement à retomber par la suite dans de nouvelles et plus fréquentes affections morbides.

En outre, avec de semblables constitutions, la nature est très-apte à préparer de loin et à inventer certains moyens préventifs et préservateurs, pleins de sollicitude et d'anxiété qui, par leur opiniâtre persistance, en éloignant toute occasion d'atteintes fâcheuses, pour si grandes qu'elles soient, ramènent aisément dans un parfait équilibre l'économie naguère exposée à de graves dangers et qui, sous l'influence de cette pensée rassurante d'éloigner tout péril, non seulement écartent une cause funeste quelconque, mais encore la dominent entièrement et lui résistent.

C'est là ce qui fait comprendre pourquoi le tempérament sanguin est celui qui prédispose le plus aux affections arthritico-spasmodiques.

§ V. La deuxième condition d'énergie motrice tirée

du tempérament est celle qui augmente l'activité vitale, même dans un état de parfaite tranquillité et de régularité de l'économie corporelle ; en sorte qu'un surcroît d'intensité dans l'impulsion suppléé au vice de capacité des conduits, C'est ainsi que, dans un état pathologique donné, une semblable disposition de la puissance motrice fournit l'occasion de résister aux obstacles matériels, avec une impétuosité et des efforts au-dessus des exigences du moment, Tels sont les individus à tempérament cholérique ou bilieux.

Or, comme avec une pareille disposition morale de l'esprit, les personnes bileuses, même alors que tout se passe normalement chez elles, se laissent promptement aller à l'impatience, sous de simples appréciations morales et sont toujours prêtes ou disposées à surmonter toutes sortes d'obstacles, grâce à cette méthode naturelle et si familière d'une vigoureuse et puissante activité ; il arrive fréquemment que, en de pénibles circonstances, une semblable idée produit des perturbations aussi profondes que faciles : source réelle et provocatrice d'efforts trop impétueux, d'issues et de crises aussi incertaines qu'insolites.

§ VI. Vient, en troisième lieu, une sorte de constitution qui, bien que disposée au point de vue *physico-mécanique* à subir des influences morbides, fournit cependant ici l'occasion d'établir une distinction réelle entre une disposition simplement *mécanique* et cette autre disposition *vitalo-organique* qui, en ce cas, comme toujours, donne par son intervention un résultat opposé. Ce qui veut dire que, malgré l'aptitude exceptionnelle du tempéramment *phlegmatique* — comporativement aux autres tempéraments — à contracter certaines affections, le caractère qui le distingue surtout, c'est 1° la lenteur remarquable avec laquelle progressent les affections qui lui sont famillières ; 2° l'éloignement qu'il a pour toute marche et toute issue précipitées, pour toute entreprise laborieuse et pour toute perturbation provenant d'une erreur quelconque, pour laquelle il se trouve complètement à l'abri. C'est là ce qui fait en général que cette constitution est beaucoup moins exposée que toute autre à ces sortes d'états morbides, violents et insidieux.

§ VII. En quatrième lieu, c'est dans le tempérament *mélancolique*, même modéré, qu'on peut trouver le vrai type correspondant à cette contradiction sus-mentionnée qui existe entre l'*état physico-mécanique* du corps et l'*énergie vitalo-organique*. En effet, quoique dans une semblable constitution il y ait une moindre mobilité dans la circulation d'un sang, bon à tous égards, concordant avec l'étroitesse des vaisseaux et faisant craindre de promptes stases suivies d'une corruption rapide ; néanmoins, dès le début, la nature exécute incessamment en ce cas tous les actes nécessaires, propres et destinés à cette constitution, en sorte que l'administration de ces actes acquiert peu à peu un état parfait de modération, d'assiduité uniforme et de vigilance. Elle règle soigneusement, dans sa prévoyance, la marche naturelle des mouvements en vue de l'avenir, dans la prévision de ce qui peut arriver et d'après son intention appréciative : en sorte que, quelque dangereuse que soit une pareille disposition *physico-mécanique,* il ne peut néanmoins en résulter aucun inconvénient, à moins qu'il ne survienne quelque grave perturbation soit dans les *humeurs,* soit dans les *idées* ou l'intention de l'agent moteur.

C'est pourquoi, considérée 1° sous le rapport moral de la circonspection, d'une juste appréciation, de l'assiduité et de la vigilance, cette disposition mélancolique constitue le fondement d'une vérité qu'il importe de découvrir et de bien méditer ; 2° sous le rapport vital, quoique les sujets doués d'un pareil tempérament soient individuellement plus sensibles, ils n'en sont pas plus exposés à des agitations tumultueuses : l'observation prouve, au contraire, qu'ils sont plus aptes à une véritable longévité et qu'ils vivent en réalité plus longtemps que les autres hommes.

§ VIII. Après cette étude générale des tempéraments au point de vue pathologique, nous dirons maintenant à un point de vue spécialement morbide : A — Que les sujets d'un tempérament sanguin sont plus particulièrement exposés, 1° aux *inflammations* et aux *fièvres aiguës, inflammatoires* surtout. en ce qui regarde directement les *humeurs ;* 2° aux *congestions,* aux *opplétions* et aux *engorgements* ou *épanchements* ultérieurs qui ont lieu à la tête ou à la poitrine, pour ce qui est de l'analogie respective de la disposition organique des *solides* et des *humeurs,* ainsi que de l'entrée et du séjour de ces dernières ; 3° enfin, aux divers *efforts tonico-spasmodiques* nécessaires pour surmonter les difficultés qui s'opposent à la marche progressive de la masse humorale, sous le rapport du *passage* et de la libre *circulation* que les solides doivent livrer et faciliter aux humeurs par leur *mouvement tonique.*

De ces diverses conditions résultent les affections *arthritico-rhumatismales,* la *goutte* et les maladies *néphritico-sciatiques,* auxquelles sont cependant plus ordinairement sujets les individus d'un tempérament *sanguin* ou *bilioso-sanguin.*

§ IX. B. — Les personnes *bilieuses* sont spécialement exposées aux *fièvres aiguës,* à toute sorte de *désordres fébriles,* aux violentes affections *convulsives,* et, de même que les individus sanguins sont sujets aux *délires tremblants* occasionnés par la crainte et l'anxiété, les bilieux sont exposés à leur tour aux délires *furieux,* violents ou phrénétiques.

§ X. C — Les personnes à tempérament *phlegmatique*

ou *lymphatique* sont sujettes aux *ulcérations*, ainsi qu'aux *épanchements* et aux *engorgements* de nature *catarrhale* : généralement exemptes d'affections aiguës, elles sont spécialement exposées aux *tumeurs œdémateuses* et doivent redouter tant les affections *comateuses* que l'*impuissance des membres*, provenant parfois seulement d'une simple *atonie*, parfois d'une extrême *flaccidité* des tissus, parfois enfin de la *raideur* et de l'*engourdissement* des parties devenues immobiles, à l'occasion d'un engorgement. Ces mêmes individus sont encore plus particulièrement sujets aux différentes espèces de *flux*, aux *écoulements* et à diverses *excrétions séreuses*.

Naturellement *peu intelligents, nonchalants, apathiques* et *portés au sommeil*, les lymphatiques sont plus fréquemment exposés que les autres aux *apoplexies* et aux affections *suffocantes*; ils se trouvent peu enclins aux maladies aiguës et sont spécialement affligés d'une excessive obésité.

§ XI. D — Bien que les individus doués d'un tempérament *mélancolique* soient généralement à l'abri d'atteintes fâcheuses et violentes de maladies (à moins toutefois que par une fausse *opinion* ou par la *crainte* d'une santé incertaine, ils ne s'occasionnent eux-mêmes quelque incommodité, ou que, par une habitude de défiance, ils ne manifestent une trop grande *impatience* à l'occasion des mouvements toniques et salutaires entrepris par la nature, mais entraînant quelquefois après eux certains désagréments), nous dirons cependant qu'ils sont plus facilement exposés aux *commotions hypocondriaques* et aux *efforts hémorrhagiques*; ils sont enclins surtout aux affections *spasmodiques* tantôt légères, mais néanmoins opiniâtres, tantôt plus graves et finissant même par prendre le caractère et la périodicité des *paroxysmes épileptiques*.

De telles personnes sont en outre prédisposées aux

délires provenant d'un excès d'*inquiétude* , de *crainte* ou de *timidité* ; et , de même qu'elles semblent sujettes, sous un point de vue *corporel* , aux *stases* et aux *engorgements* d'un sang épais dans un organe clos de toute part ou dans une partie interne quelconque ; alors surtout qu'il existe un imminent danger pour ces stases sanguines à prendre un caractère inflammatoire et gangréneux : de même aussi, au point de vue *moral* et *intellectuel*, les mélancoliques se laissent facilement aller en ces circonstances à des *idées* basées sur la crainte de la *prison* , des *ténèbres* et de *piéges* sérieux qu'on leur tend.

Aussi de pareils sujets deviennent et sont évidemment plus valétudinaires que les autres ; et cela, en raison de la continuelle sollicitude de leur esprit , des violents ébranlements de leur système nerveux et des embarras temporaires du corps et de l'âme , plutôt qu'en raison de certaines causes corporelles fâcheuses et nuisibles.

§ XII. Tel est l'exposé exact et fidèle des dispositions particulières découlant des tempéraments et démontrant que, suivant l'existence absolue ou la prédominance de telle ou telle constitution , les hommes sont individuellement plus disposés à certaines affections qui les atteignent d'une manière générale ou même spéciale : c'est en ce sens que nous disons que de telles considérations méritent au plus haut degré de fixer l'attention des pathologistes et des cliniciens.

CHAPITRE V.

DE LA DURÉE DES MALADIES.

§ I. Le *temps* considéré au point de vue pathologique exige une étude aussi variée que sérieuse ; il ne s'agit point, en effet, seulement de déterminer d'une manière *spéciale* et précise, à l'égard de la *durée* des maladies, l'époque de l'*invasion*, la *marche* et la *terminaison* de chacune d'elles, mais il convient aussi de considérer le temps d'une manière *générale*, par rapport à la *vie* elle-même et à l'étendue de sa durée entière.

§ II. Il est bien évident et certain que, parmi les problèmes les plus relevés et les plus importants de l'ordre physique, un de ceux qui sont le plus justement dignes de l'attention des savants, c'est le problème du *terme* et de la *durée* de la vie humaine ; mais, comme on ne peut rien en espérer de positif, tant sous le rapport physique que sous le rapport logique, ce serait s'égarer en de vaines spéculations que de vouloir procéder à une semblable étude en s'appuyant sur des hypothèses simplement imaginaires.

§ III. Quiconque sait tant soit peu raisonner comprendra combien est inouïe la folie de ceux qui s'efforcent inutilement de chercher la cause du dépérissement de l'organisme humain dans l'affaiblissement, la fatigue et la consomption successive, tant de la structure que de la texture corporelles, ou qui imputent au contraire cette même cause à une trop grande raideur des parties ; attendu que, d'après l'observation, les chairs ainsi que la texture des animaux qui vivent longtemps, sont plus raides et plus rugueuses.

§ IV. Mais outre que cette assertion ci-dessus est pleinement opposée à l'expérience vraie des faits, ces considérations purement imaginaires s'éloignent de la simplicité de la chose en question.

Pour ce qui est de la première supposition, nous avons déjà dit, en parlant de la cause physique peu évidente de la mort, que cette hypothétique énervation du corps, par un dépérissement à la suite d'un long usage, est si opposée à la vérité du fait et aux phénomènes ordinaires qui accompagnent cet affaiblissement, que, lorsque les organes, suivant cette observation erronée, devraient s'affaiblir et se détériorer d'autant plus vite qu'ils s'exercent d'avantage, il arrive tout le contraire; attendu que par un exercice laborieux le corps s'endurcit de plus en plus, acquiert une plus grande agilité, une meilleure santé et devient par là plus robuste et plus propre à la longévité.

§ V. Quant à la seconde supposition qui attribue le dépérissement de l'économie corporelle à la contracture des tissus organiques, que l'on fait consister maladroitement dans la simple raideur des parties molles, on peut la réfuter par la même considération que nous venons d'exposer ci-dessus.

Cette hypothèse est en effet en tout contraire à l'expérience, attendu que nous avons journellement sous les yeux des exemples d'hommes très-laborieux dont la texture corporelle est on ne peut plus consistante et serrée, mais qui jouissent d'une santé plus stable et d'une plus grande longévité qu'une foule d'autres plus jeunes ou du même âge, d'une complexion plus délicate et vivant dans l'oisiveté.

Nous possédons encore de nombreux exemples dans l'un et l'autre sexe, prouvant que des individus parvenus

à un âge fort avancé, n'en jouissent pas moins d'une
santé parfaite, bien loin d'éprouver un réel dommage dans leur vie. C'est pourquoi, en bien examinant
la chose en elle-même, on comprendra qu'il ne faut point
attribuer la cause du dépérissement du corps aux deux
circonstances sus-alléguées et dont la présence n'entraîne
nullement les tristes effets qu'on leur impute d'une manière directe et simplement hypothétique.

§ VI. Quoi qu'il en soit, rien jusqu'ici ne résout le problème que nous avons soulevé, savoir : pourquoi les faits
que nous avançons se passent réellement ainsi non seulement avec le temps, mais encore après une période de
temps déterminée. En effet, les réponses faites à une pareille question ne sont qu'indirectes, absurdes et sans
analogie avec cette dernière.

De là, la perpétuelle incertitude où l'on est de pouvoir
donner la véritable raison pour laquelle la puissance vitale, qui agit, forme le corps, en répare les pertes, rétablit
la santé, restaure les parties lésées et exerce son énergie
avec une égale et constante vigueur, peut enfin s'affaiblir,
dépérir complétement dans un court espace de temps.

§ VII. Quoiqu'on ne puisse pas, de prime abord, donner
une raison satisfaisante de ces faits, il convient cependant d'établir à cet égard toutes les preuves expérimentales possibles. C'est pourquoi, relativement à notre thèse,
nous considérons d'abord le remarquable rapport qu'ont
avec le *temps* les maladies et les divers états affectifs qui se
manifestent pendant leur cours. Cette considération nous
offre, en effet, une raison plus plausible de ces diverses
manières d'être en rapport avec le temps, telles qu'elles
paraissent dépendre tant de la quantité ou de la qualité
des matières que de l'ordre des mouvements vitaux ; bien
que nous devions faire observer particulièrement ici
qu'il convient d'apprécier aussi la cause pour laquelle les

maladies suivent invariablement leur cours naturel et parviennent à leur terme, les unes plus vite, les autres plus lentement et avec plus de calme.

§ VIII. On ne saurait cependant donner une explication raisonnable de ces mesures de temps, durant lesquelles on voit divers actes vitaux s'accomplir régulièrement à des *périodes septenaires;* à moins qu'on n'invoque et qu'on ne prenne en sérieuse considération la conspiration de l'agent moteur vital, ou qu'on ne dise que c'est à l'aide de cette énergie déjà si connue qu'il remédie ainsi, en ces occasions, à une constitution morbide et que, d'après certaines lois naturelles, il possède et conserve le privilége de ces périodes septenaires pour aviser à l'administration de sa propre économie dans le but de secouer, de déplacer et d'expulser définitivement les causes morbides et contre-nature. Or, l'acte vital n'a jamais cessé d'être le même, il a toujours et partout agi de cette même manière et d'après ces mêmes habitudes.

§ IX. Pour ce qui concerne le rapport du temps avec les maladies, d'après la raison que nous en avons déjà donnée, il est prudent de bien apprécier, d'un côté, les conditions matérielles elles-mêmes, d'un autre côté, l'ordre particulièrement suivi par la nature et d'autre part enfin, l'harmonie mutuelle ou la conspiration qui existe entre l'organisme et l'ordre vital. D'abord, au point de vue matériel et *organique*, il est une première loi mécanique, enseignant qu'un corps ne peut être mu s'il n'est mobile, et une seconde qui dit que la direction imprimée doit être proportionnée tant à la matière, à l'égard des voies, qu'à l'intention, à l'égard du but final. Car de même qu'il serait inconvenant de vouloir exécuter d'une seule fois ce qui doit successivement et graduellement s'opérer dans le cours de l'acte et durant le trajet des humeurs à travers les canaux; de même, il est convenable de régler l'intensité de l'action, d'en augmenter ou d'en diminuer l'impulsion, selon que la nécessité l'exige.

§ X. Pour ce qui est, en second lieu, de l'*activité spontanée* propre à la nature elle-même, mais soumise à certains modes et procédés, nous devons examiner attentivement quelle est l'énergique constance avec laquelle non-seulement elle concourt à l'éloignement et à l'expulsion complète de nombreuses causes morbides, mais encore elle exécute ces divers actes au moyen de sa *méthode* ordinaire et propre, le tout dans une *mesure de temps* parfaitement déterminée.

Or, c'est de ces conditions et de l'ordre suivi par la nature que dépend absolument, en troisième lieu, cette harmonie qui existe entre la mobilité de la matière et cette activité si apte à entreprendre et à diriger les mouvements vitaux salutaires. C'est pourquoi, de même que, d'après les lois physiques sus-énoncées, il serait irrationnel de prétendre mouvoir ce qui n'est pas mobile ; de même aussi il ne serait pas moins absurde d'ignorer que la nature dans ses actes libres, spontanés et constants, non seulement n'entreprend et n'exécute rien de semblable, mais encore ne tolère et ne permet aucun acte de cette espèce, sans montrer la plus grande répugnance et une impatience réelle dans toutes ses actions. Et cela, pour la raison qu'aucun mouvement ne peut être provoqué, même artificiellement dans le corps, sans la participation directe de la *nature* ou *âme*, qui est l'*auteur* par excellence de tout acte vital.

Il ne faut donc plus s'étonner si, en des circonstances exceptionnelles, le principe moteur manifeste par des actes désordonnés et anormaux son impatience et son dégoût, lorsqu'il est inutilement et imprudemment surexcité, par des moyens artificiels et violents, à accomplir des mouvements, que, dans sa libre spontanéité, il ne veut et ne doit point exécuter : il arrive le plus souvent en effet , en pareil cas, que ces actes forcés, ne correspondant nullement à l'exigence des matières et des voies , sont et demeurent complétement inutiles et sans effet.

§ XI. De telles considérations sont on ne peut plus avantageuses en pathologie, tant pour éclairer le clinicien sur les sages indications qu'il doit tirer de la marche successive des maladies , que pour le guider sur l'opportunité réelle de son *intervention* : c'est là le véritable fondement d'une bonne et sage *médecine expectante,* appuyée sur l'observation directe et pratique , ainsi que le fait observer avec raison le judicieux G. Harvée [1] lui-même. Mais pour que cette méthode expectante ne soit point compromise , soit par un trop-grand empressement ou par des tentatives téméraires , soit par une ignorance complète dans le choix opportun du moment propice pour intervenir, il est en tout point convenable et nécessaire de ne point ignorer quels sont les rapports du *temps* avec les *maladies*.

§ XII. C'est en s'appuyant sur de pareils faits qu'on a divisé les maladies en *aiguës* et *chroniques* , en raison du *court* ou *long* espace de temps de leur durée. Or, après ce que nous avons dit sur la cause principale d'une semblable constitution, nous ajouterons que les maladies aiguës

---

[1] Gédéon Harvée (qu'il ne faut pas confondre avec G^me Harvée , auquel les historiens attribuent généralement la découverte de la circulation du sang,) était un savant médecin, auteur d'un livre intitulé : *Art de traiter les maladies par la simple expectation.* Cette œuvre pleine d'érudition prouve cependant qu'Harvée , à côté de grandes vérités , a émis les plus graves erreurs cliniques : Stahl a réfuté ces dernières dans une satire fort-spirituelle et très-mordante ; il les a surtout combattues dans un livre ayant pour titre : *Silène Alcibiade,* très-peu connu par les médecins. Ce précieux volume qui fait parties des œuvres que nous publions, démontrera une fois de plus combien Stahl savait faire la part d'une sage *expectation* qu'il n'a jamais confondue avec l'*inaction.* On pourrait souvent lui reprocher le contraire , car sa thérapeutique , ainsi qu'on le verra, est un immense trésor de matière médicale.

se fondent principalement sur l'active énergie de la nature, tendant sans cesse à combattre la cause morbifique, avec des efforts généralement proportionnés à l'intensité de cette cause et spécialement administrés suivant la dignité de la partie lésée : tandis que les affections chroniques dénotent un veritable relâchement de la part des organes, ainsi qu'une inertie extraordinaire dans l'activité vitale.

§ XIII. Toutefois, nous pouvons, sans difficulté, placer entre les maladies aiguës et les maladies chroniques celles dites *récurrentes* ou *périodiques* ; soit que leur période puisse être très-générale, incertaine et vague, soit qu'elles reviennent à des époques fixes et règulières. Parmi ces dernières, nous classerons surtout les maladies dont les *retours périodiques* correspondent aux *phases lunaires* : du premier genre sont, 1° celles qui reparaissent aux époques des *équinoxes* et des *solstices*, 2° celles enfin qui se manifestent aux changements des saisons ou même sous l'influence de violentes commotions de l'âme.

Il existe encore d'autres états affectifs qui, bien qu'ils laissent dans le corps quelque trace d'une modification quelconque; n'en ont pas plus pour cela une réelle analogie avec le temps ; telles sont, par exemple, les incommodités inséparables de la *grossesse*, de l'*enfantement* et de l'*allaitement*.

§ XIV. L'*âge* mériterait à cet égard une considération plus particulière, car on peut trouver en lui, non seulement la raison évidente des différentes modifications qui surviennent dans le corps, mais encore la cause déterminante de certaines altérations morbides imminentes. Il est bien manifeste cependant qee ce n'est pas seulement au *temps* qu'il faut attribuer la puissance de produire ces phénomènes, mais bien positivement à la direction spéciale des actes vitaux dans l'économie d'après un temps déterminé.

C'est ainsi que l'on doit prendre en considération les diverses époques de la *dentition*, de la *puberté*, de la *menstruation* (chez les personnes du sexe), du *mariage*, du *veuvage*, de la *fécondité*, de la *stérilité*, de la *ménopause*, etc.

§ XV. Cependant, bien qne la différence des actions vitales, au point de vue des âges, soit quelque peu confuse, il ne faut point pour cela négliger d'étudier d'une manière générale les diverses époques de la vie, pendant lesquelles les dispositions morbides particulières se manifestent assez régulièrement. Mais, comme nous ne voyons pas en ceci une grande importance pour le médecin, et qu'il n'en ressort pas, du reste, une explication satisfaisante, nous ne nous y arrêterons pas plus longtemps : il nous suffira de connaître et d'apprécier exactement la vérité, pour y apercevoir et en déduire l'analogie des faits qui s'opèrent dans le cours des divers âges de la vie.

§ XVI. Nous dirons donc qu'il convient, au point de vue du temps, de distinguer en pathologie deux conditions principales, savoir : 1° la manière d'être intime des affections morbides, eu égard à leur propre durée, et 2° les rapports qu'ont avec le temps lui-même la durée du corps entier, ses divers modes de développement et les changements qu'il éprouve : c'est sous ce dernier rapport seulement que se manifestent d'habitude certaines autres modifications particulières.

Nous croyons, à ce propos, convenable d'exposer ici quelques considérations indispensables à la science pathologique et à l'observation.

ARTICLE UNIQUE.

Dispositions aux maladies, suivant les âges.

§ I. Malgré l'importance secondaire qu'exercent les *progrès de l'âge* sur les changements qui s'opèrent dans

le corps et qui peuvent traîner après eux différentes affections morbides, pour le moins occasionnelles, trois choses
cependant sont, à notre avis, dignes de fixer préalablement
notre attention ; ce sont : 1° Le *développement actuel* du
corps ; 2° les périodes de la *puberté* dans les deux sexes et
de la *fécondité* chez la femme ; 3° enfin, les périodes d'*accroissement*, d'*état* et d'*affaiblissement* de l'énergie ou de
l'activité vitale.

Ces trois périodes de la vie humaine embrassent évidemment d'une manière directe les rapports d'après lesquels les diverses altérations des matières et des actions
surgissent d'ordinaire dans le corps humain.

§ II. La distinction que nous venons d'établir sera
d'une valeur réelle dans l'étude des âges considérés sous
un point de vue très-général. Mais, à bien apprécier le fait
en lui-même, l'énergie de l'économie corporelle, variant
suivant les diverses époques de la vie, se comporte d'une
manière plus spéciale pour exonérer certains organes
déterminés d'une trop grande abondance de sang.

Or, comme cette exonération porte principalement sur
une quantité surabondante de l'humeur sanguine, celle-ci,
selon l'ordre naturel des choses, prend surtout sa raison
d'être dans la juste intention de pourvoir à l'accroissement
et au développement vigoureux des organes. C'est là ce
qui se passe particulièrement dans les premiers âges de
la vie : l'enfance et l'adolescence.

§ III. D'après ces faits, il devient vraissemblable que les
intentions, les efforts et les essais entrepris à ces diverses
périodes de la vie, pour de pareilles exonérations,
sont dans les âges ultérieurs mis à profit pour l'usage du
corps, et cela par simple réminiscence ou par une ancienne habitude.

La véritable raison naturelle de ces faits repose : 1° sur
l'abondance accidentelle du sang exigé, dans l'enfance,

pour les besoins du premier et prompt *accroissement* du corps ; 2° sur l'*utilité* et souvent même sur la *nécessité* de venir en aide, par des allégements, à cette gênante surabondance sanguine, afin d'éviter les dangers plus grands qui pourraient survenir ; 3° sur ce que la nature, prenant en habitude une semblable *intention*, dès l'époque du développement organique, persiste indéfiniment dans ce genre de procédés, si bien qu'aux autres époques de la vie, c'est le plus souvent de cette même intention que tirent leur origine la plupart des commotions extraordinaires qui se manifestent à ces divers âges.

Les choses se passent de cette manière, parce qu'il peut très-bien se faire que, dès les premiéres époques d'un nécessaire et légitime accroissement général du corps, la nature ait particulièrement fixé son attention sur telle ou telle partie qui nécessite une incessante restauration et exige durant toute la vie de continuelles réparations et un surcroît de matériaux — fournis par le sang, bien entendu — pour remplacer les pertes qu'elle éprouve d'un instant à l'autre[1].

§ IV. On peut dire encore que l'âge devient cause occasionnelle et fournit la raison morale de certaines affections morbides; en ce sens qu'étant plus particulièrement portés à telles ou telles actions, nous sommes exposés à certains dangers et à certaines incommodités inhérentes à ces diverses conditions d'âge : d'où la possibilité d'altérations corporelles insolites et surtout d'affections morales parfois profondes. Ces sortes de perturbations de l'âme réagissent promptement et effectivement à leur tour d'une manière si nuisible sur l'économie corporelle, que, dès le principe même de leur réaction funeste, elles introdui-

[1] *Voyez* T. VIII. Commentaire CXXVI.

sent dans le corps une prédisposition de plus en plus surprenante à éprouver des troubles réels.

§ V. Or, la méthode si naturelle et si évidente d'ailleurs qui, tant à cause d'un défaut de prévoyance qu'à cause d'un peu trop de témérité et d'irrégularité dans les actes vitaux, ouvre la voie à beaucoup de malaises, c'est cette méthode excrétive, variant suivant les âges, que la nature emploie pour rejeter au dehors une certaine quantité de sang à travers certains organes ou certaines régions particulières du corps. C'est en effet par les *narines* qu'ont ordinairement lieu les hémorrhagies spontanées dans l'*enfance* et dans l'*adolescence*, tandis qu'elles s'opèrent par la poitrine chez les *jeunes gens*; au moyen des *hémorrhoïdes* chez les *hommes plus âgés* et par l'*hématurie* enfin chez les *vieillards*.

Pour ce qui est du sexe féminin, cette excrétion de sang se déclare ordinairement à l'âge de la *puberté* par l'évacuation naturelle et nécessaire des *menstrues* qui se continuent habituellement jusqu'à la fin du septième septenaire, époque à laquelle la cessation de cette évacuation particulière — mais non de toute excrétion sanguine et de toute occasion générale d'une semblable évacuation — devient parfois la cause déterminante, soit d'*ataxies* ultérieures, c'est-à-dire de graves désordres dans les mouvements ordinaires, ainsi que dans la succession régulière des fonctions vitales; soit enfin de changements extraordinaires et de profondes perturbations à l'occasion du moindre obstacle.

§ VI. Bien que la femme, à une époque donnée de la vie où elle est destinée à la génération et à l'allaitement des enfants, soit par cela même exposée à différents genres de souffrances, selon qu'elle accomplit avec plus ou moins de bonheur ses fonctions de mère ou de nourrice; néanmoins on retrouve en elle cette remarquable disposition aux évacuations sanguines variant, ainsi que nous l'avons dit, selon les âges et généralement communes à l'espèce humaine.

Cela a surtout lieu toutes les fois que par une cause quelconque il y a suspension dans l'écoulement des menstrues *(aménorrhée)* ou que celles-ci s'exécutent irrégulièrement *(dysménorrhée)*; dans ces divers cas, en effet, les femmes sont exposées aux excrétions sanguines généralement ordinaires à leur âge, c'est-à-dire aux *hémorrhoïdes* et au *pissement de sang*. Mais l'âge qui annonce et procure d'une manière plus certaine des dérangements morbides aux femmes robustes d'ailleurs, se livrant aux plaisirs de la table, à l'oisiveté et aux caprices de leur imagination, c'est l'époque de la *ménopause* ou de la cessation naturelle de l'écoulement périodique des menstrues.

§ VII. Cependant, comme d'après ce qui précède, à tel ou tel âge, certains organes deviennent naturellement et de prédilection le siége des hémorrhagies; pareillement, lorsque cet effort ou *molimen* hémorrhagique n'a pas lieu selon l'intention de la nature, il se manifeste indirectement et consécutivement de nombreuses affections morbides dans les organes ou régions mêmes qui étaient le siége de ces évacuations sanguines antérieures, suivant l'époque de la vie.

C'est là véritablement le seul et unique principe de toutes ces maladies qui, en dehors d'une cause occasionnelle violente quelconque, tirent leur origine d'une cause interne ou pour le moins particulière, et qui, contrairement à ce qu'enseignent certaines écoles médicales, ne doivent pas être regardées comme étant le triste privilége de tous les hommes, sans aucun égard pour les âges ; il est incontestable, en effet, que ces sortes d'affections sont astreintes à une raison particulière de temps invariablement basée sur les périodes de la vie humaine.

§ VIII. De ces divers documents découle enfin cette considération si importante et si évidente : qu'un *sang trop abondant* et *trop épais* devient cause très-ordinaire de maladie. La *raison formelle*, bien que *plus générale* et *subalterne*, d'un pareil genre d'affection réside dans le *mouvement* vital lui-même, soit qu'il se trouve enrayé d'une manière *passive* dans sa marche, soit même qu'il reçoive une direction spéciale contre les dangers qui menacent le corps et auxquels il est *activement* opposé. Mais à cette raison formelle générale vient se surajouter ici, comme *forme spécifique* ou comme cause *déterminante spéciale*, au point de vue de certains *organes*, la *raison* particulière des *âges*.

Ce sont là tout autant de considérations qui, à notre avis, résument à elles seules la véritable histoire et l'étiologie universelle des maladies.

<hr>

SECTION V.

DES VRAIES ET PLUS PROCHAINES CAUSES DES MALADIES, DIFFÉRANT DANS LEURS ESPÈCES.

§ I. Nous nous sommes borné, jusqu'à présent, au simple exposé tant des causes éloignées *les plus générales*, que des causes vraiment particulières des maladies et des diverses incommodités qui assiégent le corps. Cette étude nous a naturellement conduit à établir une convenable distinction fondamentale entre les affections funestes ou dangereuses et les actes vitaux réellement utiles, souvent même nécessaires, mais toujours salutaires, bien que parfois inséparables de certains désagréments, incommodant le patient plutôt qu'ils ne le rendent effectivement malade.

Nous avons démontré encore comment il se fait qu'avec une constitution matériellement exposée à une imminente corruption, l'organisme, en temps que tel, ne se corrompt cependant jamais et se trouve au contraire incessamment à l'abri d'une pareille atteinte, par la seule influence des mouvements vitaux ordinaires qui ne permettent enfin un libre accès à une suprême décomposition, que par l'affaiblissement, par la suspension ou par la cessation complète de leur activité vivifiante. Nous avons ensuite prouvé que les obstacles portés à la libre exécution de ces mouvements, considérés comme causes réelles et principales des lésions actuelles, imminentes ou prochaines, doivent être attribués généralement et directement soit à la trop grande quantité du sang, soit à un épaississement qui en altère la qualité. Nous avons dit plus loin que les mouvements, regardés comme de simples perversions survenues à l'occasion de certaines affections de l'âme, trouvent leurs causes naturelles et générales dans une *impression* ou disposition héréditaire, dans l'*habitude* ou dans un *défaut* même de cette habitude.

A ces divers aperçus, nous avons enfin ajouté une dernière considération, touchant la raison particulière du *temps* relativement aux âges ; cette raison, en effet, au point de vue de la localisation organique, fournit à ces diverses affections une occasion plus prochaine de s'effectuer d'une manière plus certaine et toute spéciale.

§ II. Les causes générales les plus réelles des maladies sont donc d'après leur rang : 1° La *surabondance* du sang ; 2° son *épaississement ;* 3° eu égard à cette double condition, l'*exécution infructueuse* ou *insuffisante* des actes vitaux, et de là, la prédominance du mal ou la mort elle-même : 4° enfin, l'*issue* heureuse et salutaire des mouvements du sang, parfois accompagnés de certains malaises qui agitent et inquiètent le malade.

§ III. Il est convenable de joindre aux causes que nous venons d'énumérer celles qui, paraissant en provenir, sont d'une effectuation plus immédiate et, par là, concourent d'une manière plus spéciale et plus prochaine à l'invasion des maladies.

Ces causes, procédant directement des causes générales sus-indiquées, sont : 1° les *épanchements ;* 2° les *stases ;* 3° les *corruptions ;* 4° enfin les *mouvements* aptes et nécessaires même, pour prévenir et surmonter tous ces inconvénients.

§ IV. Tel est l'ordre *philosophique* et *déductif* que nous devons assigner à ces causes; mais comme, au point de vue pratique et *expérimental* ou *inductif,* il convient d'abord d'observer les faits, et que les mouvements vitaux se manifestent pour l'ordinaire d'une manière sensible, il sera très-logique d'énumérer ces symptômes dans l'ordre d'après lequel ils se présentent à notre observation et, partant, de classer la *corruption* au dernier rang. Viendront ensuite les actes qui, prévenant d'une part toute manifestation morbide et combattant, d'autre part, tout effet direct et réel de maladie, s'exécutent en général d'une manière active plutôt que passive.

§ V. Les *congestions* des humeurs et les *épanchements* particuliers qui en proviennent sont la première cause subalterne de plusieurs phénomènes subséquents.

Un pareil état de choses produit directement des *tensions* dans les tissus, provoquant à leur tour diverses *sensations* particulières d'*appesantissement,* de *lancination,* de *pulsation,* de *palpitation* et même de *distension* considérable, faisant redouter la rupture des parties.

Cette congestion, si rien ne s'oppose à son développement, *tend* ordinairement et *parvient* à l'expulsion naturelle des matières ; mais si cette excrétion n'a pas lieu et que l'épanchement persiste dans son acte, il se forme alors quelquefois des *engorgements* plus profonds et des stases actuelles immédiatement suivies de corruption.

Cependant, pour que ces funestes effets ne se réalisent pas et que la corruption, à laquelle est si naturellement disposée la constitution matérielle du corps, n'atteigne pas son suprême développement, on voit se manifester, non d'une manière accidentelle — ainsi qu'on le dit vulgairement en parlant des symptômes — mais intervenir réellement et agir avec une puissante et énergique efficacité et même avec une certaine intention, divers actes vitaux, tout à la fois mouvements et actes qui modèrent, diminuent et arrêtent la libre énergie matérielle de la corruption non par des moyens simplement physiques et corporels, mais plutôt par un moyen mécanique et mécanico-organique, parfaitement proportionné et naturellement apte à cet effet. Or, ces phénomènes ne s'effectuent pas simplement par une action constante, uniforme, parfois indifférente et variable, mais plutôt par une suite de mouvements réguliers, opportuns et convenablement répétés.

Comme les espèces morbides ont, d'après les écoles, leur raison spécifique dans un ordre inférieur et exigent de plus minutieux détails, nous terminons ici notre traité de pathologie générale et nous allons immédiatement procéder à l'étude spéciale des maladies dans la deuxième partie de notre travail.

VRAIE THÉORIE MÉDICALE.

PATHOLOGIE.

IIE PARTIE.

PATHOLOGIE SPÉCIALE.

CARACTÈRE SPÉCIAL DES CAUSES ET DES EFFETS CONTRE-NATURE.

§ 1. Nous n'avons étudié jusqu'ici que d'une manière très-générale la disposition tant du corps que de l'économie vitale, touchant les causes et les effets opposés à l'ordre et au caractère naturel des choses ; dans cette seconde partie de notre Pathologie, nous passerons en revue d'une manière particulière les espèces subalternes d'affections plus simples, en tant qu'effets morbides directs ou indirects ; ce ne sera que dans la troisième partie de cet ouvrage que nous examinerons d'une manière très-détaillée chacune des affections toutes spéciales dépendant directement de celles qui vont faire l'objet de nos présentes études.

§ II. D'après le plan que nous nous sommes tracé, nous commencerons d'abord par donner un exposé historique et précis des faits dans leur exacte vérité : en cette occasion nous nous appliquerons surtout à bien distinguer les circonstances naturellement inséparables de l'effet morbide d'avec celles qui, bien que n'étant pas les compagnes obligées de l'état affectif, viennent néanmoins concourir fréquemment et même habituellement avec ses propres effets, mais d'une manière simplement casuelle, par l'intervention et l'addition fortuite d'une chose étrangère à l'affection elle-même.

Ces faits, une fois bien compris et convenablement examinés, nous dévoileront l'erreur des raisons sur lesquelles s'appuie cet étonnant paradoxe communément admis, lorsqu'on impute d'une manière directe et propre aux diverses affections ce qu'il est juste et raisonnable de ne rapporter uniquement qu'à des circonstances accidentelles venant, par leur concours et leur intervention, se surajouter aux causes déjà existantes : de là ressortira en même temps le véritable point de vue sous lequel doivent être étudiées les affections morbides franchement et naturellement considérées en soi.

§ III. Nous tâcherons ensuite d'établir, dans l'étude de chaque espèce morbide, quels sont les caractères positifs et bien tranchés qui distinguent les *lésions d'actions* ou lésions vitales, quelles qu'elles soient, et les dépravations vraiment symptômatiques, mais simplement passives, provenant directement de l'énergie physique de la cause morbifique, d'avec l'*activité* vitale vraie, *réelle, salutaire, conservatrice* et les actes vitaux ordinaires accrus dans leur intensité ou variant dans leur direction particulière suivant l'opportunité ou la nécessité du moment et d'après l'intention de l'agent conservateur lui-même.

§ IV. Après ces divers documents, viendra se placer naturellement une double considération. La première nous apprendra quelle est la distinction qu'on doit établir entre les phénomènes qui résultent directement de la *non-effectuation* de ces actes vitaux salutaires — alors que le corps est atteint d'une réelle altération morbide matérielle — et les résultats tout contraires qui suivent une véritable intervention de ces mêmes actes salutaires et conservateurs.

A l'aide de la seconde considération, nous apprendrons, après une appréciation préalable et comparative des complications morbides qui accompagnent parfois les mouvements vitaux, quels sont les avantages réels d'une régulière, énergique et salutaire activité et quelles peuvent être, au contraire, les conséquences fâcheuses d'un désordre, d'une interruption ou d'une cessation complète de ces mêmes actes.

§ V. Nous nous efforcerons enfin, à cette même occasion, de bien faire connaître quels sont les obstacles que les *perturbations* accidentelles peuvent opposer à la véritable énergie de l'activité vitale, dans quelles circonstances de ce genre il survient habituellement des incommodités et quels sont les actes utiles qui éprouvent le plus de difficulté dans leur effectuation. C'est de cette manière que nous espérons, par tous les moyens et en toute occasion, rendre plus évidente et plus intelligible la différence naturelle et positive qui existe entre les diverses espèces morbides que nous allons étudier.

SECTION I^{RE}.

DE L'HÉMORRAGIE.

§ I. Quelque extraordinaire que nous paraisse chez un homme, bien portant d'ailleurs, l'évacuation ou l'excrétion d'un sang pur et vermeil, qu'on attribue justement à des causes en dehors de la nature, combien ne devrait-on pas s'étonner, à plus forte raison, en voyant ces évacuations habituelles et tout à fait naturelles du même genre, qui se manifestent chez la femme et qui, ainsi que tous les physiologistes se plaisent à le constater, sont d'une utilité indispensable au bien-être des personnes du sexe, malgré leur fréquence, leur abondance et leur périodicité remarquable : à tel point que, tant que ces évacuations sanguines ont lieu d'une manière régulière, les femmes ne ressentent et n'encourent bien certainement presque jamais aucun inconvénient fâcheux.

§ II. Afin de rendre plus aisée et plus vraie la conception de ces faits, nous allons avant tout procéder à l'étude directe de l'hémorrhagie elle-même, tant au point de vue de son mécanisme naturel et telle qu'elle se présente à nous d'après l'observation, qu'au point de vue de ses causes occasionnelles appréciables aux sens.

L'*hémorrhagie* simple, survenant en dehors de toute violence extérieure, à la suite de causes internes et de secousses obscures, ou même quelquefois après une simple agitation provoquée par des mouvements locaux, peut avoir lieu d'une manière tacite et sans commotion sensible. Une évacuation de ce genre ne peut être produite, ni par des causes occasionnelles et fortuites, ni par le concours direct de causes efficientes physico-mécaniques , pouvant déterminer dans une région spéciale du corps une semblable excrétion ou évacuation ; mais elle survient ordinairement à des époques périodiques, indiquant suffisamment le caractère de l'acte naturellement préposé à ce mode d'éruption.

§ III. Nous dirons en son temps que l'acte hémorrhagique a ordinairement lieu sans violence et sans désordre ; c'est ainsi, en effet, que les hémorrhagies du nez, de l'utérus, de la poitrine et des reins, ne sont jamais précédées ni accompagnées d'aucune sensation fâcheuse remarquable. Mais si parfois il survient une sensation désagréable, elle est due simplement à une tension locale qui, occasionnant une dilatation exagérée des parties avoisinant le lieu de l'évacuation, y provoque une douleur.

§ IV. Une hémorrhagie modérée, non seulement n'affaiblit pas le corps, mais encore procure du soulagement et donne plus d'agilité ; attendu que les personnes naturellement disposées à de semblables évacuations, ressentent habituellement une certaine pesanteur, une fatigue réelle et une véritable lassitude dans les membres.

§ V. Les hémorrhagies spontanées, à moins qu'on ne les provoque accidentellement, d'une manière extraordinaire et avant qu'elles ne prennent un fâcheux caractère par l'habitude, sont la plupart du temps modérées, tant dans leur évacuation lente et paisible, que dans leur proportion n'excédant pas en quantité la quantité de sang fournie dans une fluxion continue. Elles cessent d'ailleurs d'elles-mêmes, sans secousse et sans désagrément, si toutefois, dès le principe, elles se sont établies sans trouble et sans douleur.

§ VI. Ce qu'il y a surtout de remarquable, c'est que, quelque considérable qu'elle soit, une hémorrhagie spontanée, pourvu qu'elle ne devienne pas subitement immodérée, n'occasionne ni un affaiblissement, ni une altération

sensible de l'économie corporelle; tandis que c'est le
contraire qui a lieu, lorsque par la phlébotomie ou par un
accident subit et violent quelconque, il s'épanche une
quantité semblable de sang.

§ VII. Une circonstance des plus communes dans les
hémorrhagies spontanées, c'est une condition particulière
et précise de temps, d'après laquelle ces sortes d'évacuations reviennent habituellement à des époques déterminées.
Mais cette condition elle-même est subordonnée à une circonstance bien plus importante encore que le fait lui-même;
c'est que dans leur retour à des périodes exactes de temps,
ces excrétions sanguines spontanées suivent, dès le début,
cette modération qui est le caractère propre de ce genre
de flux, et que, par une espèce de réciprocité, plus une
hémorrhagie se rapproche du type périodique, plus elle est
régulière et modérée dans sa marche et dans ses issues.

§ VIII. Faisons remarquer ici, en passant, qu'une fois
que ces périodes hémorrhagiques ont contracté un caractère déterminé tant dans leur *retour* que dans leur *durée*,
et même dans la quantité modérée de sang qui s'évacue,
elles sont désormais à l'abri de toute profonde altération
et de tout changement notable, provenant simplement et
directement de certains troubles extraordinaires survenus
tant dans la crâse et dans la circulation générale du sang,
que dans son mouvement local expansif et progressif; elles
s'exécutent même d'une manière invariable et continue, à
moins qu'elle ne soient réellement contrariées par de violentes commotions morales qui exercent sur ces sortes de
flux une influence exceptionnelle. Quant au mode de succession effective des hémorrhagies spontanées, rien, à tous
égards, ne peut le maîtriser d'une manière aussi absolue
que l'*habitude*, ce vrai tyran de toute direction motrice.

§ IX. Avant de terminer nos considérations sur cette
circonstance invariable de la périodicité des hémorrhagies

spontanées et de leur disposition naturelle à prendre un semblable caractère, nous dirons encore à ce sujet·
1° que le retour périodique des évacuations sanguines se fait généralement d'une manière constante, malgré l'altération du sang dans sa crâse matérielle et son peu d'aptitude à l'effectuation de ce phénomène; 2° que, bien que la quantité de sang excrété diminue, rien cependant, tant au point de vue général du retour périodique, qu'au point de vue spécial de la durée, n'a été radicalement changé ou altéré dans l'acte constant, essentiel et propre de la spontanéité, pas plus que s'il existait de toute part l'aptitude nécessaire à la régulière perpétration du phénomène; 3° que si les choses se passent ainsi, c'est que, quels que soient les obstacles qui s'opposent au succès de l'hémorrhagie, rien n'est capable d'arrêter dans son universalité et sa perpétuité, l'acte périodique et les efforts nécessaires pour l'accomplir, pas même la persistance de la nature à mener à bonne fin cette tentative.

§ X. Il nous reste encore à ajouter ici, pour compléter nos observations générales sur l'hémorrhagie, cette importante remarque, savoir : que les individus sujets à des hémorrhagies habituelles modérées, faciles, sans effort et plus ou moins régulières dans leur retour périodique, non seulement jouissent d'ailleurs d'une bonne santé et sont exempts d'un grand nombre d'autres affections morbides, mais encore sont pour cette raison réfractaires à bien des maladies. De plus, toutes les fois qu'il se déclare un flux hémorrhagique soudain, affectant dans la suite un mode habituel et périodique chez les personnes atteintes de quelques malaises, celles-ci en sont peu à peu et complétement délivrées : il s'opère alors chez ces sujets un changement si salutaire, que l'on voit même des affections profondes et douloureuses, préexistantes à ces hémorrhagies, s'amender et disparaître pour toujours,

sans aucune perturbation sensible et remarquable, à moins
qu'il ne survienne de fâcheux obstacles.

§ XI. D'un autre côté et contrairement à ces faits,
lorsque, par une imprudence coupable, un flux hémorrhagique habituel est arrêté, il en résulte, pour l'ordinaire, de
nombreuses incommodités dont les effets sensibles, successifs et éventuels, sont bien plus graves et plus pénibles
que ne l'étaient ces hémorrhagies elles-mêmes.

Cela est si vrai que ces désagréments se manifestent,
avant même qu'il y ait eu déjà une véritable évacuation
de sang, lorsqu'on s'est opposé simplement à une constitution demandant une exonération de la masse sanguine;
mais ces conséquences ont plus certainement et plus immédiatement lieu, lorsque, ainsi que nous l'avons dit, on
arrête un flux de sang habituel et périodique.

§ XII. Or, si l'on veut bien examiner le fait tel qu'il est
réellement et qu'il se présente à notre observation, on
pourra se convaincre que les affections morbides qui
suivent les hémorrhagies ou cessent sous leur influence,
sont en général moins longues, moins dangereuses, et
excitent moins de trouble dans l'économie. En outre, les
sujets qui en sont atteints, en sont presque toujours plus
promptement délivrés et deviennent plus alertes que ceux
qui, toutes choses égales d'ailleurs, ne sont point soumis
à un flux hémorrhagique; ces derniers, en effet, ont une
convalescence longue et pénible.

§ XIII. Mais lorsqu'il arrive que, dans une occasion
quelconque, ou que, par des moyens artificiels administrés
à contre-temps —ce qui n'est pas rare—une hémorrhagie
soit supprimée ou suspendue dans son cours, de manière
à arrêter toute intervention directe de l'activité vitale et
à enrayer son intention ; dès lors, si les obstacles ne s'a-
dressent qu'à l'hémorrhagie qu'ils troublent ou suppriment,
et que la nature persiste dans son intention, il survient

ordinairement, à la suite d'une semblable pratique, une masse d'affections nuisibles, violentes et opiniâtres, revêtant des formes aussi bizarres que variées et jetant le trouble dans l'économie.

De toutes ces considérations, doit ressortir enfin d'une manière évidente la nécessité de connaître et de bien apprécier, d'une part, la puissante efficacité des efforts et des mouvements tendant à l'excrétion libre du sang et, d'autre part, les phénomènes particuliers qui suivent inévitablement de tels efforts impuissants à atteindre leur but final, salutaire et qui leur succèdent d'une manière naturelle, régulière et proportionnée.

CHAPITRE Ier.

EXPOSÉ DES CAUSES DÉTERMINANTES DES HÉMORRHAGIES.

§ I. Il convient avant tout de faire ici l'exposé des causes qui déterminent les hémorrhagies en général; nous ajouterons à cette étude historique la raison intime de leur manière de procéder et de là, nous arriverons plus facilement à découvrir quelle est la cause qui produit telle ou telle espèce hémorrhagique et les phénomènes qui lui sont propres.

§ II. Ce sont principalement les jeunes gens qui sont sujets aux hémorrhagies soudaines, les plus fréquentes et les plus abondantes; viennent ensuite les personnes les mieux portantes et alertes, les individus d'un naturel vif, actif et sensible, ceux enfin d'une constitution pléthorique, d'un excellent appétit, qui font bonne chère, qui digèrent bien et chez lesquels abonde un sang pur et vermeil. Tel est le cachet particulier d'une structure organique dans laquelle une capacité plus grande des vaisseaux correspond à une plus vive impulsion capable de provoquer tant l'*épanchement* que l'*extravasation* du sang ; telle est surtout la disposition spéciale des tempéraments biliososanguins et mélancolico-sanguins à ce genre d'affection. C'est encore chez de pareils sujets que l'on observe une disposition naturelle de l'âme, qui, avec le concours des circonstances matérielles du tempérament, favorise singulièrement la prompte exécution des phénomènes de ce genre ; et cela d'autant mieux que de profondes émotions morales les entraînent, par la colère, à toute sorte d'excès ; par la terreur, aux défaillances et aux perturbations de toute espèce.

§ III. Les causes externes qui excitent et troublent habituellement les hémorrhagies, sont 1° les *mets* fortement *épicés*, appelés vulgairement *échauffants*, ayant la propriété de raréfier ou de dilater le sang ; les boissons spiritueuses et les liqueurs alcooliques ; 3° la grande chaleur de l'air atmosphérique, alors surtout qu'il est imprégné d'humidité ; 4° une forte commotion de la masse sanguine par des exercices corporels trop violents ; 5° enfin, le *passage subit* d'une température chaude dans un milieu froid.

§ IV. Les évacuations même légères provoquées par une cause externe quelconque, dans une constitution pléthorique saine d'ailleurs et vigoureuse, fournissent souvent une occasion déterminante et notable d'hémorrhagies répétées, pouvant devenir de plus en plus habituelles. C'est ainsi que, dans le jeune âge, il n'est pas rare de voir, à la suite d'une épistaxis abondante, bien que bénigne, occasionnée par un coup sur le nez dans une chute ou un jeu folâtre, se manifester ultérieurement de semblables hémorrhagies qui, si elles n'ont pas lieu, peuvent, en cherchant une issue quelconque, engendrer d'autres incommodités.

§ V. Or, l'habitude s'établit principalement ici, par la répétition libre et fréquente d'une franche et facile évacuation · c'est de cette facilité de l'acte hémorrhagique que provient l'accroissement sensible de la propension naturelle à reproduire le même phénomène à la moindre occasion.

C'est encore l'habitude qui contribue, pour la plus grande part, à l'établissement des retours périodiques des hémorrhagies; car, de même que la périodicité s'introduit par l'habitude, de même et réciproquement l'habitude rend ces sortes d'évacuations si opiniâtres, à leur point de vue le plus général, qu'elles ne peuvent être suspendues ou en quelque manière arrêtées, qu'à la condition d'un résultat fâcheux et d'incommodités même dangereuses.

§ VI. Nous n'avons parlé jusqu'ici que des hémorrhagies spontanées, se manifestant plutôt sous l'influence d'une impulsion interne que par l'effet même d'une cause puissante étrangère à l'économie ; il est maintenant convenable de dire un mot touchant les hémorrhagies survenant après une violence quelconque.

Dans cette catégorie se rangent les *lochies* des femmes en couches, qui sont comme le résultat direct d'une intention particulière de la nature ; mais à cette classe appartiennent surtout, bien qu'affectant un caractère mixte : 1° les hémorrhagies nasales qui, tirant leur origine d'un débordement du sang, surgissent avec une sensation de prurit — à cette occasion, en effet, l'effusion du sang a lieu soit par une écorchure faite à la muqueuse en se grattant, soit par un ébranlement violent des narines en se mouchant et surtout en éternuant fortement — ; 2° les hémoptysies s'effectuant à la suite d'un grand effort pour soulever un trop lourd fardeau, pour exercer une forte pression ou même opposer une grande résistance ; 3° enfin et sous l'influence des mêmes causes, les hémorrhagies utérines ou métrorrhagies.

§ VII. En outre, toute blessure ou érosion externe des vaisseaux peut parfois aussi devenir cause d'hémorrhagie. C'est à peine si nous jugeons convenable de signaler ici cette espèce d'*acrimonie corrosive*[1], peu vraisemblable, du sang, à laquelle on se plaît généralement aujourd'hui à accorder une efficacité assez puissante pour ronger les tissus musculaires de l'intérieur à l'extérieur, pour détruire les réseaux vasculaires qui le tiennent emprisonné et se ménager ainsi peu à peu une libre issue, c'est-à-dire une éruption simplement passive, n'ayant besoin d'aucune impulsion active ou d'un effort quelconque pour s'effectuer.

§ VIII. Une cause très-éloignée de l'ordre moral, en vue de laquelle la nature entreprend des efforts actifs dans un but d'évacuation sanguine, c'est positivement la *crainte du danger* certain que court l'économie corporelle et qui menace surtout l'organisme, en tant que simplement tel, à l'occasion des stases et des engorgements qui peuvent résulter d'une trop grande abondance du sang ou de son agitation anormale et désordonnée.

§ IX. Nous devons principalement signaler à cette occasion cette importante circonstance spéciale, savoir: que la plupart des personnes pléthoriques, non seulement peuvent demeurer très-longtemps, c'est-à-dire pendant plusieurs semaines, plusieurs mois, des saisons et même des années entières, sans éprouver aucune hémorrhagie, mais encore ne sont pas même sujettes aux incommodités provenant de fortes commotions sanguines. La raison de cette immunité est que les individus dotés d'un pareil tempérament, étant ordinairement d'un caractère égal et tranquille, supportent sans trop d'inquiétudes l'action des choses non naturelles et se trouvent ainsi à l'abri des

---

[1] *Voyez* T. VIII. Commentaire CXXVII.

causes violentes occasionnelles ; tandis qu'au contraire ces mêmes individus sont presque inévitablement exposés aux hémorrhagies à l'occasion d'une violente commotion pléthorique provenant, soit de mouvements locaux immodérés, soit de l'abus des substances échauffantes et enivrantes, soit de vives passions de l'âme.

§ X. Il reste, enfin, à considérer d'une manière exacte et sérieuse cette dernière circonstance fondée sur l'observation fidèle des faits, savoir : que la nature saisit instinctivement l'occasion d'entreprendre de nouveaux et fréquents efforts, devenant de plus en plus faciles pour ménager une issue au sang, toutes les fois que, sous l'influence d'une cause occasionnelle déterminante, il survient, dans une constitution déjà disposée aux hémorrhagies, une éruption actuelle de sang pouvant être regardée comme une déplétion ou une véritable exonération de la masse sanguine.

Il est bon cependant de faire remarquer ici qu'il est ou ne peut plus urgent de ne jamais confondre la disposition matérielle du corps avec l'intention finale et habituelle de la nature qui, au point de vue *vital*, selon notre formule ordinaire, est d'une excellence bien au-dessus de toute considération simplement organique. Nous ne saurions donc jamais trop recommander au médecin la plus grande circonscription en cette importante matière.

CHAPITRE II.

DE LA VRAIE DISPOSITION CAUSALE AUX HÉMORRHAGIES.

§ I. Bien que nous n'ayons pas l'intention de passer en revue les erreurs vulgairement admises de nos jours tou-

chant l'étiologie des maladies, et que notre tâche ne soit
pas de faire ressortir tout ce que ces opinions erronées
contiennent d'absurde sur l'observation raisonnée des faits
et sur l'économie vitale elle-même ; bien qu'au contraire
nous ayons pleinement à cœur d'étudier les choses d'une
manière positive, telles qu'elles sont en elles-mêmes, et de
contrôler ce qu'elles renferment d'utile et de concluant,
nous ne craindrons pas cependant de déroger à notre
plan, en signalant d'une manière exacte toutes les difficultés que, sous une apparence de vérité, ces conceptions
grossières, futiles et dangereuses soulèvent touchant les
hémorrhagies.

En effet, les fauteurs de semblables doctrines, non
seulement émettent en général les idées les plus confuses
au point de vue de l'étiologie des maladies, mais encore
ils réduisent à néant et regardent à un point de vue spécial
comme complétement indignes de leur considération les
diverses circonstances dont ils n'ont qu'une notion vague,
tant du mode d'action par *paroxysmes* et du *retour périodique* de ces derniers, que de la faculté qu'a l'*activité*
vitale d'observer régulièrement ce *type* périodique : le tout
reposant sur les conditions sus-mentionnées d'*habitude,*
de *manifestation* à la suite de *profondes perturbations de
l'âme,* d'*effectuation* d'*actes* faciles et *successifs* en prévision des dangers plus grands qui pourraient survenir,
et surtout enfin de *perpétration* efficace — à l'aide
de moyens purement organiques — de tous ces phénomènes suivant exactement le retour périodique et régulier de ces paroxysmes, établis dans le but unique d'une
préservation salutaire du reste de l'économie, exempte
encore de toute fâcheuse atteinte.

§ II. C'est en s'appuyant sur de pareilles théories
qu'on prétend jeter un blâme ridicule et irréfléchi sur
l'usage opportun des *saignées artifiicelles* : mais ces asser-

tions ne sont-elles pas elles-mêmes totalement éloignées d'une bonne étiologie rationnelle et expérimentale, puisque l'observation nous prouve que les évacuations pratiquées par l'art sont d'une grande utilité toutes les fois qu'on les administre à propos? Une pareille impudence, compagne obligée de l'ignorance et de l'impéritie, va du reste jusqu'à nier l'utilité relle des hémorrhagies et compromet toute bonne doctrine étiologique en révoquant en doute l'exactitude des faits que nous fournit l'expérimentation quotidienne. Comment se pourrait-il, en effet, que la saignée méritât les reproches qu'on lui adresse, lorsqu'il est démontré que, par un prudent usage, elle maintient l'équilibre constant dans une constitution pléthorique incessante et habituelle, en lui procurant un soulagement réel; tandis que, si par *incurie* on néglige de la pratiquer — à propos — il en résulte infailliblement des hémorrhagies spontanées affectant dans la suite une régularité tant dans leur *durée* que dans les intervalles qui séparent leur retour périodique de plus en plus réitéré ?

Or, ces mouvements périodiques peuvent s'établir non seulement dans cette même partie qui en était le siége primitif, mais encore en d'autres différents organes, éloignés et autrement importants. Faisons observer seulement que tous ces actes, loin d'avoir lieu d'une manière tumultueuse, hasardée et indifférente, au point de vue de l'origine et de l'issue, s'exécutent au contraire d'après des proportions habilement combinées et avec une assurance indiquant une parfaite connaissance du temps, des lieux, des habitudes antérieures et des causes occasionnelles concurrentes.

§ III. Les anciens s'accordent généralement à regarder la *pléthore* comme la cause *matérielle* et occasionnelle des hémorrhagies — exception faite de celles provoquées par une cause violente externe — ; mais quelques modernes se plaisent à attribuer cette cause tantôt à l'*acrimonie*, tantôt à la *coagulation* du sang [1]. L'expérience à son tour nous démontre que, même ces cas d'hémorrhagie que l'on fait provenir d'une certaine âcreté de la masse sanguine, tirent plus naturellement et plus évidemment leur origine soit d'une *habitude* déjà contractée, soit de certaines *commotions* temporaires et accidentelles. Cela est si vrai que, contrairement à cette hypothèse d'*acrimonie* — les personnes qui éprouvent des hémorrhagies pour la première fois , ou chez lesquelles celles-ci continuent à se manifester sans que leur constitution en soit altérée, jouissent de la plus parfaite santé et ont un sang d'une qualité irréprochable ; pour preuve , la couleur vermeille du sang chez les pléthoriques , la plénitude et la turgescence de tout leur système vasculaire.

§ IV. Nous ne saurions cependant soutenir que la pléthore puisse naturellement devenir cause d'hémorrhagie, par une simple efficacité physique ; attendu qu'une multitude d'exemples nous prouvent que bien des individus sanguins , se trouvant même sous l'influence directe de choses non naturelles , mais faisant un usage modéré du repos ou du mouvement et menant une vie régulière, peuvent demeurer très-longtemps à l'abri non seulement d'hémorrhagies , mais encore de toute espèce d'affection morbide quelconque, à moins que, par le concours imprévu de circonstances accidentelles , ils n'éprouvent certaines indispositions passagères , certains malaises insignifiants et fortuits.

C'est principalement dans une commotion de la pléthore qu'il convient de chercher la véritable source des premières atteintes hémorrhagiques , ainsi que de leur fréquent retour ultérieur. Il convient néanmoins de faire observer, à cette occasion, que lorsque, chez des personnes

______

[1] *Voyez* T. VIII. Commentaire CXXVIII.

déjà disposées aux hémorrhagies, il se manifeste des commotions du sang provenant d'une recrudescence dans son
mouvement intime, le rendant plus turgescent, l'évacuation ne s'effectue pas à l'instant même où la commotion
et l'expansion sont à leur plus haut degré, mais seulement
pour l'ordinaire après que l'*orgasme* et l'effort impulsif
ont complétement cessé.

§ V. L'ivresse nous fournit des preuves nombreuses
et bien évidentes de ces faits. On sait, en effet, que ce
n'est habituellement que le lendemain d'un pareil état,
quand les funestes effets du vin se sont dissipés et lorsque
le calme a reparu, que se manifeste un flux hémorrhagique chez les personnes qui se livrent à de trop copieuses libations: il arrive même parfois, chez plusieurs
d'entre elles, que l'épistaxis a lieu sans céphalalgie et sans
démangeaison des narines; bien que de pareils signes ne
changent le plus souvent en rien la nature de la *congestion*
qui s'opère directement vers la tête et la tendance excrétive à travers les narines.

Nous trouvons un second exemple d'hémorrhagie,
après commotion, dans le fait non moins remarquable
des évacuations sanguines, dites *critiques*, n'arrivant en
général que plusieurs jours après de violentes excus-
sions du sang survenant dans les maladies, toujours à des
époques fixes et même à des heures presque invariables.
Le soulagement qui succède à ces commotions générales
a lieu d'une manière si efficace, que l'on est à se demander s'il est dû à l'hémorragie — bien qu'il soit évident
que comme telle elle ne peut produire un semblable résultat — ou bien si l'éruption du sang est plutôt elle-
même la conséquence d'une impulsion, venant d'ailleurs
et se calmant en cet instant même.

§ VI. De tels faits sont on ne peut plus manifestes dans
les cas d'hémorrhagies périodiques. Personne n'ignore,

en effet, que pendant l'intermittence de ces sortes de flux, aucune autre évacuation n'a lieu, malgré de fréquentes commotions; tandis, au contraire, qu'au moment indiqué par la période l'on voit, au milieu du calme le plus par-fait du corps et du sang, se reproduire l'hémorrhagie habituelle avec régularité, modération et sans aucun indice de violence.

Ce qu'il y a surtout de remarquable en ceci, c'est que ces excrétions de sang continuent de cette manière, durant un nombre fixe de jours, pour s'arrêter enfin pai-siblement et reprendre plus tard. Ces exemples peuvent être pris par milliers chez les femmes jouissant d'une bonne santé et parfaitement réglées dans leurs évacuations mensuelles.

§ VII. Or, comme ce phénomène ne présente en soi rien de particulier ou d'accidentel, mais nous révèle plutôt la suprême efficacité des évacuations sanguines naturelles, on ne saurait jamais le négliger ou le méconnaître dans une bonne étude étiologique des hémorrhagies, sans s'exposer à heurter de front la vérité même du fait et à rendre stérile toute explication ultérieure.

Aussi est-ce pour cela que nous rejetterons irrévocable-ment ces inconcevables théories s'appuyant sur une *obs-truction* physique des voies, quelle qu'en soit l'origine hypothétique, ainsi que sur la supposition, non moins absurde, d'une prétendue acrimonie qui corrode les vais-seaux. Comment concilier, en effet, d'aussi étranges prétentions avec la périodicité immuable, habituelle aux hémorrhagies?

§ VIII. Particulièrement, c'est dans le fait des évacua-tions menstruelles et non ailleurs, que se trouve le plus puissant argument contre ces vaines et futiles assertions, touchant l'obstruction matérielle des vaisseaux et l'âcreté de l'humeur sanguine. Trouverait-on du reste quelqu'un d'assez insensé pour soutenir que, même chez les femmes les plus saines, il existe un vice congénital altérant, dès le principe, la constitution du sang d'une telle manière, que celui-ci doive nécessairement se coaguler dans la suite et acquérir surtout une propriété corrodante.

Conséquemment, vu la constance, la régularité et l'innombrable universalité de ce genre d'écoulement du sang, il nous sera permis de le prendre et de le présenter comme type ou terme de comparaison ; nous pouvons même conclure que tout flux sanguin spontané qui n'est pas en parfait rapport avec cet écoulement, ne mérite pas d'être pris en considération dans l'étude étiologique des hémorrhagies vraiment naturelles et spontanées.

§ IX. C'est donc principalement sous un point de vue *moral* qu'il convient de considérer ces évacuations, c'est-à-dire sous le rapport tant de leur *usage* réel ou de l'avantage qu'elles procurent dans l'économie lorsqu'elles s'accomplissent normalement et sans secousses, que des *préjudices* qu'elles y occasionnent au contraire, quand elles n'ont pas lieu au moment précis et opportun. Ne ressort-il pas assez, en effet, de tout ce qui vient d'être dit, que l'acte hémorrhagique ne peut s'expliquer par aucune *raison physique* nécessaire, et n'est-il pas convenable de conclure que c'est véritablement dans un but moral d'utilité, pour ne pas dire d'absolue nécessité, que l'acte hémorrhagique est exécuté et dirigé dans l'intention salutaire de préserver le corps d'autres incommodités ? Répétons-le donc encore une fois : aucune raison physique nécessaire ne peut être invoquée comme cause des hémorrhagies spontanées telles qu'elles se présentent à nous, avec l'avantage réel qui les accompagne quand elles s'effectuent et avec les nombreux inconvénients qu'entraîne après elles leur suspension intempestive ou leur absence complète.

Dans les hémorrhagies simples, en effet, l'évacuation

s'accomplit avec tant de calme — même en dehors des époques périodiques et sans aucune analogie avec les provocations extérieures, comme par exemple celles du changement remarquable des saisons — que, non seulement il est impossible d'indiquer une raison physique pouvant donner une explication plausible du fait, mais que les raisons nombreuses de ce genre qu'on alléguerait ne serviraient, au contraire, qu'à démontrer l'inanité d'une semblable méthode excrétive ; attendu que, si elle était soumise à l'influence si variée de ces mutations physiques, les choses ne sauraient se passer normalement et avec une constante uniformité : c'est de cette manière cependant que les choses ont lieu habituellement.

§ X. D'un autre côté, il serait bien plus difficile encore de donner une preuve physique démontrant pourquoi, chez un très-grand nombre d'individus, l'absence complète d'évacuations sanguines n'occasionne presque jamais aucun dérangement appréciable ; tandis que d'autres personnes d'un naturel plus sensible, indécis, timide, inquiet, impatient et porté à la colère — abstraction faite de toute différence organique évidente — sont atteintes dans les mêmes circonstances de conséquences fâcheuses aussi promptes que certaines.

Au surplus, toute allégation de cause physique serait entièrement vaine et inutile, surtout pour résoudre ce problème si vrai, si important et si bien connu de tous, savoir : comment il se fait que de simples caprices imaginaires puissent réellement provoquer des altérations violentes et profondes, dans la libre et facile effectuation des hémorrhagies. Or, de pareilles altérations sont en réalité bien plus considérables [1] que toute altération corporelle — à moins qu'on ne veuille considérer la lésion

____

[1] *Voyez* T. VIII, Commentaire CXXIX.

immédiatement au lieu même de l'émission du sang —; attendu que les passions de l'âme n'ont pas une action directe sur le corps et n'agissent sur lui qu'à l'aide des mouvements : avec cette différence d'efficacité, que tantôt elles provoquent les hémorrhagies, tantôt elles en suppriment et en suspendent complétement le libre cours.

§ XI. Ce qu'il y a d'incontestable et de conforme en tout point à la science physiologique, pour ce qui est de l'utilité réelle des hémorrhagies régulières et normales, c'est que les déplétions d'une trop grande surabondance de sang préservent le corps de tout danger ultérieur et plus grave de débordements, de stases, d'inflammations, d'abcès et même de gangrène ou de sphacèle. Mais, comme toute issue salutaire des stases sanguines est fondée sur des mouvements vitaux convenablement dirigés avec une modération toute particulière et continués sans relâche de la même manière, pendant un assez long temps, durant même trois ou quatre jours ; comme, d'autre part, ces actes sont accompagnés d'un sentiment de malaise et d'une vague inquiétude touchant le résultat suprême de l'issue incertaine de l'affaire ; il est bien positif que ce qu'il y a de plus rationnel et par le fait de plus naturel, d'après l'expérience, c'est 1° cet appareil que l'agent médicateur met en œuvre pour éloigner et prévenir toute cause fâcheuse et 2° le but final qu'il se propose en procédant ainsi, avant la réalisation d'un état morbide contre lequel il aurait à lutter plus tard.

Or, quelque grande que soit l'efficacité des mouvements vitaux en ces cas, il est toujours plus prudent et plus convenable que la nature entreprenne des actes généraux de *congestion* et d'*éruption*, que de s'astreindre inopinément à des actes spéciaux ultérieurs, incessants, pleins de sollicitude, d'un succès incertain et devant persister jusqu'à la fin ; et cela, avec d'autant plus de raison que les

funestes effets des épanchements, des stases de ce genre
et, à leur occasion, d'inflammations dangereuses presque
inévitables et de corruptions qui portent avec elles la
mort, envahissent les parties internes plus délicates et plus
nobles avec bien plus de facilité que les organes externes
moins importants.

Quelle que soit, en effet, l'intervention d'un travail
quelconque et son action synergique sur les parties internes ainsi affectées, on devra cependant s'attendre à une
issue bien plus incertaine, qu'à l'égard des organes externes pour la conservation desquels la nature ne déploie pas
de moindres efforts et n'éprouve pas une moins vive sollicitude, en ce qui regarde surtout l'*altération des sens*,
les dangers d'abcès imminents ou d'une gangrène progressive.

§ XII. Il est donc évident que ce que nous venons de
dire touchant l'utilité motivée et la destination réelle des
évacuations sanguines s'accorde parfaitement avec la
saine raison ; mais ce qui demeure encore dans le doute,
c'est de savoir s'il est également convenable de penser
qu'une telle opération ait été établie par la nature de propos délibéré et dans le but déterminé d'être utile à l'équilibre de l'économie vitale.

Comme cette question est plutôt l'objet d'une considération physique, nous ne nous y arrêterons pas plus
longtemps, attendu qu'il suffit au clinicien de constater
par une *expérimentation* raisonnée que les choses se passent réellement de cette manière ; c'est-à-dire, que les
hémorrhagies modérées et faciles sont, chez les sujets
pléthoriques, d'une utilité incontestable, en prévenant
par leur effectuation de plus graves incommodités qui
surgissent infailliblement lorsque, pour un motif quelconque, ces évacuations n'ont pas lieu.

§ XIII. Qu'on nous permette cependant d'ajouter ici

que, de même que la *volonté* s'arrête plus particulièrement aux idées sensibles ou formelles, grossières et
capables d'éveiller en elle des sentiments *agréables* ou *désagréables*, sans avoir pour cela ni *conscience*, ni *souvenir*
de la véritable raison qui lui fait regarder telle chose
comme agréable ou comme désagréable et *nuisible*[1] ; de
même aussi, au point de vue *vital* et surtout organico-
vital, il n'est pas invraisemblable qu'à la suite d'une juste
appréciation de ce qui se passe dans l'économie corporelle, l'âme donne telle ou telle direction aux actes vitaux
d'après une sensation subtile d'avantage ou de désagrément.

Mais comme, d'autre part, l'âme n'accomplit sa volonté que par des mouvements et d'après les sensations
ou les idées qu'elle se forme à la suite de l'impression
des sens, et comme elle n'agit jamais d'une manière
confuse par des actes immédiats et successifs, mais qu'elle
ne se détermine à l'action qu'après une sérieuse réflexion
basée sur une constante intention, sur un désir tacite et
d'après un sérieux examen du fait sous tous ses rapports ;
pareillement aussi *dans l'ordre vital* elle suit constamment
sa méthode habituelle : de sorte que, suivant le caractère
particulier à chaque individu, le principe vital ou *l'âme en
fonction vitale* exécute ses actes tantôt avec l'impétuosité
de l'impatience, tantôt avec ordre, mesure et une modération en tout convenable et conforme à sa manière ordinaire d'agir.

§ XIV. Ce qui, pour tout homme capable de juger sai-
nement les faits, est une preuve péremptoire d'un pareil
état des choses, c'est premièrement ce phénomène si
vrai, si universel et si connu de la représentation incessante et continuelle à l'esprit d'une *idée fixe* et concordant

---

[1] *Voy. T.* VIII, Commentaire CXXX.

avec telle ou telle constitution corporelle : en sorte que les personnes *tourmentées par le sang* ne rèvent que *sang* ou choses *rouges, flammes* ou *incendies, terreurs* ou *difficultés* et sont particulièrement sujettes aux oppressions.

§ XV. En second lieu, un fait qui explique encore mieux ces phénomènes et y met, pour ainsi dire, le sceau, c'est la corrélation des *intentions* générales de l'*esprit* et des idées de mouvements proportionnés concordant parfaitement, dans un état normal, avec la *proportion mécanico-organique* des *tempéraments*. De manière qu'en un cas extraordinaire, dans des tempéraments isolés et particulièrement dans un tempérament mélancolique arrivé à son maximum d'exacerbation, l'effet de cette corrélation particulière devient si évident sur les idées rationnelles, que celles-ci correspondent en tout point à l'état physico-mécanique du corps. En d'autres temps, comme, dans une pareille économie corporelle, le sang ne possède pas les qualités requises pour une bonne et libre circulation ou qu'il est disposé au contraire aux effets prochains d'un fâcheux arrêt et d'une funeste stagnation ; de même aussi sous l'impression de cette idée générale d'embarras, non seulement il survient des anxiétés inouïes, au point de vue des obstacles et des difficultés à surmonter dans les actes vitaux ; mais encore les individus qui sont soumis à ces épreuves ont sans cesse dans l'esprit la *crainte* réelle de la *prison*.

§ XVI. Pour troisième preuve en faveur du triple rapport qui existe entre le physique, le moral et l'intellectuel, nous citerons l'exemple si vulgaire de la coïncidence constante et presque invariable des *palpitations* du cœur avec un état d'anxiété de l'esprit, à tel point que les battements spontanés de cet organe sont presque toujours accompagnés d'une *tristesse* irréfléchie de l'*âme*, c'est-à-dire

d'une inquiétude dont on ne peut se rendre compte.
On voit même quelquefois des personnes sujettes à une
pareille incommodité, être tourmentées par des accès
violents de palpitation, au souvenir seul de leur mal, pour
tant qu'elles en redoutent et qu'elles en évitent les atteintes
réitérées.

§ XVII. Cependant comme, ainsi que nous l'avons déjà
dit, la vérité du fait expérimental est directement du ressort de la médecine pratique, il sera bon de considérer
ici quels sont les effets ou les résultats qui surviennent
habituellement lorsque, malgré la présence de causes
énergiques, les hémorrhagies n'ont pas lieu.

De semblables conséquences sont, en effet, toutes sans
exception, non seulement extrêmement fâcheuses, mais
encore infiniment plus dangereuses que les malaises occasionnés par les hémorrhagies elles-mêmes.

Les affections morbides pouvant surgir par suite de
l'absence ou de la cessation d'un flux hémorrhagique habituel sont : les *congestions*, les *douleurs*, les *échauffements*, les *stases*, les *inflammations*, les *suppurations*,
les *spasmes*, les *palpitations*, les *convulsions*, les *métastases*, les *transports*, certaines *lésions matérielles* vagues, l'*altération* profonde des *humeurs*, leur *décomposition*, la *gangrène* des tissus, le *sphacèle* enfin étendant
au loin ses ravages à l'aide d'une active, profonde et funeste *fermentation*. On voit même parfois survenir, à
ces occasions des *fièvres* opiniâtres et dangereuses, tant
à cause de l'affaiblissement et de l'altération des sens qu'à
cause de l'impatience, de l'anxiété, de l'incertitude et de la
vive sollicitude de l'âme touchant la difficulté d'une issue
très-douteuse[1].

[1] Les exemples de ce genre pullulent dans tous les auteurs et nous pourrions, pour notre part, en citer de nombreux : nous nous contenterons cependant, à cet égard, de dire que c'est à tort que l'École expérimentale mo-

§ XVIII. De ce qui vient d'être exposé, nous concluons : qu'avec une constitution *matériellement* disposée aux hémorrhagies, il est *moralement* et *finalement* probable que toute évacuation spontanée et franche du sang doit s'accomplir d'après une juste appréciation d'utilité finale, tant pour l'organisme que pour l'économie vitale. Nous prétendons, en outre, qu'avec de pareilles conditions les hémorrhagics ne peuvent pas ne pas avoir lieu, ou du moins s'effectuer dans une région même indifférente, en apparence; attendu, en effet, que, suivant le type primitif et universel d'action habituel à l'économie vitale, il importe avant tout d'expulser, à l'aide d'une excussion générale, non seulement tout ce qui est actuellement et sensiblement nuisible, mais encore, d'après l'appréciation éminemment délicate de la nature, tout ce qui peut porter au corps un dommage ultérieur, très-prochain.

Au surplus, en examinant le fait sous un point de vue matériel, il est évident et positif que la nature ne possède d'autre ressource pour alléger le sang, qu'une franche et simple méthode excrétive; puisqu'il est formellement impossible que le sang s'épanche au dehors, si ce n'est en s'ouvrant un libre passage à travers les extrémités vasculaires et non autrement : tel est le mécanisme réel de l'acte hémorrhagique.

§ XIX. Les *causes instrumentales* contribuant à la production des hémorrhagies consistent dans un trop grand accroissement du *mouvement tonique,* qui quelquefois relègue le sang et le resserre dans une région éloignée, ou le pousse le plus souvent vers l'organe immédiat de l'hémorrhagie; en sorte que, par la distension des vaisseaux

derne, ne voyant habituellement la maladie que dans le syptôme actuel, néglige de remonter à la source du mal : ce qui fait bien souvent qu'une fois que le symptôme a disparu, la cause sévit avec plus de vigueur et le patient meurt alors qu'on s'y attend le moins. Pour preuve, les traitements en vogue contre la gale, les dartres, la syphilis elle-même, etc.

et la rupture de leur extrémité, l'évacuation sanguine a enfin lieu par une sorte de pression methodique.

Bien que ces détails paraissent, de prime abord, appartenir exclusivement à une étiologie physique, comme cependant, au point de vue expérimental, leur observation peut être d'un grand secours à la pratique médicale pour établir un *diagnostic* certain, il est utile et convenable d'en poursuivre l'étude, afin de montrer quelle est la sottise et l'ignorance des modernes, qui osent prétendre que la cause des hémorrhagies réside simplement dans une obstruction vasculaire.

§ XX. Le *gonflement* des vaisseaux dans la région par où s'effectue la sortie du sang, est le phénomène qui accompagne d'ordinaire les efforts hémorrhagiques. Ici se présente à cette occasion une double considération du domaine des sens et de la raison, à propos des efforts excrétifs qui se font d'une manière si opiniâtre vers la tête, la gorge et la poitrine.

D'après la première de ces considérations, ce ne sont pas seulement et surtout les *artères* qui, en ces circonstances, se gorgent de sang, mais c'est principalement dans les *veines* que se fait cet afflux sanguin. Ceci devient on ne peut plus manifeste par le gonflement sensible des veines *temporales* et *jugulaires* dans les hémorrhagies *nasales, gutturales* et *pectorales* : dans le flux hémorrhoïdal, on peut aussi constater un manifeste gonflement veineux, sans pulsation aucune. Signalons, en passant, cette observation de Vésale qui, sur le cadavre d'un homme ayant succombé à la suite de violentes douleurs spasmodiques, dans une affection *hypocondriaco-hémorrhoïdale,* trouva une dilatation de la veine hémorrhoïdale de la grosseur du doigt. Wédel cite encore une énorme distension des vaisseaux courts— *spléno-gastriques* — chez une femme morte d'hématémèse, et une prodigieuse dilatation du *sinus* et des vaisseaux veineux de la *dure-mère*, après des douleurs céphalalgiques qui avaient entraîné la mort, etc.

Faisons observer, en second lieu, que ce ne sont pas toujours les vaisseaux les plus rapprochés du lieu de l'hémorrhagie qui soient les plus dilatés ; car on observe bien souvent un semblable phénomène se manifester au loin, dans toute l'étendue de la région où le travail hémorrhagique s'effectue : à l'appui de ce fait, nous citerons l'exemple déjà signalé d'une épistaxis survenue après bien des obstacles, et d'une hémoptysie résultat d'un effort plus ou moins violent.

§ XXI. Les faits compris dans la première catégorie détruisent et confondent entièrement la supposition ridicule de ceux qui veulent que l'obstruction des vaisseaux soit la véritable raison mécanique des évacuations sanguines naturelles. En effet, de quelle obstruction veut-on parler, est-ce de celle des artères ? mais d'où viendrait alors le sang qui s'écoule ? *D'où* et *pourquoi, par où* et *comment* parviendra-t-il au lieu de son éruption ?

D'un autre côté, si ce sont les veines qui sont obstruées, nous demanderons qu'on nous désigne le siége précis de cette obstruction. Est-ce à leur orifice ? mais alors comment se fait-il que les veines puissent se gonfler dans leur continuité, puisque la circulation se fait chez elles des petits rameaux vers les gros troncs ? Prétendrait-on peut-être que l'obstruction a lieu dans les rameaux intermédiaires servant d'anastomose entre les artères et les veines ? mais alors, nous le répéterons, pourquoi et comment les veines peuvent-elles se gonfler ? Si enfin, on place l'obstruction dans la partie où la capacité des veines est la plus grande, quelle en est la *dimension* et la *nature ?*

Quelle en doit être la dimension, disons-nous ; puisque

l'on voit même en ces cas la jugulaire se gonfler outre mesure : certes de pareils *polypes*, chose très-rare, si toutefois on doit en accorder l'existence, ne sont autre chose que de vrais *polypodes* du cerveau. Quelle est enfin la qualité ou la nature de ces obstructions, pour qu'elles aient la remarquable propriété de se reproduire ainsi à des époques fixes et déterminées?

§ XXII. Mais il en est bien autrement de l'évidence qui se rattache aux *actes toniques*, dont la puissante énergie pousse de loin et de tous les points le sang dans la région et vers le lieu même où l'hémorrhagie peut s'effectuer. Cette énergie motrice, si efficace d'ailleurs, est vulgairement connue de tout le monde, par l'exemple des femmes chez lesquelles—à l'occasion d'une perturbation quelconque dans les menstrues — les constrictions toniques établies sur toute la surface externe de l'économie corporelle et dirigeant le sang vers les organes intérieurs deviennent si manifestes, que l'altération de la couleur et de la chaleur naturelle du corps, un sensible abattement général joint à des *angoisses profondes* et à un sentiment d'*opplétion* augmentant au plus léger mouvement, viennent frapper l'observateur le moins attentif.

De semblables mouvements de constriction ne se manifestent pas seulement de loin en loin et d'une manière désordonnée, mais ils arrivent à une époque parfaitement déterminée et sont inévitablement assujettis à des périodes fixes, n'étant changées en rien par le concours nuisible des autres circonstances physiques accidentelles et remarquables des saisons et du régime. Il faudrait donc ignorer les premiers éléments de mécanique et de logique pour ne pas comprendre combien ces actes toniques, constricteurs et impulsifs, diffèrent d'une simple puissance mécanique privée d'une direction organique s'harmonisant avec un but final déterminé.

§ XXIII. Or, comme, ainsi que nous l'avons fait observer déjà dans l'exposé historique de l'hémorrhagie en général, ces sortes d'évacuations sanguines peuvent s'effectuer tranquillement, sans secousses, sans désordre et que, d'après ce que nous avons dit au début de ce chapitre, ces excrétions peuvent avoir quelquefois et ont habituellement lieu en petite quantité, nous dirons que le véritable instrument de ce *molimen* hémorrhagique[1] est un certain mouvement tonique nerveux précipité, une *trépidation tonico-spasmodique* et subtile, se manifestant, dans les fosses nasales, par une sorte de *prurit* ou par un soudain *picotement* prurigineux accompagné parfois de l'écoulement de quelques larmes; dans la poitrine, par une sensation de *chatouillement* ou de *titillation ;* dans la région utérine, par une *pesanteur,* une *tension* et des *tiraillements compressifs ;* dans le rectum, enfin, tantôt par de légers *picotements* et des *irritations* locales, tantôt par des *douleurs* semblables à celles du *ténesme,* avec de continuelles et d'inutiles envies d'aller à la selle.

De telles circonstances peuvent bien être regardées comme les causes les plus immédiates des hémorrhagies prises en général ; mais à un point de vue spécial, ainsi que nous allons les étudier bientôt, les flux hémorrhagiques proviennent de causes bien différentes.

§ XXIV. Résumons-nous et disons en quelques mots : 1° que non seulement les *hémorrhagies* naturelles et proportionnées à une surabondance actuelle de sang sont réellement *utiles* en vue d'un but final déterminé, mais que encore elles sont *nécessaires* pour éviter de plus graves dangers ultérieurs ; attendu que la nature juge plus convenable de prévenir ces fâcheux effets, que d'en attendre les funestes conséquences ; 2° que ces excrétions san-

---

[1] *Voyez* T. VIII, Commentaire CXXXI.

guines sont naturellement constantes , régulières et s'accomplissent ordinairement sans accidents, d'une manière
paisible, tranquille , normale et avec une périodicité qui
ne se dément presque jamais , ainsi qu'on le voit par le
retour régulier des menstrues chez les femmes ; 3° que
toutes les fois qu'une hémorrhagie spontanée a lieu sans
le concours d'une cause violente externe , elle s'accomplit
à l'aide de certains mouvements et de directions particulières ; 4° que plus les obstacles éprouvés par ces mouvements dans leur effectuation sont grands, plus aussi sont
variés et manifestes les symptômes qui en résultent et
rendent plus embarrassée la conception réelle du fait en lui-
même : en sorte que , méconnaissant l'action réelle et la
direction des mouvements vitaux vers une fin salutaire
et prenant le change par le concours de ces circonstances
étrangères, on est entraîné dans des erreurs bien graves
en regardant comme simplement passifs et morbides les
actes entrepris par l'agent vital conservateur.

ARTICLE Ier.

De l'hémorrhagie nasale.

§ I. Après les considérations générales que nous venons
d'exposer sur les hémorrhagies , nous allons procéder à
l'étude particulière de chacune de leurs espèces. Qu'il
nous soit permis cependant , avant d'entrer en matière ,
de revenir sur ces évacuations et de rappeler brièvement
ce que nous en avons déjà dit, touchant leur remarquable
étiologie au point de vue d'une détermination *plus spécifique ,* c'est-à-dire des conditions caractéristiques et dis-
tinctives de leurs espèces.

La première et principale condition différentielle spécifique des hémorrhagies consiste dans une tendance particulière et variée à se localiser vers tel ou tel organe spécial — toutes les autres circonstances dépendent proprement et uniquement de cette condition — ; de telle sorte que, en même temps que le mouvement hémorrhagique est dirigé vers une partie déterminée, qu'il s'y exerce et s'effectue enfin par là, tous les autres actes vitaux particuliers concourent synergiquement à son effectuation. Cette première distinction consiste en ce que les diverses hémorrhagies apparaissent régulièrement à des époques fixes de la vie et se portent successivement des organes supérieurs vers les régions inférieures du corps.

C'est pourquoi les hémorrhagies s'effectuent, dans les deux sexes, primitivement par les *narines,* ensuite par les *poumons,* plus tard par *l'estomac,* dans un âge plus avancé par les *hémorrhoïdes,* plus tard encore par les *reins* et par la *vessie,* exceptionnellement enfin, chez les femmes seulement, par l'*utérus* au moyen des *menstrues.* Il existe encore une autre espèce d'hémorrhagie commune aux hommes et aux femmes mais très-rare ; nous voulons parler des *varices crurales* [1].

§ II. En second lieu, les hémorrhagies varient suivant l'*âge* qui est en réalité une des raisons causales les plus puissantes, expliquant en quelque sorte la première espèce hémorrhagique où nous avons vu le sang se diriger vers tel ou tel organe spécial. On ne saurait du reste donner une autre raison plausible du premier fait, à moins qu'on n'invoquât certaines fonctions ou *actions* particulières variant suivant les besoins de l'âge, au lieu d'invoquer l'âge lui-même ; bien que ce ne soit pas seulement selon les nécessités de la vie, mais bien selon un véritable *instinct* naturel que les fonctions varient suivant telle ou

---

[1] *Voyez,* T. VIII. Commentaire CXXXII.

telle époque. Ce sont là du reste les véritables raisons logiques, nous dirons même *essentielles*, sur lesquelles reposent toutes les distinctions communes à tout le genre humain.

Par différences *accidentelles* et même *individuelles* nous entendons les espèces hémorrhagiques qui dépendent de l'habitude: ce type particulier provient, selon nous, d'une disposition ou *impression héréditaire*, et nous pensons être dans le vrai [1].

§ III. Quoi qu'il en soit du reste du retour périodique fixe et habituel de presque toutes les hémorrhagies , il est cependant quelques espèces qui suivent plus particulièrement ce mode distinctif. La première et la principale entre ces dernières, c'est le *flux menstruel* que l'on n'observe que chez la femme comme excrétion naturelle, obligatoire à un certain âge et si absolument astreint à un retour périodique régulier que, lorsque cette excrétion n'a pas lieu aux époques fixes, on peut dire qu'elle a violé les lois essentielles et l'on est même en droit de s'attendre d'une manière certaine à une foule de désordres dans l'économie animale.

A côté des évacuations utérines , nous pouvons placer les excrétions hémorrhoïdales qui affectent facilement à leur tour, ainsi que l'atteste l'expérience, un type périodique, exact et vraiment si remarquable qu'on ne peut comparer ces sortes de flux sanguins qu'aux mentrues des femmes.

§ IV. Nous avons eu l'occasion d'observer et d'autres ont pu voir comme nous différentes hémorrhagies affecter régulièrement le type périodique propre aux *règles*. Nous avons connu il y a environ dix ans un honnête vieillard — encore vivant — qui éprouvait régulièrement

---

[1] *Voyez* T. VIII. Commentaire CXXXIII, pour les § II, III et IV.

tous les mois une légère hémorrhagie nasale , avec cette
circonstance fort singulière que le sang s'évacuait *alterna-
tivement* par une seule narine. Or, il survint que ce flux
sanguin fut suspendu pendant un an environ et , dès ce
moment, le patient fut atteint de mille incommodités telles
que *ophtalmies*, fréquentes *affections arthritiques* de plus
en plus inquiétantes , signes précurseurs et certains de la
néphritis , de la *goutte sciatique* et des *douleurs névralgi-
ques* de la cuisse qui le tourmentèrent plus tard. Le patient
éprouva pendant dix années consécutives de violents assauts se renouvelant deux ou trois fois par an, à un degré
plus ou moins variable d'intensité et qui prirent un caractère alarmant dès l'âge de soixante ans. Nous nous
rappelons encore avoir *présidé* un jour où un candidat
soutint une thèse ayant pour titre : *de l'hémoptysie mensuelle et périodique*, dont l'observation pratique nous offre
d'assez fréquents exemples. Dans notre dissertation sur
le *mouvement tonique et vital*, nous citons un fait remarquable de *vomissement* de sang suivant un caractère périodique, même après le douzième mois. Nous possédons en
outre l'observation d'un homme de soixante-trois ans sujet
à un *pissement* de sang reparaissant exactement tous les
mois : nous avons eu même l'occasion de remarquer un
pareil fait chez quelques vieilles femmes.

Ces dernières espèces d'hémorrhagies périodiques sont
cependant fort rares et si , malgré leur infréquence et
leur irrégularité ordinaire, nous les avons indiquées ici, ce
n'a été que comme introduction à l'étude des espèces hémorrhagiques que nous allons commencer sur-le-champ.

§ V. L'*épistaxis*, ou hémorrhagie des narines, se manifeste ordinairement chez les individus du sexe masculin,
particulièrement aux époques de l'*enfance*, de la *puberté* et de l'*adolescence* ; c'est principalement aussi —
exception faite de certaines conditions spéciales d'*héré-*

dité, d'*habitude* ou de *violentes commotions externes* —
chez les personnes d'un tempérament pléthorique, que
ces sortes d'hémorrhagies ont lieu à l'occasion de surexcitations violentes et trop réitérées de la masse sanguine
pouvant provoquer, soit dans toute l'économie corporelle,
soit dans un organe déterminé, une *turgescence*, un *afflux*
ou même un *arrêt* du sang. Dans cette catégorie nous placerons tous les *mouvements insolites* et *impétueux* du corps ;
l'*usage inaccoutumé* mais surtout l'abus du *vin*, ainsi que
des *boissons spiritueuses* et *aromatiques ;* une forte *insolation* ou la *grande chaleur* d'appartements clos ; les
pleurs et les *cris* des enfants chez lesquels, par suite d'une
constriction du cou et de la poitrine, il survient un afflux
de sang qui dilate fortement les vaisseaux de la face —
prenant une teinte rouge foncé — et ceux qui environnent
la tête.

§ VI. De fortes *contusions* accidentelles sur le nez,
quand il y a pléthore, même à un faible degré, produisent
un effet tel, qu'à la moindre violence sur cette partie il se
déclare une hémorrhagie. Un autre fait fondamental et de
la plus haute importance se présente ici, savoir : que,
dans une constitution pléthorique, toute évacuation sanguine de ce genre provoquée par une cause violente externe, peut dans la suite se renouveler facilement par une
simple cause interne ; et si cette évacuation ne s'accomplit
pas régulièrement, on voit néanmoins se manifester les
efforts nécessaires pour une semblable fin et résulter
directement de cet empêchement bien des incommodités
plus fâcheuses encore.

§ VII. Les hémorrhagies nasales ont ordinairement
lieu d'une manière *spontanée* et *bénigne ;* elles sont en
général provoquées *sans agitation* et à la plus légère occasion, soit sous l'influence d'un *mouvement* brusque
soit par l'*inclination* du corps ou de la tête vers le

sol , soit par une forte *pression* et par une *secousse* quelconque des *narines* en lavant ou en essuyant le visage, soit enfin à la suite d'un *prurit* insignifiant, d'un *chatouillement* volontaire des narines ou d'un *effort* corporel subit , même très-léger. Ces sortes d'excrétions sont surtout la conséquence assez ordinaire de fortes commotions , ainsi que de certaines *effervescences* internes et propres au sang. D'où , la facilité et la fréquence de ces évacuations, principalement chez les personnes qui les ont déjà éprouvées, lorsqu'elles s'exposent longtemps, tête nue, à un soleil ardent, qu'elles séjournent dans un appartement trop fortement chauffé ou qu'elles font un usage immodéré et abusif du vin ou des liqueurs [1].

§ VIII. Lorsque les hémorrhagies *spontanées* ou *occasionnelles* se font d'une manière modérée, paisible , régulière , convenable et en rapport avec les causes qui les ont provoquées, il n'en résulte jamais rien de grave pour le patient ; car, le plus souvent celui-ci éprouve un sentiment réel de *bien-être* et se trouve *plus dispos* : surtout, si avant l'évacuation il était importuné par une surabondance de sang qui le rendait lourd et paralysait la liberté de ses mouvements. Ce soulagement est d'autant plus durable et plus efficace que ces évacuations s'accomplissent avec plus d'exactitude , mais pas trop fréquemment , ni trop violemment ; tandis que, au contraire, la lassitude et l'appesantissement des membres devient plus sensible et plus incommode, lorsque, avec une constitution pléthorique, les individus accoutumés à des excrétions régulières et modérées demeurent trop longtemps sans éprouver aucune hémorrhagie.

§ IX. Cette lassitude et cette tension gravative se localisent principalement en ces cas, chez les uns , vers les

---

[1] *Voyez* T. VIII. Commentaire CXXXIV.

parties supérieures du corps ; chez les autres spécialement à la *tête* et se manifestent tantôt par un sentiment
général de tension et de pesanteur ou plus particulièrement par une sensation de tension interne, de stupeur
même, accompagnée de vertige et quelquefois enfin
par une douleur violente de cet organe.

Or, de même que l'hémorrhagie nasale spontanée et
bénigne n'occasionne aucune incommodité et fait même
disparaître les malaises antérieurs ; de même et pareillement, si une semblable évacuation devenue habituelle cesse
ou ne s'effectue pas normalement chez un individu d'un
tempérament sanguin très-prononcé, il s'ensuit inévitablement des désagréments plus ou moins fâcheux : tandis, au
contraire, qu'une excrétion survenue en ces circonstances
aurait ramené le calme dans l'économie ; alors surtout
que le corps est continuellement soumis à l'influence
prochaine des causes occasionnelles, c'est-à-dire à de
puissantes commotions d'un sang trop abondant.

§ X. Avec de semblables conditions, en effet, il se
manifeste le plus souvent des congestions sanguines vers
la tête et conséquemment, tantôt le gonflement des vais-
seaux de cette région, l'injection des |yeux, les ophthal-
gies et les ophthalmies, tantôt des douleurs tensives,
lancinantes, brûlantes et gravatives dans toute la tête, accompagnées de violentes et profondes douleurs dans le
globe de l'œil et même de photophobie, par suite de l'extrême sensibilité de l'organe. Or, ces faits sont si exacts et
si connus de tout le monde qu'en pareil cas on fonde
vulgairement son espoir sur une prochaine hémorrhagie
et que, lorsque cette excrétion a lieu, il survient aussitôt
un véritable soulagement.

§ XI. L'épistaxis est, de sa nature, si constante et si
bénigne qu'elle peut se manifester à tout âge et dans toutes
les constitutions ; au surplus, ce genre d'excrétion san-

guine affecte un tel caractère d'habitude, nous dirons même de retour naturel, opiniâtre et continu dans ses mouvements vers un seul et même organe, que, lorsque dès le bas âge l'hémorrhagie qui s'est effectuée habituellement par les narines a lieu plus tard par une autre partie, si cette dernière espèce d'excrétion est suspendue ou arrêtée, il s'opère aussitôt, par une sorte de retour, une véritable palindromie : en ce cas, c'est toujours par l'organe primitif et spécial de son évacuation, c'est-à-dire par le nez que s'effectue l'acte hémorrhagique.

Les excrétions sanguines par les narines sont encore chez la femme un vrai moyen supplémentaire éminemment efficace, lorsque les évacuations périodiques de l'utérus ne s'exécutent pas d'une manière normale et suffisante ou n'ont pas du tout lieu [1]. On observe même souvent, chez les hypocondriaques encore jeunes, des hémorrhagies nasales prématurées ou des tendances manifestes à ce genre d'excrétion, tenir la place des efforts hémorrhagiques qui doivent plus tard se manifester chez eux, quand ils auront les hémorrhoïdes.

§ XII. Quant aux hémorrhagies nasales survenues par une cause violente externe, il convient de savoir qu'elles sont plus ou moins impétueuses selon leur plus ou moins grande disposition à prendre ce caractère. C'est pourquoi, dans l'enfance et dans l'adolescence, les moindres causes suffisent pour provoquer l'épistaxis : ainsi une simple contusion du nez, un léger picotement de la muqueuse, une secousse de la tête, peuvent agir d'une manière aussi efficace qu'une expansion sanguine interne survenue par l'usage des boissons alcooliques ou par un régime trop irritant et déterminer des hémorrhagies nasales. Voici deux exemples à l'appui de ces faits :

____

[1] *Voyez* T. VIII, Commentaire CXXXV.

Observations. — 1° Un homme âgé de cinquante-deux ou cinquante-trois ans, cédant aux instances de son épouse, prit l'habitude funeste de faire un usage, même copieux, d'eau-de-vie dans laquelle il avait fait infuser de l'écorce de citron et du safran qui avait donné à cette liqueur une couleur et une saveur particulières. Cet homme, sujet depuis quelque temps à un flux hémorrhoïdal qui cessa sous l'influence de cette boisson, se sentit bientôt saisi de vertiges devenus peu à peu si fréquents et si effrayants qu'on redoutait pour lui une attaque d'apoplexie. Mais toutes ces craintes furent d'abord dissipées au moyen d'une saignée, à laquelle il fallut ensuite revenir tous les six mois, sans quoi les vestiges reparaissaient. Comme on le voit, ce fut la saignée qui éloigna tous les dangers, et chaque fois qu'on la pratiquait il se manifestait un véritable soulagement qui se maintenait pendant plusieurs mois.

2° Un autre individu ayant dépassé la cinquantaine, accoutumé à ce même genre de boisson et sujet également à un flux hémorroïdal modéré, ainsi qu'à un asthme sec continuel (accompagné de désagréables exacerbations hypocondriaques habituelles), avait ordinairement la face rouge et éprouvait une démangeaison assez incommode des narines. Il lui survint donc un jour une épistaxis si violente et si abondante qu'il perdit près de trois livres de sang, depuis le moment de l'éruption, qui se déclara vers le milieu de la nuit, jusqu'à huit heures du matin. A l'issue de cette copieuse excrétion sanguine, le patient sentit une grande faiblesse du côté de la tête et, quand il voulut se lever, il éprouva une espèce de vertige qui alla presque jusqu'à la lipothymie, avec un affreux tintement d'oreille ; il revint pourtant peu à peu à lui et le calme se rétablit complétement. Six mois après ce fâcheux accident, l'affection asthmatique, si inquiétante auparavant, disparut presque entièrement et ne donna plus désormais que quelques signes insignifiants de son existence.

§ XIII. Mais, de la même manière que l'hémorrhagie nasale régulière et bénigne, loin d'occasionner des malaises dans l'économie, prévient et soulage au contraire diverses affections, de même aussi l'on peut voir bien des

incommodités être le résultat inévitable d'un désordre ou
d'un arrêt survenu dans la libre excrétion du sang. Or,
ces inconvénients ont lieu, 1° lorsque l'hémorrhagie
s'effectue à des époques inconvenantes ou en quantité
trop abondante, 2° lorsque cette évacuation ne s'effectue
pas normalement et en temps voulu. De semblables désagréments sont principalement dus à un vice primordial,
rare d'ailleurs, apportant un obstacle réel au *molimen* hémorrhagique, malgré la disposition naturelle de l'économie à ce genre d'évacuation, soit que cette excrétion
habituelle diminue peu à peu ou cesse complétement, soit
enfin qu'elle ne s'accomplisse pas malgré les tentatives
réitérées de la nature.

§ XIV. Dans le premier cas, on voit se produire d'une
manière lente les effets directs de la *pléthore,* tels que les
épanchements, les *gonflements,* les *engorgements,* les
stases et de là, comme conséquences nécessaires, les
inflammations suppuratives et la *gangrène.* Les pénibles
efforts aboutissant à un résultat aussi peu satisfaisant
peuvent encore engendrer les *fièvres aiguës* et toutes les
incommodités qui en proviennent, quelle que puisse être
d'ailleurs l'origine de ces fièvres, tantôt coexistant en général avec une constitution plus ardente, tantôt se liant
spécialement à un état particulier de *perversion* encore
modérée, tantôt enfin affectant dans les fièvres *malignes*
un caractère absolument pernicieux et le plus souvent
funeste.

§ XV. Dans le second cas, lorsque l'excrétion sanguine cesse ou disparaît pour un plus longtemps — sans
qu'aucun acte vital et aucune excrétion supplémentaire
viennent la remplacer — on doit s'attendre toujours à
l'invasion certaine et prochaine d'autres désordres bien
plus graves encore.

C'est pourquoi, dès que les efforts hémorrhagiques deviennent nuls et sans succès, surgissent de nombreux inconvénients provenant des congestions violentes, rapides, fréquentes et opiniâtres qui se font dans les diverses régions de la tête et qui prennent à la plus légère occasion un caractère pernicieux. Si, de la tête, les mouvements congestifs se dirigent vers la poitrine, les lésions qui résultent de ce déplacement auront une gravité d'autant plus grande que les organes thoraciques sont eux-mêmes plus aptes à un pareil genre d'altération : or, de semblables conséquences seront d'autant plus fâcheuses à leur tour que la sécrétion sanguine sera établie depuis plus longtemps d'une manière habituelle, tandis qu'elles seront bien moindres en réalité, quand cette même secrétion ne sera pas encore passée en habitude.

Tels sont les principaux phénomènes qui accompagnent et suivent l'épistaxis : tels sont, voulons-nous dire, les actes qui forment le cortége ordinaire de cette espèce d'hémorrhagie, soit lorsqu'elle a lieu régulièrement mais lentement, soit quand elle ne s'effectue qu'après de pénibles efforts, soit enfin lorsque, malgré l'incessante énergie de la nature, elle ne peut s'accomplir et disparaît entièrement.

§ XVI. Les *symptômes* véritablement morbides qui se manifestent à l'occasion de ce flux hémorrhagique consistent tantôt dans l'insuffisance ou la suspension d'une évacuation sanguine de ce genre, tantôt dans une trop abondante excrétion qui constitue un écoulement passif, tantôt enfin dans une impulsion immodérée et insolite plutôt nuisible qu'avantageuse. Les signes consécutifs d'un obstacle sérieux porté à la libre évacuation du sang par les narines sont, par suite d'une forte congestion vers les parties supérieures, des tensions, des douleurs, des spasmes, des ardeurs, des stases inflammatoires et suppuratives d'une gravité non équivoque.

§ XVII. Pour ce qui regarde maintenant les *causes* de

l'hémorrhagie nasale proprement dite, nous ne nous étendrons pas trop longuement sur les considérations physiques provenant plus particulièrement d'une disposition spéciale de la tête et des efforts qui s'opèrent autour de cet organe, tant à l'aide de mouvements vitaux toniques et spontanés qu'à l'occasion de mouvements en quelque sorte volontaires, se manifestant, les uns, à l'époque de la dentition, les autres, lorsque les enfants vagissent et pleurent. Dans ces différents cas, ce qui démontre clairement que le sang afflue en grande quantité vers la tête et y est retenu, c'est le gonflement des veines du cou et de la face, la turgescence et l'injection de ces parties ; c'est surtout l'écoulement d'une certaine quantité de sérosité par les narines, qui provient d'une compression que le sang éprouve dans cette région, où il afflue trop abondamment, pendant que l'enfant s'agite et pleure.

Tout médecin qui aura une connaissance positive des phénomènes physiques et anatomiques qui se passent dans le corps humain, pensera comme nous, que ce dernier fait d'un suintement séreux par les narines, ne peut être que le résultat d'un trop grand afflux et d'une forte compression du sang poussé avec violence vers ces parties. Il n'est donc nullement surprenant que les enfants de la ville soient plus particulièrement sujets à ce genre d'hémorrhagie, soit que l'exercice prématuré de leur mémoire fluxionne les mouvements vers la tête, soit que des travaux précoces, assidus et des veilles trop prolongées provoquent une trop grande agitation dans leur sang, soit enfin que, chez les jeunes ouvriers, un long et pénible apprentissage congestionne le sang plus spécialement vers la tête. Les enfants de la campagne, à leur tour, bien que moins exposés à l'épistaxis que les autres, trouvent une cause déterminante de ce flux hémorrhagique dans les courses et les exercices qu'ils font nu-tête et en plein soleil.

§ XVIII. Une des causes les plus efficaces du retour spontané et fréquent d'un tel genre d'éruption, par les organes qui en ont été le siége primitif, c'est la répétition de cette même évacuation provoquée une, deux ou plusieurs fois, à l'occasion des circonstances sus-mentionnées. Le tempérament pléthorique est la condition la plus favorable pour une abondante excrétion hémorrhagique ; c'est la constitution la plus familière à l'enfance et à l'adolescence, ainsi que le prouvent, d'une part, une plus abondante provision de sang, tenue en réserve pour les besoins de l'accroissement du corps, et, d'autre part, la voracité naturelle à ces âges, plus grande encore chez les adolescents que chez les enfants.

C'est pourquoi, une fois que ce flux hémorrhagique s'est manifesté à plusieurs reprises et a revêtu un caractère habituel, l'excrétion devient alors plus facile ct plus prompte à s'effectuer, surtout à l'occasion des mouvements violents et immodérés, ordinaires aux jeux de l'enfance, ainsi qu'à la suite de coups fréquents et de chutes sur la tête, de soufflets, de tractions par les cheveux, de contusions au nez et de tous les accidents familiers à cet âge.

§ XIX. A une époque plus avancée de la vie, l'hémorrhagie des narines peut provenir, soit d'une ancienne habitude, soit d'une réaction fluxionnaire ou métastatique vers la tête, tirant son origine d'un effort répulsif d'autres organes ; comme par exemple, après un grand refroidissement des extrémités inférieures, ou à l'occasion d'une cause artificielle capable de provoquer une semblable congestion des pieds vers la tête, ou bien enfin par l'abus des boissons enivrantes.

A tel point que, lorsqu'il y a cessation d'une hémorrhagie nasale ou seulement suspension dans les efforts hémorrhagiques, il se manifeste aussitôt un mouvement congestif de sang vers le cerveau, même aux époques de la vie où l'on est le moins sujet à ces accidents, et la saignée dans les parties supérieures — au bras par exemple — devient chose indispensable, au moment surtout où s'opèrent ces vains efforts de la nature.

§ XX. Ce sont en réalité ces efforts vitaux qui constituent tout l'appareil propre à l'expulsion du sang ; mais pour ce qui est de la raison mécanique et directe de l'hémorrhagie si facile de ces parties, on ne peut et on ne doit la trouver que dans la texture toute particulière de la *tunique* (membrane muqueuse de Schneider) qui tapisse la surface interne des narines. Cette membrane, en effet, est sillonnée en tout sens par une quantité considérable de vaisseaux sanguins artériels et veineux qui en arrosent toute l'étendue : or, l'anatomie nous enseigne que les ramifications veineuses de la tunique interne du nez s'anastomosent avec les rameaux veineux qui longent la *dure-mère* et qui, en la traversant, vont se distribuer dans le cerveau.

§ XXI. Ce fait anatomique est on ne peut plus important, attendu qu'il donne une raison plausible de la facilité avec laquelle s'exécutent les excrétions de ce genre, soit à la suite d'un épanchement interne provoqué par une forte secousse de la tête ou par un ébranlement critique du cerveau dans un cas de nécessité vitale, soit par des moyens artificiels en imitant la nature et en suppléant a ses efforts.

Nous rappellerons à ce propos l'ingénieuse pratique des Égyptiens qui, pour les cas douteux de *crise* dans les affections aiguës, *scarifiaient* la muqueuse nasale et y pratiquaient de profondes incisions. C'est à Prosper Alpin qu'est dû l'honneur d'avoir consigné le premier ces faits et nous avons donné nous-même un aperçu raisonné sur cette matière dans un discours académique, à l'occasion de la soutenance d'une thèse inaugurale sur la phlébotomie, présentée en 1701, par A. Hoffmann sous nos auspices [1].

§ XXII. Ces diverses considérations nous mènent naturellement à nous faire comprendre qu'il y a des excrétions sanguines, non seulement particulières et spéciales, mais encore parfaitement déterminées et instituées dans un but final, s'effectuant par les narines. Nous voulons parler ici des hémorrhagies *critiques* qui, à la suite de notables commotions vitales sensibles, bien que rien ne puisse les faire prévoir, se manifestent à un moment plus ou moins éloigné, mais absolument fixe et déterminé quant au nombre de jours et à l'époque de la maladie; de telle manière que l'évacuation, généralement abondante d'ailleurs, est remarquable surtout à cause d'une double condition finale particulière.

D'une part, en effet, lorsque l'hémorrhagie critique du nez a lieu librement, abondamment, en temps opportun et au moment voulu, il s'ensuit immédiatement un bien-être général; la fièvre perd de son intensité, le pouls cède et revient enfin à son état naturel. D'autre part, au contraire, si l'évacuation critique, bien qu'apparaissant à propos, n'est pas suffisamment abondante, non seulement la fièvre ne diminue pas de violence, mais encore il en résulte des inconvénients morbides d'autant plus graves qu'il y a eu de plus grands obstacles dans la libre excrétion du sang : en ce cas aussi les mouvements vitaux ne reprennent que difficilement leur marche normale et régulière.

§ XXIII. Ces phénomènes si remarquables d'ailleurs, en même temps qu'ils portent la confusion dans l'esprit systématique de nos spéculateurs modernes, renversent

---

[1] *Voyez* T. VIII. Commentaire CXXXVI.

entièrement leur absurde doctrine sur les hémorrhagies critiques s'appuyant uniquement, d'après eux, sur une simple raison *mécanique*. A cette occasion, en effet, non seulement on peut constater d'une manière sensible une très-forte agitation et une turgescence particulière de la masse sanguine, sans qu'il y ait cependant évacuation en ce moment même; mais encore on ne voit jamais la nature surmonter directement tous ces obstacles, pour provoquer une excrétion qui — ainsi que le démontre l'expérience — n'arrive qu'à des époques parfaitement fixes et déterminées, presque toujours et d'une manière certaine au même jour et à l'heure indiquée.

Nous savons très-bien que les partisans du mécanicisme se plairont à révoquer en doute nos assertions; mais, outre que nous les laissons libres de rester dans leur erreur, ce n'est point à eux que nous nous adressons : nous invoquons particulièrement ici le témoignage des médecins qui ont la faculté et l'intention d'observer les faits *cliniques* tels qu'ils sont, c'est-à-dire tous les phénomènes qui ont *réellement* lieu, ou qui *ne se manifestent pas* dans le cours des maladies. L'observation pratique démontrera à ces derniers que les hémorrhagies nasales critiques ne peuvent provenir essentiellement de la vive et simple expansion du sang, pas plus qu'elles ne sont produites par une obstruction purement hypothétique ou par toute autre raison mécanique.

§ XXIV. Du reste, comme l'on peut très-bien, d'un côté, expliquer ces faits et donner une raison péremptoire de la manifestation régulière et de la direction spéciale si opportune de l'hémorrhagie nasale critique, en se fondant sur le principe déjà connu des *commotions* naturelles et *fixes* du sang et de sa *direction* particulière vers certains organes, en vue d'une *fin* vraiment *salutaire* correspondant en tout point à l'issue mécanico-organique; de même aussi, ce qui servira d'un autre côté à rendre la chose encore plus évidente pour les observateurs sérieux, c'est cette *synergie* universelle, ce *consensus* de toute l'économie pour l'exécution sûre et prompte du phénomène, sans qu'il y ait jamais défaut d'harmonie entre la raison mécanique de l'organisme et le but conservateur que se propose la nature. Or, dès la plus haute antiquité, les médecins avaient déjà observé comme nous cette synergie générale des mouvements vitaux concourant à refouler le sang de toutes les parties du corps, notamment des membres inférieurs vers les régions supérieures et surtout vers la tête.

§ XXV. Depuis ces temps reculés, en effet, les praticiens ont indiqué comme les principaux *signes* présageant une crise prochaine par l'épistaxis, 1° la *suppression* complète ou la *diminution* des urines ou du moins leur *ténuité ;* 2° l'*absence* totale de la *transpiration* cutanée, accompagnée du *refroidissement sensible* des extrémités inférieures ; 3° le *gonflement* de la *face* et la *turgescence* des vaisseaux du cou et des tempes ; 4° la *proéminence,* la *sécheresse* et la *rougeur des yeux* ; 5° le *tintement* et le sifflement des oreilles ; 6° l'*affaiblissement des facultés intellectuelles,* coïncidant avec des *vertiges* et l'*éblouissement* de la *vue ;* 7° enfin le *prurit* des *narines* et comme conséquence immédiate l'*éruption* du sang s'effectuant au moindre chatouillement de la muqueuse, et souvent même sans cela.

D'après ce simple exposé des circonstances, telles que nous les ont transmises les anciens, comme de simples signes précurseurs de l'épistaxis critique, quel est le médecin qui, ayant une notion préalable de l'efficacité du *mouvement tonique,* ne saisira pas sur-le-champ la signification réelle de chacun de ces phénomènes et qui ne comprendra pas que *tout l'acte* hémorrhagique est sous

l'influence directe et propre de certains *mouvements toniques refoulant* vers la tête le sang des différentes parties
du corps.

§ XXVI. Mais, comme ces hémorrhagies critiques, avec
tout cet appareil de signes précurseurs, sont entièrement
révoquées en doute par nos systématisateurs modernes,
nous pourrons citer à l'appui de notre assertion une autre
espèce d'hémorrhagie du même genre qui se présente
sous une forme bien différente à l'observation et que l'on
observe dans les nombreux cas d'épistaxis se déclarant au
milieu des mouvements confus et désordonnés des fièvres
aiguës d'un caractère pernicieux et d'un fâcheux pronostic;
alors surtout que le malade est d'une constitution franchement pléthorique. Dans ces cas, en effet, de semblables
hémorrhagies, toujours funestes, se manifestent généralc-
ment à l'approche des jours critiques et même à l'époque
voulue avec le concours habituel des signes sus-énoncés,
notamment avec le refroidissement des extrémités inférieures et surtout des pieds ; particularité qui a donné lieu
à ce dicton vulgaire : « *Sie sterben von unten auf* ; » ils
meurent par le bas. Faisons observer cependant qu'en ces
circonstances, d'après l'observation attentive des faits,
les symptômes principaux sont la *rareté* des *urines*, leur
ténuité surtout ; la *turgescence* de la région cerviale ;
une *respiration* profonde et *difficile ;* le *trouble* de la raison, suivi parfois de *délire furieux ;* la *proéminence* et la
siccité du globle occulaire ; l'*œil hagard* et *féroce ;* l'*immobilité* et l'*insensibilité* visiblement croissante de tout
le corps ; une *respiration* enfin de plus en plus oppressée,
stertoreuse et *saccadée* immédiatement suivie de la
mort. Dans quelques cas fort rares, il survient en
même temps certaines affections de la *gorge* d'autant
plus intenses que les autres signes se développent d'une
manière plus lente. Or, les individus pléthoriques chez

lesquels les symptômes ci-dessus se manifestent réellement soit d'une manière subite, soit lentement, sont généralement voués à la mort et l'on voit habituellement se déclarer en ce moment suprême une copieuse évacuation de sang par les narines. La position du mourant, en *supination*, fait que le sang qui s'écoule en trop grande quantité de l'*infundibulum* [1] dans les narines est refoulé vers la gorge et rejeté ensuite par la bouche.

§ XXVII. C'est sans doute à l'occasion d'un semblable phénomène, si familier du reste dans les pays chauds, que les *Egyptiens* avaient recours, pour les cas douteux, à l'*incision des narines*, bien évidemment dans le but de faciliter plutôt que de contrarier ou d'éviter l'émission du sang et dans la crainte surtout que, par une stagnation trop prolongée de ce liquide en cette partie, il ne se déclarât une *hémorrhagie cérébrale interne*, et, comme conséquence immédiate, une *apoplexie convulsive* ou *nerveuse*. Quiconque en effet a des notions approfondies sur le mécanisme des mouvements toniques, comprendra combien est grande cette *énergie congestive* qui pousse si activement le sang des extrémités inférieures vers les régions supérieures du corps.

C'est pourquoi, lorsque ce mouvement congestif devient de plus en plus opiniâtre et se concentre vers la tête, il arrive un moment où le sang, ne trouvant aucune issue, fait irruption et s'épanche dans l'intérieur de l'en-

---

[1] C'est là un phénomène très-commun dans les fièvres inflammatoires pernicieuses et qui donne lieu à diverses interprétations chez le vulgaire. L'*Infundibulum* (entonnoir) est le prolongement conique de la base du 3ᵉ ventricule cérébral, correspondant à la tige pituitaire par sa partie la plus profonde; c'est par là que l'hémorrhagie se déclare au moyen des veines qui viennent se distribuer à la muqueuse et excrètent le sang dans les arrière-fosses nasales d'où, à cause de la position du corps au moment de la mort, le sang, en vertu de sa propre pesanteur, tombe dans le gosier et est enfin rejeté au dehors par la bouche.

céphale, ou bien s'arrête complétement dans son mouvement circulatoire, trouble dès lors profondément les fonctions intellectuelles et amène conséquemment la cessation absolue de toute espèce d'acte vital.

§ XXVIII. Autant il est facile, en s'appuyant sur une *direction organique,* de donner une raison concordant en tout point avec une *excussion* sanguine, provoquée à dessein et de propos délibéré; autant il est absurde et illogique de prendre les phénomènes de l'épistaxis critique pour de simples successions *physico-mécaniques,* soit à cause de l'ordre naturel que suivent ces phénomènes, des parties inférieures vers la tête, soit en raison de cette période *spéciale* et singulière de temps, déterminant d'une manière si précise le *jour critique.*

Est-il raisonnable d'ailleurs de croire, avec les systématisateurs modernes, que l'hémorrhagie critique des narines soit purement l'effet d'une cause *mécanique?* comme s'il était possible d'expliquer à l'aide d'une simple raison physique par quel moyen le sang, refoulé de la périphérie du corps dans les organes internes, se dirige enfin vers une partie quelconque déterminée, devenant le siége spécial de l'hémorrhagie. C'est là un fait controuvé et en flagrante contradiction avec le phénomène journalier des paroxysmes des fièvres intermittentes, considérés dans leur période de *froid* et de *frissons,* coïncidant avec la condensation et le refroidissement général de la surface cutanée qui se contracte, en même temps que le sang est refoulé vers l'intérieur du corps, sans qu'il se déclare jamais cependant aucun flux hémorrhagique, soit vers la tête, soit vers la poitrine, soit vers tout autre organe par où pourrait s'effectuer convenablement une semblable excrétion.

§ XXIX. C'est pourquoi, nous persistons dans notre première assertion et nous répétons que la *direction spé-*

ciale du sang vers tel ou tel organe est la seule vraie et principale cause de l'hémorrhagie, nous dirons même l'unique cause de l'évacuation du sang par tel émonctoire, de préférence à tel autre, alors surtout que cette excrétion se fait à une époque précise et déterminée. Ce qui rend plus évident encore ce fait, c'est l'influence si puissante des passions de l'âme en ce genre d'affection ; bien que cependant elles produisent individuellement des résultats variés et différents. Ainsi, la *colère,* par les fortes secousses qu'elle imprime à la masse humorale, prédispose à toute espèce d'hémorrhagies, les provoque même ; tandis qu'un profond sentiment de *terreur* contracte les tissus organiques et devient plutôt une cause d'*empêchement,* de *suspension* et d'arrêt, même pour un flux sanguin quelconque.

Or, c'est surtout au point de vue de l'explication grossière donnée par les modernes touchant ces contractions, dont l'efficacité organique devient si manifeste par une direction spéciale vers une partie déterminée, que cette influence si variée des affections de l'âme est digne d'une considération toute particulière ; nous venons de voir en effet que, malgré la constriction organique qui s'opère de la périphérie du corps à l'intérieur, il ne survient jamais, après une sensation de frayeur, d'évacuation provenant de l'accumulation du sang dans une partie quelconque. Ce que nous disons à cette occasion peut également convenir à tout autre espèce de flux sanguin qu'on s'efforce d'expliquer à l'aide d'une raison mécanico-physique et purement matérielle.

§ XXX. Nous ferons enfin observer à ce propos que les mouvements constricteurs qui, s'exerçant de l'extérieur à l'intérieur du corps, contribuent si puissamment à la direction paisible du *molimen* hémorrhagique vers une issue certaine, ainsi qu'à l'effectuation libre et salutaire de l'excrétion, sont eux-mêmes administrés d'une manière tranquille, sans violence, sans secousse et sans désordre : au lieu que, si le fait s'accomplissait en vertu d'une loi et d'une force purement mécaniques, la pression exercée du dehors au dedans devrait toujours être en rapport avec l'abondance de l'évacuation.

§ XXXI. Bien que l'hémorrhagie simple et régulière des narines, considérée en elle-même, ne mérite pas de fixer particulièrement notre attention, nous ne devons cependant pas laisser passer sous silence tant les effets immédiats qu'elle produit, que les résultats qui peuvent en être la suite, puisqu'elle peut non seulement subir des altérations directes dans sa marche, mais encore entraîner après elle certaines incommodités.

Lorsque l'épistaxis s'accomplit d'une manière paisible et normale, ses résultats reçoivent plus particulièrement le nom d'*effets,* tandis qu'on appelle généralement *issues,* les conséquences ordinaires d'une excrétion nasale irrégulière ou violente. Or, l'hémorrhagie des narines, comme toute autre hémorrhagie, est dite *bénigne,* soit à *priori,* lorsqu'elle se manifeste sous l'influence de causes naturelles et proportionnées tant à une constitution pléthorique, qu'à une cause violente occasionnelle, soit à *posteriori,* lorsqu'elle s'effectue avec modération, régularité et proportion.

§ XXXII. Toute hémorrhagie nasale, bénigne ou louable produit dans l'économie des *effets directs* ou *indirects.* L'effet direct et immédiat de l'excrétion du sang, c'est l'*euphorie* qui apporte un prompt et réel soulagement dans l'économie corporelle, en amendant les symptômes généraux de tension, de lassitude ou de douleurs gravatives occasionnées par la pléthore et en dissipant surtout les funestes conséquences d'une congestion cérébrale.

L'effet indirect de l'épistaxis consiste dans le retour

habituel de ce genre d'évacuation spontanée : cette habitude néanmoins ne suit pas toujours une marche régulière et proportionnée aux besoins de la nature ; car il arrive le plus souvent que, lorsqu'elle s'est frayé une voie facile et aisée, elle réitère par la suite ses actes d'une façon plus intense et plus opiniâtre ; en sorte que, non seulement elle ne s'écarte plus désormais de la méthode qu'elle s'est tracée, mais encore elle y persiste de plus en plus et se manifeste avec plus de facilité à la moindre occasion.

Que si cependant l'hémorrhagie nasale, plus que toute autre, paraît cesser sous l'influence de l'*âge* ou du *régime*, il ne faut pas oublier qu'en vertu d'une habitude excrétive antérieure, il ne s'opère ici qu'un simple déplacement, attendu que les mouvements hémorrhagiques se portent alors vers un autre organe par où doivent s'effectuer les nouvelles tentatives d'évacuation. L'expérience nous démontre en effet, tous les jours, que les personnes habituellement sujettes aux hémorrhagies nasales bénignes et modérées sont, à mesure qu'elles avancent en âge et à la moindre cause occasionnelle, d'autant plus franchement exposées à des efforts hémorrhagiques de même nature que l'habitude est plus ancienne ; mais il arrive souvent que ces efforts s'exerçant en d'autres lieux sur des organes impropres à toute évacuation et par cela même exposés à de sérieuses altérations, peuvent engendrer les plus fâcheuses conséquences dans l'économie corporelle.

§ XXXIII. L'issue d'une hémorrhagie nasale irrégulière et vicieuse consiste principalement dans un *excès* ou dans un *défaut* d'excrétion. Considérée d'abord au point de vue de sa trop grande abondance, nous dirons que l'épistaxis reconnaît une double cause originelle, l'une *active,* l'autre *passive.*

La première de ces causes se trouve dans une *intention*

erronée, amenant après elle une *aberration* dans l'*inten-sité* des mouvements vitaux et provoquant conséquem-ment une excrétion violente, précipitée, désordonnée et surtout opiniâtre. Une trop abondante hémorrhagie *passive* des narines a pour cause générale la diérèse ou le déchirement du tissu vasculaire qui tapisse la muqueuse nasale et même des vaisseaux qui fournissent directe-ment le sang : cet inconvénient peut avoir lieu, tantôt à la suite d'un effort intérieur, tantôt—ce qui est le plus or-dinaire—après une violence externe et surtout après une profonde irritation de cette partie, soit par un attouche-ment nuisible, soit par l'olfaction de substances fortes et corrosives. Des excès de ce genre se manifestent le plus souvent à l'époque des *crises*, d'où ce vieil adage médi-cal : « *Nihil paucum criticum.* » « En matière de crises, rien n'est à dédaigner. »

Ces derniers phénomènes dépendant presque unique-ment d'une cause *organico-mécanique*, pourraient faire aisément comprendre aux partisans de la doctrine *phy-sico-mécanique*, comment un appareil hémorrhagique trop diffus, c'est-à-dire se manifestant avec des efforts et des pressions étendant trop loin leurs effets, peut, à moins d'un retour à l'état normal, provoquer par une simple raison *mécanique* un écoulement sanguin qui durerait avec une égale profusion, aussi longtemps que persiste-rait l'effort tonique et compressif poussant le sang vers le lieu de son éruption. Ces médecins saisiront d'autant mieux la cause d'un semblable excès d'évacuation, dès qu'ils auront observé que ce dernier coïncide avec un effort tonique trop considérable et provenant d'une aber-ration dans l'intention, d'une trop grande violence dans l'exécution et d'une persistance trop opiniâtre dans la continuation de l'acte vital.

§ XXXIV. De pareils excès dans le flux hémorrha-

gique des narines peuvent provenir encore de l'*habitude :*
tantôt parce que l'évacuation finit par prendre des proportions physiques extraordinaires, une fois que, devenue
habituelle, elle s'est écartée de la règle ; tantôt parce que
cette excrétion habituelle tend à devenir de plus en plus
violente et rebelle, lorsqu'elle est suspendue ou arrêtée dans son cours ; en sorte que l'on voit à cette occasion, non seulement se manifester des efforts insolites,
mais encore un abandon et un déréglement immodéré
dans l'évacuation elle-même. Une telle dépravation, particulière et propre à l'espèce humaine seulement, devient
plus évidente encore, quand elle est spécialement due
à des aberrations de volonté, d'appréciation et de détermination arbitraire touchant des choses de l'ordre
moral. D'où ressort une vérité pathologique d'un ordre
supérieur, que nous avons oublié de signaler lorsque nous
avons exposé nos considérations générales sur l'hémorrhagie et qui découle de notre théorie sur la fréquence
des maladies chez l'homme, comparativement aux brutes,
savoir : *que l'homme seul, parmi les êtres vivants et animés, est exclusivement sujet au phénomène habituel et
ordinaire des excrétions hémorrhagiques* [1].

§ XXXV. Quant à l'épistaxis excessive et purement
passive, on peut dire qu'elle n'est que le symptôme d'une
disposition constitutionnelle et organique à ce genre de
flux immodéré. Elle se manifeste surtout lorsque, soit
par un vice ou une lésion quelconque des vaisseaux, soit
par des mouvements excrétifs trop impétueux, soit enfin
par une violente diérèse actuelle des parties, le sang, ne
pouvant plus être retenu, fait éruption et s'épanche en
toute liberté.

Nous avons un exemple remarquable de cette disposi-

---

[1] *Voyez* T. VIII, Commentaire **CXXXVII.**

tion matérielle dans l'hémorrhagie qui survient après
l'*enfantement* : l'on serait même en droit, en ce cas, de
s'étonner qu'elle ne soit pas ordinairement plus abondante
qu'elle ne l'est en réalité, si l'on ne considérait l'action
puissante et modératrice du *mouvement tonique*, capable
de ralentir et d'arrêter même complétement l'écoulement
du sang.

§ XXXVI. Mais comme, abstraction faite des cas provenant d'une cause violente externe, une semblable disposition passive est extrêmement rare et qu'elle dépend
au contraire le plus souvent d'un *molimen* hémorrhagique
ou effort beaucoup trop vigoureux, il est très-important
de bien apprécier à ce sujet quelle est la part qu'on
doit faire à cette méthode nouvellement imaginée pour
resserrer les voies et méats par où s'écoule le sang et
quelle est l'analogie qu'ont de pareils procédés avec les
conditions naturelles de ces sortes de mouvements excessifs. Il est à craindre en effet que, par l'emploi des astringents, resserrant mal à propos les vaisseaux sanguins
et contrariant la nature dans ses mouvements motivés et
dans le but salutaire qu'elle se propose, on ne suspende
et on n'arrête absolument, d'une manière intempestive,
l'action directe et particulière de la force vitale.

§ XXXVII. En ce qui regarde le *défaut* ou *l'absence*
complète des hémorrhagies déjà existantes, nous ne dou-
tons certes pas que, suivant les opinions admises de nos
jours sur les éruptions sanguines, généralement regardées
comme des phénomènes *contre nature*, on ne fasse planer
sur nous un soupçon de paradoxe, quand nous soutenons
qu'un flux hémorrhagique habituel peut faire *défaut* et
que cette circonstance peut entraîner après elle diverses
incommodités particulières. Mais, bien que nous ayons,
dans l'exemple des *menstrues* et des *lochies*, un argument
suffisant pour détruire tout doute à cet égard, nous pou-

vons encore assurer qu'il survient toujours des inconvénients plus ou moins graves, lorsqu'une hémorrhagie
habituelle quelconque et nommément l'épistaxis, dont il
est ici question, est suspendue ou fait entièrement défaut,
surtout quand il existe une disposition constitutionnelle à
ce genre d'excrétion.

Les conséquences d'une telle défectuosité sont d'autant
plus funestes qu'avec cette disposition corporelle aux
maladies, concourt un appareil synergique des mouvements vitaux tendant vers une excrétion sanguine.
L'on voit en effet tous les jours et en de semblables circonstances se manifester de réelles incommodités et des
symptômes de plus en plus graves, préparant en quelque
sorte les voies à une affection morbide réelle; tandis, au
contraire, que l'économie corporelle aurait éprouvé un
grand soulagement, si le molimen hémorrhagique, dirigé
vers une évacuation utile du sang, en un mot, si l'hémorrhagie en puissance prochaine n'avait rencontré aucun
obstacle à son effectuation.

§ XXXVIII. Les principales conséquences naturelles de
la *défectuosité* ou du *manque* de l'épistaxis, alors surtout
que la nature déploie toute son énergie, sont la *céphalalgie*; diverses sensations de *tension*, de *pesanteur*, d'*ardeur* et de *prurit* à certaines régions de la tête; la
rougeur, la *tuméfaction*, l'*inflammation* et l'*ulcération*
de ces mêmes parties. Lorsque le *molimen* hémorrhagique est moins violent et que les sensations sont plus
lentes ou plus modérées, mais toujours sans succès,
on voit se manifester des *vertiges*, des *tintements d'oreille*,
l'affaiblissement de la *vue* et de l'*ouïe*, des sensations de
douleurs tensives et *pressives* à la *nuque*, vulgairement
regardées comme de nature rhumatismale.

Or, il arrive parfois en ces occasions que les mouvements hémorrhagiques, ne se portant plus vers la *tête*,

n'en existent pas moins pour cela et dirigent désormais tous leurs efforts vers la *poitrine* qui devient à son tour le siége d'incommodités dont les conséquences plus fâcheuses et plus dangereuses sont l'*hémoptysie* et la *phthisie.*

§ XXXIX. Nous ne saurions enfin passer sous silence une espèce particulière d'épistaxis qui persiste d'une manière habituelle jusqu'à cet *âge* où l'énergie vitale est dans sa plus grande activité, et qui ne cesse chez la femme qu'après de nombreuses *couches* ou bien après d'abondantes *lochies.* En pareils cas, lorsque ces évacuations naturelles et salutaires viennent à disparaître, on doit ordinairement s'attendre à l'invasion successive et certaine d'affections *hypocondriaques, hystériques, néphritiques, sciatiques, hémorrhoïdales, goutteuses,* etc.: à une époque de la vie plus reculée encore apparaissent presque toujours d'une manière subite des symptômes fâcheux de *vertiges* et d'*apoplexie;* surtout lorsque, ainsi qu'on le croit communément utile, on change de régime et que, contrairement à d'anciennes habitudes, les personnes avancées en âge se livrent impunément à un usage plus copieux de vin, de boissons spiritueuses et de liqueurs.

§ XL. Bien que l'on voit également les individus d'un âge mûr être fréquemment atteints d'attaques d'apoplexie sous l'influence de ces mêmes causes surexcitantes plus rares à la vérité, mais plus violentes que chez les vieillards à cause de leur concours avec de profondes perturbations de l'âme; il existe cependant entre ces deux cas d'apoplexie une bien grande différence, savoir : que chez les vieillards, c'est plutôt par suite d'une stagnation considérable et d'un effort congestif du sang à cause de sa circulation difficile à travers le cerveau, que s'opère l'extravasation et l'épanchement des parties séreuses les plus

ténues de ce liquide, partout où elles trouvent une issue
— c'est là un fait parfaitement démontré par l'observation
directe de *Wepffer* [1] sur les cadavres d'individus morts
d'*apoplexie* ou d'*hémiplégie* : ce grand clinicien a pu
constater, en effet, chez tous ces sujets, un *épanchement*
considérable d'une *liqueur séreuse* soit dans les *ventricules du cerveau*, soit autour de la *moelle allongée* et même
de la *moelle épinière* —; tandis que chez les individus à la
force de l'âge, soit en raison de la violence de la congestion, soit en raison de la constitution plus florissante du
sang, soit enfin par le concours simultané de ces deux
causes, il s'opère une véritable apoplexie à la suite d'un
épanchement direct ou du moins par la compression
qu'exercent sur le cerveau l'intensité de la congestion
et la stagnation du sang qui s'échappe abondamment
par l'*infundibulum* à travers les narines immédiatement
après la mort, lorsque déjà s'est manifestée la raideur
cadavérique.

ARTICLE II.

De l'hémoptysie.

§ I. L'*hémoptysie*, d'après l'étymologie propre et litté-
rale du mot — αἷμα, sang et πτύσις, crachement — signifie
dans le lange médical ordinaire, l'*expuition* ou le *crachement de sang*. C'est là une définition que nous admettons,
pourvu néanmoins qu'on accorde aux mots la signification

______

(1) Wepffer (J.-J.), appelé par d'autres Wepper, né à Schaffousse le 23 décembre 1620, mort en 1695, fut médecin du duc de Wittemberg et se fit remarquer par ses hautes connaissances cliniques.... Il a laissé plusieurs traités
de médecine pratique, parmi lesquels nous citerons son *Historia apoplectico-
rum*, 1710, in-8°, dans lequel on trouve *in extenso* de nombreuses observations auxquelles Stahl fait allusion en ce moment. Wepffer cite d'autres faits
semblables dans son livre intitulé *Observationes*, 1717, in-4°.

exigée par l'importance des choses et qu'on veuille entendre par là l'excrétion réelle d'un sang pur et vermeil
non par une simple *expuition*, mais par une profonde
excréation, par un acte de véritable *expectoration* ; et
cela, afin de distinguer l'hémoptysie, soit d'un crachement
de sang provenant de l'*infundibulum* à travers les arrière-
fosses nasales, soit des crachats *striés* ou *sanguinolents*
dans lesquels le sang se trouve mêlé à une quantité plus
ou moins considérable de matière muqueuse. Ce dernier
phénomène n'ayant aucune valeur pathologique, nous ne
nous occuperons ici que de l'excrétion franche et copieuse
du sang provenant directement des poumons.

§ II. Pour ce qui est d'abord de l'*histoire* réelle de ce
genre d'hémorrhagie, il importe de savoir qu'elle est surtout familière à la *jeunesse*. Ainsi que l'avait déjà observé
Hippocrate, c'est de dix-huit à trente-cinq ans que se manifeste habituellement la phthisie qui, le plus souvent,
est la conséquence directe de l'hémoptysie ou pour le
moins d'une évacuation prompte et excessive de sang
ayant de l'analogie avec l'hémoptysie elle-même.

Nous dirons en outre que cette espèce d'excrétion
sanguine se manifeste principalement chez les sujets
pléthoriques et se livrant sans réserve aux plaisirs de
la table ; mais ce genre d'affection se déclare plus
spécialement encore chez les personnes qui fatiguent
leur poitrine par de puissants *efforts de voix*, ou bien
ont la funeste habitude de vivre dans l'*oisiveté* et qui,
par une trop forte *compression* des organes abdominaux,
provoquent une incessante et trop abondante stagnation
du sang dans la cavité thoracique.

Ce qu'il y a de plus positif en ceci, c'est que l'hémoptysie est le lot particulier des individus qui dans leur
jeunesse ont été déjà sujets aux hémorrhagies nasales. On
voit fréquemment, en effet, chez ces personnes se décla-

rer tout-à-coup, sans signe précurseur apparent et sans commotion sensible, une évacuation hémoptoïque aussi violente qu'opiniâtre.

§ III. On ne saurait cependant assigner à ce genre d'éruption sanguine un point de départ spécial, certain et invariable; car l'observation rigoureuse des faits nous démontre que cette hémorrhagie a quelquefois son siége apparent, soit dans la *trachée-artère,* soit seulement dans la partie supérieure de cet organe, au point le plus rapproché du larynx.

Dans ces cas on peut constater certaines sensations de *titillation* et de prurit précédant et accompagnant l'excrétion. Le patient ressent en outre, à cet endroit (qu'il désigne fort bien avec le bout du doigt) [1], un sentiment de stagnation tensive telle, qu'il s'imagine y avoir un noyau ou quelque chose de semblable. En d'autres circonstances, au contraire, l'éruption hémoptoïque parait avoir son siége ou son point de départ dans une région plus profonde et provenir directement des *bronches :* à cette occasion, les malades accusent non seulement une semblable sensation de *pression* et de résistance plus durable que dans les cas précédents, mais encore une *douleur* réelle vers cette partie plus profonde qu'ils indiquent du doigt.

§ IV. Un fait clinique remarquable, souvent constaté par nous et que nous recommandons à l'observation des praticiens, c'est que, toutes les fois que l'éruption sanguine se fait d'une manière tranquille et paisible, le patient ne ressent pas de douleur intense, mais seulement une simple irritation vers la partie supérieure du larynx, ou bien un peu au-dessous du premier anneau de

---

[1] Nous possédons à ce sujet de nombreuses observations fort curieuses; mais nous renvoyons le lecteur au T. VIII, Commentaire CXXXVIII, afin de ne pas suspendre son attention.

la trachée-artère ; tandis que lorsque l'excrétion a lieu subitement et par une cause violente externe, il se déclare
une irritation plus profonde et plus vive.

Parmi les *causes accidentelles* les plus propres à provoquer des hémoptysies immédiates, nous signalerons en
première ligne les grands *efforts,* accompagnés de la suspension du souffle respiratoire, pour soulever de lourds
fardeaux ou pour accomplir un acte quelconque exigeant
une contention énergique des poumons. Faisons observer
ici un fait particulier, connu par le vulgaire et contrôlé
par l'expérience raisonnée, savoir : que le danger est d'autant plus grand que l'air ainsi retenu de force dans la
poitrine est rejeté avec plus de violence et d'une manière
saccadée.

§ V. L'observation pratique que nous venons d'énoncer
ci-dessus nous fournit encore une double considération
s'appuyant tant sur l'*expérience* que sur la *raison*.

Au point de vue expérimental, nous dirons d'abord que
l'on rencontre bien des gens affectés d'une *toux* aussi
intense qu'opiniâtre , sans que pourtant on ait eu jamais
lieu de constater chez eux une éruption hémoptoïque ;
ce qui a donné lieu à ce dicton populaire : « *esware kein
wunder, und stehe zu besorgen, man sprenge sich et was
im leibe entzwey, so gewaltsam seye der husten, etc.;* »
« Il n'y a pas de blessure, pas d'introduction d'agent
vulnérant dans le corps sans que l'on ait à craindre de
voir survenir de la toux. »

§ VI. En second lieu, la raison nous démontre que,
quoique la circulation pulmonaire s'appuie presque
uniquement sur la *dilatation* de l'organe respiratoire
— car, c'est vraiment à l'aide de l'*expansion* des
poumons que le sang est introduit dans les innombrables
ramifications des vaisseaux qui accompagnent et entrelacent de toutes parts les vésicules aériennes : en ce

moment en effet, les vaisseaux sanguins se dressent et livrent au sang un libre passage, tandis que si les poumons restaient affaissés, la circulation éprouverait de très-grandes difficultés à cause des nombreuses aspérités des vaisseaux ainsi contractés sur eux- mêmes —, le séjour trop prolongé d'une grande quantité d'air dans les poumons ne peut néanmoins favoriser en rien l'extravasasion du sang et donne lieu à un résultat opposé ; alors surtout que l'air dilaté outre mesure par la chaleur même du viscère distend trop fortement les vésicules aériennes en vertu de sa force expansive ainsi exagérée, concordant avec une puissante contraction volontaire des parois thoraciques. Dans cette situation, les conduits aériens, fortement distendus par l'air qui y est violemment retenu, compriment à leur tour d'une manière immédiate les vaisseaux sanguins et, bien loin de faciliter l'hémoptysie, portent un grand obstacle à la libre circulation pulmonaire.

§ VII. Or, ces efforts contentifs qu'exerce sur les vaisseaux sanguins la dilatation des vésicules pulmonaires sont d'autant plus impuissants pour l'extravasasion du sang que, non seulement ils *empêchent* son *arrivée* dans les *artères,* mais encore ils *facilitent* le *retrait* de ce liquide des petits rameaux dans les grands troncs *veineux,* au lieu d'en occasionner l'*éruption* par une trop violente compression. Faisons observer, en outre, que les extrémités des vaisseaux par où l'hémoptysie devrait en ce cas avoir lieu, correspondent à ces vésicules si dilatables, tandis que les gros troncs artériels et veineux accompagnent les grands tubes bronchiques plus denses, plus résistants et par cela même peu propres à acquérir une dilatation capable de comprimer les gros vaisseaux et de refouler conséquemment le sang qu'ils contiennent vers les petites ramifications capillaires.

§ VIII. Contrairement à ces faits, lorsque le sang retenu

pendant un certain temps dans l'artère pulmonaire est tout-à-coup rendu à son libre cours par la cessation de la contention des poumons, il peut très-bien se produire une véritable hémoptysie à la suite de la prompte irruption du sang dans les vaisseaux rendus libres.

Il résulte donc de ce qui précède, que l'hémoptysie n'est jamais la conséquence directe des efforts contentifs de l'organe respiratoire, mais qu'au contraire cette excrétion, ayant ordinairement lieu dans le plus profond silence, sans commotion évidente et sans contention de la poitrine, s'effectue avec autant de violence que d'opiniâtreté; en sorte que la toux qui suit immédiatement l'éruption du sang est plus particulièrement due à l'introduction de ce liquide dans les vésicules aériennes, durant l'acte de la respiration—d'où les efforts ultérieurs pour l'en rejeter— qu'à aucune autre cause puissante et directe d'excussion, capable de provoquer l'acte excrétif lui-même.

§ IX. De tels phénomènes acquièrent la plus grande valeur dans les hémoptysies à type *récurrent périodique*, par l'exemple surtout de celles qui se reproduisent à jour fixe et déterminé.

Voici, à cet égard, une intéressante observation que je tiens d'une dame respectable, ayant eu l'occasion douloureuse de constater les faits sur la personne de son mari atteint d'hémoptysie.

Cette dame avait souvent remarqué que, en dehors des heures du paroxysme hémoptoïque, son mari était tourmenté par une *toux violente, suffocante, humide, bruyante* et *rude ;* tandis que, lorsque l'éruption était imminente, la toux devenait *aiguë, glapissante* et imitait en quelque sorte les sons les plus déliés et les plus doux de la flûte. D'après ces signes, cette dame ne se méprenait jamais dans son pronostic sur une éruption hémoptoïque prochaine, résultat direct de cette toux spécifique.

Il est donc rationnel de conclure de ce fait que c'est dans une pression *tonique* et spéciale exercée en certaines parties exceptionnelles de l'organe pulmonaire, que l'on doit particulièrement rechercher la cause prochaine de ce genre d'excrétion sanguine, c'est-à-dire de l'hémoptysie.

§ X. Les conséquences de ce flux hémorrhagique sont on ne peut plus dangereuses, à cause de la constitution naturelle des poumons, réfractaires à toute espèce d'engorgement, mais très-propres à recevoir dans leurs vésicules aériennes et à faciliter, par l'acte de la respiration, toute espèce de stase sanguine, dans les parties les plus profondes et les plus intimes de leur tissu spongieux ; c'est de là que vient la décomposition du sang ainsi retenu et, de cette dernière, la colliquation et la dégénérescence putride de l'organe pulmonaire lui-même, en raison de l'extrême délicatesse de sa contexture.

C'est pourquoi, bien qu'en thèse générale une semblable excrétion puisse être avantageuse et apporte un soulagement réel à une constitution pléthorique actuellement exposée à de graves dangers ; nous devons faire observer cependant, à un point de vue particulier, que, puisque une éruption sanguine ne saurait avoir lieu *impunément* et sans danger par un organe ainsi constitué, c'est à tort que la nature entreprend comme moyen spécifique et dans cet organe spécial un acte, pour le moins inutile et téméraire, sinon funeste. C'est précisément en ce sens que l'hémoptysie, en temps que simple hémorrhagie de poitrine, indique un *état* essentiellement *morbide* ou un *acte désordonné* de la nature ; quoique, sous un point de vue général, regardée comme une simple évacuation de sang, l'hémoptysie puisse être jugée vraiment bonne et utile.

Or, toutes les fois que le médecin pourra constater l'existence d'indications faisant redouter une hémop-

tysie prochaine, il pourra en prévenir les fâcheux effets
en pratiquant une saignée ; par ce moyen, il prouvera
qu'il comprend l'importance générale de l'évacuation artificielle, il préviendra et évitera surtout les inconvénients
spéciaux attachés à ce mode d'excrétion.

§ XI. L'étude des causes de l'hémoptysie offre une
double difficulté dans le genre et surtout dans l'espèce.
En effet, il ne s'agit pas en ce moment de savoir quelle
est la *cause générale et originelle* de l'hémoptysie, mais
bien quelle est la raison *pour laquelle* cette excrétion a
ainsi lieu ; c'est-à-dire quelle est la cause réelle de l'éruption spéciale du sang par les poumons et de sa *rareté*.
Car, de même que l'organe pulmonaire semble naturellement très-disposé à ce genre d'hémorrhagie par la
grande délicatesse de sa texture, de même, ainsi qu'il est
évident, puisque l'expérience prouve que l'hémoptysie
est extrêmement rare, il est bien difficile d'expliquer
quelle est la cause première d'une excrétion qui peut bien
ne jamais avoir lieu.

§ XII. Du fait même de la *rareté* de l'hémoptysie, découle naturellement cette double considération, savoir :
1° qu'il y a des individus qui ne sont jamais sujets à ce
genre d'hémorrhagie et 2° que d'autres qui en sont atteints après en avoir été exempts durant un assez long
temps, n'en jouissent pas moins d'une bonne santé, une
fois que les poumons sont délivrés de cette affection.
C'est donc à juste titre que nous regardons comme très-
rare une excrétion sanguine qui, au milieu de cette grande
quantité d'hommes que nourit la terre, n'atteint qu'un
très-petit nombre d'individus , n'éprouvant eux-mêmes
dans leur vie que de légers et peu fréquents assauts d'une
pareille éruption morbide.

Ce qui rend plus évidente encore la rareté vraiment
phénoménale de ce genre d'hémorrhagie, c'est que, parmi

le nombre infini des êtres vivants et animés, pas une seule espèce, même dans les grandes familles, n'est sujette à ce flux hémorrhagique, malgré l'incomparable délicatesse de leurs poumons et la multiplicité des commotions très-violentes auxquelles ils sont exposés. Nous concluons donc raisonnablement de ces faits, que la finesse et le peu de consistance de la texture pulmonaire, pas plus que la prétendue proportion matérielle et mécanique des poumons à des effets de cette nature, ne peuvent être en réalité la cause directe de l'hémoptysie.

§ XIII. Bien que d'une part, l'homme paraisse être plus particulièrement sujet à l'hémorrhagie de poitrine, à cause du privilége exclusif qu'il a de la parole qui l'élève tant au-dessus de la bête ; bien que d'autre part il soit réel, entre autres circonstances, que ceux qui fatiguent leurs poumons par de longs discours, sont spécialement exposés à l'hémoptysie — abstraction faite de certaines conditions déterminantes exceptionnelles, — il est cependant incontestable que l'usage même abusif du *parler* ne provoque nullement ce genre d'excrétion sanguine. On voit, en effet, un très-grand nombre d'individus obligés de discourir ou de chanter journellement en public, sans que pour cela ils soient atteints d'hémorrhagie pulmonaire, de même que l'on observe certains animaux, les *chiens dogues* surtout, poussant de hauts cris ou de bruyants aboiements, sans jamais éprouver la moindre tentative d'éruption sanguine par la poitrine.

§ XIV. Une double circonstance qui doit être regardée comme une cause réelle et puissante de l'hémoptysie, c'est d'un côté, toute perturbation survenue soit dans la *quantité*, soit dans la *circulation normale* du sang nécessaire au maintien de la vie et, d'un autre côté, la *tendance* naturelle à la diminution de cette quantité surabondante de l'humeur sanguine, dans le but de ramener les choses à leur état normal par une *excrétion* actuelle et de pourvoir ainsi à la sécurité de l'économie vitale. Or, ce sont là des phénomènes généraux en parfaite harmonie avec une détermination finale et rationnelle : aussi, est-ce en ce sens uniquement que l'on doit dire, que la tendance du principe conservateur et médicateur en acte peut être facilement secondée dans ses efforts par le concours de causes accidentelles déterminantes, parmi lesquelles nous placerons en première ligne l'habitude de *parler*, de *crier* ou de *chanter*, les *efforts contentifs* et tout ce qui peut enfin déterminer un afflux extraordinaire de sang vers la poitrine [1].

§ XV. Ce qu'il y a de positif surtout ici, c'est que, en vertu de la disposition qu'a la nature humaine à répéter les mêmes actes, une fois qu'il s'est établi vers la région pulmonaire un *molimen* hémorrhagique habituel, celui-ci tend à se renouveler avec plus de facilité.

La vérité de cette assertion devient plus évidente par le fait d'une excrétion libre et habituelle, s'accomplissant antérieurement dans le voisinage de la poitrine : nous voulons parler de l'*épistaxis*. Lorsque celle-ci, en effet, par un effort synergique général et par le concours de certaines causes occasionnelles fréquentes, exerçant leur action sur l'organe respiratoire, vient à cesser complétement il peut arriver que tout l'appareil hémorrhagique se concentre sur les poumons : c'est là un phénomène pathologique fort remarquable et confirmé par l'observation raisonnée de tous les jours.

S'il se trouvait néanmoins quelqu'un qui prétendît *à priori* que la nature *humaine* entreprend spécialement ces actes à un âge fixe et les dirige à dessein vers tel organe déterminé, nous pourrions lui opposer des argu-

---

[1] *Voyez* T. VIII, Commentaire CXXXIX.

ments irrécusables, bien que nous ayons l'habitude de n'accorder quelque valeur qu'aux faits appuyés sur des preuves évidentes et expérimentales.

§ XVI. Il existe en outre des causes *éloignées* de l'hémoptysie : les plus prochaines d'entre elles sont les hémorrhagies habituelles *antérieures,* s'effectuant dans des régions voisines de la poitrine ; telles que, dans les parties supérieures du corps, l'*épistaxis* commune aux deux sexes et, dans les parties inférieures, les *menstrues* particulières aux femmes.

Une chose qui doit principalement fixer notre attention et qui est on ne peut plus importante, c'est qu'un grand nombre d'hémoptysiques accusent des douleurs très-vives et profondes dans l'*hypochondre gauche,* au dessous des fausses côtes. Il est probable que cette sensation douloureuse provient d'une stagnation et de l'arrêt forcé du sang dans les vaisseaux *spléniques* occupant cette région ; or, l'expérience nous montre que l'éruption du sang par les poumons suit de très-près de pareils signes. Faisons remarquer encore que cette douleur persiste tant que dure l'excrétion et qu'elle ne cesse qu'après une abondante évacuation préalable.

Au nombre des causes plus prochaines de l'hémoptysie, sont des circonstances parfois tellement douteuses, qu'on est à se demander si on n'a pas affaire à certaines affections obscures de l'*estomac.* On peut, à ce propos, consulter avec fruit ce qu'en a dit Pauli [1], dans un important

[1] Pauli J.-G., professeur de physiologie à Leipsig, où il naquit en 1658, avait acquis de vastes connaissances médicales et fut en rapport avec les savants de son époque, particulièrement en France, en Espagne et en Angleterre où il avait voyagé. On possède de lui, outre de nombreux ouvrages de physiologie, d'anatomie et de chirurgie, d'intéressants mémoires et de précieuses dissertations insérées dans les *Actes des Curieux de la nature ;* c'est là où Stahl a puisé l'observation ci-dessus.

C'est dans son traité sur l'*hémoptysie* que Stahl cite des cas fort remarquables de ces faits.

mémoire, inséré dans les Actes des Curieux de la Nature, où il est dit : « qu'un hémoptysique, pris de vomis-
» sements subits, fut délivré pour toujours de son infir-
» mité, après qu'il eut rejeté une grande quantité de
» matières saburrales bilieuses. » Nous pourrions nous-
même citer, à l'appui de cette observation, quelques exemples fort intéressants.

§ XVII, Quant aux *effets* de l'hémoptysie, ils sont *bons* ou *mauvais*, suivant que dans sa *marche* ou dans son *issue* les choses se passent régulièrement ou d'une manière normale. L'hémoptysie est dite bénigne lorsque l'excrétion du sang s'effectue sans difficulté, qu'elle n'est pas trop abandante, qu'elle s'arrête paisiblement et ne laisse pas après elle une toux opiniâtre qui fatigue et affaiblit le malade : il importe surtout, en ce cas, que l'éruption ne reparaisse plus, ou ne se manifeste du moins que difficilement et à des intervalles éloignés. Il est extrêmement rare, en effet, que l'hémoptysie ne soit pas suivie d'un danger imminent de stase sanguine (par extravasasion) et que, de l'arrêt trop prolongé du sang dans les vésicules pulmonaires, il ne survienne l'ulcération des tissus, leur dégénérescence putride et finalement la phthisie.

La *funeste issue* de l'hémoptysie consiste principalement dans une *excrétion excessive ;* résultat qui du reste lui est assez familier.

Toutes ces considérations ne font que nous confirmer dans l'opinion que nous nous sommes faite depuis longtemps par notre expérience à ce sujet, savoir : que, lorsque l'hémoptysie s'est effectuée, une, deux ou plusieurs fois, cette sorte d'éruption s'établit par la suite avec tant de violence, d'opiniâtreté et d'intensité, qu'elle peut s'arrêter et cesser même par une nouvelle *répression spontanée.* C'est ainsi que nous avons vu cette hémorrhagie céder d'une manière subite, puissante et définitive, tantôt *après une excrétion excessive,* tantôt par l'emploi d'une *poudre hémostatique, astringente* ou *absorbante, sèche* et *fixe,* tantôt enfin, au moyen d'un médicament *sympathique,* et par l'application directe des *amulettes* [1].

De semblables résultats sont bien de nature à confondre les vaines théories de ceux qui prétendent que des flux si abondants de sang sont la conséquence directe de la rupture, de la diérèse ou de l'érosion des vaisseaux pulmonaires.

§ XVIII. L'hémoptysie peut *faire défaut* de deux manières : 1° lorsque le sang extravasé n'est pas tout rejeté au dehors et qu'il en reste une certaine quantité dans les vésicules aériennes les plus exiguës — on remédie avec succès à cet inconvénient à l'aide d'une médication astringente —; 2° lorsque l'éruption se fait avec difficulté, bien que les efforts congestifs et excréteurs persistent avec une égale intensité. C'est ordinairement à la suite de semblables mouvements hémorrhagiques erronés et infructueux que se manifestent l'*asthme faux,* la *péripneumonie,* l'*angine* et la *phthisie.*

Il faut conclure de là que, dans l'appréciation de l'appareil hémorrhagique en question, ce n'est pas tant l'*effet,* c'est-à-dire l'éruption actuelle ou l'hémoptysie elle-même qui doit principalement attirer notre attention, mais bien la manifestation de ces mouvements synergiques qui accompagnent ou facilitent l'effectuation *instrumentale* de l'acte hémoptoïque et qui, quoique l'excrétion sanguine n'ait pas lieu, n'en continuent pas moins leurs efforts habituels et leur tendance vers l'évacuation du sang. Qu'on n'oublie jamais à ce propos que l'hémoptysie est dite principalement en défaut lorsque le *molimen* hémorrhagique n'aboutit pas à un résultat positif; et cela

---

[1] *Voyez* T. VIII, Commentaire CXL.

avec d'autant plus de raison que l'impuissance des actes
entrepris par la nature dans un but hémorrhagique ont
habituellement pour conséquence immédiate les fâcheux
résultats déjà indiqués, toujours plus graves et plus dangereux que les effets ordinaires d'une éruption abondante
et complète. Ce qu'il y aurait de plus avantageux et de
plus convenable en ce cas, ce serait, quand tout est encore
tranquille dans l'économie, que la nature ou l'art pré-
vinssent à temps tous ces inconvénients par un allège-
ment quelconque de la masse sanguine.

ARTICLE III.

De l'hématémèse.

§ I. L'*hématémèse* ou *vomissement de sang* peut être
regardée comme le type par excellence des hémorrhagies
rares : du reste, eu égard à la différence relative des sujets,
cette excrétion sanguine est réellement moins fréquente
que l'*hématurie* ; c'est ainsi que sous ce dernier point de
vue la femme est plus souvent sujette que l'homme aux
vomissements de sang. Or, si dans les autres espèces
d'hémorrhagie il convient de constater et d'apprécier
une *tendance* particulière et une *direction* intérieure, tacite et évidente vers le lieu précis de l'éruption, à plus
forte raison faut-il, dans le genre d'hémorrhagie qui nous
occupe, prendre en sérieuse considération ces mêmes
phénomènes et reconnaître, *à priori*, spécialement ici une
activité puissante et un appareil proportionné à un effet
de cette importance, bien loin de faire provenir directement une telle excrétion d'une simple cause violente accidentelle.

§ II. De même que chez les individus pléthoriques, le

sang subit une forte commotion après de grands vomissements, surtout lorsqu'ils sont provoqués par des moyens
artificiels ; de même et contrairement, en nous appuyant
sur l'exemple de pareils cas périodiques observés chez
les femmes surtout, nous pouvons raisonnablement soutenir qu'en ces derniers cas le vomissement est plutôt la
conséquence naturelle d'une tendance secrète vers un but
hémorrhagique, qu'il n'est réellement la cause déterminante de l'hématémèse. En effet, bien qu'il ne soit pas du
tout irraisonnable de penser que de violents vomissements puissent devenir, par la suite, cause occasionnelle
d'hémorrhagies stomacales consécutives ; il n'est pas à
dire pour cela que l'ordre des choses ne soit interverti et
que de tels efforts ne soient primitivement institués en
vue d'une véritable excrétion sanguine.

§ III. Ainsi que nous l'avons déjà dit, les hommes
sont moins sujets que les femmes au vomissement de
sang : parmi les personnes du sexe, les *petites filles* y
sont *moins exposées* que les femmes *adultes* et ces dernières moins encore que celles parvenues à un âge plus
avancé : ce sont particulièrement les filles *pubères* chez
lesquelles le *flux menstruel* est sur le point de s'établir,
qui sont atteintes de cette maladie. Les femmes parvenues
à l'époque de la *ménopause* sont généralement peu sujettes
à l'hématémèse, à moins que, ce qui n'est pas rare à cet
âge *critique* de leur vie, il ne survienne tout à coup, par
suite de la cessation de tout mouvement fluxionnaire vers
l'utérus, des efforts impétueux et irréguliers qui envahissent d'une manière étrange toute la région épigastrique.
Une fois que, par un premier vomissement, la voie est
ouverte à de pareilles évacuations sanguines, celles-ci se
renouvellent plus tard avec facilité et peuvent devenir
habituelles, surtout chez les jeunes personnes qui éprouvent des évacuations utérines trop fréquentes et, de pré-

férence encore, chez celles qui, privés à cet âge de tout flux menstruel, n'en ressentent pas moins les efforts naturels pour une exonération générale.

§ IV. Au point de vue du *diagnostic* de cette affection, nous dirons en peu de mots que les individus qui en sont atteints éprouvent de fréquentes *tensions* et *oppressions précordiales* prenant un caractère plus grave à l'occasion de mouvements violents, de boissons échauffantes et de profondes perturbations de l'âme, surtout si ces diverses causes interviennent au moment où l'hématémèse va avoir lieu : le malade ressent ensuite des *nausées* et enfin des *efforts* de *vomissement*. Or, quelle que soit d'ailleurs la matière à rejeter ou qui est expulsée, les contractions de l'estomac sont en ce cas bien plus énergiques que dans tout autre effort ordinaire et persistent ordinairement jusqu'à l'excrétion d'une certaine quantité le plus souvent abondante d'un sang pur et vermeil.

§ V. Il est important de faire observer ici que ce n'est pas dans l'acte même de l'hématémèse que le sang est ainsi extravasé et s'épanche dans l'estomac ; mais, bien au contraire, avant que l'effort ne se manifeste et quand tout est encore tranquille dans l'économie animale : alors seulement il survient des contractions successives du ventricule et, par suite de ces efforts, le sang est rejeté au dehors sous forme de caillots.

La *durée* de ce genre d'excrétion est ordinairement plus longue chez l'homme que chez la femme. Les personnes du sexe, en effet, sont atteintes et délivrées de ce flux sanguin d'une manière spontanée, mais il n'en est pas de même des hommes. L'hématémèse est habituellement plus dangereuse pour les individus du sexe masculin que pour les femmes, surtout lorsqu'elles sont jeunes ; chez ces dernières enfin, cette affection prend plus facilement que chez l'homme le caractère périodique.

§ VI. Pour ce qui est du *pronostic* , nous dirons que toutes les fois que l'hématémèse s'accomplit avec une trop grande impétuosité, elle peut entraîner après elle les plus funestes conséquences : d'un autre côté, lorsque l'é-vacuation est trop copieuse, ou qu'on fait un usage abusif des astringents, il peut survenir la *cachexie*, l'*œdème*, l'*hydropisie*, la *fièvre hectique* ou l'étisie, les *coliques nerveuses* ainsi que toutes les formes d'affections *spas-modiques, convulsives, hypochondriaques,* et *hystériques.* Nous ajouterons encore que l'hématémèse simple et de nature essentielle est moins dangereuse que lorsqu'elle est provoquée par une cause accidentelle et violente ; en ce cas, en effet, on ferait mieux de l'appeler *vomissement sanglant* ou *sanguinolent :* c'est là ce qui arrive quel-quefois lorsque, par une cause externe quelconque et sur-tout après certaines médications intempestives, le vomis-sement de sang est provoqué par des efforts excessifs.

§ VII. C'est de cette double condition de *spontanéité* ou d'*accidentalité* que se tirent les causes de l'hématé-mèse, suivant que l'excrétion du sang est simple, directe et naturelle, ou qu'elle est engendrée d'une manière in-directe, violente et toute fortuite. Comme nous n'avons à nous occuper ici que des causes du premier genre — bien qu'il y ait beaucoup à dire sur les autres —, nous examinerons d'abord quelle est la *matière* spéciale et propre à cette excrétion et nous dirons ensuite quel est l'*appareil instrumental* à l'aide duquel cette matière arrive jusque dans l'estomac et est expulsée par le vo-missement. Constatons avant tout que le sang rejeté dans l'hématémèse n'est pas du sang ordinaire, mais bien du sang provenant de la *veine-porte* et spécialement tiré de l'hypochondre gauche : toutefois il ne s'agit pas tant ici de nous occuper de la *substance* sanguine que des mou-vements spéciaux et de la direction qui leur est imprimée.

Dans le cas actuel, le sang qui s'épanche dans l'estomac
est fourni, soit par cette extrémité de la *veine splénique*
qui, constituée en un seul tronc après la réunion des branches veineuses naissant de la rate sous le nom de *vaisseaux courts*, longe la partie antérieure du grand cul-de-
sac de l'estomac et parvient jusqu'au dessous de son orifice supérieur ; soit même par cette autre branche veineuse plus profonde qui, après s'être distribuée au *pancréas* et au *duodénum*, marche à côté de la splénique et
va concourir avec elle à former la *veine-porte* [1].

Or, bien que, dans l'ordre naturel des choses, le sang
reflue des organes dans les troncs veineux, mais non des
veines vers les organes et quoiqu'il ne convienne pas de
dire ni même de penser que le sang soit en cette circonstance poussé à travers les veines, par un mouvement
rétrograde dans l'estomac ; il existe néanmoins une autre
raison de stase dans cette région, c'est-à-dire de l'afflux

---

[1] Un mot au point de vue de l'anatomie de cette région, afin de rendre plus
facile la conception de la théorie organico-mécanique exposée par Stahl pour
l'explication de l'hématémèse.

Le système sanguin de la veine-porte, si remarquable sous le rapport anatomique, est de la plus haute valeur pour l'intelligence de certains phénomènes physiologiques et pathologiques fort importants. Formé par les vaisseaux veineux abdominaux — ceux des reins, de la vessie et de l'utérus ex-
ceptés, — le système veineux abdominal ou de la veine-porte a pour troncs
principaux la *veine splénique* et la *mésentérique supérieure* : c'est de la première de ces deux que parle Stahl, comme ayant des rapports plus immédiats
avec l'estomac. Cette veine splénique est formée par le concours de branches
veineuses, au nombre de trois à huit, émergeant de la rate, sous le nom de
vaisseaux courts, et allant constituer, par leur réunion, la veine splénique au
niveau du pancréas ; dans son court trajet et avant de s'anastomoser avec la
mésentérique supérieure, elle reçoit les veines *gastro-épiploïques* droite et
gauche, les veines *duodénale*, *pancréatique*, *coronaire-stomachique* et *petite
mésentérique* ou *mésaraïque inférieure* ; c'est à ce rameau que Stahl fait
allusion dans sa seconde proposition. La petite mésentérique apporte à la splénique le sang du colon transverse, du colon descendant et du rectum : ce
n'est qu'après avoir dépassé le pancréas que la splénique s'anastomosant à an-
gle obtus avec la grande mésaraïque ou mésentérique supérieure, contribue
à former le tronc unique de la veine-porte qui, après un parcours de douze

trop abondant de sang dans ces vaisseaux veineux, par suite d'un resserrement tonique du rameau splénico-hé- morrhoïdal [1] à sa base. C'est là un fait particulier sur le- quel nous nous étendrons, lorsque nous parlerons du flux hémorrhoïdal ; qu'il nous suffise pour le moment de le mentionner en passant.

§ VIII. Ce qui contribue à favoriser singulièrement ce refoulement du sang vers cette région spléno-gastrique , c'est l'abscence complète de valvules dans tout le système veineux abdominal [2], contrairement aux autres veines qui en possèdent de nombreuses. Cette condition est d'au- tant plus efficace que la *direction* des mouvements cons- tricteurs toniques nerveux qui retiennent le sang dans la *veine-porte*, a son point de départ dans les petites ramifications abdominales et refoule ainsi tout le sang vers le tronc principal.

Nous devons, en cette occasion, signaler une circon-

centimètres environ depuis la colonne vertébrale jusqu'au sillon transversal du foie, se termine en ce point pour se diviser à son tour en deux branches prin- cipales qui, se dicotomisant à l'infini dans les lobes du foie, vont, de concert avec l'artère hépatique, contribuer à l'élaboration de la bile.

Cette description, bien que concise, sera suffisante pour faire comprendre combien est grand le rôle que joue le système veineux de la veine-porte dans les affections du foie, de la rate et des intestins ; elle indique surtout com- bien est intime la sympathie qu'il y a entre l'hématémèse et le flux hémor- rhoïdal ; elle donne enfin la raison *physico-mécanique* et *mécanico-organique* des actes médicateurs de la nature, lorsque, par l'apparition des hémorrhoïdes, les affections des viscères abdominaux et celles plus nombreuses encore du sys- tème nerveux, soit ganglionnaire, soit encéphalique et rachidien, sont si mira- culeusement guéries ou du moins si profondément soulagées, alors même que l'art a été impuissant.

[1] La veine spléno-hémorrhoïdale de Stahl n'est autre chose que la petite mésaraïque des modernes : comme on peut le voir dans la note ci-avant, ce rameau veineux déverse le sang du rectum, du colon descendant et du colon transverse dans la veine splénique.

[2] Stahl commet ici une légère erreur anatomique, vu que J.-Fᵈⁱᶜ Bauer et Hᵗᵉ Cloquet en ont souvent rencontré : nous en avons constaté nous même l'existence dans nos dissections et nous nous rappelons avoir donné à notre bien-aimé maître M. Dubreuil, une pièce fort intéressante à ce sujet.

stance très-remarquable et familière aux femmes comme aux hommes enclins à ces sortes d'affections : nous voulons parler de l'état de *sécheresse*, d'*indolence* et de *constriction* de tout l'intestin, à sa partie inférieure surtout et parfois même à son extrémité supérieure; ce qui explique, en ces circonstances, les sensations diverses de pression et de douleurs gravatives vers l'épigastre, après avoir pris de la nourriture. Un semblable mouvement tonique nerveux est principalement manifeste au moment des paroxysmes pendant lesquels se déploie tout l'appareil de ces efforts synergiques; c'est alors en effet que, d'après les phénomènes nerveux plus graves qui ont lieu dans la région cardialgique, il n'est plus permis à l'esprit le moins attentif d'ignorer ce qui se passe en ce moment alentour de l'estomac, siége actuel de ces efforts congestifs et constricteurs.

§ IX. On dirait, du reste, que la structure de l'estomac semble se prêter à cette irruption du sang, attendu que, dans toute la portion qui correspond à la veine splénique, surtout à l'endroit qui en est le plus rapproché, les tuniques stomacales sont moins épaisses que partout ailleurs. — Les mouvements de l'estomac devant naturellement s'opérer par de légères contractions de haut en bas, il existe à cet effet des *fibres charnues* longitudinales et circulaires, ainsi qu'une autre tunique appelée *nerveuse* [1] dont les fibres plus consistantes et plus denses entourent par leur entrelacement les deux orifices de l'estomac, le *cardia* et le *pylore*; afin que ces parties extrêmes puissent offrir une résistance suffisante aux tractions opérées en sens inverses —.

[1] Au-dessous des fibres musculaires de l'estomac, il existe une couche de tissu cellulaire filamenteux, dense et serré, qui unit la membrane musculeuse à la membrane muqueuse; c'est là ce que les anciens nommaient improprement *tunique nerveuse*.

§ X. Une double *cause* matérielle *plus éloignée* de l'hématémèse se trouve : 1° dans l'empêchement qu'éprouve l'excrétion sanguine, à travers les autres ramifications de la veine-porte, surtout à l'endroit où elle devrait trouver une libre issue — ce qui fait que l'hématémèse affecte le type des éruptions hémorrhoïdales et menstruelles irrégulières — ; 2° dans l'embarras de la circulation du sang vers la région hypocondriaque, à cause de son trop grand épaississement. Il nous paraît plus vraisemblable, cependant de rapporter cette affection à la première de ces deux causes.

§ XI. Cette circonstance de périodicité que nous venons de signaler est déjà une preuve suffisante que ce n'est pas seulement à cause de ces embarras et de ces débordements passifs du sang dans les hypochondres, mais bien plutôt à cause d'une activité réelle, capable de provoquer le resserrement de tous les rameaux veineux abdominaux, aboutissant à la veine-porte, que s'accomplit le phénomène entier de l'hématémèse. Toutefois, cette activité constante n'est pas toujours livrée à elle-même, et l'on voit bien souvent les passions de l'âme intervenir puissamment en ces occasions.

Or, puisque, d'une part, toutes les causes et tous les rapports matériels mécaniques invoqués ici sont on ne peut plus éloignés et opposés à toute raison de commotions périodiques; et que, d'autre part, c'est là pourtant le caractère qu'affecte habituellement ce genre d'hémorrhagie, il est très-convenable de fixer plus particulièrement notre attention sur les causes qui concordent avec cette importante circonstance de périodicité, plutôt que de l'arrêter à des causes trop générales et même absolument étrangères au fait en question.

§ XII. Nous allons à ce propos, relater ici un exemple fort curieux d'hématémèse périodique, publié déjà dans notre dissertation épistolaire *sur le mouvement tonique et vital,* mais que nous reproduisons vu son intérêt particulier.

OBSERVATION. — Une jeune fille, âgée de vingt ans environ, d'un naturel sensible, craintif, peureux et irascible, avait été délivrée depuis quelques années d'une fièvre tierce à laquelle avait succédé une hémorrhagie nasale considérable : ce fut en cette circonstance que, pour arrêter l'épistaxis, on lui jeta d'une manière brusque et inconvenante, un vase d'eau froide sur la nuque, entre les vêtements et le corps ; elle fut aussitôt saisie d'une profonde frayeur et atteinte plus tard d'une grave perturbation dans le cours de ses menstrues et de profondes douleurs dans les deux hypochondres.

Un certain jour pendant le dîner, après avoir pris déjà une quantité suffisante d'aliments, elle se livra subitement avec une immodestie inaccoutumée à des mouvements impudiques, dévoilant néanmoins l'impression de crainte et de terreur sous laquelle se trouvait son esprit. — Cette jeune personne était d'une constitution pléthorique, faisait ordinairement usage du vin et paraissait jouir d'une santé assez florissante. — Or, c'était à l'époque de ses règles et elles venaient de s'arrêter tout-à-coup. Une heure s'était à peine écoulée, que la patiente ressentit de vives angoisses et de fortes douleurs pressives dans la région précordiale ; ces malaises augmentèrent de plus en plus et donnèrent enfin lieu à une violente cardialgie suivie de syncope. La jeune fille demeura dans ce fâcheux état jusqu'à ce que, par le vomissement, elle eût rejeté tout ce qu'elle avait mangé ; un breuvage calmant suffit pour faire cesser les violents efforts qui persistaient malgré l'état de vacuité de l'estomac. Elle se rétablit assez promptement de cette forte secousse ; il ne lui resta seulement qu'une certaine fatigue qu'elle ressentait surtout quand elle demeurait quelques moments debout.

Quatre semaines après ce funeste accident, elle était complétement rétablie de sa maladie et avait repris son appétit ordinaire, lorsque tout-à-coup, quelques instants après son repas, elle fut saisie de violentes envies de vomir et finit par rejeter les aliments qu'elle venait de manger. A l'heure du goûter, elle satisfit au désir qu'elle eut de prendre quelque nourriture ; le soir, elle soupa comme à son ordinaire ; mais comme son estomac ne put supporter ces aliments, elle les vomit chaque fois. Ces phénomènes durèrent pendant deux jours : se déclara ensuite l'anorexie, suivie enfin d'un dégoût tel, qu'à la vue ou même au seul souvenir de la nourriture et de la boisson, la malade était atteinte des tourments insé-parables des efforts violents mais inutiles que l'on fait pour vomir.

La jeune fille tomba peu à peu dans la langueur ; sa pâleur augmenta sensiblement et de vagues frissons parcoururent de temps à autre tous ses membres. Ces fâcheux symptômes, après une durée de deux jours, firent place à un état de gêne, d'anxiété, de tension et de pression gravative et suffocante dans la région précordiale, immédiatement accompagné de nouveaux efforts de vomissements, jusqu'à ce qu'enfin se dé-clara une abondante hématémèse, par l'excrétion d'un sang d'abord pur et vermeil, mais puis sous la forme de caillots assez volumineux,

Plus l'éruption était abondante, plus la malade ressentait du soulagement : cet état persista pendant plusieurs jours en-core ; c'était parfois au milieu de ses occupations domestiques, quand elle marchait ou qu'elle était debout, que les vomis-sements la saisissaient. Ceux-ci continuèrent jusqu'au sixième jour d'une manière tranquille, avec une rémittence bien pro-noncée et se terminèrent enfin à peu près à la même époque que l'évacuation menstruelle, qui reparut dès l'instant que les vomissements cessèrent et qui dura pendant six heures environ. Alors s'apaisèrent tous les symptômes et tout effort de vomis-sement ; le calme le plus satisfaisant succéda au désordre pathologique et, quelques jours après, la jeune fille paraissait avoir recouvré la santé.

Les choses se passèrent ainsi pendant treize mois environ, sans presque aucune modification appréciable ; car la patiente éprouvait chaque mois les mêmes assauts, accompagnés des mêmes signes pathognomoniques. Mais comme les forces di-minuaient et que tous les préludes de la cachexie se présen-taient, la malade fut soumise au traitement ordinaire en ces circonstances. Le remède fut administré seul et dépouillé de tout principe astringent : de sorte qu'en vertu de l'action *spéci-fique* et non *astringente* de ce médicament, l'hématémèse cessa et l'harmonie fut rétablie dans l'économie vitale, par le simple retour des évacuations menstruelles, ainsi que nous l'avons exposé dans la dissertation dont nous avons parlé plus haut.

§ XIII. Pour la facile compréhension du fait ci-dessus, on doit avant tout tenir compte du *consensus synergique* des mouvements vitaux, c'est-à-dire de cette coïncidence de la *conspiration* — simplement accidentelle d'abord — qui existe entre les efforts de vomissement et une évacuation normale des menstrues ; si bien que ces mouvements synergiques, accidentels et tout fortuits dans le principe, accompagnant le flux menstruel, finissent par le précéder et le remplacer. On comprend aisément qu'il n'y a pas de raison en ce cas, pour que le vomissement — en tant que tel — ait lieu, ou du moins il serait bien difficile de démontrer comment, avec ces violentes envies de vomir, l'appétit peut se maintenir d'abord et pourquoi, à mesure que le dégoût s'empare de la malade et que les matières alimentaires manquent dans l'estomac, les symptômes deviennent de plus en plus fâcheux, par l'inutilité des efforts, ne s'exerçant plus désormais que sur un organe vide. Ce qu'il y a de plus étonnant encore en ceci, c'est que les contractions du ventricule et les vomissements continuent, jusqu'à ce qu'enfin il y ait eu une abondante excrétion. Comme on l'a vu en effet, ce n'était qu'après un copieux vomissement de sang que l'état nerveux se calmait et que tout rentrait dans l'ordre. Le fait le plus surprenant enfin, dans l'observation qu'on vient de lire, c'est que, plus l'excrétion était abondante, plus vite cessaient les efforts et plutôt enfin le flux menstruel reprenait lui-même son cours normal.

§ XIV. Or, de même qu'il est évident que ces phénomènes de synergie et de conspiration n'ont aucune analogie avec les secousses et les efforts d'un simple vomissement provoqué ou excité dans le but unique de

rejeter les matières alimentaires contenues dans l'estomac; de même il serait absurde de vouloir trouver ici un
rapport naturel entre l'époque des menstrues et l'apparition de ces efforts qui observaient néanmoins ce mode
de manifestation périodique et qui ne disparaissaient qu'a-
près une suffisante éruption de sang, c'est-à-dire lorsque le moment de la cessation de l'évacuation mensuelle
était à peu près venu. Mais serait-il plus raisonnable
d'expliquer ce fait, en cherchant une corrélation et une
véritable proportion entre le caractère du vomissement
pur et simple et l'apparition exacte, la périodicité, la
durée et surtout le bon ou mauvais effet des évacuations
utérines? Certes non ! bien que cependant on ne puisse
nier qu'il existe vraiment, dans l'exemple qui nous occupe, une admirable coïncidence et une proportion positive de *temps*, de *substance*, de *quantité*, de *durée* et de
terminaison, entre ces sortes de vomissements et les évacuations naturelles du sang par l'utérus.

Ce qu'il y a donc de vrai, d'incontestable et d'évident
en ceci, c'est que tout cet appareil synergique d'efforts de
vomissements n'a été institué par la nature qu'en vue
simplement d'une déplétion sanguine, c'est-à-dire dans
le but unique d'une évacuation de sang, entreprise en vue
d'un soulagement final : il est constant et positif, du reste,
que, toutes les fois que ces phénomènes se sont manifestés, les choses se sont passées d'une manière spontanée,
régulière et paisible.

§ XV. Il est impossible, en outre, d'invoquer en cette
occasion une bonne raison démontrant sinon la nécessité,
du moins l'opportunité du retour périodique du vomissement d'une substance autre que le sang, précisément à
la même époque que le flux menstruel : c'est là un fait
qu'on n'a jamais constaté, avec cette triple circonstance
surtout, 1° que l'appétit s'est soutenu au début de l'in-

disposition et même pendant les deux premiers jours, malgré les violentes secousses éprouvées par l'estomac dans les pénibles efforts de vomissements, 2° qu'à mesure que l'anorexie se manifestait et, malgré la vacuité de l'organe, les contractions augmentaient de plus en plus jusqu'à l'expulsion d'une certaine quantité de sang, 3° enfin, que, quand il existait un dégoût complet, l'excrétion devenait plus intense encore, les efforts diminuaient et le calme reparaissait dès que l'éruption avait atteint le degré désiré.

Il serait donc de la dernière inconvenance et tout à fait illogique de vouloir attribuer la cause des phénomènes sus-énumérés à toute autre *matière* qu'au sang, et à toute autre raison prise en dehors de l'appareil ordinaire à l'évacuation périodique des menstrues.

§ XVI. Ce qui peut encore jeter un trait de lumière sur cette question, c'est, d'une part, l'heureuse issue ou la guérison d'une secousse si grande et d'efforts si funestes de l'organe affecté, par l'emploi d'un médicament très-simple en lui-même, ayant néanmoins la vertu d'agir d'une manière *spécifique*[1] sur les affections nerveuses ou commo-

[1] Nous avons eu occasion de lire et d'entendre dire, même par des personnes haut placées dans la science médicale, que Stahl niait l'existense des spécifiques : le fait est controuvé et entièrement faux. Stahl a prouvé qu'il n'y a pas d'agents thérapeutiques capables d'agir directement et physiquement sur la matière morbide en l'altérant et la corrigeant d'une manière physique et évidente — abstraction des cas de lésion immédiate par des agents toxiques, par des substances chimiques, etc., dont on peut directement neutraliser les effets au moyen d'autres substances agissant physiquement ou chimiquement sur les premières —. Stahl avait raison d'après l'expérience, il avait raison surtout d'après le témoignage des écoles vitalistes modernes.

Selon l'illustre médecin de Halle une substance médicamenteuse quelconque, spécifique ou non, n'agit que par l'intervention de la force vitale, seul agent médicateur auquel il soit donné d'imprimer aux actes vitaux hygides ou morbides telle ou telle direction salutaire ou funeste. Un médicament est dit spécifique, lorsque, par une vertu [inhérente à sa nature, et à son mode de préparation, il a la faculté de provoquer tel ou tel mouvement curateur dans l'économie. C'est ainsi que, comme l'a dit Stahl, et comme l'ont répété après lui les écoles médicales allemandes des XVIIIe et XIXe siècles, les pathologis-

tions spasmodiques du système veineux abdominal, mais nullement capable — chose qu'il faut bien noter — de calmer, bien moins encore de pouvoir arrêter tout vomissement véritablement stomacal ; c'est, d'autre part enfin, la réapparition encore accidentelle de ces efforts de vomissement une fois qu'ils furent calmés.

Observations (*suite*). — En effet, lorsque à l'époque du retour périodique et pendant les quelques jours durant lesquels elle redoutait les vomissements, la malade prenait comme préservatif 35 gouttes d'huile essentielle de *millefeuille,* aux heures du déjeuner, du dîner et du coucher, elle n'éprouvait durant ces six jours aucune envie de vomir, se sentait de l'appétit, mangeait avec plaisir, gardait les aliments et les digérait parfaitement. Le septième jour, terme habituel de ces phénomènes, les menstrues se manifestaient sans trouble et sans agitation, mais habituellement peu copieuses et ne duraient que six à huit heures ; en sorte que l'on n'aurait pas dit que cette jeune fille fût malade.

Les choses allèrent quelque temps ainsi, lorsqu'un cer-

tes de l'école vitaliste de Montpellier, Hanhemann lui-même et l'école homœopathique moderne ; c'est ainsi, dis-je, qu'il peut exister et qu'il existe réellement des spécifiques, les uns d'affections, les autres de région, ceux-ci d'organes, ceux-là de tissus ; tous, bien que doués de propriétés diverses ou opposées, agissant d'une manière identique mais variée et spéciale sur le principe vivifiant et vivificateur, c'est-à-dire en provoquant des mouvements salutaires, des actes vraiment curateurs spéciaux et seuls capables de porter l'équilibre et l'harmonie dans l'économie vitale et corporelle altérée. C'est pourquoi rendons justice à qui de droit et disons que la conception Hanhemanienne a fait faire un grand pas à la médecine pratique, en propageant cette doctrine de la *spécificité* (nullement due à Bretonneau) qu'elle explique par l'influence particulière et *spécifique* de l'agent thérapeutique sur l'agent *dynamique* qui, à son tour, réagit d'une manière spéciale et véritablement spécifique sur telle ou telle affection, sur telle région, tel organe ou tel tissu, en provoquant des actes médicateurs en rapport avec l'impulsion reçue.

Tel est le sens dans lequel Stahl admet l'existence de la spécificité.... sans cette explication de l'*action spéciale* des médicaments et de la *réceptivité* propre et *spécifique* de la nature ou âme en fonction vitale, nous en serons toujours à nous demander « *Cur opium facit dormire:* » et à répondre, avec le spirituel Critique, « *quia habet facultatem dormitivan:* » ce qui vaudrait mieux, du reste, que de vouloir expliquer l'action dynamique des remèdes et la réaction vitale et synergique du principe de vie conservateur et médicateur par des raisons purement organiques et matérielles.

tain jour peu après l'époque en question, assistant à un dîner où les convives observaient peu les règles de la bienséance, cette jeune personne, se trouvant l'objet d'invectives directes plutôt que d'une simple plaisanterie, ressentit une profonde sensation et se leva de table n'ayant presque rien mangé. Deux heures après, environ, sans aucun effort et sans aucun signe précurseur de vomissement, elle éprouva des contractions nerveuses suffoquantes si violentes, si opiniâtres et si universellement répandues dans toute l'économie, que non seulement elles persistèrent pendant quatre jours sous les formes les plus diverses, mais que dès le second jour la malade fut atteinte d'une fausse paralysie générale, à l'exception de la tête qui demeura libre : le lendemain — le troisième jour — tout le corps reprit sa liberté d'action, mais la *tête* et la *langue* furent à leur tour frappées d' *immobilité :* le quatrième jour le calme le plus complet succéda à ce désordre ; le cinquième jour, enfin, craignant que la malade ne retombât dans le même état que les jours précédents, nous fîmes pratiquer une légère saignée du *pied* et, dès ce moment, non seulement la malade revint complétement à elle, mais encore elle fut délivrée et pour toujours de toute espèce d'incommodités,

Les phases successives d'une telle maladie doivent suffisamment faire comprendre que les efforts et les actes dont nous avons parlé, quelle que soit leur analogie avec le vomissement en général, n'ont cependant aucun rapport direct avec le simple vomissement.

§ XVII. Au point de vue de ses *effets,* l'hématémèse est d'une utilité plus que problématique ; attendu que c'est un moyen *anormal* que l'agent curateur emploie exceptionnellement à défaut d'autres ressources plus naturelles et plus tolérables : quant à ses *conséquences,* elles sont et doivent être moins fâcheuses que ne le sont en général celles de tout autre moyen de déplétion.

Il peut arriver cependant que, si l'on arrête ces vomissements de sang d'une manière subite, sans qu'il y ait

eu une excrétion suffisante, il se forme un épanchement du côté de la rate et, de là, l'*inflammation* et la *sup-*
puration de cet organe, la *décomposition* du sang en stase
et enfin les *vomissements noirs* — d'un sang de la couleur
du rob de sureau — toujours funestes, si dans le principe
la rate a été le siége de vives douleurs : en effet, les résultats ordinaires du *mœlena* aigu sont la cachexie, l'hydropisie chronique, et certaines affections nerveuses,
graves, pareilles à celles dont nous avons parlé naguère.
Le meilleur et le plus sûr moyen de vaincre et de faire
disparaître pour toujours une excrétion aussi désagréable,
c'est de pratiquer à propos une saignée raisonnable dans
une partie convenable du corps.

ARTICLE IV.

Du flux hémorrhoïdal.

§ 1. S'il est une affection, fort intéressante d'ailleurs,
dont les médecins aient négligé l'étude au point de vue
clinique, c'est assurément le *flux hémorrhoïdal* qui va
faire l'objet de notre présente appréciation : à tel point,
qu'à cause de ce silence et de cet oubli coupable des
auteurs, on ose à peine soutenir, à moins d'être cru sur
parole, que c'est là un genre d'évacuation sanguine fort
commun. Cependant, au point de vue *pathogénique*, on
peut aisément se convaincre, pour peu qu'on veuille y
prêter attention, 1° que les personnes chez lesquelles
l'excrétion hémorrhoïdale doit s'établir plus tard sont sujettes préalablement à plusieurs genres de *commotions*
ainsi qu'à bien d'autres incommodités ; 2° que ces mêmes
personnes, par cela seul qu'elles sont atteintes des hémorrhoïdes, non seulement sont exemptes d'une infinité

d'autres affections, mais encore sont délivrées sans retour
des incommodités dont elles étaient assiégées au moment
où s'est déclaré ce flux sanguin ; 3° que les individus, chez
qui cette évacuation déjà devenue habituelle est intem-
pestivement suspendue par une médication coupable et
maladroite, sont exposés à des maladies non moins nombreuses et variées que les affections prévenues et soulagées par cette évacuation elles-mêmes [1].

Hippocrate nous a laissé d'excellents conseils et des
observations dignes de la plus haute considération au point
de vue clinico-pratique : on pourra les consulter avec fruit
dans les *Aphorismes* 11, 12 et 21 de la section VI; dans
les n°s 1 et 3, chapitre 2, du traité des *Humeurs ;* dans
les n°s 1 et 2, chapitre 31, livre IV; dans les n°s 18 et
21, chapitre 10, livre 5, et dans les n°s 65 et suivants,
chapitre 3, livre VI des *Epidémies* [2].

§ II. D'après ces données, il nous a été permis non
seulement de voir, mais encore de constater et d'observer
d'une manière particulière, qu'il existe une bien grande
analogie et une affiliation intime entre l'affection hémorrhoïdale et un très-grand nombre de maladies. En effet,

---

[1] Nous possédons à cet égard bien des observations fort curieuses presque
toutes tirées de notre pratique, mais comme nous tenons à ne pas les tron-
quer et que nous voulons les donner *in extenso,* nous renvoyons le lecteur à
notre T. VIII, Commentaire CXLI.

[2] Bien que notre commentaire CXLII, tome VIII, soit entièrement réservé à
l'étude critique des hémorrhoïdes et à la réfutation surtout de certaines théories
modernes, à cet égard, nous croyons opportun de citer textuellement quelques
passages d'Hippocrate : « Chez les *mélancoliques* et les néphrétiques, l'apparition des hémorrhoïdes est un bon signe... quand on guérit des hémorrhoïdes
anciennes, si on n'en laisse pas une, il est à craindre qu'il ne survienne une
hydropisie ou la phthisie. » *Aphor.* 11 et 12. *Sect. VI.*— « Ceux qui ont les hémorrhoïdes ne sont sujets ni à la *pleurésie,* ni à la péripneumonie, ni au
phlegmon, ni à des ébullitions, peut-être même pas à la lèpre, ni aux dartres;
mais lorsqu'ils en ont été soignés mal à propos, on a vu qu'ils étaient, peu de
temps après, atteints de beaucoup de ces maladies qui leur étaient devenues
funestes. » *Des humeurs,* § 57.— «La fille du pourvoyeur près Técomœe était
grosse, elle eut des vomissements bilieux, les couches furent difficiles ; un

si l'on considère les choses telles qu'elles sont en elles-mêmes, on ne peut s'empêcher de dire que telle est la constitution pathologique des hémorrhoïdes et que la négligence qu'on apporte généralement dans leur étude ne change en rien l'état de la question. Ne pas reconnaître leur authenticité, ce serait n'être plus apte à discerner la vérité de tant et de si importants phénomènes qui ont avec cette constitution des rapports réels et qui ne peuvent se passer autrement que l'indique cette raison d'analogie réciproque.

Nous serions donc coupable, à notre tour, si nous n'examinions pas le flux hémorrhoïdal dans toute sa vérité et si nous en négligions l'étude.

§ III. A propos de l'*étimologie* du mot *hémorrhoïde*, nous commencerons par rendre justice à Hippocrate, lorsque, pour établir une distinction particulière entre ce flux sanguin et les autres, il désigne sous le nom d'*hémorrhoïdaux* — encore usité de nos jours — tant les *vaisseaux* par lesquels s'effectue directement l'évacuation du sang, que la *veine crurale* elle-même, à laquelle il donne le nom spécial d'*hémorrhoon :* mais ce n'est point ici le

mois après, elle eut des vomissements qui durèrent pendant trente jours; elle tomba ensuite dans la lienterie ; elle n'avait pas ses régles... les hémorrhoïdes parurent pendant l'hiver et remirent l'ordre. • *Epidémies*, livre ɪv, § 40. — « Alcippe avait les hémorrhoïdes : il en fut traité, il tomba dans la manie. » *Ibid.*, § 95. — « A Larisse, la bile se mit en mouvement chez Eumède, qui avait des hémorrhoïdes très-fortes ; les selles bilieuses avec douleur calmaient les hémorrhoïdes : comme les douleurs d'entrailles et des hypochondres étaient violentes (à cause que les hémorrhoïdes n'avaient pas flué depuis quelque temps) on opéra les hémorrhoïdes. Le vomissement se déclara , la fièvre survint avec formation de tumeur cancéreuse et enfin le malade mourut. » *Ibid.* liv. v; § 20, — etc.

Quant à nous, nous possédons deux cas de folie, un cas de phthisie, trois cas de réapparition de vieille gale, un cas d'ydrothorax, deux cas de nouvelle manifestation de douleurs rhumatismales anciennes, etc., par suite de la suppression du flux hémorrhoïdal ; ainsi que plus de cinquante cas d'affections aiguës ou chroniques, soulagées ou guéries par l'apparition ou le rétablissement d'une excrétion hémorrhoïdale.

lieu de nous arrêter à cette dernière expression, nous réservant d'y revenir plus tard et en son temps, vu son importance réelle. Qu'il nous suffise de dire qu'on doit entendre, par hémorrhoïdes, la dilatation des vaisseaux au moyen desquels s'opère immédiatement l'excrétion sanguine dont il est ici question.

§ IV. Vésale [1] et Du Laurens [2] ont eu les premiers la gloire, sinon de traiter à fond cet important sujet, du moins de nous léguer de savantes observations sur les hémorrhoïdes et surtout de les avoir distinguées en *internes* et *externes*.

Les veines hémorrhoïdales par lesquelles s'écoule le sang au moment de la défécation, sont accolées à l'intestin *rectum*, entre les tuniques duquel elles se distribuent. Le tronc principal de ces veines longe la surface interne du rectum et reçoit un très-grand nombre de rameaux, plus ou moins ténus, venant de la membrane nerveuse [3] de cette portion du gros intestin ; il existe ensuite à la *marge* de l'*anus* (à l'orifice externe du rectum), plusieurs autres ramifications veineuses qui y sont disposées en forme de

[1] A. Vésale, né à Bruxelles, enseigna avec éclat l'anatomie à Paris, à Louvain, à Bologne, à Pise et à Padoue, où il avait été appelé par le sénat de Venise pour remplacer le célèbre Fallope. Il mourut de misère et de faim, le 15 octobre 1564, à l'âge de cinquante-huit ans, dans l'île de Zante, après un naufrage qu'il fit en revenant de Terre-Sainte, où il avait été condamné d'aller faire un pélerinage. Nous avons de lui plusieurs écrits, dont le plus remarquable est un traité d'anatomie écrit dans un latin très-pur, sous le titre de *De Corporis humani fabricâ*, Venise et Bâle. 1555, in-fol. et Leyde. 1725, 2 vol. in-fol.

[2] A. Du Laurens, natif d'Arles (en Provence), disciple de L. Duret, illustre professeur de l'école de Montpellier et premier médecin du roi Henri IV, a laissé, entre autres ouvrages, un bon traité d'anatomie en latin (in-fol.), traduit en français par Héliot. — C'est à cet ouvrage que Stahl fait ici allusion.

[3] Par analogie avec la membrane *cellulo-filamenteuse*, qui unit la tunique *musculeuse* de l'estomac à sa muqueuse, les anciens ont encore donné le nom de tunique *nerveuse* au tissu *cellulaire* qui, dans les intestins comme dans l'estomac unit la membrane musculeuse à la muqueuse intestinale ; bien que cependant le tissu cellulo-filamenteux, non graisseux, des intestins soit moins dense et moins serré que celui de l'estomac.

couronne. Or, le tronc principal constitué par la *petite mésaraïque* et les rameaux qui s'y rendent se dirigent vers la *veine-porte*, après s'être anastomosés avec la *splénique*, ainsi que le démontrent les dissections cadavériques : quant aux rameaux hémorrhoïdaux, externes ils s'anastomosent directement avec la veine *iliaque interne*[1].

§ V. Nous ferons observer cependant ce fait bien notable, que ce n'est qu'à l'orifice de l'anus, c'est-à-dire par l'extrémité inférieure du rectum, que doit et peut s'effectuer toute véritable et légitime excrétion hémorrhoïdale. En sorte que, lorsqu'il existe dans l'intérieur de l'intestin une dilatation veineuse formant tumeur au-dessus de l'anus, ou bien la tumeur s'ouvre et le sang s'épanche audehors par l'orifice du rectum, ou bien les efforts sont vains, l'éruption n'a pas lieu et les patients sont exposés à des *stases inflammatoires* : dans ce dernier cas, les hémorrhoïdes sont dites *borgnes* et *non-fluentes*.

La raison de ce phénomène est que la muqueuse rectale étant plus ténue et plus délicate à sa partie inférieure, vers l'anus, qu'à sa partie interne et supérieure où elle acquiert une certaine consistance, devient villeuse et est enduite d'une mucosité plus épaisse et plus abondante — circonstance qui lui a fait donner le nom vulgaire de tunique fourrée — [2] les évacuations sanguines de cette région s'effectuent plus facilement et plus franchement à l'anus.

§ VI. Au point de vue de son *diagnostic* et de son

---

[1] *L'iliaque interne*, appelée *hypogastrique* par quelques anatomistes, et *pelvienne* par Chaussier, s'anastomose avec la *crurale* — *hémorrhoon* d'Hippocrate — qui reçoit à son tour la *saphène interne*.

[2] La membrane muqueuse du rectum, velue, fourrée et très-dense à sa partie supérieure, possède encore des *rides* et des *lacunes*, manquant à sa partie inférieure ; on y découvre en outre de nombreux orifices de follicules muqueux, diminuant peu à peu en descendant et disparaissant entièrement un pouce environ au-dessus de l'anus ; ce sont là tout autant de raisons de difficultés hémorrhagiques en dehors de toute cause violente externe.

étude *pathogénique*, nous dirons que l'*éruption hémor-rhoïdale* s'accomplit toujours pendant l'*acte de la défé-cation*, et que c'est principalement lorsque les matières sont plus dures, qu'il s'écoule une plus grande quantité de sang rutilant. Néanmoins, ce n'est pas en même temps que l'expulsion des matières fécales que l'excrétion a lieu, mais seulement immédiatement après, alors que le rectum vide est encore soumis à des contractions n'aboutissant à rien. Cette hémorrhagie s'accomplit, tantôt avec tranquillité et sans douleur, tantôt, mais plus rarement, avec certaines épreintes et constrictions pénibles, c'est-à-dire avec une sensation de *ténesme* ou d'irritation locale provenant des efforts exécutés en cette région en vue d'une excrétion de sang. Il arrive cependant que certains individus, fort rares d'ailleurs, éprouvent en ce moment des douleurs très-intenses, pareilles à celles que provoquerait en cette partie la présence de certains corps étrangers, tels que des *noyaux* de pommes de *pin* ou de *cornouille* qui seraient arrêtés à l'orifice de l'anus. Quoi qu'il en soit, plus le lieu de l'hémorrhagie est profond, plus grands sont les efforts, plus grande est la douleur et plus difficile l'excrétion.

§ VII. Le flux hémorrhoïdal est quelquefois assez *rare* et n'est soumis à aucune *règle* appréciable; chez quelques individus, il est *plus rare* encore et ne se manifeste que tous les six mois, en suivant dans son apparition une sorte de *régularité ;* c'est-à-dire, qu'en ces circonstances, c'est principalement dans les saisons du *printemps* et de l'*automne* que l'excrétion hémorrhoïdale a lieu, mais plus particulièrement à l'époque des *Equinoxes*. Chez un assez grand nombre de personnes, on voit cette hémor-rhagie spontanée se déclarer plus fréquemment dans tout le cours de l'année, n'importe l'époque, et affecter le type périodique des menstrues dans leur retour habituel.

§ VIII. Le sang qui s'écoule dans l'éruption hémorrhoïdale est communément fourni par les ramifications internes du grand tronc de la veine-porte qui, vu son importance actuelle a reçu le nom particulier de veine hémorrhoïdale [1]. Chez certains sujets, il existe à la marge même de l'anus, de petites *tumeurs vésiculaires*, molles et dont l'enveloppe, formée par la muqueuse anale, est assez déliée, assez ténue pour laisser apercevoir la couleur *noire-pourprée* du sang qu'elles contiennent. Ces sortes de vésicules peuvent facilement s'ouvrir, même par le simple grattement que provoque la démangeaison qu'on ressent ordinairement en cette partie ; ce qui non seulement occasionne l'écoulement immédiat de la portion du sang qu'elles renferment, mais encore facilite toute excrétion ultérieure.

Cette évacuation n'a pas lieu cependant comme un simple écoulement naturel provenant d'une solution de continuité, mais elle s'effectue exactement à l'instar d'un flux hémorrhoïdal spontané qui s'opère par une contraction volontaire au moment de l'éjection des matières alvines. Ces sortes de tubercules vésiculeux prennent par la suite une plus grande consistance et revêtent la forme rugueuse de certaines *papules* fournissant une quantité assez notable de sang, toutes les fois qu'une selle est accompagnée de pénibles efforts. Mais si les choses ne se passent pas de cette manière, ces tubercules dégénèrent en de légères ulcérations prurigineuses très-importunes [2] : c'est là ce dont a voulu parler l'auteur de ce

---

[1] La veine mésentérique inférieure, formée des rameaux veineux venant du colon transverse, du colon descendant et du rectum, constitue proprement la veine hémorrhoïdale ; attendu que c'est elle qui fournit le plexus hémorrhoïdal interne ; tandis que le plexus hémorrhoïdal coronaire ou externe, est au contraire fourni par l'iliaque interne ; ces deux plexus ont entre eux de nombreuses et intimes anastomoses.

[2] *Voyez* T. VIII. Commentaire CXLIII.

singulier traité *des hémorrhoïdes* attribué à Hippocrate.

§ IX. Un tel flux provenant directement des veines hémorrhoïdales externes est ordinairement fort incommode, non seulement en ce que les évacuations issues de ces voies ne suivent aucune marche régulière spéciale, mais encore parce qu'elles affectent généralement un caractère plus opiniâtre dans leur écoulement continu. En ce cas, en effet, lorsque l'excrétion hémorrhoïdale cesse ou éprouve des obstacles, ce n'est qu'après bien des souffrances et de nombreuses difficultés qu'elle reprend son cours ; ou bien, malgré des efforts extraordinaires et nuls, ce flux naguère importun ne trouvant plus d'issues s'arrête complétement et entraîne par son défaut des inconvénients ultérieurs très-graves.

§ X. Une semblable excrétion sanguine ne saurait avoir lieu impunément et d'une manière confuse ; ses *causes* sont principalement *internes*, bien qu'elle puisse provenir aussi d'une cause *externe* — comme par exemple, soit à la suite d'une violente pression dans cette partie, soit par un puissant effort dans l'acte de la défécation, ou dans le travail de l'enfantement, soit par la compression continue de l'utérus en état de gestation sur le rectum, soit enfin par un exercice trop prolongé ou inaccoutumé à cheval et par de longues et incessantes secousses de ce genre — . C'est particulièrement aux époques de *l'âge viril* et de la *vieillesse* que cette évacuation a lieu. Du reste, plus le flux hémorrhoïdal s'accomplit d'une manière régulière ou modérée, et *vice versâ*, plus il se trouve en harmonie avec les circonstances analogues de pléthore et avec ses mouvements généralement manifestes dans les âges précédents par des évacuations habituelles et spéciales ; plus aussi il garantit et préserve les malades d'autres incommodités parfois fort graves. C'est là ce qui arrive presque toujours aux personnes des deux sexes et notamment aux hommes.

§ XI. On dit que l'excrétion hémorrhoïdale est *vicieuse* lorsque, malgré le travail hémorrhagique entrepris par la nature, elle ne s'effectue pas du tout : il peut résulter d'une pareille défectuosité diverses incommodités et des dangers ultérieurs bien moins graves cependant, que lorsque cette même excrétion, une fois établie et devenue habituelle, est tout-à-coup suspendue ou supprimée.

Dans le premier cas, les résultats morbides se font ressentir principalement sur les organes qui reçoivent le sang des rameaux veineux constituant la veine-porte : tels sont le *foie*, la *rate*, les *ganglions mésentériques*, les *intestins* et l'*estomac* lui-même. L'on voit encore en ces circonstances, après de profonds efforts coïncidant avec des hémorrhoïdes externes, surgir diverses incommodités dans la *région dorsale*, les *hanches*, les *cuisses*, les *jambes* et les *pieds*. Mais dans le cas d'arrêt ou de cessation d'un flux hémorrhoïdal habituel préexistant, il surgit ordinairement des inconvénients plus fàcheux encore dont les principaux sont : l'*hydropisie*, l'*asthme nerveux* et convulsif, les *coliques nerveuses*, les *inflammations du foie*, de la *rate* ou du *mésentère*, l'*hématémèse*, toutes les conséquences de l'*étisie* et de l'*apoplexie*; on doit même ajouter, d'après l'observation d'Hippocrate, la *mélancolie*, l'*hypochondrie vraie* et la *manie* qui paraissent avoir une corrélation intime avec les hémorrhoïdes[1].

§ XII. Il est du reste important de rappeler ici cette observation éminemment pratique du père de la médecine, savoir : que, « toutes les fois que l'éruption hémorrhoïdale se manifeste, elle dissipe complétement les maladies existantes en ce moment et en délivre le patient ; mais que, si cette excrétion est de nouveau supprimée, les

---

[1] *Voyez* T. VIII. Commentaire **CXLIV.**

affections anciennes reparaissent aussitôt avec tout leur appareil pathologique. » Nous possédons nous-même un exemple remarquable de ce genre, que nous avons recueilli pendant notre jeunesse et qui nous donna l'occasion d'étudier à fond la question présente.

Il s'agit d'un cas de *sciatique* violente qui avait dégénéré en douleurs *arthritico-goutteuses* du *genou*, des *pieds* et des *mains*, se manifestant tour à tour pendant plus de trois ans sous forme de paroxysmes effrayants. Tous ces maux disparurent dès la première apparition d'un flux hémorrhoïdal périodique, en sorte que le malade n'éprouva désormais plus même la trace de ces graves incommodités ; et cela durant trente ans, jusque dans la vieillesse la plus avancée.

§ XIII. C'est ici le lieu de signaler la mutuelle *conspiration* qui, principe fondamental et unique du fait en question, existe constamment entre les hémorrhoïdes *internes* et les hémorrhoïdes *externes*. Ce n'est pas seulement à l'acte excrétif lui-même qu'il faut rapporter cette corrélation intime ; mais c'est notamment dans le caractère du *molimen* hémorrhagique, dans les *circonstances* qui *favorisent* l'acte, dans les *effets* et les *résultats* qui accompagnent, suivent et complètent ce double phénomène qu'on doit chercher ce *consensus synergique* qui agit plus particulièrement du *dehors* au *dedans* que du dedans au dehors.

§ XIV. Les *causes générales* de l'évacuation hémorrhoïdale sont les mêmes que celles des autres hémorrhagies : ce sont la *pléthore*, une forte *commotion* de la masse sanguine et surtout l'*habitude* à un pareil genre d'excrétion. Pour ce qui est du *lieu d'élection* spécial par lequel s'opère le flux hémorrhoïdal, nous ne pouvons, ce nous semble, en trouver la véritable raison ailleurs que dans l'appareil *génital*, attendu que chez les personnes atteintes d'affection *vénérienne* on peut constater fréquemment une conspiration réelle entre les parties génitales et le siége habituel des hémorrhoïdes ; de sorte que l'on voit bien souvent les syphilitiques être porteurs de certaines ulcérations particulières qui viennent se placer à la marge de l'anus[1].

§ XV. Il est à propos de rappeler ici cette antique tradition, disons-mieux, cette vieille observation populaire d'après laquelle les personnes *luxurieuses* et qui se livrent avec ardeur aux *plaisirs vénériens* sont infailliblement *atteints* de la *goutte*; tandis qu'au contraire, comme l'enseignait Hippocrate lui-même, les *eunuques* sont absolument *à l'abri* de toute affection goutteuse, on pourrait même ajouter des *hémorrhoïdes ;* tant est intime et grande l'analogie qu'il y a entre ce flux sanguin et la goutte elle même.

Du reste, les rapports intimes qu'ont entre elles les veines *dorsales de la verge* — chez l'homme — et les veines *hémorrhoïdales externes* contribuant à former *l'iliaque interne,* leur tronc commun, prouvent la justesse de ces observations au point de vue des hémorrhoïdes externes dont la *podagre* est le résultat consécutif le plus ordinaire.

§ XVI. Les causes capables de provoquer les hémorrhoïdes *internes* dépendant uniquement de la veine-porte, dans le but d'un soulagement à l'aide d'une évacuation sanguine, sont, surtout à l'âge viril, d'une part, les *commotions internes* survenant à la suite de l'abus des *boissons spiritueuses*, du *coït* ou de la *colère*, d'autre part, un simple empêchement *externe*, un véritable embarras par inertie des mouvements circulatoires, apportant un obstacle réel dans la circulation du sang du système veineux abdominal.

---

[1] *Voyez* T. VIII. Commentaire CXLV.

Ajoutons qu'à l'âge où l'affection hémorrhoïdale apparaît habituellement, toute l'économie corporelle jouit d'une santé florissante, qu'elle se trouve dans sa plus grande vigueur et que les parties qui, par la délicatesse ordinaire de leur texture, pourraient donner un plus libre passage au sang, ont une consistance assez grande pour ne point permettre une issue à des évacuations sanguines peu intense et tranquilles. Ce ne sont donc ordinairement que les violents efforts nécessaires pour l'expulsion de matières fécales dures, qui peuvent faciliter une issue naturelle au flux hémorrhoïdal et préparer une première éruption qui, se renouvelant ensuite et devenant plus fréquente, finit par être habituelle et se répéter à des époques périodiques.

§ XVII. Ce genre d'excrétion sanguine prend un caractère de plus en plus *habituel* et familier à mesure que le sujet avance en âge ; il se maintient et persiste non seulement jusqu'à une époque fort avancée de la vie, mais encore jusqu'à l'extrême *vieillesse*. En sorte que les personnes qui, même à ces divers âges, entreprennent imprudemment de suspendre ou d'arrêter un flux hémorrhoïdal déjà ancien s'exposent infailliblement tant aux nombreux et funestes ravages de l'*hypochondrie* et de l'*hydropisie* qu'aux fâcheux résultats du *catarrhe suffocant* et de l'*appoplexie* avec ses formes variées. On ne saurait du reste jamais et en aucune circonstance *supprimer* impunément un *flux* hémorrhoïdal quelconque une fois devenu *habituel,* opiniâtre et laborieux, sans *exposer* le patient aux *tourments* les plus affreux, sans le *vouer* certainement, et pour toujours, à toutes sortes de maladies de la *tête,* de la *poitrine,* des *hypochondres,* des *reins,* etc.....

On voit même des femmes sujettes à diverses affections qui sont la conséquence, non d'une évacuation franche

des hémorrhoïdes, mais du moins de certains états
fluxionnaires et congestifs vers la région anale — ce
que les Allemands appellent « *mastkorner* » *tumeurs
rectales* et les bas Saxons, « *tacken* » *excroissances*—,
lesquels sont suivant les uns de nature *rhumatismale,*
suivant les autres d'un caractère *scorbutique,* suivant
d'autres enfin d'origine *arthritique* ou *goutteuse.*

§ XVIII. Un fait bien remarquable ici, c'est que les
hommes sont *plus fréquemment affectés* d'hémorrhoïdes
que les *femmes* et, bien que parfois les choses se passent
autrement qu'Hippocrate les a constatées sous le ciel ardent
de son pays, nous dirons que dans nos contrées les personnes du sexe ne sont nullement exemptes du flux hémorrhoïdal, mais que cependant ce genre d'excrétion n'est
jamais chez elles ni si familier, ni si régulièrement périodique dans leur retour que chez les hommes : nous ajouterons même que cette hémorrhagie n'est point pour la
femme un soulagement réel et un véritable préservatif,
ainsi que cela se passe pour l'homme. Il existe, du
reste, dans le sexe féminin, une plus grande disposition
innée aux déplacements d'affections et aux vagues efforts
de la nature, toutes les fois que le succès ne répond pas
à la vraie méthode primitivement adoptée ; de manière
que les femmes préfèrent se soumettre à des saignées
arbitraires que d'attendre un soulagement naturel par une
évacuation spontanée.

§ XIX. Mais, pour en revenir aux causes de l'excrétion
hémorrhoïdale, nous comprenons qu'il est bien difficile
d'en donner une raison convenable directe et à l'abri de
toute équivoque ; à moins que, cependant, l'on n'invoque
cette circonstance de l'*émission* de la liqueur *spermatique*
qui semble singulièrement favoriser la manifestation du
flux hémorrhoïdal. Ce qui confirme pleinement notre
assertion sur ce point, c'est le double phénomène énoncé

ci-dessus, touchant d'une part l'influence évidente de
l'*abus* des *plaisirs vénériens* pour engendrer la *goutte sciatique* et, d'autre part, les *ulcérations* de l'anus et les dégénérescences spéciales des vaisseaux hémorrhoïdaux à l'occasion d'une affection syphilitique des organes génitaux :
tandis que contrairement, d'après l'observation d'Hyppo-
crate lui-même, les eunuques sont exempts des maladies
qui ont une grande affinité synergique avec les hémorrhoïdes ; nous voulons parler des affections goutteuses.

§ XX. Ne pourrait-on pas toutefois trouver cette raison
dans un vice ou une défectuosité des parties supérieures
qui, perdant avec l'âge l'aptitude naturelle aux hémorrhagies, laissent un libre essor à des essais excrétifs
pouvant prendre un caractère sérieux ? bien que cette
supposition donne encore lieu à certaines contradictions
et ne soit du reste qu'une explication fort indirecte. Or,
outre que la difficulté actuelle consiste à savoir pourquoi
le flux hémorrhoïdal ne se déclare pas ordinairement
jusqu'au moment où tout autre éruption devient trop difficile ou impossible dans une autre partie du corps ; ce qui
augmente encore de beaucoup l'embarras, c'est que les
hémorrhagies antérieures ne dépendent jamais d'aucune
cause *physique* ni d'une *nécessité morale,* qu'elles ne
s'accomplissent au contraire et n'ont généralement l'*habitude* de s'effectuer que par des efforts naturels et opiniâtres persistant dans leur action et se manifestant par
des retours réguliers ; à tel point que si ce dernier flux—
hémorrhoïdal—très-spécial vient à manquer, la nature
revient spontanément à ses anciens actes hémorrhagiques
et en établit le siége même dans un des organes les plus
éloignés. Tant s'en faut cependant que cette palyndromie
ait lieu en vertu d'une nécessité directe évidente et que
nous sachions pourquoi cette excrétion *subsidiaire* s'effectue par tel organe plutôt que par tout autre.

§ XXI. Ce qu'il y a de positif néanmoins, c'est que la raison *instrumentale* du fait rend plus vraisemblable la loi naturelle qui imprime une direction spéciale à cette excrétion sanguine et la pousse particulièrement vers ce point.

En d'autres termes et selon toute probabilité, c'est à l'aide d'un *mouvement tonique*, allant jusqu'au *spasme*, que ces phénomènes s'accomplissent, à moins que de plus paisibles et salutaires efforts spontanés y satisfassent. Nous le répétons donc, ce sont les mouvements toniques *actifs* qui favorisent et provoquent l'acte hémorrhagique en entier, d'autant mieux, qu'on ne pourrait jamais donner aucune explication convenable de ces refoulements du sang vers ces parties, si les mouvements toniques nerveux n'en étaient que la conséquence passive et que, au point de vue de l'expérience, ce caractère particulier et naturel, tant d'un retour périodique et déterminé que d'une impression ou prédisposition héréditaire, éloigne toute opinion contraire à ces principes.

§ XXII. Or, cette direction spéciale du sang vers l'anus devient évidente non seulement par le fait même du succès de l'excrétion hémorrhoïdale au milieu des plus grands obstacles, mais encore et principalement, si son arrêt ou sa suspension ont lieu, par le fait de ces efforts violents et incommodes qui provoquent des contractions se manifestant parfois avec une impétuosité telle, qu'on ne saurait la faire rapporter à cette grossière et si étrange supposition de simple stagnation ; avec cette circonstance surtout, que ces exacerbations sont produites dans un état de *repos* complet plutôt que par le *mouvement* ; à moins que le corps ne soit livré à une agitation immodérée. Faisons remarquer à cette occasion combien est ingénieuse et sublime l'énergie inventive de la nature en tout et toujours conforme à la nécessité vitale actuelle, capable en outre de détruire les funestes effets d'une stase sanguine à l'aide de mouvements spontanés et profonds.

§ XXIII. Cette raison véritablement instrumentale de ces actes *tonico-spasmodiques* acquiert une nouvelle évidence par les efforts particuliers dont il vient d'être question, lesquels, tantôt accompagnent tout flux hémorrhoïdal qui est sur le point de s'accomplir avec plus ou moins de difficulté, tantôt essaient avec de fréquentes tentatives de pousser vivement le sang vers son issue embarrassée : dans l'un comme dans l'autre cas, les phénomènes arrivent à des époques nettement déterminées n'ayant rien de commun avec cette raison simplement mécanique d'après laquelle les mouvements spasmodiques seraient des résultats purement passifs.

§ XXIV. Il importe avant toutes choses de bien connaître l'ordre qui préside à de tels phénomènes, afin de découvrir la connexité, le rapport évident qui existe entre les *effets* et les *issues* de ces sortes d'évacuations : issues et effets qui résultent soit d'une éruption bénigne et régulière, soit d'un défaut complet d'excrétion, soit enfin d'un dérangement survenu dans le cours de l'évacuation. Par ce moyen, il ne sera plus permis à tout homme prudent et éclairé de se tromper à ce sujet, car il saura désormais, 1° quel est le véritable lien, la naturelle analogie qui rattache de pareils résultats à leurs causes ; 2° combien la vérité de ces faits est éloignée des doctrines généralement admises à cet égard, loin d'avoir reçu une explication satisfaisante. C'est en effet sur une semblable distinction que repose uniquement la *réciprocité* tant des *avantages* réels d'une heureuse et salutaire excrétion hémorrhoïdale que du *danger* et des suites fâcheuses du dérangement, de la suspension ou de l'arrêt de ce genre d'hémorrhagie.

D'où nous concluons que c'est en vertu d'une *énergie* directe et efficace plutôt que par une conséquence simplement *passive* qu'ont lieu tous ces phénomènes : ce qui nous autorise de nouveau à recommander aux praticiens l'appréciation raisonnée tant des résultats que des issues *propres et naturels* au flux hémorrhoïdal.

§ XXV. Les *effets* directs des hémorrhoïdes, alors qu'elles ont lieu d'une manière calme et paisible, peuvent être divisés en *généraux* et en *spéciaux*.

Par effets généraux, on doit entendre tantôt une abondante *déplétion* de la masse sanguine ayant préalablement subi une commotion funeste, tantôt un *débordement* congestif, intempestif et immodéré vers d'autres régions correspondantes, ainsi que cela arrive ordinairement à cet âge. Les effets spéciaux du flux hémorrhoïdal sont, 1° un allégement direct dans la circulation embarrassée du système veineux abdominal ou de la veine-porte; 2° un moyen préventif efficace contre les autres inconvénients fâcheux qui pourraient résulter de ces efforts entrepris, mais en vain, dans les organes avoisinant cette veine.

§ XXVI. Les maladies qui proviennent spécialement des incommodités de la veine-porte et que soulage l'excrétion hémorrhoïdale sont les affections dites *hypochondriaques*. Parmi les nombreuses observations incomplètes que les auteurs ont recueillies à cet égard, deux méritent cependant d'être signalées ici. La première appartient à Doloscius[1]; nous l'extrayons de son Encyclopédie, au chapitre de l'hypochondrie dans lequel l'auteur, après avoir avoué naïvement qu'il n'avait jamais rien observé d'intéressant à ce sujet, dit néanmoins, en terminant, qu'il avait vu plusieurs individus atteints de cette affection, en être délivrés par l'apparition du flux hémorroïdal ; la deuxième, autrement importante, appartient à Hildan[2]

---

[1] Le texte porte Dolons, auteur inconnu : nous pensons que Stahl a voulu parler de Paul Dolscius, savant médecin allemand du xvi° siècle, profond helléniste et professeur au collége de Halle. Ce dernier était également versé dans la littérature ancienne et la théologie que dans la science médicale.

[2] FABRICE DE HILDEN ou HILDAN (*Guillaume*), célèbre médecin allemand du commencement du xvii° siècle s'adonna spécialement à la chirurgie : ses œuvres ont été imprimées à Francfort (1682), en un vol. in-f° avec planches.

qui, dans son livre sur la *Conservation de la santé*, déclare avoir radicalement guéri par l'application réitérée d'un assez grand nombre de sangsues à l'anus, un haut personnage atteint depuis plusieurs années d'une affection *spléno-hypochondriaque* qui l'avait mis dans un état désespéré.

§ XXVII. L'excrétion du sang par les hémorrhoïdes, lorsqu'elle a lieu paisiblement et sans désordre, a pour principal effet dans l'hypochondrie de prévenir et d'éloigner les divers dangers, simplement *passifs*, résultant de la congestion de la masse des humeurs et des violents efforts contentifs exécutés dans le but d'une éruption sanguine, C'est pourquoi, de la même manière que les inconvénients provenant d'un vice dans l'excrétion prennent un plus haut caractère de gravité lorsque le flux sanguin ne répond pas aux efforts entrepris par la nature; de même aussi, lorsque l'évacuation s'effectue convenablement, le mal disparaît presque aussitôt et la santé la plus parfaite prend la place des nombreuses incommodités qui assiégeaient le malade. En outre, plus cette évacuation s'accomplit avec facilité, liberté et abondance, plus on peut être certain de jouir d'une santé florissante et de parvenir à une vieillesse très-avancée.

§ XXVIII. Les *résultats* provenant d'un désordre dans la régularité ou *l'efficacité* du flux hémorrhoïdal ont pour *cause* directe *l'excès* et le *défaut* de l'excrétion.

C'est particulièrement dans l'excès du flux hémorrhoïdal que nous trouvons la confirmation de l'assertion déjà émise dans nos études tant générales que spéciales touchant les hémorrhagies spontanées, savoir : que les *pertes* abondantes de sang provoquées instinctivement par la nature sont bien moins préjudiciables que des évacuations aussi abondantes mais subites d'ailleurs, soit qu'elles aient été conseillées par l'art, soit qu'elles proviennent d'une cause violente et accidentelle.

Parmi les nombreuses observations que nous possédons
de ce genre et démontrant que les éruptions même excessives de sang par les hémorrhoïdes ne produisent pas
des inconvénients aussi graves que semble l'indiquer l'é-
normité de l'évacuation et qu'on le croit vulgairement,
nous allons citer les quatre suivantes.

OBSERVATIONS. — I. Il y a environ trente ans, un illustre personnage de ma connaissance, parvenu à sa soixantième année,
assez bien portant d'ailleurs, était atteint, par intervalles, d'un
flux hémorrhoïdal qui ne suivait pas une marche régulière
et périodique : après avoir aggravé sa position par certains
écarts de régime et certaines perturbations morales, il se
décida enfin à prendre les eaux acidules des Pyrénées. L'usage
de ces eaux accrut tellement l'excrétion hémorrhoïdale que,
pendant trois mois entiers, au rapport du malade, il perdit
tous les jours par l'anus autant de sang qu'on en extrait habituellement dans la saignée la plus copieuse. Plus tard, le
patient tomba dans un état de pâleur et de faiblesse voisin de
la cachexie, il ne put plus reprendre son énergie accoutu-
mée et fut mis à deux doigts de la tombe, par la cessation
subite et inopinée de tout flux hémorrhoïdal. Les choses s'a-
méliorèrent cependant et, Dieu aidant, notre malade vit
encore, grâces au retour des hémorrhoïdes — après cinq ans
de suspension — et à la régularité de leur excrétion d'après
leur ancien caractère.

II. Nous citerons en deuxième lieu un homme plein de
jeunesse et de vigueur, âgé de vingt-quatre à vingt-sept ans
environ : il était tourmenté par de cruelles douleurs de goutte
sciatique se propageant le long du dos, depuis les épaules
jusqu'aux fesses, même jusqu'à l'*ischion* — partie sur laquelle
nous reposons en nous asseyant — : ses souffrances continuèrent, malgré les secours de l'art, jusqu'à ce qu'enfin
il en fut délivré par l'apparition d'un flux hémorrhoïdal qui
persista pendant dix ans, avec une assez bonne santé; lorsque,
un certain jour, il lui survint une évacuation telle qu'il n'en
avait jamais éprouvé de semblable ni en durée, ni en intensité, si bien que le lendemain il perdit par l'anus deux onces
au moins de sang rouge et vermeil. Cette éruption cessa

enfin ; mais, se manifestèrent aussitôt tous les symptômes de l'arthrite, qui se localisa d'abord dans la hanche gauche et surtout à la tête du fémur du même côté, s'étendit le long de la cuisse et se fixa enfin au genou.

Sur ces entrefaites le malade, ayant appelé les secours de l'art, fut inopinément atteint d'une violente hématurie qui, soudainement arrêtée par l'emploi d'agents thérapeutiques appropriés, fut remplacée par une tumeur abdominale. Heureusement que le malade se vit forcé par les circonstances de faire un voyage à Vienne en Autriche, quelle que dût être l'issue de la tumeur. Une fois arrivé dans cette ville, il appela plusieurs médecins en consultation; ceux-ci ordonnèrent une forte application de sangsues et l'usage de divers médicaments : ces conseils eurent pour résultat la disparition de la tumeur et le retour salutaire de l'ancien flux hémorrhoïdal qui lui rendit la santé.

Plus tard, ayant été atteint d'une fièvre aiguë qui poursuivit régulièrement son cours et se termina on ne peut mieux le septième jour par une évacuation critique, notre malade voulant pousser une selle vers les quatre heures du soir — nous étions alors au mois d'octobre — se retira dans un appartement froid pour y satisfaire à ses besoins. Loin de se méfier de la fraîcheur de cette pièce, le malade semblait s'y complaire, lorsqu'enfin, après un certain temps, il fut saisi d'une forte oppression intérieure, de délire violent, de convulsions et mourut avant la fin du jour.

III. Nous avons connu également une personne qui fut soumise pendant dix-huit années entières à une éruption hémorrhoïdale fort abondante, lui laissant tout au plus huit jours de répit d'une évacuation à l'autre. Lorsque les hémorrhoïdes coulaient, le patient allait deux ou trois fois à la selle par jour et rendait enfin, après d'inutiles efforts de défécation, chaque fois une demi-once, une once même de sang pur. Ce sujet, d'apparence cachectique, était toujours velétudinaire et d'une exquise sensibilité: ce fut néanmoins dans ce piteux état qu'il vécut pendant vingt-deux ans environ; il succomba enfin à une fièvre contagieuse très-intense,

IV. Nous citerons en dernier lieu un vieillard que nous avons eu l'occasion de soigner, il y a environ trois ans; il avait soixante-dix ans à cette époque. Un jour, après une grande

frayeur et une longue affliction, il éprouva une éruption hémorrhoïdale si extraordinaire que, même pendant le sommeil, l'écoulement persistait toujours et ne céda enfin qu'au
moyen d'un topique approprié. Ce mode d'excrétion persista
pendant plus d'un an et le vieillard ne mourut enfin à l'âge
de 73 ans qu'à la suite d'un long et continuel abus de liqueurs
fortes qui amenèrent la consomption et le plongèrent dans
un sommeil léthargique qui ne cessa qu'à la mort.

§ XXIX. Le *défaut* d'éruption hémorrhoïdale, alors
cependant que le *molimem* hémorrhagique est évidemment
établi, peut non seulement, ainsi que le prouve l'expérience, provoquer chez l'homme principalement les incommodités les plus désagréables attachées à l'affection
hypochondriaque, mais encore susciter de nombreux
inconvénients signalés çà et là par les auteurs : à ce propos nous recommandons spécialement les deux exemples
suivants à la considération du lecteur.

Dans le premier exemple que nous empruntons à
Vésale, il s'agit d'un individu atteint de profondes souffrances résistant à toute espèce de moyens curatifs. A la
mort, l'ouverture du cadavre offrit à l'observateur la veine
hémorrhoïdale d'une capacité telle, qu'elle pouvait recevoir le doigt dans sa lumière.

Le second cas, cité par Hildan, est celui dont nous
avons déjà fait mention, où l'illustre chirurgien parle
d'un grand personnage atteint d'atroces douleurs *spléno-
hypochondriaques* anciennes et qu'il guérit par l'application réitérée de sangsues à la région anale.

§ XXX. Il convient néanmoins en ces circonstances
d'établir une distinction entre les *défauts* simples et les
défauts *relatifs* du flux hémorrhoïdal.

Les hémorrhoïdes sont dites *simplement* défectueuses,
lorsque suivant l'ensemble des symptômes actuels on est
en droit de s'attendre à une prochaine éruption ; lorsque,

disons-nous, au milieu de difficultés insurmontables on base toutes ses espérances sur une évacuation spontanée infailliblement salutaire, mais qui ne se manifeste pas, malgré l'*intention* évidente de la nature et la sage direction de ses efforts incessants vers le but désiré.

On dit qu'un flux hémorrhoïdal est *relativement* en défaut, lorsqu'une évacuation de ce genre naturellement et librement établie déjà, modérée, convenable et habituelle, finit par s'arrêter dans la suite plutôt d'une manière spontanée qu'à l'occasion de causes subites quelconques de suppression ou, par l'impéritie des hommes de l'art, sous l'influence de certaines médications astringentes.

Dans l'un comme dans l'autre de ces deux cas, il peut en résulter de bien graves inconvénients : dans le deuxième surtout on voit surgir des affections bien plus dangereuses, telles que : l'*hypochondrie nerveuse*, les *spasmes* ou *suffocations* de *poitrine*, les *céphalalgies violentes*, toutes sortes d'inflammations *viscérales* enfin inséparables d'une telle cessation ou interruption d'un flux hémorrhoïdal ancien.

§ XXXI. Or, en appréciant exactement les faits en eux-mêmes, on s'apercevra facilement que, lorsque les hémorrhoïdes font réellement défaut, les choses ne se passent pas purement et simplement d'une manière *passive* ou *dépendante* d'un état morbide — νοσηρῶς —, mais elles sont soumises à des causes matérielles, antérieures et occasionnelles qui, à moins que l'éruption ait définitivement lieu, engendrent les plus graves incommodités et entraînent de grands dangers. C'est pour cette dernière raison surtout, que le flux hémorrhoïdal doit être regardé comme *très-utile* et comme un puissant moyen *prophylactique*, contre une infinité de maux : c'est encore pour ces motifs qu'il convient de prendre en sérieuse considération les causes de la défectuosité de ces hémorrhagies ; car c'est à elles seules qu'il est raisonnable d'attribuer tous les inconvénients consécutifs des perturbations ou de l'arrêt survenu dans les excrétions hémorrhoïdales salutaires.

§ XXXII. Avant de terminer la présente étude, il est à propos d'exposer ici une dernière et importante considération, savoir : qu'il est vrai, certain et incontestable, que la suppression du flux hémorrhoïdal (habituel surtout) prépare et suscite des conséquences bien plus funestes que la suppression de tout autre genre de flux sanguin, et que c'est précisément pour cela que les efforts hémorrhoïdaux surpassent en intensité et en opiniâtreté tous les autres efforts hémorrhagiques et qu'ils sont toujours en raison directe de l'âge du patient.

Or comme, toutes choses égales d'ailleurs, il est avéré que les personnes d'un âge avancé sont plus circonspectes dans leurs affaires, plus lentes dans leurs déterminations, surtout lorsqu'il s'agit d'une entreprise pénible, laborieuse et d'un succès douteux ; comme d'autre part, ce n'est qu'après avoir mûrement réfléchi qu'elles se déterminent et qu'enfin elles sont beaucoup plus fermes et plus opiniâtres dans leurs desseins et dans leurs résolutions que les personnes moins âgées ; il ressort évidemment de ces faits qu'il existe une réelle *analogie,* une *corrélation* naturelle, un véritable *consensus* entre ce mode de *délibération* tacite de l'âme pensante et cette *méthode hémorrhagique des efforts hémorrhoïdaux* suivie par l'*agent vital,* dans un but excellent et vraiment salutaire. Mais, d'un autre côté, de même que les vieillards ne tolèrent et n'oublient pas aussi facilement que les individus plus jeunes les embarras d'une entreprise mal combinée ; qu'au contraire, ils en font l'unique objet de leurs continuelles réflexions, qu'ils insistent, d'une manière sinon aussi violente, du moins plus opiniâtre dans leurs déterminations, de même aussi ils tentent des efforts bien plus grands pour parvenir à leur but; attendu que les dangers qui les menacent sont infiniment plus graves et plus redoutables.

Néanmoins, lorsqu'on a affaire à des sujets jeunes et vigoureux, il faut bien tenir compte de l'impétuosité du *molimen* hémorrhoïdal : en pareil cas, en effet, il est à craindre que la stérilité des efforts ne provoque un profond découragement et que, vu la violence des actes vitaux, ces sujets ne soient exposés à de soudaines et funestes congestions vers les organes profonds, ainsi qu'à des affections inflammatoires des viscères. Disons enfin que ce caractère universel de violence chez les jeunes sujets est la cause principale qui, provoquant la rétrocession de la goutte du dehors au dedans du corps, occasionne des inflammations internes bien plus promptement mortelles que chez les vieillards.

ARTICLE V.

De l'hématurie.

§ I. Autant que l'expérience nous a permis de le constater, nonobstant toute occasion violente externe accidentelle, l'*émission* d'une certaine quantité de sang pur *avec l'urine* est assurément la plus rare de toutes les hémorrhagies.

D'après notre propre observation, l'*hématurie* est, sans restriction aucune, également *commune* aux deux sexes ; bien qu'il soit vrai de dire cependant que ce genre d'affection nous a paru, numériquement, se présenter plus fréquemment chez l'homme que chez la femme.

§ II. Il est donc important au point de vue du *diagnostic* d'établir une différence entre l'hématurie *accidentelle* produite par une *cause violente externe* quelconque et l'*hématurie* spontanée, provenant d'une cause *interne naturelle* et *directe,* à l'aide d'actes vitaux modérés, agissant par voie d'*excrétion* ou de simple *exhalation;* abstraction faite des cas où le sang est fourni par les *reins,* lorsqu'il existe dans cet organe des *calculs* qui, par leur aspérité, déterminent — ainsi qu'on le pense vulgairement — une véritable hémorrhagie traumatique.

Mais, outre que l'observation clinique fait planer un doute certain sur l'exactitude et la vérité de ces faits, nous dirons qu'ils sont extrêmement rares ; car c'est à peine si, sur vingt individus atteints de calculs rénaux, on en rencontre un seul qui, pendant tout le cours de sa vie, même au milieu des douleurs les plus atroces, fournisse un exemple de véritable hématurie; bien loin d'éprouver, par la présence d'un calcul, un réel, fréquent et opiniâtre pissement de sang.

On voit en outre assez souvent des individus d'un tempérament très-pléthorique, chez lesquels, à l'occasion de fortes excitations externes, c'est-à-dire à la suite de mouvements violents du corps ou d'un trop long exercice à cheval, il se manifeste quelquefois, à cause d'une énergique congestion vers la région rénale, un véritable embarras dans la sécrétion des urines, auquel on ne peut remédier que par une évacuation sanguine artificielle. On trouve dans les œuvres de Rivière [1] plusieurs exemples de ce genre.

---

[1] Rivière (Lazare), illustre professeur et habile praticien de l'école de Montpellier, a laissé des œuvres médicales de la plus haute érudition et d'une valeur telle, que les plus grands médecins allemands, anglais et français en ont fait des analyses détachées et qu'elles ont vu plusieurs éditions en peu d'années. C'est à son traité, *Observationes medicæ et curationes insignes,* que Stahl fait ici allusion en ce moment. Son livre intitulé : *Institutiones medicæ,* est sans contredit le plus important de tous ses ouvrages ; la traduction de ce volume précieux fera partie de notre *Bibliothèque médicale.* — Collection d'ouvrages anciens et modernes que nous nous proposons d'éditer de suite aprè la publication de notre traduction des œuvres de Stahl.

§ III. Il arrive cependant que chez certaines personnes il se déclare un véritable pissement de sang pur mêlé à l'urine : c'est à l'âge viril, alors que le corps est dans toute sa force, et même vers la fin de la jeunesse, que cette affection peut survenir. Mais c'est principalement chez les vieillards que l'on rencontre les hématuries les plus profondément enracinées : elle sont d'autant plus inoffensives et tranquilles, qu'elles s'effectuent sans obstacle sérieux; tout au plus si, en ces cas, il se manifeste une légère sensation spasmodique, une tension et une pesanteur préalables dans les lombes.

§ IV. Quoi qu'il en soit, c'est pendant l'éjection des urines qu'a lieu, par l'urètre, l'écoulement d'un sang pur, vermeil et abondant; à moins que, pendant son séjour dans la vessie, l'urine par ses propriétés n'en ait altéré la consistance et la qualité. Il arrive alors : 1° ou que l'hématurie persiste avec une intensité opiniâtre et exige des moyens thérapeutiques qui ne font que modifier l'affection et lui impriment un caractère tout autre que si elle eût été livrée à elle-même — c'est là ce qui se passe surtout après une médication astringente énergique et soudaine — ; 2° ou que l'éruption se fait avec modération et tranquillité, se ralentit peu à peu et s'arrête insensiblement pour revenir quelque temps après à des époques plus ou moins régulières et fixes, en affectant à la longue un vrai caractère d'opiniâtreté. Or si, en de telles circonstances, on supprime imprudemment une semblable excrétion, il peut en résulter de très-graves inconvénients et notamment toutes sortes d'affections *hydropiques, spasmodiques* ou *nerveuses* et *consomptives*.

§ V. De la même manière qu'après la suppression subite de l'hémoptysie, par les astringents, il se déclare dans les poumons des ulcérations profondes; de même aussi l'on voit se manifester dans les *reins* de semblables

altérations organiques, lorsque par l'emploi intempestif
d'une méthode astringente, on suspend subitement une
hématurie déjà existante ; en sorte que, au lieu d'un écoulement de sang mêlé à l'urine, ce n'est plus désormais
qu'un mélange confus d'urine avec une matière sanieuse
qui, à mesure que le liquide se repose, se précipite au
fond du vase sous la forme d'une substance tenace, vis-
queuse, ressemblant à du mucus légèrement imprégné de
sang, ayant tout l'aspect d'une gélatine rougeâtre : nous
allons à cet égard citer une observation intéressante.

OBSERVATION. — Il y a quelques années, je fis un voyage à la
ville de N* ; *une dame de qualité,* ayant appris mon arrivée,
désira me consulter relativement à une affreuse infirmité dont
elle souffrait beaucoup en ce moment : elle ressentait, en effet, déjà depuis longtemps, dans la partie du dos qui correspond à la région précordiale, une douleur profonde, intolérable et continue, accompagnée d'une grave anxiété générale
et compliquée d'une fièvre lente, interrompue de temps à
autre par de violentes exacerbations, etc. La noble dame en
proie à de pareilles souffrances était enfin tombée dans la
consomption, elle avait perdu l'appétit et ne goûtait presque
plus aucun repos.

Son médecin ordinaire, qui avait eu déjà une consultation
avec un autre confrère de la localité, vint me trouver et me
fit l'exposé qu'on vient de lire sur son intéressante malade
dont la position s'aggravant de jour en jour, depuis trois mois
environ, en était arrivée à cet état déplorable où elle se trouvait en ce moment.

Je me rappelai à cette occasion que l'ancien médecin de la
famille — mort lui-même depuis quelque temps — m'avait
précédemment consulté, il y avait environ six ans, au sujet d'une
affection rénale dont était affectée cette dame, ainsi que sur de
violentes douleurs néphrétiques dont son mari était également
atteint : le mal était si enraciné, même à cette époque, qu'ils
ressentaient tous les deux de vives douleurs brûlantes dans la
région dorsale et, au milieu de ces souffrances, ils excrétaient
une urine mêlée à une matière *mucoso-sanguinolente.* Je

portai donc sérieusement mon attention sur la malade pour laquelle j'étais présentement consulté et je m'appliquai à établir un diagnostic positif au point de vue de l'état morbide actuel; mais son médecin n'ayant pu me donner tous les renseignements nécessaires pour arriver à ce résultat, nous nous rendîmes ensemble auprès de la patiente : et, à peine avais-je commencé mes investigations que, rappelant ses souvenirs, cette dame se rémémora fort bien que depuis un an environ elle n'avait plus vu dans ses urines de matières muqueuses sanguinolentes. Ce fait nous fit comprendre aisément pourquoi la position de la malade s'était aggravée depuis cette époque et nous éclaira sur la cause des douleurs intolérables ressenties depuis trois mois. Nos conseils devinrent du reste inutiles, car, ainsi que nous l'apprîmes plus tard, la malade mourut quelques jours après notre visite ; elle était alors âgée de 55 ans.

Ainsi qu'on vient de le voir, il est assez ordinaire que l'hématurie soit accompagnée de douleurs variées, nombreuses et très-sensibles, augmentant du reste d'une manière évidente au moindre mouvement et acquérant un singulier caractère de gravité par un repos trop absolu.

Mais s'il arrive que ce flux sanguin soit malheureusement arrêté, le patient est irrévocablement exposé aux maladies nerveuses les plus graves, à toute espèce de douleurs, aux plus cruelles anxiétés, à toutes les affections enfin les plus dangereuses et portant avec elles la mort.

§ VI. Au point de vue de ces *causes*, nous dirons que le pissement de sang a une très-grande analogie avec les efforts hémorrhoïdaux; de telle sorte qu'il n'est pas rare de voir l'hématurie succéder spontanément à un flux hémorrhoïdal supprimé dans son cours. Nous possédons à cet égard une preuve *évidente* de cette conspiration dans l'exemple ci-après.

OBSERVATION. — Un homme âgé de soixante-trois ans, habitué d'ailleurs à l'usage immodéré des boissons alcooliques, fut pris d'ivresse, dans le courant du mois de juin, à la suite de copieuses libations avec le vin généreux et capiteux d'Erfurt : dans cet état, il fit une route de quelques heures sur un chariot.

Quelques jours après cet accident, il rendit avec ses urines et sans douleur sensible une assez grande quantité de sang ; si bien que dans l'intervalle de douze heures il s'en excréta à peu près une demi-livre. On attribua d'abord la cause de ce phénomène à la présence d'un calcul anguleux dans les reins; mais comme le patient n'accusait aucune douleur vers cette région et qu'il n'avait donné encore aucun signe de souffrance dans l'émission de ses urines sanguinolentes ; comme au contraire il éprouvait de temps à autre des douleurs rhumatismales à la région thoracique, à la cuisse et principalement dans l'articulation du genou, le malade se plaisait—ainsi que cela a ordinairement lieu—à rapporter son mal à une affection catarrhale qui le tourmentait depuis déjà quelque temps. Quant à nous, lorsque nous fûmes consulté plus tard, nous pensâmes que l'affection essentielle en cette affaire était de nature *arthritique* ou *goutteuse* et nous conseillâmes, sans balancer, une saignée générale ; nous soumîmes ensuite le malade à une médication légèrement astringente qui produisit d'excellents effets. Le pissement de sang fut arrêté et le patient recouvra peu à peu ses forces qui avaient disparu, plutôt par suite de la profonde anxiété que lui avait occasionné sa maladie, qu'à cause de la perte de sang par l'hématurie. Quelques semaines après, survint un *flux hémorrhoïdal* qui fit *cesser* toute espèce de *malaise*.

Nous ignorons à quel traitement ultérieur le malade fut soumis, seulement nous apprîmes plus tard que vers l'automne de la même année, ce malade — chez qui les hémorrhoïdes avaient été sans doute supprimées —fut subitement atteint d'une *congestion suffocante vers la poitrine* qui, malgré les secours de l'art, eut pour conséquence fâcheuse une *angine gangréneuse* et la mort.

Au nombre des causes occasionnelles externes de l'hématurie nous placerons l'*abus* du *coït,* chez les vieillards surtout. Nous possédons à ce sujet de nombreux documents particuliers démontrant évidemment l'accord sympathique qu'il y a entre la *région lombaire* et spécialement les *reins*, avec les vaisseaux *spermatiques* et les *testicules*.

§ VII. Quant au *pronostic* [1], c'est-à-dire, aux *effets* et aux *résultats* directs du pissement de sang, il est positif que, bien loin de porter avec elle un avantage réel quelconque, cette affection ne peut qu'engendrer une masse d'inconvénients et expose ordinairement les sujets qui en sont atteints aux périls et aux ravages les plus funestes. L'hématurie est du reste si opiniâtre par elle-même que, si elle n'est point traitée convenablement et en temps opportun, en ayant surtout le soin de pratiquer une saignée générale préalable, cette maladie devient plus opiniâtre encore et réveille des douleurs de plus en plus cruelles et poignantes. Quel espoir en effet peut-on attendre d'un pareil genre d'éruption sanguine si irrégulière et si bizarre tant dans l'époque de son *apparition*, que dans sa *marche* et sa *terminaison?*

§ VIII. L'hématurie est extrêmement funeste aux vieillards, à moins qu'elle ait lieu librement et avec modération ; dans ce dernier cas, ils arrivent tranquillement au terme de leur vie.

De ce qui précède nous concluons, que la *saignée* sagement répétée est le moyen curatif qui convient le plus généralement au traitement de l'hématurie. Par ce traitement, en effet, on évite les efforts hémorrhagiques généraux et peu douloureux, pouvant provoquer une trop grande effusion de sang capable d'entraîner à son tour, vu la délicatesse extrême de l'organe lésé, des conséquences morbides spéciales toujours graves et périlleuses.

---

[1] *Voyez* T. VIII. Commentaire CXLVI.

ARTICLE V.

De l'hémorrhagie variqueuse.

§ I. Bien que l'hémorrhagie par suite de la *rupture d'une tumeur variqueuse* soit extrêmement rare, il est néanmoins convenable, puisque l'expérience clinique nous en offre des exemples, de dire un mot à ce sujet.

La *dilatation variqueuse* des veines peut avoir lieu dans toutes les parties du corps, mais ce genre de lésion organique se manifeste principalement aux *jambes*. Comme nous traiterons plus tard des diverses espèces de *varices*, nous ne nous en occuperons ici qu'au simple point de vue *hémorrhagique :* nous dirons donc à cet égard que l'évacuation de sang par les varices peut avoir lieu de deux manières, soit par la *rupture spontanée* de la dilatation veineuse, soit par la rupture artificielle ou traumatique de la tumeur et le déchirement de la pellicule déliée qui la recouvre, à la suite de l'ardeur et du prurit insupportable que le malade éprouve en cette partie et qui l'oblige à se gratter.

§ II. Nous allons citer ici deux exemples fort intéressants à ce sujet. Le premier, quoique n'ayant pas un très-grand rapport avec l'affection variqueuse — en tant que simple dilatation veineuse—a surtout une importance notable au point de vue des évacuations qui ont lieu aux membres inférieurs et qui font l'objet réel de notre étude actuelle, attendu que nous parlons en ce moment des éruptions sanguines qui s'opèrent par les veines de la jambe.

OBSERVATIONS. — I. Il est question dans ce premier exemple d'un jeune homme de dix-huit ans, ayant une constitution lymphatique et délicate, issu d'un père sujet aux hémorrhoïdes, mais bien portant d'ailleurs — nonobstant quelques incommodités prématurées et un gonflement particulier des jambes —. Ce jeune homme était très-enclin aux hémorrhagies nasales et éprouvait quelquefois dans le courant de l'année, en été surtout, une singulière éruption de sang qui avait lieu goutte à goutte par ses deux jambes, saines du reste et sans aucune trace de tumeurs variqueuses ni d'altération de la peau. S'il lui arrivait parfois que l'épistaxis ne s'effectuât pas et que l'hémorrhagie en question n'eût pas lieu, dès lors le jeune malade était saisi d'une fièvre aiguë continente, qui, d'après son propre rapport, disparaissait soit à la réapparition spontanée de l'hémorrhagie nasale, soit par l'usage de certains médicaments *tempérants :* nous avons été du reste nous-même deux fois témoin de ce fait ; mais nous n'avons jamais pu savoir au juste quel était l'intervalle qui existait ordinairement d'une hémorrhagie à l'autre, attendu que le malade lui-même l'ignorait.

II. Le deuxième fait a rapport à une femme âgée environ de cinquante ans, ayant déjà depuis plusieurs années un œdème des membres inférieurs, autour desquels étaient répandue une grande quantité de petites varices. Or, elle éprouvait dans toute l'étendue de ses jambes, et notamment sous l'influence des variations constitutionnelles des saisons, diverses sensations fort désagréables de chaleur mordicante, d'irritation et de démangeaison formicante. A certaines époques de l'année, ces sensations devenaient parfois si vives que la pauvre malade, en proie à une ardeur vraiment dévorante, ainsi qu'à de violentes et profondes lancinations, ne trouvait de soulagement à ses souffrances que lorsque, par la rupture spontanée des tumeurs variqueuses, le sang coulait en abondance pendant un assez long temps, ou que, les écorchant un peu à force de se gratter au milieu des plus insupportables démangeaisons, elle donnait ainsi un libre cours à l'écoulement du sang.

§ III. Il n'est pas de médecin ou de chirurgien qui ne connaisse cette méthode pratique qui consiste dans l'*incision* des *tumeurs variqueuses dolentes*[1], dans le but unique d'une évacuation sanguine. Mais lorsque l'intention

---

[1] *Voyez* T. VIII. Commentaire CXLVII.

du praticien se borne à vider la tumeur opérée et à n'extraire simplement que la portion du sang coagulé qui y est retenu, une telle évacuation ne parvient pas au but proposé, n'obtient qu'un soulagement partiel et local et n'opère pas une déplétion profonde dans l'étendue des veines variqueuses.

C'est là pourtant le résultat qu'il conviendrait d'atteindre en ayant soin de provoquer la déplétion non seulement des tumeurs variqueuses, mais encore des rameaux qui aboutissent aux veines ainsi dilatées.

§ IV. Comme nous n'avons pas l'intention d'examiner actuellement les *causes* des varices dont nous ne voulons nous occuper qu'au point de vue simplement hémorrhagique, nous nous bornerons à répéter ici ce que. nous avons déjà dit, savoir : que la cause principale d'une évacuation réitérée quelconque, en quelque lieu qu'elle s'effectue, consiste principalement dans l'habitude qu'a le sang de s'épancher vers ce point spécial où il a déjà trouvé une issue.

§ V. L'exemple des varices et de l'hématémèse fournit au médecin habile en ces matières une double et puissante preuve non-seulement en faveur de l'énergie de ces sortes de flux sanguins, mais encore et surtout à l'égard des efforts non moins énergiques que la nature manifeste dans le but d'obtenir ces mêmes excrétions. Or, ce qu'il y a d'évident et de vrai en ceci, c'est que, tant l'appareil symptômatique qui, dans le mal hypochondriaque, a son siége dans l'estomac ou la rate, que l'acte morbide multiple qui, dans l'affection goutteuse, se localise aux pieds, aux jambes, aux genoux, aux cuisses, etc., n'ont l'un et l'autre d'autre source, ne reconnaissent d'autre principe que ces efforts dont le résultat est d'un côté le vomissement de sang, d'un autre côté l'hémorrhagie variqueuse, à moins cependant que de toute part il n'y ait, soit une *tendance* cachée et plus spéciale de la nature pour une éruption particulière au moyen des veines *hémorrhoïdales* tant *internes* qu'*externes*, soit l'*intention* éloignée d'effectuer certains mouvements constricteurs vers ces mêmes parties, tantôt en agissant sur les veines spécialement ; tantôt en agissant sur le système artériel, c'est-à-dire en procédant des petites ramifications vers les troncs principaux.

Mais, comme les choses se passent ainsi seulement dès le principe, car c'est ordinairement par le gros orteil que les phénomènes commencent, il convient de prendre en sérieuse considération cette raison contracdictoire qui se présente dans ces efforts déjà opiniâtres. Sydenham, en effet, a très-bien observé sur sa propre personne que les spasmes qui se manifestent au commencement de la goutte sont toujours accompagnés et suivis de la dilatation des vaisseaux veineux des jambes; ce qui signifie, d'après le fait lui-même, que la podagre, à son début, est naturellement accompagnée d'efforts tendant plutôt à une hémorrhagie variqueuse qu'à une simple impulsion du sang en arrière.

§ VI. Nous ne professons du reste en ceci que l'opinion déjà émise et soutenue par Hippocrate quand il dit, en parlant de la goutte sciatique, que dans cette affection la douleur est particulièrement due à la présence d'une matière *séroso-bilieuse,* bien que le plus souvent on doive plutôt la rapporter à la veine *hémorrhoon* qui longe la jambe[1].

---

[1] Veine *Hémorrhoon :* c'est la *saphène interne* qui prend son origine au gros orteil, remonte la face interne et postérieure de la jambe, passe derrière le condyle interne du fémur, longe la face interne de la cuisse, monte verticalement jusqu'au niveau de l'arcade crurale, où elle se décharge dans la veine fémorale avec laquelle elle constitue la veine iliaque et enfin l'hypogastrique ou iliaque interne, où viennent aboutir encore les rameaux veineux de l'hémorrhoïdale externe, etc.

C'est ainsi que se trouve en *défaut* de toute part l'*effet* de ces sortes de flux variqueux annoncés par des mouvements énergiques, mais incapables d'atteindre un résultat convenable en rapport avec l'issue désirée ; attendu qu'il ne résulte même rien d'avantageux ni de l'effet ni de l'issue de l'entreprise. De tels obstacles sont dus principalement à ce que le lieu de l'excrétion variqueuse est d'autant plus impropre à fournir un résultat satisfaisant à une hémorrhagie spontanée, que cette prédisposition organique des veines de la jambe se rencontre fort rarement et que ces vaisseaux ne possèdent pas — en puissance prochaine, comme on le dit —, la faculté de se prêter immédiatement, sans cette condition de lésion organique, à une éruption sanguine spontanée : il arrive encore que cette difficulté peut provenir de ce que toutes les fois qu'un sujet est prédisposé aux flux sanguins variqueux, lorsqu'il s'établit un *molimen* hémorrhagique vers ces parties, il s'y déclare le plus souvent des *érysipèles ulcéreux* qui ne sont jamais d'un avantageux augure pour la santé du corps.

§ VII. Il est donc incontestable et vrai que ce résultat, de quelque manière qu'il ait lieu, considéré du moins dans sa puissance et son efficacité réelles, est beaucoup plutôt *nuisible* qu'utile ou salutaire. Néanmoins lorsqu'il ne s'effectue pas, malgré les efforts naturels qui tendent vers ce but, on peut voir se déclarer une foule d'inconvénients, variant suivant la constitution individuelle des sujets : chez les uns en effet, c'est l'*œdème des jambes*, chez les autres un *érysipèle*, chez ceux-là enfin, ce sont des *ardeurs*, de violentes *irritations* ou des *douleurs nerveuses* de ces mêmes parties, qui sont ordinairement la conséquence de ces efforts stériles.

Voici à cette occasion deux exemples remarquables et dignes de trouver ici place :

OBSERVATIONS. — I. Nous empruntons le premier exemple à un mémoire inséré dans les Calendriers édités pour la quatrième fois par Godefroy Kirch[1] (années 92, 93, 94 du dix-septième siècle); il y est question d'un noble personnage, grandement soulagé ou même guéri de la goutte, par la simple scarification de la région métatarsienne pratiquée à la nouvelle lune, sans l'application des ventouses. A cet effet, le malade faisait lui-même des incisions sur le dos du pied, à l'aide d'un instrument tranchant en bois et en forme de spatule; il mettait ensuite son pied dans l'eau chaude afin de faciliter l'écoulement du sang. Le procédé parut si efficace, que le patient le recommanda ensuite charitablement à toutes les personnes qu'il savait atteintes d'une semblable affection.

II. Le deuxième exemple de ce genre, que nous prenons dans notre propre pratique, a rapport à une femme qui habitait un village, où son mari remplissait les doubles fonctions d'instituteur et de chantre. A peine fut-elle parvenue à trente-cinq ans, qu'elle s'aperçut, après quelques couches, que ses évacuations mensuelles devenaient irrégulières et qu'elle était atteinte de douleurs *arthritiques* qui envahirent successivement les *épaules,* les deux articulations *coxo-fémorales,* les *genoux* et enfin les *pieds*. Ces douleurs devinrent bientôt d'une intensité telle, que leur violence la rendit incapable de vaquer à ses occupations domestiques ; ce qui la détermina à réclamer les secours de l'art médical : elle vint donc nous consulter.

Nous étions alors dans la saison du printemps, et je conseillai aussitôt la saignée du pied, mais elle s'y refusa, prétextant à cet égard, l'horreur naturelle qu'elle avait toujours eue pour le sang, se soumettant d'ailleurs à toute autre espèce de médication qu'exigerait l'état des choses. C'est pourquoi, me souvenant que tout près du village qu'elle habitait, il y a un certain lac abondant en sangsues, je lui donnai le conseil de faire au moins usage de ces annélides. Après m'avoir laissé tranquil-

---

. [1] KIRCH (Gottfreid), était un astronome distingué du dix-septième siècle, contemporain de Stahl, membre de l'académie des sciences de Berlin et directeur de l'Observatoire : il a laissé de nombreux ouvrages, auxquels prit souvent part sa femme *Marie-Marguerite* WINCKELLMANN. Cet érudit avait présidé à la publication de la quatrième édition des *Calendriers* — recueils de mémoires savants — dont parle ici Stahl.

lement parler jusqu'au bout, elle me dit : « Je connais parfaitement ces petits animaux et je ne suis nullement étrangère à leur action ; tous mes voisins, ajouta-t-elle, ainsi que les jeunes personnes des deux sexes, ont l'habitude d'aller, une ou deux fois par an, faire tirer le sang aux jambes par les sangsues de ce lac ; il y a environ deux ans que moi-même, à l'instigation de mon mari, je me soumis à cette opération et je puis vous certifier que j'eus tout lieu de m'en féliciter, car je passai presque toute l'année sans souffrance aucune, l'été et l'automne derniers surtout. » Je lui demandai combien de sangsues, à peu près, s'étaient appliquées à ses jambes, lors de cette première expérience ; « Douze ou quatorze seulement, me répondit-elle, qui tombaient d'elles-mêmes au moindre mouvement, quand elles s'étaient repues, mais le sang qui en sortit par les piqûres ne s'arrêta guère qu'à la nuit, après avoir coulé abondamment jusqu'à ce moment. »

M'étant donc assuré par ce récit, que ce n'était pas tant l'horreur du sang que la crainte réelle de la phlébotomie, c'est-à-dire la section de la veine, qui effrayait notre malade, j'insistai de nouveau sur ce moyen. consentant moi-même à l'emploi modéré des sangsues par le procédé indiqué, une ou deux fois dans l'été par exemple, au lieu d'avoir recours aux scarifications ci-dessus.

La malade suivit régulièrement mes conseils et ressentit bientôt les heureux effets d'une pareille médication.

Il est donc évident, pensons-nous, d'après ces deux exemples que, par une évacuation sanguine provenant des veines *crurales — saphènes —* on peut prévenir d'une manière certaine ces fâcheux effets qui semblent ne devoir leur origine qu'à une *contraction spasmodique,* tendant positivement vers une éruption variqueuse ; attendu que, lorsque cette éruption a lieu par une évacuation de semblable nature, cette contention nerveuse déjà existante cesse complétement, ou du moins s'amende sensiblement. Nous ne devions donc pas passer sous silence de pareils faits, d'autant mieux que les pathologistes semblent y avoir très-peu prêté leur attention, sous le point de vue surtout que nous les avons considérés. Nous croyons fermement en outre, sans préjudice du lien véritable qui rattache les effets à leurs causes, que de semblables phénomènes ne peuvent avoir lieu dans la plupart des affections dont le siége s'étend de la région *coxale* à l'extrémité des pieds.

ARTICLE VII.

Des hémorrhagies utérines.

§ I. L'écoulement naturel du sang par les *organes génitaux* de la *femme* est un phénomène qui, à tous égards, mérite l'attention des médecins. En effet, c'est là une fonction naturellement et spécialement dévolue au sexe féminin ; elle est l'apanage d'une saine constitution, alors surtout qu'elle n'éprouve aucune altération dans son libre et légitime accomplissement, et qu'elle s'effectue avec ordre et régularité pendant les quelques jours de sa durée, à des époques fixes et déterminées.

Cette évacuation, *salutaire* en elle-même et condition essentielle d'une bonne santé, peut néanmoins subir certaines altérations, consistant plutôt dans un *défaut* que dans un *excès* d'excrétion sanguine. Il est généralement reconnu en effet, que la *trop grande abondance* du flux menstruel, à moins qu'il ne soit extraordinaire — ce qui est infiniment rare d'ailleurs, pour ne pas dire inouï — occasionne directement et numériquement après lui, des résultats bien moins fâcheux que la moindre *défectuosité*.

C'est là, du reste, une réflexion applicable à toutes les hémorrhagies, tant accidentelles et violentes qu'habituelles et spontanées, liées à une constitution pléthorique.

De telles considérations sont bien suffisantes, sans doute, pour que le praticien apprécie les anomalies qui peuvent survenir dans une semblable constitution hémorrhagique.

§ II. Nous dirons un mot en passant et sans trop nous y arrêter — car c'est à peine si elle mérite une mention au point de vue scientifique et causal — de la condition *subjective* générale de ce flux sanguin, d'après laquelle il conste que les excrétions sanguines de l'utérus, ainsi que toutes les autres éruptions spontanées de ce genre, exception faite des cas violents et fortuits, sont exclusivement propres à l'espèce humaine, entre toutes les espèces animées.

Scholie. — En effet, bien que, ainsi que nous l'avons fait observer ailleurs, on puisse citer deux cas exceptionnels de flux menstruel périodique, l'un chez une femelle d'une espèce unique de grands *singes* et l'autre chez quelques *chiennes*[1], on n'est pas autorisé pour cela à dire que le phénomène des menstrues puisse être applicable à toutes les espèces animales. Nous avons donné déjà à ce sujet notre opinion tout entière, quand nous avons parlé précédemment dans notre pathologie générale, de la *fréquence des maladies chez l'homme comparativement aux brutes :* nous voulons dire par là que, dans l'ordre des choses ayant trait à la raison, la noble faculté d'*acquérir des notions* ou de *comprendre*, de *choisir* ou de *vouloir*, d'*opérer* ou d'*agir* et de *mettre à exécution*, convient et appartient d'une manière spéciale à la *raison humaine*, infiniment plus active que l'*instinct* des *animaux*.

Or, pour ce qui est de la femme et de sa constitution exubérante qui réclame un allégement par une évacuation naturelle de sang, il est tout à fait conforme à la raison qu'il y ait en elle une volonté et une *intention inconsciente* et tacite d'entreprendre et d'effectuer une semblable évacuation

[1] *Voyez* T. VIII. Commentaire CXLVIII.

qui ne peut et ne doit — d'après la nature et la raison —
avoir lieu que par un organe spécial , l'*utérus*. Le motif
culminant du but final que se propose la nature en cette
affaire est donc évident, non seulement |pour ceux qui
n'étudient ce phénomène que par simple curiosité, mais
encore et surtout pour ceux qui savent en apprécier sin-
cèrement le fond pratique et doctrinal ; puisque cette
abondance qui devrait naturellement diminuer par le fait
même de ces évacuations se renouvelant périodiquement,
puise ordinairement sa raison d'être dans l'intention de
pourvoir ultérieurement à la nourriture du fœtus avec la
partie surabondante, en réserve, du sang , et tire sa
source de la conversion du *chyle* en *lymphe* nourricière.

D'un autre côté , plus on considérera de près, dans le
genre humain , cette nécessité de la génération et de la
nutrition du fœtus , mieux on comprendra la probabilité
indubitable de la propension exceptionnelle et très-mar-
quée de la femme pour les premiers actes générateurs ,
n'importe l'époque , comparativement aux autres espèces animales qui ont des époques fixes de rut ; preuve
manifeste de cette intention tacite de la nature , de son
désir ardent de *concevoir* et d'*engendrer* un être en qui
revivront les parents , à la nutrition et à l'accroissement
duquel la mère devra sacrifier cet excédant d'alimentation
surabondante pour l'entretien de son corps [1].

§ III. Pour traiter cette matière avec toute la dignité
qu'exige la science pathologique, il convient avant tout de

---

[1] Stahl émet ici une opinion qui a donné lieu à de nombreuses controverses ;
en effet , la question de savoir pourquoi le flux menstruel s'arrête pendant la
grossesse et l'allaitement est facile à résoudre ; mais alors si ce flux sanguin si
essentiel à la santé de la femme n'a pas lieu et qu'il ne survienne rien de fâcheux
durant la gestation, malgré ce défaut de menstrues, que devient physiquement
ce sang, puisqu'il ne sert pas — d'après certains physiologistes — à l'entretien de
l'enfant? que deviennent surtout cette loi tyrannique de périodicité et ce *molimen*
hémorrhagique? Il se passe donc quelque chose d'exceptionnel en ces cas :
l'embryon, plus tard fœtus vit, dit-on, d'une vie propre et il n'est que greffé à

suivre dans cette étude sérieuse l'ordre naturel sous lequel se présente à notre observation le phénomène du flux menstruel. C'est ainsi que nous dirons, 1° que l'appareil des menstrues s'appuie sur ce fait savoir : que, du moment où la femme devient propre à la conception, elle éprouve les premières évacuations sanguines par l'organe utérin ; 2° qu'une fois parvenue à cet âge où ces évacuations sanguines périodiques cessent complétement, mais naturellement et sans obstacles, la femme perd aussi à cette occasion et dès ce moment toute faculté de concevoir ; 3° que, généralement, dès le jour de la première *conception,* c'est-à-dire, dès l'instant où elle devient *mère* pour la première fois, la femme voit cette évacuation s'arrêter, jusqu'au moment de l'enfantement et même pendant tout le temps que dure l'allaitement ; 4° enfin, que tant qu'elle se trouve dans la période de fécondité et qu'elle n'est pas en état de gestation, en un mot, tant qu'elle n'est pas mère, qu'elle ne pourvoit pas à la nutrition ou à l'allaitement de son enfant, soit en le portant dans son sein, soit en le nourrissant de son propre lait, durant tout ce temps, disons-nous, la femme est sujette tous les mois à une évacuation paisible, régulière et spontanée de sang pur et vermeil par les organes génitaux : c'est cette évacuation qui, s'exécutant ainsi pendant quelques jours, d'une manière normale et naturelle, constitue ce qu'on appelle le *flux menstruel,* lequel, tant qu'il s'accomplit naturellement et régulièrement, a toujours lieu

la mère : c'est là une grave erreur, selon nous, attendu que malgré le germe de vitalité inhérent à cet *embryon,* entretenu et conservé par l'arrivée immédiate de l'âme, puissance de vie et d'entendement, il faut à l'embryon une subsistance matérielle pour vivre et se développer : d'où la tire-t-il, si elle ne vient pas de la mère ? Quels sont donc les rapports organiques, vitaux et intellectuels qui existent entre la mère et l'enfant ? Tels sont les problèmes de haute physiologie que nous tâchons de résoudre dans notre Commentaire CXLIX, T. VIII, auquel nous renvoyons le lecteur.

paisiblement et sans désordre, c'est l'à ce que prouve l'expérience.

La démonstration la plus péremptoire de ce fait, c'est que, lorsque l'économie corporelle n'éprouve aucun inconvénient provenant, soit d'une trop grande abondance de sang, soit d'un vice dans sa qualité le rendant impropre à une facile évacuation ; lorsque surtout aucune fâcheuse perturbation ne vient jeter le trouble et le désordre dans la succession des phénomènes menstruels ; dès lors le flux utérin s'effectue avec un tel calme et une si remarquable régularité que, pendant toute la durée de l'écoulement, la femme n'éprouve d'autre sensation que le seul et unique sentiment naturel de l'évacuation.

§ IV. Or, le flux sanguin par la matrice affecte un caractère *périodique* et *mensuel* pour deux raisons, savoir : 1° parce qu'il *correspond* d'une manière spéciale aux *phases lunaires* principales — c'est-à-dire les plus capables d'exercer une influence réelle — et notamment à la *nouvelle lune ;* 2° parce que, lors même que cette évacuation ne suive pas exactement le retour des phases lunaires, elle reparaît néanmoins d'une manière régulière toutes les trois semaines, vers le commencement de la quatrième et se continue ainsi pendant le cours de cette dernière, durant sept jours environ, avec le plus grand calme.

C'est d'après cette raison de périodicité que nous avons cru devoir rapporter la *cause* naturelle et constitutionnelle des menstrues à des époques critiques déterminées : n'est-il pas évident en effet que l'évacuation critique d'une certaine quantité de sang — non absolument nécessaire au corps — est spécialement réservée à la fin de la troisième semaine, époque équipollente aux trois semaines de repos, puisque la durée de l'excrétion embrasse la quatrième semaine en entier.

§ V. Ainsi procède et s'effectue le flux menstruel chez la femme, non seulement tant qu'elle n'est point devenue mère ou qu'elle ne nourrit pas, mais même lorsqu'elle est en état de grossesse ; car il peut arriver que, pendant les premiers mois de la gestation, il se manifeste, à l'époque des règles, un écoulement de sang peu copieux à la vérité, mais n'occasionnant presque jamais, comme d'ordinaire, aucune fatigue, aucun désordre apparent [1] ; à moins qu'il n'existe individuellement des conditions particulières d'excessive *sensibilité,* de voracité extrême ou une constitution pléthorique très-prononcée et favorisant des évacuations immodérées.

Mais ordinairement lorsque, en dehors des époques de gestation et d'allaitement, les règles s'écoulent nor-

---

[1] Ce phénomène, bien qu'exceptionnel, se présente néanmoins assez souvent pour qu'on puisse l'observer et conclure sur son anormalité. On rencontre fréquemment, en effet, des femmes enceintes qui ont encore leurs règles, du moins en partie ; c'est là presque toujours un véritable état pathologique, en ce sens que, s'il n'existe pas directement une lésion organique de la matrice, on peut, presque toujours, en ces cas, constater une affection interne, le plus souvent constitutionnelle. Cette anomalie est particulièrement propre aux femmes à tempérament scrofuleux, d'une constitution lymphatique ou nerveuse, chez les femmes à cheveux rouges surtout. Une expérience exacte et assidue m'a prouvé la vérité de ces faits irrévocables dans leur authenticité, de quelque manière qu'on veuille les interpréter ; du reste les femmes qui ont leurs règles pendant les premiers mois de la grossesse et qui les ont aussi surtout pendant toute la durée de l'allaitement, ou le plus souvent à partir du cinquième ou sixième mois, sont le plus souvent de mauvaises nourrices—pour les enfants étrangers principalement — et sont exposées à toutes les affections vitales et organiques de l'utérus, des mamelles et du système ganglionnaire ; elles sont sujettes à l'hystérie, à la migraine, aux affections vaporeuses ; elles ont habituellement des pertes blanches en dehors de l'époque des menstrues ; elles sont d'une sensibilité extrême et généralement voraces ; leur lait n'a pas les qualités requises pour constituer une bonne alimentation et leurs nourrissons, accoutumés de bonne heure aux bouillies et à des substances impropres à leur âge, sont ordinairement bouffis, scrofuleux, ont le carreau, etc. Ces femmes, à l'époque de la ménopause, sont encore exposées aux diverses dégénérescences organiques, notamment au squirrhe et au cancer de la matrice, à l'hypochondrie et aux spasmes convulsifs ; leur caractère devient sombre et acariâtre ; il n'est pas même rare de les voir tomber dans la cachexie, lorsqu'elles n'ont pas succombé avant cet âge critique.

malement, les choses se passent avec une telle tranquillité, que la femme n'éprouve aucun sentiment de malaise, si ce n'est une légère *fatigue*, une certaine *gêne* dans la *respiration* à la suite de mouvements insolites, toutes les autres fonctions s'exécutant d'ailleurs dans l'ordre le plus satisfaisant.

§ VI. Comme nous avons déjà traité, dans le précédent volume des évacuations utérines considérées au point de vue physiologique et normal, il convient en ce moment de faire une étude générale et comparative de ces mêmes évacuations au point de vue pathologique, c'est-à-dire des écarts et des lésions qui peuvent survenir dans le retour légitime et le cours ordinaire des excrétions utérines. Bien que nous n'ayons parlé jusqu'ici que d'une manière générale des effets particuliers des flux sanguins et que nous ne les ayons examinés que sous leur simple rapport hémorrhagique, nous n'avons jamais oublié cependant de faire ressortir l'utilité réelle de ces sortes de flux attachée à chaque espèce particulière, suivant l'organe par lequel ils s'effectuent et, d'après cette diversité accidentelle et particulière d'organe et de région, nous avons indiqué quels sont les résultats spéciaux extraordinaires qui peuvent suivre ces effets directs. Ces considérations trouveront ici leur application avec d'autant plus de raison que personne n'a encore cherché à prouver le contraire, attendu que le flux menstruel est pour la femme non seulement quelque chose d'*utile*, mais encore une excrétion *salutaire* et absolument *indispensable*.

§ VII. De ce que les *anciens* étaient convaincus que le sang des menstrues est matériellement de *mauvaise qualité ;* de ce qu'ils pensaient que c'est à l'aide de cette excrétion périodique que la portion *viciée* du sang doit être séparée du reste de la masse humorale et être rejetée au dehors, nous concluons qu'ils avaient l'idée la plus juste et la plus nette, soit de l'*utilité*, soit de la *nécessité* de cette excrétion. Bien que, à leur tour, les *modernes* se soient peu appliqués, tant à rechercher les raisons générales du flux utérin qu'à étudier le caractère spécial qu'il affecte, ils ont néanmoins soutenu et prouvé par l'expérimentation des faits que les menstrues ont indubitablement un avantage réel pour la seule raison que, quand cet écoulement ne s'effectue pas librement et abondamment, il en résulte de grands inconvénients et des ravages aussi redoutables que certains, aussi nombreux que variés. De pareilles conséquences sont habituellement si funestes et si désastreuses qu'on ne saurait jamais les comparer aux malaises provenant indirectement d'un flux trop abondant ou d'une trop grande activité vitale.

§ VIII. Il est donc convenable, dans ce genre d'excrétion sanguine, de prendre en considération les effets ou symptômes nombreux et variés qui résultent des *défauts* même de cette excrétion.

Ce que nous avons déjà dit touchant le flux hémorrhoïdal et son caractère habituel, les observations que nous avons faites relativement à la raison évidente de son apparition justement attendue, ou à l'appareil des efforts produits dans cet acte lui-même ; tout cela, nous le répétons encore ici et nous disons qu'en ces circonstances, c'est le défaut ou l'*absence* de tout flux sanguin qui porte un préjudice réel au corps, plutôt que l'excès même dont on n'a à redouter aucune fâcheuse conséquence.

Or, nous pouvons faire une application particulière de ces principes au flux menstruel, c'est-à-dire prêter une attention spéciale aux défectuosités de ce genre d'évacuation et nous tenir en garde contre les dangers ultérieurs, provenant plutôt d'un pareil vice, que d'un excès quelconque, même exagéré et pouvant par conséquent entrainer après lui des résultats préjudiciables.

§ IX. De même que l'aménorrhée est infiniment plus dangereuse que toute hémorrhagie utérine pour si abondante qu'elle soit, de même on peut dire avec juste raison qu'il en est ainsi pour toute sorte de flux sanguin, bien que le flux menstruel mérite une considération toute particulière.

Nous dirons donc que les menstrues peuvent être altérées de deux manières : 1° par *excès,* ce qui est bien rare ; 2° par *défaut,* ce qui est très-fréquent et peut se manifester sous des formes bien diverses.

§ X. Le flux menstruel est dit en excès, lorsqu'il y a exagération, soit dans la quantité de sang évacué, soit dans l'appareil des mouvements excrétifs. Il arrive assez fréquemment, en effet, que l'évacuation du sang est très-abondante ; cela provient pour l'ordinaire, tantôt d'une constitution pléthorique très-prononcée, tantôt du concours accidentel d'une cause perturbatrice, pouvant devenir habituelle ; tantôt enfin à l'occasion de certaines surexcitations plus immédiates survenues dans le cours des menstrues. C'est particulièrement aux deux premiers genres de ces causes que l'on doit rapporter les constitutions plus spécialement sujettes à des pertes de sang habituellement abondantes : le troisième genre lui-même de ces causes est la source directe des évacuations trop copieuses et excessives.

Les femmes d'un tempérament pléthorique sont plus communément exposées à d'abondantes excrétions utérines que l'on observe, du reste, plus particulièrement chez les *femmes mariées,* à la suite surtout des acouchements laborieux. Une semblable altération peut encore provenir d'une *colère subite,* de *mouvements trop violents* du corps — comme par exemple, la danse —, d'un trop grand *effort* pour soulever un fardeau, d'un *genre de vie* insolite, d'un abus du *vin* et des *liqueurs* aromatiques : elle peut enfin résulter de l'usage immodéré des excitants, administrés dans le but de rétablir un flux menstruel déréglé.

§ XI. Lorsque les menstrues pèchent par excès dans les mouvements, le phénomène est principalement dû à des efforts trop souvent répétés, provoquant un flux périodique qui se renouvelle tous les quatorzes jours : c'est à une pareille anticipation ou à une commotion violente, que l'on doit ordinairement des évacuations trop abondantes ; et réciproquement, une fois que cet excès d'évacuation est devenu habituel, il provoque diverses surexcitations et devient ainsi, à son tour, cause d'efforts insolites et réitérés.

Il arrive encore qu'un trop grand épaississement du sang, surtout quand il provient d'une vie oisive, d'une privation de boisson, d'un trop grand appétit allant parfois jusqu'à la voracité, peut également engendrer un accroissement dans les efforts menstruels ; bien que cependant de telles causes ne déterminent pas un retour trop fréquent des règles et qu'elles n'occasionnent qu'une simple recrudescence dans les mouvements hémorrhagiques à l'époque légitime des menstrues, ainsi que des contentions spasmodiques : et cela par une méthode tout opposée à celle déjà indiquée en parlant des causes de l'excès du flux menstruel ; attendu que, avec la constitution dont il est ici question, l'évacuation est plutôt moindre qu'excessive.

§ XII. L'*habitude* doit être prise en considération dans les flux trop abondants; c'est elle, en effet, qui exerce ici la plus grande influence et qui est indubitablement la plus ordinaire des causes généralement alléguées dans ce genre d'affection que les modernes font provenir soit d'une *acrimonie* stimulante spéciale, soit d'une fâcheuse prédisposition scorbutique, etc.

L'expérience journalière démontre péremptoirement en

outre que, chez les jeunes personnes nubiles et non mariées mais très puissantes, de violents désirs vénériens et un caractère irascible sont une cause efficace d'abondantes évacuations sanguines. Or, plus cette abondance devient habituelle, plus facilement aussi elle entraîne après elle de grands inconvénients, soit pour la *conception* et la *gestation*, soit pour l'accouchement, soit enfin pour les suites de couches.

§ XIII. Ce qui précède nous montre combien il faut être prudent, dans les moyens à employer pour modérer ou calmer un flux sanguin trop abondant : qu'on prenne bien garde, en effet, en se basant sur les vaines théories dont nous venons de parler, de ne produire aucun bon résultat, malgré les violentes secousses provoquées dans l'économie, ou bien de laisser les choses dans le même état, par l'usage d'une médicamentation longue et souvent répétée : qu'on fasse surtout bien attention qu'une médication astringente, pour si légère qu'elle soit, n'opère des effets cohibitifs, outrepassant le but qu'on s'est proposé d'atteindre, ou que l'emploi de substances trop énergiques et trop longtemps continuées, ne provoque une funeste suppression et ne jette la malade en des dangers plus graves encore, ou, comme on dit, ne la fasse tomber de Charybde en Scylla.

§ XIV. En outre, comme il est plus fréquent d'observer des évacuations *défectueuses* qu'*excessives*, il faut bien prendre garde que ce dernier genre d'altération du flux menstruel ne soit la cause directe d'un défaut d'excrétion. Cela arrive en effet assez ordinairement, même à l'époque des évacuations spontanées, chez les femmes pléthoriques, très-bien portantes d'ailleurs et habituellement sujettes à des pertes considérables de sang, mais menant une vie sédentaire, buvant peu ou ne faisant usage que de boissons épaisses, telles que la bière ou tout autre

liqueur peu délayante et se nourrissant d'aliments secs
et farineux : ce sont là tout autant de conditions propres
à diminuer promptement et notablement la quantité de
sang qui s'écoule par tout flux abondant, même ancien.

§ XV. Le *défaut* ou la *défectuosité* des menstrues
comprend 1° la *diminution*, 2° la *suppression* complète
du flux utérin. Or, la suppression des règles est le plus
souvent précédée d'une remarquable diminution dans
leur évacuation périodique ; ce qui veut dire, qu'une diminution réelle et progressive dans la quantité de sang
évacué, doit faire craindre que tôt ou tard il ne se déclare
la cessation complète de l'importante fonction de la
menstruation : en d'autres termes enfin, l'*aménorrhée* est
la conséquence naturelle et ordinaire de la *dysménorrhée*, qu'elle suit toujours, de près ou de loin.

Il peut se faire néanmoins que le flux menstruel diminue, sans amener pour cela une entière cessation de l'excrétion, surtout lorsque celle-ci a lieu aux époques fixes
avec tout l'appareil synergique ordinaire à ce genre d'é-
vacuation sanguine. La cessation des menstrues est, du
reste, d'autant plus prochaine et plus certaine, que la diminution de l'écoulement s'opère d'une manière sourde,
tranquille et sans efforts, si ce n'est avec quelques légères
contractions tardives et insignifiantes, quand l'évacuation
a cessé.

§ XVI. Une cause très-fréquente du *défaut* et même de
l'entière *suppression* des *règles*, c'est l'usage immodéré de
substances difficiles à digérer ou altérant profondément
les fonctions de l'estomac. Ce sont en général tous les farineux épais qui prennent une consistance compacte par la
cuisson, par exemple, le pain nouvellement cuit et chaud,
les diverses espèces de gâteaux, les beignets faits avec de
la farine et les boules de même substance, que les Grisons
appellent fort ingénieusement « *Klotze* », boules de pain.

— Ce sont encore les aliments doux et prompts à s'aigrir par la fermentation, les friandises, les douceurs et tous les fruits enfin de la saison d'été. A ce propos les Allemands disent vulgairement : « *Sie haben sich die zeit an diesem oder jenem verfressen.* » « Il faut bien du temps pour digérer de pareilles choses. »

§ XVII. Nul doute qu'un tel genre de cause ne mérite notre attention vu sa puissante efficacité. Quelle est en effet la sympathie qu'il y a entre l'estomac, les *intestins*, la *digestion* enfin et les *évacuations utérines;* comment expliquer cette efficacité corrélative? à moins qu'on ne veuille attribuer le tout à des phénomènes chimiques tant préconisés par cette *pathologie saline*[1] des modernes et qu'on n'assure que ces aliments peuvent, par leur fermentation *acide*, provoquer la coagulation du sang et le mettre ainsi hors d'état de pouvoir se ménager une issue convenable à travers les émonctoires naturels.

Or, nous arriverons à la découverte du véritable caractère de ce genre de cause par une appréciation exacte de cette double circonstance : 1° que l'usage de ces matières alimentaires si propres à amener la suppression menstruelle ne produit pas les mêmes effets sur le sang en dehors de l'époque de la menstruation et que ces substances, ne bornant pas seulement là leur efficacité, n'ont une puissance réelle que lorsque cette fonction est immi-

[1] Il existe encore aujourd'hui une catégorie de médecins qui veulent tout expliquer dans le corps humain par la physique et la chimie, mais soit que ces deux sciences seront toujours muettes au point de vue de la vie, soit qu'il est irraisonnable de ne voir dans l'homme qu'un creuset vivant, il est très-facile de réfuter de semblables théories qui n'ont que l'éclat d'un jour. Voyez à ce sujet nos notes et nos commentaires touchant le traité *de Pathologiâ Salsâ*, qui fait partie de la présente publication. C'est là où nous faisons une juste appréciation critique de la valeur réelle de ces théories, tout au plus bonnes pour les cabinets des expérimentateurs qui n'ont jamais eu l'occasion d'étudier la nature ailleurs que dans leurs fourneaux et auxquels l'observation des phénomènes *physico* ou *chimico-organiques* et *vitaux* morbides surtout est complètement étrangère... La clinique seule peut faire des médecins.

nente ou déjà en voie d'exécution ; 2° que ces sortes d'aliments n'exercent une fâcheuse influence sur le flux menstruel qu'à la condition préalable qu'elles provoquent évidemment dans l'*estomac* et dans les *premières voies* certains états affectifs indiquant un malaise réel de ces organes, se manifestant par des resserrements nerveux et sympathiques du côté de l'utérus.

§ XVIII. D'après cette double considération, il est donc vraisemblable que ces phénomènes de diminution et de suppression des règles dus aux causes indiquées ci-dessus proviennent plutôt des constrictions des voieshé-morrhagiques que d'un vice quelconque survenu à cette occasion dans la masse humorale. Or, ainsi que nous l'avons prouvé dans notre Physiologie, nous pensons que la raison de cette intime et profonde conspiration entre l'estomac et l'utérus doit être attribuée aux vaisseaux spléniques et hémorrhoïdaux ayant un rapport immédiat, les premiers avec les branches veineuses qui viennent de l'estomac, les seconds avec certains rameaux venant de l'utérus : tout le monde sait en effet que la veine hémorrhoïdale — mésaraïque inférieure — s'anastomose directement avec la splénique.

Les pathologistes qui voudront comprendre quelle est la nature des mouvements tonico-nerveux de cette région, pourront aisément constater le rapport qui existe entre le *mésocolon* qui enveloppe de toutes parts le tronc *hémor-rhoïdal* et cette partie du *mésentère* à laquelle la veine *splénique* adhère, sans en être complétement embrassée[1].

[1] Stahl parle ici des rapports des mésocolons transverse et descendant avec le mésentère, comme pouvant expliquer la sympathie naturelle qui existe entre le système veineux de la veine-porte et les veines utérines, par la raison organico-vitale que c'est dans la duplicature des deux feuillets du péritoine constituant le mésentère et les divers mésocolons que se distribuent les vaisseaux lymphatiques et sanguins, ainsi que les nerfs rachidiens s'anastomosant avec les innombrables ganglions du grand sympathique ou trisplanchnique, conducteurs directs des phènomènes de sympathie tant locale que générale.

§ XIX. Une vive impression morale peut être une cause
puissante de suppression des menstrues : c'est ainsi
qu'une *frayeur subite*, une longue *inquiétude*, une *anxiété*
profonde, une *sensibilité* excessive et la *tristesse* peuvent
provoquer l'arrêt immédiat ou la suppression du flux menstruel, avec complication évidente d'une constriction spasmodique de la région spléno-hémorrhoïdale[1]. En effet
les personnes qui ont éprouvé un pareil accident par suite
d'un effroi soudain disent avoir ressenti au creux de l'estomac « *scrobiculo cordis* » une sensation particulière
d'impression pénible.

§ XX. De telles perturbations provenant tant des substances alimentaires que d'impressions subites de l'âme
peuvent non seulement provoquer la suppression du flux
menstruel, mais encore la cessation complète et opiniâtre
de cette évacuation pendant un temps indéfini. A propos
des vices menstruels occasionnés par un mauvais régime,
on croit communément dans le peuple que les règles reparaissent en général à l'époque anniversaire de leur
suppression et, particulièrement, en reprenant à cette
même époque le même genre de nourriture regardé auparavant comme la cause réelle de cet arrêt des menstrues.
Les plus habiles en cette théorie expliquent le fait en prétendant que c'est à l'usage des fruits de la saison qu'est
dû le retour du flux utérin.

XXI. Nous trouvons une autre cause de suppression
du flux menstruel dans les altérations que peut subir la
consistance naturelle de la masse sanguine. Il peut arriver, en effet, tantôt que le sang acquière une trop grande

---

[1] Entre autres observations que nous possédons à ce sujet, il en est surtout
une du plus haut intérêt. Elle a été prise par nous sur une de nos parentes,
alors âgée de 22 ans : comme cette intéressante observation nous a fourni des
réflexions pratiques d'une grande importance qu'il serait trop long d'énumérer ici, nous renvoyons le lecteur au T. VIII. Commentaire CL.

densité — alors il est ordinairement coagulé et de couleur noirâtre à sa sortie et l'écoulement est peu abondant —; tantôt qu'il soit trop aqueux et semblable à de l'eau dans laquelle on aurait lavé de la viande fraîche, preuve évidente de la consistance réelle de la portion rouge du sang — *cruor* — , mais aussi de son mélange incomplet et de sa dilution insuffisante avec le *sérum* et la *lymphe*.

Avec de semblables altérations de la constitution physique du sang, l'évacuation utérine doit éprouver une considérable diminution, soit dans la *quantité* de ce liquide qui s'écoule, soit dans la *régularité* et la *durée* de son excrétion.

§ XXII. Bien que nous ayons déjà parlé ailleurs d'une manière générale de la prédisposition naturelle et éloignée à ce genre d'affection, nous devons rappeler ici que la diminution et la suppression des menstrues peuvent provenir, soit d'une constitution pléthorique, quelle que soit du reste la bonne qualité du sang, soit d'un *régime* particulier et *succulent*, capable d'apporter de graves obstacles à une libre évacuation du sang, alors surtout que, par une *boisson* trop peu copieuse, sa *dilution* est incomplète, son *agitation* insuffisante et que les *sécrétions* et les *excrétions* enfin sont vicieuses.

§ XXIII. De violentes causes externes peuvent encore par leur concours imprévu provoquer dans les méats une constriction telle que l'écoulement paisible des menstrues non seulement est actuellement arrêté dans son libre cours, mais encore est empêché pour longtemps. Nous avons des exemples de ces faits chez les femmes du peuple ou même, ce qui est plus rare, chez celles qui ont éprouvé des revers de fortune et partant plus délicates, lorsque celles-ci, par un devoir de leur profession, sont forcées de plonger leurs jambes dans l'eau froide et d'y séjourner même pendant l'époque de leur menstruation.

Il peut arriver en effet que, soit par imprudence, soit par une cause quelconque, elles se laissent tomber en entier dans l'eau, et alors elles sont saisies d'une sensation pénible de profond refroidissement qui les expose à de violentes contractions spasmodiques fort incommodes et capables de suspendre ou d'arrêter même le flux menstruel qui, jusqu'à ce moment, s'était paisiblement effectué.

§ XXIV. Nous ne saurions aller plus loin sans dire un mot du défaut des menstrues par rapport au *temps*. Sous ce point de vue, il peut se présenter trois cas : 1° ou l'époque naturelle de l'apparition des règles est retardée et sa marche ralentie, c'est là ce qu'on appelle *dysménorrhée* ; 2° ou bien après s'être maintenues ainsi quelque temps, elles finissent par disparaître, c'est ce qui constitue l'*aménorrhée* ; 3° ou bien enfin elles cessent et pour toujours en devançant l'époque naturelle de leur cessation, ce qui constitue la *suppression* dans un cas morbide et la *ménopause* dans l'état hygide.

L'*âge* auquel apparaissent habituellement pour la première fois les menstrues est celui de la puberté ; c'est donc généralement de treize à quatorze ans que cette fonction s'établit, bien que cependant il arrive qu'à seize et même à dix-huit ans elle n'ait pas encore paru : il n'est pas rare du reste de voir la menstruation s'effectuer plus tard et l'on a pu constater enfin des cas où elle n'a jamais eu lieu [1].

§ XXV. On ne saurait révoquer en doute cette circonstance exceptionnelle de l'existence réelle de certaines femmes chez lesquelles le flux menstruel ne s'est jamais manifesté. De telles personnes sont néanmoins sujettes aux mêmes dérangements et aux mêmes affections, internes ou externes, que les femmes réglées éprouvent, soit lorsque

---

[1] Pour compléter les aperçus de Stahl à cet égard, nous avons donné dans notre Commentaire CLI, T. VIII, des détails intéressants sur trois faits (avec planches) observés dans notre propre pratique : nous y renvoyons nos lecteurs.

leurs menstrues sont troublées ou supprimées, soit lorsqu'elles cessent totalement.

Les phénomènes morbides se manifestent souvent d'une manière prématurée, surtout chez les jeunes personnes qui, dès l'âge de la puberté, sont soumises à certaines causes débilitantes particulières ou bien à des causes plus graves encore et de nature à porter un obstacle considérable au cours libre du flux périodique des menstrues. Les femmes non réglées qui ont eu le privilége de jouir assez longtemps d'une bonne santé, soit en menant dans leur jeunesse une vie active et laborieuse, soit en ayant recours de bonne heure à de fréquentes saignées abondantes, finissent néanmoins par être exposées, à un âge plus avancé, aux affections *hypochondriaques, hystériques, néphritiques* et *arthritiques*.

§ XXVI. Nous avons entendu parler de femmes très-bien portantes d'ailleurs, mais qui, soit par la *force*, la *conformation* et la *vigueur* de leur *corps*, soit par l'*énergie* de leur *esprit* et le timbre de leur *voix* ont donné lieu à certains doutes au point de vue de leur *sexe ;* quant à nous, comme nous manquons de documents précis à cet égard, nous nous abstenons de rien infirmer, ni affirmer sur ces matières [1].

§ XXVII. Les jeunes filles douées d'un tempérament *pléthorique* bien marqué et dont le sang est trop consistant sont celles qui, dès l'âge de la *puberté*, sont plus particulièrement exposées à l'*absence* de tout *flux* menstruel. Se trouvent encore dans cette catégorie celles qui ont été *épuisées* par des *maladies antérieures* ou chez lesquelles il existe plutôt une simple *anémie* qu'un véritable *défaut de forces* pour l'accomplissement des fonctions vitales : sont enfin de ce nombre les personnes déjà sujettes à une

---

[1] *Voyez* T. VIII. Commentaire CLII, de curieuses observations à ce sujet.

autre espèce d'*hémorrhagie habituelle* et qui, pour ce motif, sont réfractaires à toute autre excrétion sanguine spéciale.

§ XXVIII. Tout nous porte à penser que, bien que l'*absence* du flux menstruel soit une cause puissante de *stérilité* [1], celle-ci peut *à priori* provenir aussi de tout autre principe. Il arrive en effet fréquemment que l'aménorrhée est elle-même la conséquence de la stérilité ; car le

[1] En 1846, j'ai soigné à Vic, dans le canton de Frontignan (Hérault), une femme dans sa trente-cinquième année, atteinte, depuis cinq ans, de fièvres intermittentes quartes compliquées d'hypertrophie considérable de la rate et de suppression du flux menstruel ; elle avait eu néanmoins deux enfants dans cet intervalle, sans avoir eu depuis 1841 d'autre flux sanguin qu'une abondante hémorrhagie utérine, après chacune de ces deux couches ; les lochies ne durèrent dans l'un comme dans l'autre cas que huit jours sans que pourtant la malade se sentît plus mal que d'ordinaire.

Deux mots sur l'historique de cette singulière affection. La femme C. fut atteinte, vers le mois d'août 1841, d'accès de *fièvres intermittentes :* outre le caractère *catarrhal* que cette maladie avait pris dès le principe, il y avait encore à combattre une complication *bilieuse,* assez familière dans ce pays où les fièvres d'accès sont *endémiques.* Cette double indications n'ayant pas été remplie, il survint une légère *hypertrophie de la rate* et les accès prirent le type *quarte :* dès le mois d'octobre, les *menstrues s'arrétèrent* et ne se manifestèrent plus jusqu'en 1846 ; il se déclara néanmoins, dans cette intervalle, un flux *hémorrhoïdal* qui, bien qu'irrégulier, soulageait beaucoup la patiente. Or, tout ce désordre et cet engorgement étaient dus non seulement à l'emploi *intempestif* du *sulfate de quinine,* mais encore au régime peu rationnel que suivait cette femme. Nous avons déjà dit qu'elle fit deux enfants dans l'espace de ces cinq années ; mais ils moururent tous les deux. Il arriva donc qu'ayant été consulté, en août 1846, je commençai par faire une forte application de *sangsues* à l'*anus,* pour *alléger* la rate et le foie afin de faciliter la circulation du système *veineux abdominal* ; j'appliquai ensuite régulièrement tous les jours des *ventouses* scarifiées sur la région splénique et donnai à l'intérieur une potion *arsénicale* — suivant la méthode *Boudin* —. Son breuvage ordinaire était une légère infusion de *millefeuille* alternée avec une décoction de racine de *houblon* et de *chardon bénit :* vingt-un jours suffirent pour arrêter l'affection intermittente... vingt-huit jours après l'application des sangsues à l'anus, il survint des *douleurs* très-vives vers la région *splénique* s'étendant jusqu'à l'*hypogastre ;* je profitai de ce moment pour faire une *saignée* du *pied* et le lendemain de cette opération je fis appliquer quarante *sangsues* à la *vulve ;* Il y eut un léger *écoulement* sanguin par l'*utérus ;* le mois suivant, les mêmes symptômes s'étant déclarés je pratiquai une autre saignée de la *saphène interne* et les *menstrues* furent *abondantes ;* i depuis lors cette femme fit un enfant qui vit encore et toute souffrance disparût.

flux menstruel ne doit pas tant être regardé comme une cause de *fécondité,* mais bien plutôt comme une simple raison en faveur d'une *fécondation* possible et comme étant le résultat d'une direction générale du sang vers les organes générateurs, dans le *but* spécial de fournir au *fœtus,* fruit de la *conception,* tous les matériaux nécessaires à son développement et à sa nutrition.

Comment pourrait-il se faire, en effet, s'il n'y avait pas de la part de la nature une intention réelle au point de vue de l'acte générateur, qu'elle eût établi une fonction intermédiaire s'adressant, bien que d'une manière éloignée, à l'effet immédiat de cet acte, à la *conception.* Cependant comme la science n'a pas encore soulevé le voile qui cache à nos yeux les mystères de la *génération* et que la véritable théorie de la conception est fort obscure pour nous, nous croyons prudent de nous imposer un silence absolu à cet égard et nous abstenir de toute interprétation hasardée.

§ XXIX. Ce qu'il y a néanmoins de bien positif en ceci, c'est qu'il est extrêmement rare de voir des femmes non *réglées* jouir, même avant la puberté, d'une bonne santé et demeurer à l'abri de diverses incommodités parfois très-désagréables ; ou bien ne pas éprouver des hémorrhagies — de narines surtout — fréquentes, subites, copieuses et habituelles ; ou du moins dans leur *enfance,* pendant leur *jeunesse,* leur *adolescence* et même à l'*âge mûr,* être exemptes des affections familières aux femmes dont le flux menstruel ne s'exécute pas normalement et qui n'éprouvent que des tentatives très-éloignées d'évacuation [1].

---

[1] Stahl oublie de mentionner ici les cas de dysménorrhée et d'aménorrhée provenant d'un vice congénital dans l'organisation des parties génératrices. C'est pourquoi, pour compléter les aperçus donnés par l'auteur, je dirai, en dehors des faits relatés par quelques pathologistes, que j'ai eu l'occasion d'observer plusieurs exemples de ce genre, savoir : 1° Un cas de dys-

§ XXX. L'expérience nous apprend que les jeunes filles d'un tempérament phlegmatique et d'une constitution délicate sont prédisposées à la *dysménorrhée ;* d'autant mieux qu'elles ont en partage une fâcheuse disposition générale des *muqueuses* — membranes *pituitaires* des anciens —. Ces personnes éprouvent ordinairement, dès le principe même de leurs menstrues, de grandes difficultés dans leurs évacuations utérines, non seulement parce que l'excrétion est embarrassée ou que le sang pèche soit par sa quantité trop petite, soit par sa mauvaise qualité, mais encore parce que, selon toute vraisemblance, la nature est en défaut dans son impulsion première, c'est-à-dire dans son intention et dans la direction spéciale de ses actes excrétifs et que, sous une telle constitution, le *molimen* hémorrhagique est languissant et comme paralysé dans ses efforts.

§ XXXI. D'après le propre aveu des sorciers et des enchanteurs, d'après les effets réels qui sont en notre connaissance et qui ont été produits par eux à l'aide de moyens naturels, dans le but de suspendre le flux mens-

ménorrhée très-remarquable, chez une jeune dame, morte à l'âge de trente-cinq ans et qui souffrait des douleurs atroces dans l'hypogastre, l'hypochondre gauche, l'estomac et la tête à chaque flux menstruel : la cause organique de cet état pathologique était une exiguité excessive de l'ouverture du col de l'utérus, accompagnée de hypertrophie du museau de tanche, le tout coïncidant avec un tempérament pléthorique très-prononcé. Il y avait presque Imperforation de l'utérus. Ce fut conjointement avec mon excellent ami et confrère L. Kijewski que je soignai cette personne.

2° Un autre cas de dysménorrhée par occlusion quasi complète des petites lèvres ne permettant pas presque au sang de sortir du vagin, attendu que par son séjour il se formait des caillots ne s'échappant qu'après de violents efforts et mettant la jeune personne dans un état fâcheux de surexcitation qui, joint à sa constitution sanguine et à une extrême sensibilité provoquait des attaques d'hystérie très-compliquées ; l'opération fut proposée, mais refusée par la jeune personne qui dès trente ans n'a plus été réglée et est sujette à des migraines très-fortes ne se dissipant que par un flux hémorrhoïdal assez abondant. Nous nous permettrons à ce propos de dire que nous avons opéré quatre cas d'occlusion complète du vagin à sa partie externe, chez de

truel chez de jeunes filles, il est certain, d'une part, que les sortiléges et les enchantements [1] peuvent occasionner de graves perturbations dans l'économie, tant par la suppression complète des menstrues, que par la provocation de mouvements désordonnés; d'autre part, expérimentalement parlant, ces faits acquièrent une complète certitude par la marche bizarre et l'issue irrégulière d'un tel genre d'altération du flux menstruel, ne ressemblant en rien aux lésions de ce genre provenant d'une impression violente et différant essentiellement de toute espèce de symptômes communs aux affections les plus graves et les plus insolites.

§ XXXII. Tout le monde sait en effet que les *résultats* naturels et *ordinaires* d'une menstruation irrégulière ou supprimée sont les *débordements* et les *épanchements* de la masse humorale, donnant lieu ultérieurement à des *tumeurs*, à des *engorgements* divers et à de graves *congestions*, mais on observe rarement de pareilles lésions provoquer directement des désordres profonds dans le système *nerveux*, suprême régulateur des mouvements

petites filles de un à trois ans et qui, sans cette précaution auraient été exposées à des maux sans nombre.

9° Un cas d'imperforation de l'utérus chez une fille qui, n'étant pas réglée, se maria à dix-huit ans dans un but présumé salutaire; mais les mouvements fluxionnaires provoqués vers l'utérus par un coït fréquent et passionné firent surgir une masse de maux qui, après un examen minutieux avec notre maître feu le professeur Delmas, ne finirent que par l'abstention absolue de l'acte vénérien et un régime rafraîchissant, anti-aphrodisiaque, accompagné de lectures ascétiques.

4° Enfin un cas d'oblitération complète du vagin, chez une femme mariée depuis quinze ans et qui n'avait jamais vu de flux menstruel. Visitée au spéculum, cette femme nous offrit à l'observation un vagin profond de deux pouces (six centimètres environ); en poussant fortement avec le doigt et faisant tousser la patiente, on touchait la matrice d'un très-petit volume et presque atrophiée. Cette personne était sujette aux flatuosités, aux migraines et avait de fréquentes épistaxis; elle était d'un caractère morose et mangeait peu : elle vit encore cependant et se porte d'ailleurs assez bien.

[1] *Voyez* T. VIII. Commentaire CLIII, quelques curieuses considérations à cet égard.

toniques, tandis que, lorsque de semblables altérations proviennent de *sortiléges,* il se présente des phénomènes aussi étranges qu'opposés à ces derniers; en sorte que l'on voit survenir presque aussitôt, dans les mouvements vitaux, de funestes exacerbations, de véritables ataxies prenant parfois un tel caractère de gravité, qu'elles dégénèrent le plus fréquemment en de violents paroxysmes *épileptiques.*

Or, nous ne voyons pas, en tout ceci, quelle peut être la cause réelle d'effets aussi singuliers et quelle raison on peut alléguer pour l'explication de telles épilepsies, non seulement se déclarant d'une manière si soudaine et avec des efforts aussi surprenants qu'inusités, mais encore tout à fait étrangères et inconnues à ces sortes de suppressions du flux menstruel, et produisant des effets inouïs, même dans les cas ordinaires d'épilepsie; car on observe généralement, dans ces sortes de paroxysmes, des mouvements, des contractures organiques, aussi violentes qu'insolites et phénoménales.

Nous ferons enfin remarquer que toutes les affections morbides qui sont vraiment les effets de maléfices et d'enchantements, revêtent habituellement des formes bizarres à cause de la perturbation des mouvements, plutôt qu'à cause des altérations réelles et immédiates de l'organisme: exception faite de certaines lésions en des parties spéciales du corps et que l'on doit regarder comme l'œuvre directe du *démon* [1].

§ XXXIII. Toutefois il faut prendre en considération ici les lésions qui sont plutôt le résultat d'un défaut de flux menstruel, que la cause déterminante réelle de ce dernier. Tels sont, par exemple, les *épanchements* san-

---

[1] Nous possédons à ce sujet des observations d'une haute importance et d'une extrême rareté ; nous renvoyons le lecteur à notre **T. VIII.** Commentaire **CLIV.**

guins, les *tumeurs*, les *engorgements* et les *obstructions ;* telles sont encore les perturbations insolites des mouvements vitaux particuliers à ce genre d'excrétion ; perturbations cependant plus familières à une éruption trop abondante qu'à un défaut d'évacuation.

Ce sont-là, disons-nous, les véritables conséquences des défauts de menstruation et l'on voit se manifester ordinairement après eux des épanchements, des engorgements et des obstructions dans le voisinage de l'utérus, c'est-à-dire dans les viscères qui, par leurs rapports de contiguïté avec cet organe, semblent prendre part à l'acte de la menstruation ; de ce nombre sont le *foie*, la *rate*, le *mésentère*, le *pancréas* et certaines *glandes*, ayant tous des rapports immédiats avec le système veineux abdominal : de pareilles lésions organiques ont pour conséquences habituelles, l'*anorexie*, les *mauvaises digestions*, une *chylification* vicieuse et des *sécrétions* incomplètes ; de là proviennent encore les *pneumatoses gastro-intestinales*, provoquant certaines sensations d'opplétion et de tension fort désagréables et, conséquemment à ces diverses maladies, la *cachexie*, l'*hydropisie*, le *squirrhe* des organes viscéraux, ainsi que des douleurs gravatives et profondes de toute la région abdominale.

Quant aux *lésions* des *mouvements nerveux*, elles se déclarent, tantôt dans l'abdomen lui-même, en se localisant vers une région voisine de l'*utérus*, tantôt dans une partie plus ou moins éloignée de cet organe, sur toute l'étendue du corps, même à sa surface. Dans le premier cas, se manifestent les diverses formes d'*affections nerveuses hypocondriaques* et *hystériques* : de la deuxième catégorie, sont les douleurs *arthritico-goutteuses*, pouvant se faire sentir dans toutes les parties du corps ; ce sont encore les congestions métastatiques de la masse humorale vers les parties pouvant servir d'émonctoires, telles que la *tête*, la *poitrine* et *l'estomac* : congestions s'opérant, à l'aide des mouvements tonico-nerveux ordinaires et familiers à ces sortes d'éruptions, par ces mêmes organes excréteurs. Mais si, par accident, ces éruptions ne trouvent pas d'issue, il survient ultérieurement, comme conséquences naturelles de ces fâcheux engorgements, diverses affections *catar- rhales* et *asthmatiques*, les *vomissements* et la *toux*.

§ XXXIV. Nous avons dit plus haut que les femmes, précisément à cause des nombreux dérangements de leurs évacuations menstruelles, sont bien plus sujettes que les hommes à l'hématémèse et que, par contre, elles sont bien moins exposées que ces derniers au flux hémor- rhoïdal.

Nous pensons que la raison de ce phénomène provient principalement de ce que, d'après la disposition anato- mique des organes et la sympathie qui existe entre la veine hémorrhoïdale et l'utérus, lorsqu'il survient quelque mouvement constricteur lésant les fonctions utérines, le sang est violemment poussé des parties inférieures vers les supérieures, c'est-à-dire des organes génitaux vers la veine hémorrhoïdale, même jusqu'au tronc splénique ; tandis que, lorsque c'est particulièrement sur le rameau hémorrhoïdal que s'exercent ces mouvements toniques ner- veux, dès lors l'impulsion est donnée de haut en bas, du tronc splénique vers le plexus coronaire. Telle est la véri- table cause de la facilité avec laquelle chez la femme le sang reflue vers la veine splénique et de là, si les mouve- ments constricteurs maintiennent leur énergie — ce qui, d'après la structure du corps humain, est bien plus aisé que chez la plupart des animaux, à cause de la forte tex- ture fibreuse qui enveloppe ces vaisseaux chez l'homme —, de là, disons-nous, un vrai débordement de sang de la veine splénique vers l'estomac et, à cause de l'opiniâtreté de ces efforts, une irruption réelle dans cet organe, par voie d'exhalation, dont la conséquence est le vomissement de la portion liquide qui a servi à cette opération.

§ XXXV. Ce qu'il y a de certain en ceci, c'est que les affections variées survenant à la suite de la suppression du flux menstruel sont si nombreuses, si graves et si extraordinaires dans les mille formes qu'elles revêtent, que ces affections peuvent servir de type, de preuve et de démonstration à l'étude pathologique des autres flux hémorrhagiques appréciés au point de vue de leur *appareil*, de leur *marche* et de leurs *effets* ou *issues* : en d'autres termes, de leur *pathogénie*, de leur *diagnostic*, de leur *symptômatologie*, de leur *marche* et de leur *pronostic*. Les excrétions utérines sont le type par excellence des hémorrhagies spontanées, calmes, régulières et périodiques ; elles nous montrent comment, lorsqu'il survient quelque obstacle dans les parties voisines de l'utérus, le molimen hémorrhagique s'établit et se manifeste au loin ; elles nous font voir que, si l'excrétion n'a pas lieu, il s'opère des congestions métastatiques vers d'autres émonctoires du dedans au dehors, des parties inférieures aux parties supérieures et réciproquement ; elles nous démontrent enfin comment, par suite de ces perturbations, les mouvements constitutifs et tonico-nerveux dépravés devenant habituels finissent par ne plus être en rapport avec les besoins matériels de l'économie vitale et corporelle, et engendrent des affections aussi nombreuses que graves et variées.

§ XXXVI. Une dernière observation que nous devons faire touchant le flux menstruel, c'est que les diverses déplétions sanguines que l'on provoque dans les cas ordinaires d'*aménorrhée* ou de *dysménorrhée* ne suppléent pas toujours à l'intention de la nature en rappelant l'évacuation des menstrues ; on obtient néanmoins un bon résultat lorsqu'on fait la saignée en temps opportun, au moment même où le *molimen* hémorrhagique manifeste ses efforts spéciaux ; surtout si on a soin de pratiquer cette évacuation artificielle dans une région *opposée* — aux membres supérieurs par exemple—et qu'elle soit aussi copieuse que possible. En ces circonstances on doit toujours prendre en grande considération 1° l'extrême *sensibilité* familière aux sujets atteints d'aménorrhée ; 2° l'approche de l'*époque* critique de la *cessation* des règles ; 3° la *prédisposition* possible et anormale à une *prolongation* de la menstruation, jusqu'à un âge plus avancé, ou à une excrétion naturellement lente et languissante.

Scholie. C'est ainsi que chez une femme de quarante-cinq ans et au-delà, une saignée au pied imprudemment pratiquée, sur sa demande, à l'époque de ses règles qui jusqu'alors s'étaient effectuées régulièrement, bien qu'en petite quantité, provoqua la cessation complète de tout flux menstruel. Ce résultat était d'autant plus à redouter que le sujet possédait une extrême sensibilité physique et morale, qu'elle éprouvait journellement de vives et profondes perturbations de l'âme et qu'elle était enfin naturellement peureuse, craintive, inquiète et chagrine.

§ XXXVII. Encore un mot sur les évacuations insolites et désordonnées du flux menstruel sous le rapport de l'*âge*. Nous possédons à ce sujet des exemples de menstruation survenue, en certains cas, chez de petites filles au-dessous comme au-dessus d'*un an*, et s'étant maintenue, en d'autres cas, chez de vieilles femmes, même après la soixantième année. Or, autant que nous puissions nous en souvenir, toutes ces enfants sont mortes dans le cours de la même année de ce flux anormal, au milieu des souffrances les plus cruelles et les plus variées : quant aux vieilles, quelques-unes ont survécu à cette prolongation insolite des règles, surtout celles qui devaient le retour ou la persistance de ce flux à l'usage immodéré du vin et des liqueurs spiritueuses.

En ce qui regarde l'explication possible de cette anomalie dans l'enfance, nous ne pouvons dire autre chose,
si ce n'est que c'est là un écart de la *nature humaine,*
une tentative erronée de son *instinct,* inférieur il est vrai
à celui de toutes les espèces animales, mais bien plus
prompt à errer.

Du reste, de ce que les petites filles réglées pendant
l'enfance meurent généralement en bas âge, il ne faudrait
pas cependant regarder comme absurde et impossible le
fait rapporté, il y a déjà quelque temps, par un auteur touchant une jeune fille de sept ans qui, à cet âge, avait déjà
les formes et toutes les allures d'une grande femme : la
Faculté de médecine du pays où a vécu cette enfant extraordinaire, guidée par un esprit prudent, déclara, dit-on —
ce que l'expérience et le temps ont du reste confirmé —,
que « là où la nature humaine devance, par des actes
précoces et une marche prématurée, l'époque ordinaire à
ses opérations successives et régulières, là aussi elle a
l'habitude de suspendre et de cesser ses actes et ses fonctions avant l'époque où elle a coutume de le faire. »

 O quam justum et verax!

ARTICLE VIII.

De la lochiorrhée.

§ I. On appelle ordinairement *lochies*[1], l'écoulement
de sang qui, après l'accouchement, a lieu par le vagin
pendant quelques jours et se prolonge même habituellement jusqu'à la troisième semaine. C'est d'abord un

---

[1] Λοχεία, *purgamenta, lochies* venant de λοχός, *femme en couche,* signifie une évacuation sanguine ayant lieu après l'accouchement.

sang pur et rutilant qui s'épanche en assez grande abondance: peu à peu sa consistance change, sa couleur vermeille s'altère, sa quantité diminue et sa fluidité devient telle qu'il ressemble à de la sérosité et finit par cesser complétement.

§ II. On pourrait croire, au premier coup d'œil, que ce genre de flux sanguin n'offre rien de remarquable à l'observation, puisque l'hémorrhagie paraît avoir une origine naturelle dans l'*arrachement* de l'*arrière-faix* qui, comme le montre l'autopsie des femmes mortes dans un état de gestation, est greffé à la surface interne de l'utérus au moyen de nombreux vaisseaux capillaires très-déliés. C'est pourquoi, comme il est généralement vrai que l'étude des lochies offre un très-vif intérêt, il importe de faire observer que ce flux possède des circonstances toutes particulières et propres, étrangères à tout autre flux par *diérèse* et se rapprochant du caractère des véritables hémorrhagies qui n'ont aucun rapport avec une solution de continuité quelconque.

§ III. Nous dirons, en premier lieu, qu'il n'existe aucune blessure ; aucune plaie capable de fournir pendant un aussi long temps un écoulement de sang pur. Comment pourrait-on, du reste, trouver un cas d'hémorrhagie traumatique donnant lieu à une éruption sanguine aussi régulière dans son cours que le sont les lochies? On n'a jamais ouï dire d'ailleurs qu'une hémorrhagie ait fourni une aussi grande quantité de sang que les lochies prises dans leur ensemble. En quatrième lieu, puisque le sang ne s'épanche abondamment d'une plaie que lorsque celle-ci est récente et n'a reçu aucune modification, et lorsqu'il y a eu division ou lésion des gros vaisseaux, on ne peut comparer ces genres d'hémorrhagies traumatiques à l'écoulement naturel des lochies des femmes en couches; et cela, en cinquième lieu, parce qu'il est impossible d'admettre que la plaie formée à l'intérieur de la matrice puisse conserver sa fraîcheur pendant un aussi long temps et fournir toujours matière à l'hémorrhagie.

Nous ajouterons, en sixième lieu, qu'on ne peut établir aucune comparaison entre le flux lochial et une hémorrhagie accidentelle et traumatique, attendu qu'on n'a jamais eu l'occasion de constater en ce cas la présence d'une plaie soit profonde, soit superficielle, dans la substance même de la matrice, mais seulement un simple déchirement de l'extrémité des vaisseaux capillaires intermédiaires entre la mère et l'enfant. Nous dirons enfin que si, dans un pareil état de choses, les lochies provenaient simplement et immédiatement de cette dernière cause, l'affaissement de la matrice sur elle-même, comme cela arrive toujours après l'accouchement, et la contraction qui s'opère en ce moment dans les fibres de l'utérus devraient être plus que suffisantes pour empêcher directement l'hémorrhagie et arrêter tout écoulement ultérieur, ainsi que cela se passe ordinairement dans les plaies profondes des petits vaisseaux ; exception faite des lésions des gros troncs vasculaires.

§ IV. Après cette appréciation préalable des principales circonstances qui accompagnent les lochies, il est évident que ce flux sanguin, pas plus que ceux que nous avons étudiés jusqu'ici, n'est pas la conséquence directe et *passive* d'une lésion organique ou d'une simple solution de continuité de l'utérus.

Cela posé et une fois bien reconnu, il convient de considérer les lois régulatrices et particulières qui régissent cette longue, paisible et naturelle évacuation sanguine qu'il faut plutôt regarder comme une véritable excrétion que comme un simple mouvement fluxionnaire.

D'après ces faits, il est vraisemblable que l'on doit attribuer l'écoulement des lochies à l'activité réelle et franche des mouvements toniques vitaux, seuls capables de diriger d'une manière régulière et successive le phénomène éruptif tant dans sa durée que dans sa proportion, sa marche tranquille, sa décroissance et sa terminaison naturelle. Mais ce serait une chose on ne peut plus irraisonnable et contraire à l'expérience que de vouloir attribuer à une cause simplement mécanique de tels actes se passant dans un corps vivant et animé.

§ V. Cependant comme une telle question ne se rapporte pas directement à la pathologie et qu'elle n'éclaire en rien la vraie théorie médicale, si ce n'est en nous enseignant que le flux lochial ne peut s'arrêter dans son cours sans occasionner des dommages soudains et manifestes ; c'est pour ce motif que nous ne croyons pas devoir insister plus longtemps sur la recherche de la nature des causes du flux des lochies.

SCHOLIE. Il est bien aisé, d'ailleurs, de se rendre compte du phénomène *physico-mécanique* des lochies. Qu'on se rappelle en effet que les vaisseaux utérins et surtout ceux qui aboutissent au *placenta*, acquièrent, par suite de l'*accroissement* et de l'*expansion* de la *matrice*, pendant la grossesse, un développement et une extension en longueur vraiment remarquable : or, lorsque après l'accouchement l'organe générateur revient sur lui-même à l'aide de contractions successives, pour reprendre peu à peu son volume et sa dimension ordinaires, il est bien évident que les vaisseaux utérins doivent à leur tour, en suivant ce plissement gradué, reprendre leur forme et leur disposition antérieures. Tous ces faits, du reste, se passent avec ordre, régularité, proportion et de la manière la plus convenable dans l'intérêt de l'économie corporelle ; car il ne peut en être autrement et l'on ne saurait prétendre que toutes ces choses puissent s'effectuer d'une manière soudaine, confuse et précipitée.

C'est pourquoi, nous pensons que ce qu'il y a de plus raisonnable en ceci, c'est de trouver la cause prochaine des lochies dans cette légère et successive contraction des fibres utérines, qui se fait avec bien plus d'aisance et de régularité que

si le sang se portait en abondance vers la matrice pour s'évacuer directement et en quantité jusqu'au jour où elle reprend
peu à peu sa dimension et sa forme naturelles.

§ VI. Nous allons donc, sans autre préambule, nous
occuper des *effets* directs et des *conséquences* ou issues
des lochies. Il est d'abord convenable de faire observer
que, lorsque les choses se passent d'une manière normale,
le flux lochial est évidemment *avantageux* dans ses effets ;
nous ajouterons même que la nécessité de cette évacuation est telle que d'un insuffisant écoulement du sang
il peut surgir habituellement de graves inconvénients
et malgré le bon état du reste de l'économie, l'accouchement ne peut qu'avoir une mauvaise issue ou pronostic
fâcheux. En sorte que si les lochies viennent à manquer complétement ou, qu'une fois établies, elles soient
violemment supprimées, ou bien enfin que leur cours
soit irrégulier et vicieux, il en résulte infailliblement des
ravages plus ou moins graves, mais toujours funestes et
alarmants ; telles sont surtout les fièvres aiguës inflammatoires.

§ VII. L'écoulement des lochies est positivement de
toutes les excrétions naturelles du sang celle qui dégénère
le plus facilement et le plus fréquemment en excès et
c'est précisément cet excès d'évacuation, constituant la
lochiorrhagie, qui porte un nouveau jour sur la cause
efficiente de cette excrétion et démontre que cette dernière doit être regardée plutôt comme une cause vraiment *active, provocatrice* et excrétive que comme une
conséquence *passive* et comme un simple épanchement.
Cet excès d'éruption sanguine par l'utérus devient surtout évident à l'observateur attentif et intelligent par le
fait de l'avortement, c'est-à-dire dans le vrai sens du
mot, lorsqu'il y a expulsion intempestive et prématurée
du fœtus. Il est bien certain, en effet, que plus l'enfante-

ment est précoce ou prématuré après le troisième mois de gestation, plus sont graves et funestes les hémorrhagies qui le suivent, à moins qu'il ne soit provoqué par une cause soudaine et violente.

Nous ferons cependant remarquer ici que l'éruption de sang qui a lieu dans un avortement laborieux ne doit pas être regardée comme un simple flux lochial excessif, c'est-à-dire comme une excrétion, même insolite, résultant d'une délivrance normale ; certes non, et l'on doit la considérer comme une véritable métrorrhagie provenant des efforts insolites nécessités pour l'expulsion intempestive du fœtus.

§ VIII. Il peut arriver cependant, dans un cas d'accouchement ordinaire, des phénomènes en tout pareils à ces derniers, soit au moment même de l'accouchement à l'occasion de trop violents efforts, soit de suite après la délivrance : cet accident peut surtout avoir lieu lorsque l'expulsion de l'*arrière-faix* n'est pas complète et qu'il reste encore dans la matrice quelque fragment des *membranes* ou des *franges placentaires* [1]. En pareil cas, en effet, par suite de la présence d'un résidu des secondines agissant comme corps étrangers, le sang s'épanche en abondance dans la cavité utérine, pendant que l'accouchée repose ; il s'y coagule et s'y ramasse par caillots volumineux exigeant de violentes contractions spasmodiques de l'utérus pour être expulsés. Tel est en effet le seul moyen possible à la nature pour se délivrer de ces caillots, telle est aussi la seule et unique cause de la lochiorrhagie qui se déclare en ces circonstances après l'accouchement.

§ IX. Or, toutes les fois que l'évacuation franche et naturelle des lochies dégénère, par la présence d'un frag-

---

[1] *Voyez* T. VIII. Commentaire CLV.

ment de l'arrière-faix, en une éruption excessive, insolite et opiniâtre, il est à craindre aussi qu'il ne résulte de
cette hémorrhagie de nombreux et profonds désordres
dans l'économie. On voit fréquemment, en effet, cet
écoulement anormal persister longtemps avec de graves
perturbations, et prendre tantôt un caractère *continu*,
tantôt un caractère *intermittent*, se renouvelant à de
courts intervalles, sans ordre et sans régularité, c'est-à-
dire se manifestant soit tous les quatorze jours, soit même
tous les huit ou dix jours et se maintenant même pendant
un certain temps.

§ X. Nous avons déjà dit un mot en passant touchant
le *pronostic* de la lochiorrhée excessive, et nous avons
fait observer qu'elle peut engendrer parfois des *fièvres
aiguës* inflammatoires, parfois aussi des *douleurs nerveuses
de l'utérus* et de graves *altérations* du *mésentère ;* nous
ajouterons ici que le *défaut* ou l'*excès* des lochies peut
à l'avenir être un *obstacle* sérieux pour la *conception* et
pour le moins compromettre les grossesses ultérieures; à
tel point, que les femmes enceintes sont alors exposées à
mille *incommodités* désagréables et inquiétantes ; ou
qu'elles *avortent*, ou bien encore, qu'après un accouchement même assez normal elles ont des suites de couches
très-pénibles ; ou bien enfin qu'elles éprouvent des
pertes extrêmement abondantes.

Lorsque l'évacuation des lochies est insuffisante, il peut
en résulter plus tard, soit de graves *perturbations* dans
l'écoulement régulier des *règles*, soit des affections *spasmodiques, hypochondriaques* et *hystériques*, devenant de
plus en plus *douloureuses, opiniâtres* et *périodiques*.

D'après ces faits, il est on ne peut plus important que les
lochies coulent d'une manière modérée, suffisante et convenable : pour cela, l'excrétion ne doit s'effectuer que
d'une manière régulière, c'est-à-dire ni en trop grande,

ni en trop petite quantité ; elle doit surtout ne pas cesser d'une façon brusque et intempestive.

§ XI. Aux considérations qui précèdent nous ajouterons, que ce n'est qu'à la condition de s'exposer à de bien graves dangers qu'on arrêterait brusquement et en entier un flux lochial très-abondant et surtout excessif. C'est pourquoi si, sous le prétexte qu'il s'est écoulé déjà en peu de temps autant de sang que dans le cours ordinaire des lochies, on veut provoquer la suppression immédiate de ce flux insolite, on exposera pour cette même raison la patiente aux incommodités les plus variées pour l'avenir, soit pendant l'époque des couches, soit après l'accouchement, ainsi que le prouve l'expérience. A ce propos il importe de savoir si ces affections sont la conséquence de l'extrême abondance des lochies, ou bien le résultat de la suppression soudaine et intempestive de cet écoulement, non pas tant au point de vue de son *abondance*, que de sa *durée* et de sa marche naturelle et progressive.

§ XII. C'est donc dans le but d'éclaircir ce problème, que nous disons en finissant que les éruptions même immodérées des lochies, abandonnées à elles-mêmes, ne traînent jamais après elles des ravages aussi désastreux qu'une suppresion subite et intempestive de ce flux. Les choses ne se passent jamais autrement, du reste, soit dans les hémorrhagies *passives* et provenant d'une cause violente externe, soit dans les hémorrhagies actives et tirant leur origine d'une impulsion interne et naturelle.

L'assertion ci-dessus est pleinement confirmée par le fait de toutes les hémorrhagies en général, et en particulier par l'exemple de chacune d'elles ; il est incontestable en effet, ainsi que nous l'avons dit, que, en matière hémorrhagique, tout *défaut* ou toute *suppression* quelconque d'un flux sanguin engendre des périls bien plus funestes et plus certains que l'*excès* le plus immodéré.

ARTICLE IX.

Des hémorrhagies vraiment passives.

§ I. On entend, par *hémorrhagies passives*, celles qui, à l'occasion d'une cause violente quelconque, tout à fait étrangère aux actes vitaux spontanés de la nature, purement externe et adventice, sont la conséquence immédiate et directe de la rupture de certains vaisseaux sanguins considérables et ne pouvant plus retenir le sang qu'ils contiennent dans leur capacité, à la suite, soit de l'*arrachement* ou du *déchirement* des tissus, soit d'une *plaie* par instrument piquant et tranchant, soit d'une *blessure* profonde des parties organiques.

§ II. La *rupture* des vaisseaux provient quelquefois et surtout d'un puissant *effort*, d'un violent *contre-coup* provoqué par la chute d'un corps lourd sur une partie susceptible de se prêter à une facile hémorrhagie. Nous nous rappelons avoir vu plusieurs exemples de semblables lésions occasionnées par la chute de sacs de blé ou de farine sur le corps : ce sont notamment la *poitrine*, l'*estomac*, les *intestins* et l'*utérus* lui-même qui en sont le siége.

Les hémorrhagies passives gastro-intestinales peuvent encore provenir soit d'un trop violent effort de vomissement, soit de cette lésion que les Germains dans leur langage populaire expriment en ces termes : « *das wehethun, verbrechen,* » « un tour de reins », et qu'ils désignent sous cette locution : « *Sie haben sich zerhoben, gantz zu schanden gehoben,* » « ils se sont déchirés, ils ont été horriblement lacérés, » lorsque la blessure dépend d'une cause externe.

Le *déchirement* des veines et des artères, en dehors

de celui qui provient de la *morsure* des animaux ou d'un instrument *contondant* hérissé d'*aspérités*, peut aussi être spécialement provoqué par la présence d'un corps étranger à la surface anguleuse, dans une partie délicate du corps, comme qui dirait un *calcul* dans les *reins* ; bien que cependant ce soit là une chose extrêmement rare.

§ III. Les cas d'*érosions* vasculaires , si peu fréquents par eux-mêmes, ne donnent presque jamais lieu à un phénomène hémorrhagique. On a pu néanmoins signaler des faits semblables , à la suite de profondes ulcérations des *poumons* , des *reins* , de la *vessie* , des intestins ou de quelque autre partie même externe du corps ; mais ce sont là des érosions par *cause interne*.

Quant aux causes *externes* de l'érosion des vaisseaux , elles sont aussi extrêmement rares ; elles se résument presque toutes à l'*introduction*, par les *narines* ou par la *trachée-artère*, de substances *corrosives* , gazeuses ou pulvérulentes , entraînées dans les fosses nasales ou dans la poitrine par la respiration. Nous possédons deux exemples de ces faits: le premier produit par l'inspiration des vapeurs du beurre d'antimoine *(protochlorure d'antimoine)* , le second par l'inhalation du vitriol de Vénus ; *(deuto sulfate de cuivre)* calciné jusqu'au blanc et fortement agité dans un mortier.

C'est enfin par la *section* directe du tissu vasculaire qu'ont encore lieu les hémorrhagies passives, soit au moyen d'instruments vulnérants, soit par l'incision immédiate des vaisseaux sanguins à l'aide de la *phlébotomie* et des scarifications , soit enfin par la *succion* des sangsues. Or, dans tous ces cas d'hémorrhagies passives, à la suite de la lésion directe de l'organe contenant le fluide sanguin , il serait impossible de chercher la cause de ces hémorrhagies ailleurs que dans une simple et naturelle disposition organique à ces sortes de lésions.

§ IV. Au point de vue des *effets* et des *issues* des hémorrhagies passives, nous dirons que, pour plusieurs
motifs, elles ont toutes des résultats tantôt immédiats,
tantôt consécutifs et éloignés, mais toujours nuisibles et
dangereux. L'effet nuisible le plus direct et le plus puissant consiste dans une perte beaucoup trop grande de
sang; car il est bien évident que, malgré le caractère fâcheux propre à ces sortes de flux, il n'en résultera jamais
rien de funeste, lorsque l'évacuation du sang n'atteindra
pas un degré extraordinaire.

§ V. Une circonstance particulière et des plus importantes, au point de vue des grandes hémorrhagies passives par cause externe, c'est que, lorsqu'il survient une
éruption violente et toute fortuite, chez un individu pléthorique et sujet à de fortes commotions sanguines, non
seulement ce n'est point de cette évacuation excessive,
mais bien plutôt de sa suppression intempestive et soudaine, que peuvent provenir de nombreux inconvénients.
Il arrive parfois en effet que, à cause de cette disposition
constitutionnelle, la présente excrétion peut devenir utile
dans la suite, pour le soulagement de l'économie corporelle.

A ce propos, nous devons signaler ici les observations
faites par Paracelse et les conseils qu'il donne touchant
les hémorrhagies traumatiques, c'est-à-dire produites à la
suite de lésions survenues dans l'ivresse, la colère, ou
pendant le coït; attendu que, si l'on tentait imprudemment
d'arrêter d'une manière subite ces hémorrhagies, il pourrait en résulter des *inflammations* aussi impétueuses que
profondes, des *fièvres inflammatoires*, diverses affections
spasmodiques et une surexcitation notable et opiniâtre
dans la sensibilité de la partie qui en est le siége.

§ VI. Une sage observation des faits pratiques nous
enseigne que, chez les sujets à tempérament pléthorique

et réclamant un allégement du sang, une évacuation peu copieuse et insuffisante entraîne ordinairement après elle des efforts plus impétueux qu'auparavant, tendant d'une manière énergique à une excrétion actuelle du sang.

C'est là ce qui explique pourquoi les malades chez lesquels on fait des saignées trop peu copieuses sont en proie à des souffrances plus grandes encore et sont le plus souvent atteints d'une fièvre aiguë qui peut durer quelques jours. Le médecin pourra facilement en ces circonstances obtenir un résultat avantageux, en secondant la nature et en ménageant au sang une évacuation spontanée. Voici, à ce propos, un exemple fort intéressant :

OBSERVATION. — Un personnage d'un rang illustre, âgé de vingt-huit ans, d'une constitution pléthorique, s'adonnant au vin et aux plaisirs de la table, jouissant d'ailleurs d'une bonne santé, éprouvait de temps en temps certains malaises, à la suite de violentes colères et de vives commotions morales; une saignée aurait pu, sinon le guérir complétement, du moins lui procurer un grand soulagement et lui faire beaucoup de bien ; mais le malade avait horreur du sang: c'est pourquoi il fut soumis de temps à autre à l'usage de certaines substances qui n'agissaient sur lui que comme de simples palliatifs. Cependant on lui proposa un jour l'application d'une ventouse scarifiée dont le résultat, moins avantageux que celui de la saignée, faisait néanmoins espérer une issue salutaire; mais ne pouvant se modérer, le malade fut tout à coup saisi d'une vive inquiétude, qui fit craindre qu'il ne tombât en lipothymie : on suspendit donc l'application des ventouses à peine commencée, car on n'avait encore obtenu qu'une once et demie de sang ; or il survint, les deux jours suivants et deux fois par jour, une hémorrhagie nasale si abondante, que tout le sang, recueilli dans le même vase, pesa plus de quatre onces ; cependant le malade ne se rappelait pas avoir jamais eu d'épistaxis. Ce qu'il y a de bien positif, c'est que dès ce moment notre intéressant jeune homme se trouva réellement soulagé et éprouva par la suite un sensible bien-être.

§ VII. L'expérience nous démontre assez clairement que

les hémorrhagies passives, soit artificielles, soit violentes et fortuites, mais coïncidant avec une constitution pléthorique actuelle, ainsi qu'on vient de le voir, sont d'une étonnante efficacité ultérieure et peuvent contribuer au soulagement du corps, en provoquant chaque année, à la même époque, le retour de nouveaux efforts hémorrhagiques. En outre, de même que personne ne révoquera en doute l'avantage réel des saignées arbitraires — soit par la phlébotomie, soit par les ventouses scarifiées, soit par les sangsues —; de même aussi, l'on comprendra que la nature peut également retirer les mêmes avantages des hémorrhagies traumatiques : nous avons pu constater nous - même la vérité de ce fait et nous avons vu se reproduire, après une abondante hémorrhagie accidentelle, des efforts excrétifs, non seulement l'année d'après à pareille époque, mais encore pendant deux et même trois ans de suite, alors que cependant le reste de l'économie corporelle se trouvait dans un parfait état de santé.

Nous ne saurions donc trop recommander à la considération des hommes de l'art ce fait singulier, bien que paradoxal en apparence, savoir : que le *défaut* d'un flux hémorrhagique, quoique d'origine accidentelle et traumatique, mais effectivement utile — se manifestant par des efforts et des essais évidents et engendrant enfin diverses incommodités par sa défection — provoque à des époques déterminées des mouvements vitaux tendant à la diminution et à l'allégement de la masse sanguine.

§ VIII. De cette proposition résulte une preuve concluante en faveur du quadruple théorème pathologique et éminemment médical, posé dès le début de cette présente section, et que voici :

1° Il peut se présenter et l'on rencontre même souvent des constitutions pléthoriques, faciles à éprouver de vives commotions de sang, et avec lesquelles il est plus avantageux de recourir à un allégement de la masse sanguine, que de négliger une semblable pratique.

2° Lorsque, avec une telle constitution, il ne survient pas une évacuation de sang, on doit s'attendre à des résultats infiniment plus funestes et plus variés que ne le seraient les conséquences d'une éruption sanguine, si abondante qu'elle soit.

3° L'expérience démontre en effet, d'une manière incontestable, qu'un flux sanguin, même excessif, ne comporte pas habituellement avec lui des périls aussi prompts et aussi sérieux,

4° Que ceux qui résultent directement de la suppression ou de la cessation d'une hémorrhagie spontanée, régulière et devenue habituelle.

§ IX. Nous croyons pouvoir nous dispenser d'indiquer ici certaines éruptions sanguines aussi rares qu'insolites, et se manifestant quelquefois en des parties du corps tout à fait impropres et non accoutumées à ce genre de fonction. Chez certaines femmes par exemple, on a pu constater que le sang qui doit naturellement s'écouler par les organes génitaux, s'épanchait tous les mois d'une manière périodique, soit de la partie moyenne des membres, soit de leur extrêmité par le bout des pouces et des doigts, soit même de la joue ou de toute autre partie semblable du corps.

Or, bien que de pareils phénomènes soient extrêmement rares, ils ne sont cependant pas incompréhensibles, au point de vue de leur possibilité, tant à la suite de causes occasionnelles externes très-compliquées, qu'en vertu de certaines aptitudes propres à la direction des mouvements toniques ; mais comme de pareilles recherches ne nous paraissent pas avoir une réelle utilité pratique, nous ne poussons pas plus loin nos réflexions à cet égard.

§ X. En terminant cette section, nous dirons, au point de vue du caractère respectif des hémorrhagies, que les flux sanguins ne doivent pas, en général, être regardés comme des affections morbides; c'est-à-dire comme des actes ou des effets simplement pathologiques, mais bien plutôt comme des effets ou des actes provenant d'une prédisposition antérieure et conjointe, très-propre à les produire, ou mieux encore comme des efforts utiles et même préférables à tout autre moyen, se trouvant à la disposition de la nature, dans un but vraiment médicateur : à tel point que la science thérapeutique peut puiser dans ces opérations adoptées par la nature, la véritable méthode de traitement et la faire tourner à son profit par une sage application. C'est ainsi en effet que, à l'aide de saignées artificielles sagement pratiquées, on soulage souvent l'organisme et on le débarrasse de certaines incommodités qui l'importunent et l'assiégent : par ce moyen, disons-nous, on parviendra encore à préserver l'économie corporelle des dangers qui la menacent ou des maladies qui ont déjà fait invasion et dont on. redoute les suites funestes.

Sachons donc reconnaître les hauts enseignements que nous donne la force médicatrice naturelle; ne dévions jamais de la voie qu'elle nous trace d'une manière si évidente et, dirigés par une saine expérience, sachons mettre à profit une méthode si heureuse dans ses résultats. C'est alors que la raison, guidée par une pratique éclairée, sanctionnera d'une manière irrévocable la puissance et l'énergie sans pareille des actes médicateurs de la nature.

SECTION II.

DES CONGESTIONS SANGUINES.

§ I. D'après son acception étymologique et propre, le mot *congestion* indique plutôt un état réel d'activité qu'un simple état de *passivité :* ajoutons même à cela que la congestion peut être considérée comme la véritable source des divers états passifs qui, sous les noms plus spéciaux de *fluxion*, d'*engorgement*, de *stase*, d'*obstruction*, semblent en dépendre directement et en provenir naturellement.

§ II. L'effet immédiat, direct et prochain de la congestion c'est la *stagnation* qui, prise dans son vrai sens et dans la réalité des choses, ne désigne pas seulement un obstacle apporté dans la circulation de la masse humorale, mais indique surtout l'*état respectif* des voies et méats ; état sous lequel la circulation ayant encore lieu, il survient néanmoins, par l'*afflux* d'une quantité de sang plus grande que de coutume, un embarras dans la promptitude et dans la régularité ordinaire à la marche progressive de ce liquide et, comme conséquence de ces phénomènes, la *distension* anormale des vaisseaux et des tissus voisins de la congestion, ainsi qu'une altération apparente dans la *sensibilité* et le *volume* de la partie affectée.

Il est donc avéré qu'on doit entendre par *stagnation*, non l'arrêt simple et réel du sang dans une partie du corps, mais bien un embarras mécanique dans sa libre et naturelle circulation. Ceci une fois admis, on comprendra aisément que l'engorgement et la distension des organes destinés à recevoir et à transmettre le sang, ainsi que le surcroît de sensibilité qui en est la conséquence, ont pour cause déterminante le *ralentissement* de plus en plus grand de la marche progressive de ce liquide, malgré une énergie impulsive égale et uniforme d'abord, mais devenant successivement plus intense.

§ III. La distinction que nous venons d'établir est des plus importantes, tant au point de vue *organique*, c'est-à-dire des phénomènes physiques qui se passent en ce moment, qu'au point de vue *médical* ou des symptômes pathologiques qui accompagnent et suivent cette altération de la sensibilité locale, en se manifestant tantôt par un profond sentiment d'*irritation*, tantôt, mais plus fréquemment, par un acte réciproque d'*ébranlement* local et de *répulsion*, afin de *prévenir* les effets prochains d'une *stase* imminente, en provoquant de puissants et énergiques mouvements constricteurs dans les parties lésées : par ce moyen en effet, les humeurs qui par leur séjour trop long seraient peu à peu devenues impropres à la circulation et auraient profondément altéré la sensibilité, sont repoussées vers d'autres organes et définitivement chassées des parties, siége actuel de la congestion.

§ IV. Or, comme les premiers éléments de l'anthropologie physique nous enseignent que, lorsque le sang arrêté dans son mouvement circulatoire séjourne trop longtemps dans une partie du corps, il est exposé à une imminente corruption putride qui ne peut être évitée que par un travail dynamique extrêmement difficile, très-douloureux, parfois insupportable, fort dangereux même et d'un succès fort incertain, nous ne voyons pas pourquoi on se plaît à admettre que le corps et surtout les organes internes puissent être le siége de ces sortes d'engorgements actuels, ou, comme on le dit vulgairement, de ces obstructions des voies, par la stase et l'arrêt des humeurs.

§ V. Quoiqu'il en soit, puisque la présente section n'est

réservée qu'à l'étude des *congestions* proprement dites, nous allons en examiner toutes les circonstances pathogno-moniques. C'est pourquoi nous considérerons tour à tour, 1° en vertu de quel acte *impulsif* la congestion s'accomplit; 2° quelle en est la *matière*; 3° quel est son *point* de *départ*, l'organe vers lequel elle *tend* et la partie où elle *s'effectue*[1]; 4° quelle est la méthode instrumentale adoptée par la nature en ce cas; 5° quel est le caractère propre de ces congestions accomplies tant à l'aide du sang qui en est la *matière* que de certains mouvements vitaux successifs; 6° enfin quels en sont les *effets* et les *résultats* ultérieurs et finals.

Néanmoins, comme l'étude des mouvements congestifs, alors surtout qu'il survient des perturbations dans leur impulsion, embrasse certaines affections spéciales que nous étudierons en leur temps, nous ne ferons qu'effleurer ce sujet et nous passerons sur-le-champ à l'appréciation des autres circonstances de matière, de lieu, de forme et de nature si variées, sans trop nous appesantir cependant sur les espèces morbides, résultats de ces dernières circonstances, attendu que nous devons les passer en revue dans la troisième partie de ce traité de pathologie. Ce n'est donc que d'une manière générale que nous allons établir nos considérations ci-après, réservant pour plus tard l'examen des espèces morbides subalternes.

§ VI. Une chose qu'il importe de savoir avant tout, c'est que le *mouvement* à l'aide duquel s'effectue la *congestion* est un véritable *mouvement tonique actif*, tandis que l'*obstruction* où il n'y a rien que de *passif* est un état bien remarquable et *négatif* de toute activité.

Pour saisir nettement la différence réelle qui existe entre ces deux modes affectifs, il convient de bien remarquer que la congestion diffère essentiellement de l'obs-

---

[1] *Voyez* T. VIII, Commentaire CLV *(bis).*

truction, 1° par l'*origine*, provenant d'une cause *interne* chez la première, tandis que la seconde la doit uniquement à une cause *externe ;* 2° par l'*étendue* des *mouvements vitaux,* se bornant au lieu même de la lésion organique dans l'obstruction et propageant au contraire son action sur toute l'économie dans la congestion ; 3° par la *tendance* naturelle et propre aux actes congestifs vers une fin salutaire et convenable, sinon toujours heureuse, tandis que l'obstruction pure et simple prépare toujours la voie à de graves dangers ultérieurs qui ne manquent pas de s'effectuer, si cet état persiste.

§ VII. Tout organe doué d'une grande porosité peut devenir le siége de la congestion, c'est-à-dire le *lieu par* lequel, à *travers* lequel, *vers* lequel et *dans* lequel l'acte congestif s'effectue. C'est pourquoi il peut y avoir congestion, non seulement dans les régions les plus reculées et les plus étendues de l'organisme, mais encore dans les parties les plus exiguës, les plus délicates et occupant une position exceptionnelle.

Ces faits sont on ne peut plus évidents, d'après les exemples que nous avons des hémorrhagies qui ont lieu par les plus petites parties du corps, — telles qu'une *narine,* un *œil,* une *paupière,* etc. — et qui reviennent tous les mois à une époque fixe [1].

---

[1] Pendant mes études médicales, j'ai eu occasion d'observer à ce sujet trois faits analogues et fort curieux. Le premier nous a été fourni par une jeune fille âgée de vingt-quatre ans, appartenant au service de M. Broussonnet fils, et qui avait chaque mois, à l'époque des menstrues une hémorrhagie s'effectuant goutte à goutte par l'extrémité des cinq doigts entre l'ongle et la pulpe. Le second que j'ai recueilli en 1842, dans le service du professeur Delmas, à la Maternité, consistait en une fille de joie chez laquelle le flux menstruel s'étant arrêté à l'occasion d'une punition qui lui fut infligée, il se manifesta le lendemain une congestion à la tête avec écoulement de sang par le conduit auditif externe : une saignée générale arrêta ce phénomène étrange et rétablit le flux menstruel. Le troisième exemple, enfin, a été pris dans le service du professeur Serres à l'hôpital Saint-Eloi : c'était une jeune personne de dix-neuf ans qui eut pendant trois mois de suite, par les deux caroncules lacrymales, une légère hémorrhagie qui durait chaque fois cinq ou six jours.

§ VIII. Du reste, c'est grâce à leur texture *fibreuse* que les parties poreuses sont la véritable raison instrumentale de ce mouvement congestif du sang. C'est ainsi qu'à l'aide de fréquentes constrictions toniques ce liquide afflue, tant de ces dites parties que des régions voisines et intermédiaires, vers l'organe siége de la congestion. Or, comme ces actes congestifs vraiment morbides et habituellement si fréquents, si nombreux et si impétueux d'eux-mêmes, ne manifestent pas d'une manière directe leur énergie par le pouls; comme ils sont surtout on ne peut plus opposés et contradictoires à toute raison physique, hydraulique et mécanique alléguée en faveur des obstructions, nous pensons et tout observateur intelligent pensera avec nous que la réalité expérimentale de ces phénomènes, ainsi que l'ordre naturel, la méthode régulière et la marche successive des actes vitaux congestifs prouvent suffisamment l'efficacité positive et évidente en ces cas d'un mouvement constricteur tonico-nerveux.

§ IX. L'*acte* congestif répond ordinairement à une destination finale : de telle sorte néanmoins que l'appareil sensible de la congestion porte implicitement en lui un embarras dans la libre obtention de l'effet et une certaine difficulté dans le but final que se propose l'agent curateur; à tel point que cet appareil accuse quelquefois un trop grand emportement dans les mouvements et une action trop étendue, plutôt qu'il ne semble être en rapport direct et en parfaite harmonie avec la libre effectuation de l'acte d'après une intention finale et vraiment fatale.

§ X. Or, de même que les suites ordinaires des congestions consistent en des débordements insolites de la masse humorale dans les régions vers lesquelles se dirige et où s'effectue l'acte congestif, de même ausssi, tant en raison de la quantité du sang et de l'intensité de l'impulsion, que de la mobilité des humeurs, de leur dyscrasie ordinaire et de la disposition des méats, en raison surtout de la violence de la sensation, de la provocation des resserrements rétrogades et enfin de l'arrêt complet ou de la stase du sang dans la partie qui est le siége de la congestion, il peut résulter, de cet état morbide certains effets et phénomènes consécutifs très-variés.

§ XI. Les *symptômes* immédiats de la congestion simple du sang consistent en une tension locale et en un léger sentiment d'irritation gravative : si la congestion est profonde, il se manifeste de la rougeur ; si l'irritation augmente, il survient une chaleur insupportable qui s'accroît au moindre contact d'un objet extérieur et se trouve en raison directe de l'impétuosité du pouls. A tous ces phénomènes vient se joindre enfin le gonflement apparent des parties affectées et des vaisseaux qui se distribuent dans ces régions.

§ XII. Nous n'avons parlé jnsqu'ici des congestions qu'à un point de vue général ; nous allons nous en occuper actuellement d'une manière toute spéciale, au point de vue de leur sujet, c'est-à-dire sous le rapport de la nature des humeurs, et sous celui de la constitution des personnes aptes à un pareil genre d'altération organique.

A l'instar de toutes les autres affections morbides, les congestions ne surviennent pas indistinctement a tous les hommes avec la même facilité ; car le nombre de ceux qui en sont atteints est positivement bien moindre que le nombre de ceux qui en sont exempts. Ce dernier fait devient surtout évident si, chez les individus qui sont frappés de congestion, on a égard aux grands intervalles de temps durant lesquels ils sont à l'abri de toute tentative de ce genre ou n'en sont atteints du moins que d'une manière générale et passagère. Il ressort évidemment de ces considérations la nécessité d'examiner les conditions particulières, d'après lesquelles ces affections sont si rares dans leur effectuation.

§ XIII. Les personnes qui, d'après l'expérience, sont le plus particulièrement exposées aux congestions sanguines diffèrent néanmoins entr'elles sous le rapport du degré d'imminence ainsi que sous le rapport de l'activité propre à cette affection. C'est pourquoi, tant au point de vue de la *matière* que de l'individualité, les sujets d'un tempéramment pléthorique et chez lesquels le sang surabonde, sont plus franchement exposés à cette maladie. Cependant, puisque l'abondance du sang ne figure ici que comme cause efficiente éloignée, nous dirons qu'une commotion pléthorique fréquente et impétueuse possède en elle un degré plus imminent d'efficacité congestive.

§ XIV. L'acte prochain et immédiat qui tend le plus directement à provoquer une congestion, c'est l'intention spontanée d'un allégement de la masse sanguine, c'est-à-dire d'un effort hémorrhagique ; mais l'acte ultime spécial et le plus efficace de la congestion vraie, nous le découvrons dans la difficulté de cette évacuation sanguine, objet réel, but unique, en vue duquel a été provoquée la commotion pléthorique.

En effet, comme, dans les flux sanguins qui s'exécutent normalement, de violents efforts ne sont pas nécessaires — à moins qu'il n'existe une perversité habituelle ou accidentelle dans les actes — et comme une trop grande violence serait funeste en ce cas, où toutes les choses se passent d'une manière naturelle et salutaire, le contraire doit avoir lieu, alors qu'il survient des embarras dans l'issue de l'acte hémorrhagique, aussi longtemps que les causes matérielles et la tendance finale restent toujours les mêmes, c'est-à-dire tant que l'embarras matériel subsiste et que les actes vitaux persistent dans leur activité, en vue d'une exonération.

§ XV. Les signes les plus certains d'une constitution congestive sont 1° une idiosyncrasie ou condition individuelle toute spéciale, 2° un caractère accidentel éminemment propre à cette affection, en vertu desquels celle-ci se manifeste, dans la suite avec plus de fréquence, de facilité, de violence, et insiste d'une manière plus opiniâtre. Personne n'ignore, en effet, qu'en de semblables circonstances, les individus sujets à de fréquentes hémorrhagies habituellement abondantes, sont plus particulièrement atteints de congestions sanguines, surtout lorsque d'anciennes évacuations sont supprimées ou cessent subitement. La justesse de ces considérations est principalement démontrée par ce qui se passe ordinairement chez les personnes habituées à une évacuation quelconque soit directe au moyen de *saignées* ou de *scarifications*, soit indirecte par les *cautères*, les *sétons* et les *vésicatoires* reitérés. Ces faits trouvent également une preuve irréfragable dans l'exemple des hémorraghies nasales ; de là, *ces* proverbiales locutions, si familières aux gens du monde, prompts à porter leur jugement à la vue d'individus pléthoriques, à face rubiconde, et qui sont tourmentées par des douleurs aigües tensives de la tête, accompagnées de la chaleur et du gonflement du visage et du front ; locutions que les malades habitués aux hémorrhagies expriment en ces termes : « *Wann sie nur bluten konten, so würde ihnen der koff leichter werden,* » « quand on peut avoir un saignement de nez, on a la tête plus dégagée » ; ou bien encore, qu'on indique par ces paroles : « *Es werde nitchs böses bedeuten oder nach sieh ziehen ; sondern vielmehr der kopf darvon leichter werden ;* » « loin d'être un mauvais signe et d'avoir de mauvaises conséquences, cela dégage le plus souvent la tête, » à propos d'un individu atteint d'un flux sanguin de bon augure et éloignant la crainte de tout danger ultérieur ; ou bien enfin qu'on formule ainsi sa pensée : « *es werde einem gantz leicht darnach ;* » « cela rend le corps entier plus dispos, » lorsqu'on veut parler d'un pronostic applicable à tout l'organisme ; en sorte que, de même que les congestions prennent plus d'étendue, en raison de la difficulté qu'éprouve l'excrétion sanguine, de même et pareillement, une évacuation libre et régulière du sang soulage sensiblement le corps, réellement appesanti par une quantité surabondante de ce liquide, fait renaître tonte l'activité vitale et rend à l'économie animale sa vigueur naturelle.

§ XVI. Après de telles considérations, établies sur des données positives, tirées du sang lui-mème et du tempéramment individuel, une fois les phénomènes devenus habituels, nous dirons un mot en passant de cette *forme primitive* matérielle et quasi cachée de certains métastases, considérée comme cause de congestion, provenant du sang lui-même et portant en elle le caractère d'un élément, tantôt *seroso-muqueux*, c'est-à-dire *catarrhal*, tantôt de nature *séroso-saline*, et en tout semblable à un principe âcre capable de produire l'ulcération et la corruption des parties. Les Allemends ont l'habitude d'indiquer un tel acte congestif par cette formule : « *Es fallen dem oder jenem so offtere flüsse gesaltzene flüsse, etc,* » « On voit se former alors des flux fréquents sérososalins. »

En ces cas en effet, l'amas soudain d'humeurs séreuses, épanchées dans certains organes particuliers, ne peut provenir que de la masse sanguine et dépend principalement — plutôt au point de vue des humeurs, que des voies et méats — du degré d'impulsion tout spécial du sang, bien qu'il soit vrai de dire néanmoins, qu'il n'y a que les parties les plus subtiles de ce liquide qui trouvent accès en ces régions que ne peut attcindre la portion consistante de la masse humorale.

§ XVII. L'avantage que la pathologie médicale rationnelle et la thérapeutique elle-même peuvent retirer de ce que nous venons de dire, c'est que l'on reconnaît aisément comment, des efforts tendant à une excrétion de sang, il peut résulter des conséquences si diverses quant à la forme matérielle et se produire des résultats si différents. Tels sont, par exemple, les excrétions mucido-séreuses, dans le coryza, dans la toux humide et dans les diarrhées spontanées; les excrétions copieuses d'urine et de sueur : tels sont encore les débordements opiniâtres et abondants de ces mêmes matières, dans l'asthme humide, les tumeurs œdémateuses, etc.

§ XVIII. De tels faits peuvent, dans la recherche des agents thérapeutiques, être d'un grand secours pour le médecin, en lui indiquant qu'il ne doit pas exclusivement porter son attention, soit sur l'élimination directe de la matière fournie par la congestion, soit sur la dérivation hypothétique de cette même matière, en ayant recours à d'autres émonctoires. En effet, par ces procédés, la nature a eu primitivement et principalement l'intention d'évacuer une certaine quantité de sang, à l'aide d'un acte particulier, c'est-à-dire de le pousser vers un organe apte à une exonération, en lui imprimant une commotion spéciale ; mais elle n'a jamais eu pour but d'agir directement sur les humeurs congestionnées qui, dans cette impulsion générale, se sont séparées de la masse dont le principe est inaccessible à toute étiologie et déjoue tout secours thérapeutique basé sur des évacuations si capables de neutraliser le prompt retour et la violence des congestions sanguines en général.

§ XIX. Nous ferons remarquer en dernier lieu le caractère de périodicité, particulier à ces sortes de congestions et se manifestant à des époques plus ou moins fixes, par des attaques tantôt vagues, tantôt régulières.

C'est pourquoi, comme d'après leur mutuelle dépendance, il existe une parfaite analogie entre le caractère de ces affections et celui des hémorrhagies spontanées, de même aussi cette analogie devient encore plus manifeste dans les congestions établies par la nature, tantôt pour poursuivre et compléter une évacuation sanguine, tantôt pour en favoriser le retour. Nous avons un exemple frappant de ces faits dans les mouvements congestifs qui s'opèrent à l'époque des menstrues, soit vers l'organe destiné à ce mode d'excrétion, soit vers une autre partie quelconque du corps, dans le but d'une évacuation de sang à cette même époque.

§ XX. Après avoir étudié les congestions sanguines au point de vue tant de leur origine que de leur mode de succession, nous allons continuer dans la présente section à poursuivre notre étude, en nous occupant d'une manière particulière des principales espèces subalternes, réservant pour plus tard l'examen de ces mêmes affections plus spéciales encore. C'est pourquoi, dans les quatre chapitres qui vont suivre, nous passerons successivement en revue, 1° les congestions simples et tendant directement à l'hémorrhagie; 2° les congestions dont l'action est plus étendue et qui changent facilement de siége (telle est surtout celle qu'on appelle en terme d'école, l'affection rhumatismale); 3° l'inflammation; 4° enfin, les douleurs considérées sous le simple point de vue de leur provenance congestive.

CHAPITRE I.

DES CONGESTIONS SIMPLES EN TANT QU'ACTES HÉMORRHAGIQUES.

§ I. Bien que nous ayons déjà donné un aperçu général sur cette matière, nous pensons qu'il est important d'y revenir, afin d'en faire ressortir tout ce qu'il y a de particulièrement intéressant. Nous avons dit précédemment que les congestions spontanées tirent principalement leur origine de causes internes, parmi lesquelles l'*humeur sanguine* vraie source et foyer réel des congestions, occupe le premier rang et la *sérosité*, un rang secondaire tout à fait subalterne ; il nous reste présentement à examiner le rôle que joue le sang dans les congestions considérées à leur point de vue final, et quelle est la part que prennent les humeurs dans cette scène pathologique à laquelle elles ne concourent que d'une manière subsidiaire, bien loin d'en être l'auteur principal et d'y intervenir d'une manière directe.

§ II. L'espèce la plus simple de congestion sanguine, c'est celle qui, dans l'*enfance*, est caractérisée par l'afflux intense du sang vers la tête, à l'occasion, soit de l'ardeur du caractère ou des *mouvements* immodérés et échauffants, familiers à cet âge, soit de l'usage prématuré du vin, d'une forte insolation ou du séjour trop prolongé auprès d'un poêle très-bas et presque au niveau du sol, attendu que, dans cette position, les pieds et les jambes demeurant froids, la tête se charge plus fortement au contraire. C'est là, disons-nous, non seulement un accident ordinaire à l'enfance, mais encore ces phénomènes congestifs se déclarent généralement chez les sujets de cet âge, d'une manière régulière ; en sorte que l'*opplétion*, la *pesanteur*, la *rougeur*, la *chaleur*, la *douleur* et tout l'appareil congestif actuel, sont dissipés par le seul effet d'une éruption hémorrhagique.

§ III. Les congestions sanguines changent de siége suivant l'âge ; c'est ainsi que, à l'époque de l'*adolescence* et même à l'âge *adulte* — surtout chez les femmes dont les menstrues sont dérangées —, il se manifeste des mouvements fluxionnaires et congestifs vers la *poitrine*. Ces sortes de congestions ne sont pas seulement soudaines et graves, lorsque les individus sujets à ce genre d'affection se livrent à des exercices fatigants. Mais, elles prennent un caractère spécial d'énergie et de violence surtout lorsque ces individus montent promptement un escalier ou gravissent une haute montagne ; mais ce qu'il y a de plus surprenant encore, c'est que les personnes prédisposées à ces sortes d'affections en sont même atteintes dans le plus parfait état de repos et ressentent de fréquentes constrictions et oppressions de poitrine.

Or, le moyen qu'emploie le plus souvent la nature pour soulager un semblable état morbide, c'est l'éruption du sang par l'hémoptysie, plus ou moins facile et tranquille suivant la constitution du sujet. En de pareils cas, comme il est à présumer qu'il existe une cause de congestion sanguine, il est évident que la saignée doit produire un soulagement réel, bien qu'elle ne soit qu'un moyen palliatif.

§ IV. C'est encore ainsi que les *hypertrophies* de la *rate* coïncident avec des douleurs *cardialgiques* et des efforts de *vomissements*, principalement chez la femme, qui est plus exposée que l'homme à ce genre d'affection : ce qui est démontré par les vomissements de sang qui se déclarent en ces circonstances. C'est aussi pour la même raison que, chez les hommes accoutumés d'ailleurs aux hémorrhoïdes, nous avons une preuve de la corrélation

intime qui existe entre les engorgements de cette espèce
et les évacuations naturelles de sang, dans l'apparition
soudaine d'un gonflement et de douleurs profondes de la
rate, par suite de la suppression intempestive d'un flux
hémorrhoïdal habituel. Mais, les efforts congestifs ne
manifestent, en aucune occasion, une tendance plus
nettement marquée vers une évacuation hémorrhagique,
que dans le molimen hémorrhoïdal, pendant lequel il
existe une évidente dilatation des vaisseaux hémorrhoï-
daires et même de ceux des régions voisines ; ainsi que
cela devient évident par l'apparition, à la *région anale*,
de *vésicules* hémorrhoïdales, de *tumeurs* dures et de
vrais *furoncles,* c'est-à-dire d'hémorrhoïdes non fluentes,
accompagnées ou non de douleur.

§ V. A côté des congestions dont nous venons de parler,
comme ayant des rapports immédiats avec une constitution
sanguine, nous allons placer celles qui, bien que ne provenant
pas directement du sang, doivent néanmoins leur origine
à une congestion antérieure de ce genre : cette appréciation
toute clinique pourra nous être d'un grand secours dans
le choix des moyens thérapeutiques propres à combattre
ces congestions, en nous montrant que, selon l'origine de
ces affections, la saignée peut être de la plus grande
utilité. Nous voulons spécialement parler ici, tant des
mouvements *fluxionnaires* et *éruptifs* que des *gonflements*
et des *tumeurs* qui ont pour sujet ou pour objet direct
une matière *séreuse* dont on ne saurait chercher l'origine
ailleurs que dans le sang lui-même qui, par ses mouvements congestifs violents et par l'exhalation de sa partie
séreuse à travers les pores des organes, siéges de la congestion, favorise et détermine même l'amas de ces matières séreuses vers certains lieux spéciaux,

§ VI. Parmi les maladies résultant d'un mouvement
fluxionnaire et éruptif, nous signalerons les affections

catarrhales caractérisées par un écoulement *séroso-mu-queux*, telles que le *coryza* et la *toux humide* ainsi que les *diarrhées* qui ne proviennent pas directement de l'alimentation.

Dans la classe des tumeurs congestives, nous compterons les *tumeurs froides*, tant *œdémateuses* que *squirrheuses* et *glanduleuses*, appelées par les Grecs σκληροι et par les Allemands *schliers, tumeurs indurées*. Pour ce qui est de la théorie de la formation de ces tumeurs, il est aisé de comprendre comment, à l'occasion d'une violente impulsion du sang vers un organe quelconque, les parties les plus subtiles se séparent de la masse sanguine, s'infiltrent peu à peu à travers les pores et sont ainsi charriées par les ramifications capillaires, des régions voisines vers le lieu précis de la fluxion.

§ VII. Il est bon à noter cependant que les tumeurs œdémateuses ne dépendent pas absolument d'une congestion sanguine, bien que pourtant elle soit ordinairement leur origine probable. Ce qui atteste par-dessus tout l'authenticité et la fréquence de ces faits, ce sont les nombreuses *rétrocessions* tant *spontanées* qu'*artificielles* des tumeurs *œdémateuses*. L'on voit par là, en effet, que les engorgements déterminant ces sortes de tuméfactions des parties ne sont pas absolument dus, ni à un *vice matériel* des humeurs les rendant impropres à la circulation, ni à une *obstruction* des voies, ni à un *relâchement* des fibres organiques ; car si les choses se passaient réellement de cette manière, l'affection s'évanouirait en même temps que la tumeur et serait dissipée par la disparition même de l'épanchement (ce qui n'a pas lieu) ; en effet une fois que l'épaississement hypothétique des humeurs serait corrigé et qu'elles seraient rentrées dans le torrent de la circulation, l'obstruction des méats devrait simultanément cesser et les fibres vasculaires reprendre leur élasticité primitive.

Il est positif cependant qu'il se passe autre chose en ces circonstances, ainsi que le prouve la gravité, tant de certaines fluxions et opplétions, que de ces engorgements profonds qui ne peuvent disparaître qu'à l'aide de mouvements particuliers des humeurs, aussi intimes qu'énergiques et pénétrant jusque dans les parties lésées. Par ce moyen que la nature ménage à ces matières séreuses épanchées, une libre issue vers une région interne quelconque, tantôt par la diarrhée, tantôt par une toux humide, etc.; à moins que l'énergie vitale ne concentre son action dans l'organe, siége de l'épanchement. Ce qui peut encore rendre le fait plus évident, c'est que les tumeurs œdémateuses par congestion sont les suites sinon constantes, du moins habituelles de la suppression d'un flux hémorrhagique ordinaire et principalement de l'absence d'une évacuation menstruelle ou hémorrhoïdale.

§ VIII. Une chose remarquable et digne de considération, c'est que les goutteux d'un tempérament délicat sont généralement atteints, à l'époque de leurs paroxysmes, de tumeurs œdémateuses tantôt ephémères et transitoires, tantôt opiniâtres et persistant même durant trois à quatre semaines. Il n'est pas rare en ces circonstances de voir se former des engorgements articulaires tophacés, extrêmement revêches à tout agent thérapeutique et donnant même lieu à de profondes lésions de la sensibilité et de la motilité, lorsqu'on s'est trop hâté d'agir contre l'*élément-douleur* inhérent à l'affection goutteuse.

§ IX. Nous recommandons spécialement à l'attention des médecins cette observation d'étiologie pathologique que nous sommes le premier à établir, savoir : « que la goutte provient souvent d'efforts hémorrhoïdaux, non seulement éloignés, opiniâtres et ne pouvant atteindre leur but excrétif, mais encore n'étant pas dirigés et ne tendant pas d'une manière efficace à leur but naturel ; »

car, si une évacuation quelconque avait lieu, il en résulterait un grand avantage pour le corps.

§ X. Or, de la même manière que ces tumeurs œdémateuses de nature arthritique sont la conséquence d'efforts rares, éloignés et opiniâtres d'un flux sanguin supprimé, de même et pareillement, lorsque les évacuations sanguines, utérines ou hémorrhoïdales, sont trop fréquentes ou trop copieuses, soit par habitude, soit par accident, il peut résulter de la congestion constante et durable qui s'opère vers ces organes un déplacement fluxionnaire, allant constituer sur une autre partie du corps un engorgement œdémateux également constant et opiniâtre.

C'en est assez sur l'étude générale des tumeurs ainsi que des congestions sanguines simples, que nous allons considérer d'une manière toute spéciale.

CHAPITRE II.

DU RHUMATISME.

§ I. S'il est de ces questions que les anciens n'ont fait qu'effleurer et sur lesquelles ils n'ont rien transmis d'instructif à la postérité, au point de vue pathologique et thérapeutique, il faudrait bien se garder de ranger dans cette catégorie l'affection dite *rhumatismale*. L'acception propre, donnée par les anciens au *rhumatisme*, est entièrement conforme à notre propre sentiment ; c'est-à-dire que, avec l'ancienne école, nous regardons le rhumatisme comme une affection particulière, se manifestant assez rarement dans le corps humain.

Les anciens, disons-nous, ont enseigné que le rhumatisme est très-rare dans ses attaques violentes, mais qu'il se manifeste plutôt par ses effets et ses conséquences ; pour eux cependant, cet état morbide est une véritable affection *idiopathique,* c'est-à-dire *subsistant par soi,* constituant une espèce particulière et propre qu'on ne doit jamais regarder comme cause d'autres maladies et comme capable d'engendrer d'autres espèces morbides auxquelles on donne aussi parfois le nom d'*idiopathiques* ou *essentielles.* C'est encore en ce sens que les anciens ont fait mention de la *pléthore* et de la *cacochymie* ou *cachexie.* Il est néanmoins vrai de dire que ces auteurs n'ont parlé de cette matière que dans un sens aphoristi-que, mais non dans les traités *ex-professo.*

§ II. Cette manière de considérer l'affection rhumatis-male est si éminemment conforme à la nature que, lors même qu'il ne fût point prouvé que telle a été la pensée des anciens à cet égard, nous pourrions puiser ailleurs des documents à l'appui de nos assertions et démontrer que leur doctrine sur la signification et le caractère du rhumatisme est complétement d'accord avec la nôtre.

Puisque les anciens et les modernes s'accordent à dire que les humeurs ne peuvent se déplacer d'un lieu à un autre, si ce n'est à l'aide du mouvement continu et pro-gressif de la circulation, dont l'honneur de la découverte est entièrement dû aux modernes. il ne pouvait se présen-ter une meilleure occasion aux uns et aux autres d'établir ces trois grands genres de causes morbifiques engen-drant trois grandes affections générales des humeurs, basées sur des vices de quantité, de qualité et de mouve-ment, savoir : la *pléthore,* la *cacochymie* et le *rhuma-tisme.* D'où l'on doit conclure qu'une surabondance de sang, tout aussi bien que sa mauvaise qualité et ses mou-vements insolites et désordonnés, peuvent engendrer diverses maladies.

§ III. C'est là ce que confirme très-bien du reste Hippocrate lui-même dans son traité de la médecine ancienne, où, entr'autres faits qu'il attribue à ses devanciers, non seulement il mentionne particulièrement le rhumatisme en général, mais encore il étudie spécialement les humeurs âcres qui s'infiltrent dans les tissus au moment du mouvement fluxionnaire : cependant le Père de la médecine ne regarde pas ces sortes de rhumatismes comme constituant une maladie propre, mais bien seulement comme une cause instrumentale de l'un et de l'autre de ces états morbides. Or, les médecins recommandables qui sont venus après lui ont observé, dans leur pratique médicale, des dispositions morbides et des phénomènes particuliers de sensibilité, en tout semblables aux phénomènes signalés par Hippocrate et rappelant la même idée que ces derniers; ils n'ont pas balancé dès lors à regarder ces symptômes comme dépendant de l'affection rhumatismale ; ils ont même considéré le rhumatisme comme une espèce particulière d'affection qui, variant de forme, en impose souvent au médecin et lui apparaît sous un aspect effrayant et insaisissable.

§ IV. Nous sommes et nous avons toujours été d'un caractère assez bienveillant au point de vue des opinions d'autrui, pour que nous ayons lieu d'espérer qu'on le sera à notre égard, ici surtout où il s'agit du triomphe de la vérité, au détriment des idées exagérées et des préjugés de quelques hommes. Nous ne craignons donc pas de dire que le rhumatisme, pris dans son acception propre, non seulement désigne quelque chose de très-général, mais encore indique une manière indéterminée une affection très-variée et engendre certaines maladies qui comprennent à leur tour diverses espèces morbides spécifiques, qu'il vaudrait mieux regarder comme effets que comme causes.

Or, de même que de simples connaissances générales, au point de vue hémorrhagique, ne pourront jamais dévoiler au médecin la véritable raison pour laquelle les flux sanguins se manifestent dans tel ou tel organe, à des époques déterminées et après certains mouvements particuliers ; de même aussi, tant s'en faut que la médecine puisse parvenir à découvrir, à un point de vue plus spécial, les raisons pour lesquelles le flux hémorrhagique en général éprouve des difficultés et entraîne des conséquences si diverses à l'égard de tel organe et des régions qui l'avoisinent : en sorte que ces difficultés et ces conséquences, tantôt insignifiantes et tantôt douteuses, sont parfois de véritables périclitations pour l'économie vitale et corporelle. Mais, en outre, on ne parviendra jamais à expliquer d'une manière satisfaisante, en se basant sur le caractère spécifique d'une hémorrhagie quelconque, quel est le caractère réciproque des autres excrétions sanguines. De telles réflexions peuvent surtout s'appliquer au rhumatisme, attendu que, à l'instar des flux sanguins, il ne suit, ni dans sa marche, ni dans ses différents aspects une méthode uniforme et régulière.

Ceci est d'autant plus vrai que, étant plus particulièrement propre que l'hémorrhagie à affecter des formes variées, le rhumatisme possède en lui une disposition toute spéciale à produire de nouvelles affections morbides ultérieures, avec lesquelles il semble n'avoir d'autre rapport que cette vertu génésique propre dont nous venons de parler.

§ V. Il existe donc, ce nous semble, entre le rhumatisme et l'appareil hémorrhagique, une analogie frappante, à tel point qu'il ne doit être regardé que comme une vague tendance vers une évacuation sanguine et comme un effort excrétif, sans direction fixe, sans but déterminé et sans lieu spécial d'éruption. Qui plus est, en examinant le

fait de près, une constitution rhumatismale nous dévoile
principalement une tentative pleine de tergiversation et
des efforts indirects en vue d'une issue toute particulière
pour une sorte d'évacuation que la nature n'a ni la puissance, ni la possibilité d'accomplir.

§ VI. Tel est le sens dans lequel on doit prendre réellement cette sorte de congestion humorale — le rhumatisme — dont le caractère propre consiste, non pas tant
dans la direction spéciale des mouvements vers une partie par où le sang peut librement s'épancher, mais bien
dans une impulsion si vague et si indéterminée, vers cette
même partie, que la congestion peut, à cette occasion, envahir une région entière du corps. La raison en est que,
comme le montre l'expérience, une pareille constitution
morbide, pouvant étendre son influence sur tout le corps,
amène et provoque les mêmes sensations qu'éprouvent les
pléthoriques, lorsque ceux-ci, accoutumés à une vie oisive,
se livrent exceptionnellement à un exercice corporel long
et pénible, comme qui dirait un long voyage à pied. En
effet, quand ces derniers reprennent leur repos habituel, ils
ressentent bientôt après, durant même quelques jours, une
fatigue accablante dans toutes les parties musculeuses du
corps : malaise vague et général, il est vrai, mais accompagné d'une douleur universelle et gravative telle, que
ces sujets ne peuvent supporter ni le moindre mouvement
ni le plus léger attouchement, ni même la plus petite
pression des vêtements ou des couvertures, sans éprouver
une très-vive sensation de douleurs intolérables.

Or, comme, d'une part, les individus atteints de rhumatisme universel ressentent les mêmes souffrances que
nous venons de signaler, et que, d'autre part, il existe
chez les pléthoriques une remarquable sensibilité spontanée qui, en dehors de toute agitation préalable et pénible du corps, passe à l'état de sentiment profond de fati-

gue, si grave et si intense qu'ils ne peuvent pas, disent-ils, remuer un seul de leurs membres, il est de la plus grande évidence qu'il y a une analogie intime entre l'affection rhumatismale et les autres états morbides, qui reconnaissent pour cause une tendance naturelle du sang à se répandre avec trop de profusion et trop de violence vers les parties poreuses du corps.

§ VII. Il est donc évident, pour si peu qu'on y prête son attention, que le rhumatisme est une affection familière aux personnes pléthoriques, de sorte qu'il n'existe pas seulement un simple rapport d'analogie entre le rhumatisme et la pléthore, mais l'on doit regarder avec plus de vérité l'état pléthorique comme étant l'affection rhumatismale elle-même, en puissance, si l'on en juge surtout par ces divers sentiments de tension, de pression, de douleurs vives et profondes qu'éprouvent les individus sanguins à l'époque du changement des saisons, ou bien à l'occasion des variations subites de température du chaud au froid, *et vice versâ* [1].

§ VIII. Nous maintenons d'autant plus volontiers notre opinion sur le rhumatisme, que nous nous plaisons à le considérer, d'une manière générale, comme une simple

---

[1] La corrélation qui existe entre l'affection rhumatismale et la pléthore d'un côté, entre les flux hémorrhagiques et les affections vitales ou organiques provenant d'un mouvement fluxionnaire et congestif d'un autre côté, est si intime qu'on est facilement exposé à en confondre les symptômes : c'est ce qui a poussé quelques modernes dans cette voix si vicieuse, selon nous, de faire de chaque symptôme morbide une maladie spéciale parfois essentielle. La médecine analytique ne demandait pas un semblable résultat, car Stahl qui en est le créateur, pas plus que Barthez, Dumas, Bérard et toute l'école hippocratique de Montpellier, dans l'application qu'ils ont faite de la méthode analytique à la pathologie et à la chirurgie médicales, n'ont jamais séparé l'affection, de la maladie ; la cause, de l'effet ; l'état morbide simple ou compliqué, des signes ou symptômes extérieurs. L'analyse appliquée à la médecine est fertile en heureux résultats, mais à la condition seulement qu'elle est un instrument de synthèse ; sans quoi elle ne fait qu'égarer, dans les détails, l'esprit, hélas ! généralement trop peu observateur des praticiens systématiques surtout, qui s'arrêtent à la simple considération des *seules* altérations organiques appréciables aux sens.

congestion sanguine qui, se portant d'abord vers différents organes, vers ceux surtout propres à favoriser l'excrétion du sang, et qui, propageant ses effets jusque dans
les régions voisines, en raison de sa direction vicieuse
n'aboutissant pas au but désiré, finit par s'emparer d'une
partie, où elle s'épanche librement, bien loin d'arriver à
une évacuation réelle. C'est pour cela que nous regardons le rhumatisme comme une simple congestion spéciale du sang qui, s'arrêtant dans certaines parties du
corps, y provoque, par la stagnation des humeurs, des
sensations pénibles de tension, d'appesantissement, de
pression et même de douleur lancinante et profonde, pareille à celle que l'on ressent après une forte contusion.
Ces sensations désagréables sont surtout accrues lorsqu'on
veut suspendre ou retenir un mouvement volontaire, ou
que l'on change de position et principalement à l'occasion
d'un attouchement violent de la partie malade. A cet
appareil pathognomonique vient enfin se joindre, comme
compagne inséparable du gonflement et de l'immobilité
du membre affecté, une chaleur qui, douce et halitueuse
d'abord, prend ensuite un caractère inflammatoire,
accompagné d'un sentiment d'ardeur lancinante.

§ IX. Tel est, à notre avis, le principe originel et la véritable cause constitutionnelle du rhumatisme simple ;
nous en appelons, du reste, au témoignage d'une expérience libre de tout préjugé. Nous ferons néanmoins remarquer qu'il existe d'autres espèces de rhumatismes,
portant en elles un caractère plus fâcheux et dépendant
plutôt d'une cause purement accidentelle que provenant
directement d'une constitution essentielle.

Pour bien saisir notre pensée, il importe d'observer
avec soin la diversité tant de la *matière* humorale que des
mouvements qui varient dans chaque espèce rhumatismale. Quant à la matière morbifique fournie par la masse

humorale, nous dirons d'une manière générale qu'elle se comporte de la même façon que le sang lui-même : pour ce qui est du *mouvement*, il est évident qu'il est la cause réelle et véritable de l'affection rhumatismale ; attendu que, ainsi que nous venons de le voir, le rhumatisme consiste principalement dans un mouvement anormal des humeurs vers certains organes spéciaux, et que, d'ailleurs, le mot *rhumatisme* signifie, d'après son étymologie grecque, ῥέειν, l'action de s'épancher, c'est-à-dire, l'*épanchement* et le séjour plus ou moins habituel des humeurs en certaines régions du corps. D'après cette dernière considération, il ne doit plus rester aucun doute sur la constitution générale des humeurs et sur leur variété accidentelle dans l'affection rhumatismale.

§ X. Il est donc manifeste que c'est à l'aide du *mouvement rhumatismal* que les humeurs sont dirigées et énergiquement poussées vers différents organes[1] ; mais comme les éléments constitutifs de la masse humorale ne peuvent être séparés les uns des autres, qu'à l'aide d'une forte impulsion de cette masse vers les parties affectées et au moyen d'un trop long séjour dans ces mêmes parties ; comme, d'un autre côté, le sang seul peut fournir les matériaux nécessaires aux fluxions rhumatismales, il est manifeste que la matière constituant l'épanchement est essentiellement fluide. On ne saurait cependant assigner à ce dernier une cause propre et déterminée, attendu qu'il est un mélange confus d'éléments séparés de la masse sanguine et que, d'autre part, l'épanchement a lieu en des parties impropres à toute espèce de secrétion particulière.

Il arrive néanmoins que, à l'occasion de certains vices accidentels et individuels de la masse humorale, l'affec-

---

[1] *Voyez* T. VIII. Commentaire CLVI.

tion rhumatismale revêt un caractère particulier, d'après lequel, en vertu de leur ténuité, de leur âcreté ou de tout autre vice matériel, les humeurs séjournent un temps déterminé dans une partie, qu'elles pénètrent plus ou moins intimément et qu'elles altèrent d'une manière plus ou moins profonde. C'est encore à un vice matériel du sang que l'on doit rapporter, dans certaines espèces rhumatismales, les fréquentes et funestes tentatives d'invasion que la nature n'entreprendrait point en toute autre circonstance.

§ XI. La cause déterminante générale la plus fréquente des fluxions rhumatismales, c'est, sans contredit, l'état d'altération constitutive des humeurs au moment de l'acte congestif. Viennent ensuite et en sous-ordre l'irritation constante, la délicatesse particulière et l'exquise sensibilité des parties lésées, s'accroissant d'une manière progressive.

Les altérations morbides du premier genre capables de réveiller le rhumatisme sont, tantôt l'état érysipélateux et les abcès spontanés et violents des parties, tantôt les apostases lentes et fébriles, c'est-à-dire les excrétions critiques, pouvant envahir non seulement une articulation isolée, mais même un membre entier[1]. Au deuxième genre de ces causes nous devons rapporter les *contusions*, les *fractures*, les *luxations*, les vieux *ulcères*, les *plaies* et *blessures* avec *inflammation* accompagnée de longues souffrances, les *brûlures* enfin dont on n'a point arrêté les effets dès le début, etc. Or, toutes les fois que ces diverses altérations ne sont pas radicalement guéries de bonne heure, que le corps ne reprend pas son intégrité primitive et que les forces vitales ne recouvrent pas leur

---

[1] Stahl oublie de signaler ici les cacochymies occasionnées par un vice *spécifique* des humeurs, *Voyez*, à cet égard, T. VIII. Commentair, CLVII les considérations pratiques que nous ont fourni une masse d'observations au point de vue des affections rhumatismales compliquées d'un vice morbide spécifique.

vigueur, il en résulte une langueur et une faiblesse générale, ainsi qu'une lésion de la sensibilité, capables de favoriser l'invasion ou de faciliter le retour d'une affection rhumatismale.

§ XII. Les rhumatismes, issus de semblables causes, portent en eux un caractère particulier plutôt matériel que formel, c'est-à-dire participant plutôt de l'état des humeurs que d'un vice de mouvement. Ces diverses espèces d'affections rhumatismales diffèrent donc entre elles moins d'une manière essentielle et formelle que d'une manière accidentelle et physique. Telle est aussi la raison pour laquelle ces divers états morbides ont la triste prérogative d'envahir le corps dans presque toute son étendue, tant à l'intérieur qu'à l'extérieur ; tantôt limitant dans un petit espace, tantôt propageant au loin leurs effets pernicieux.

§ XIII. Les espèces rhumatismales qui étendent le plus loin leurs effets sont celles qui proviennent directement d'une matière séroso-sanguine franche, fournie pendant les premiers efforts d'une tentative hémorrhagique générale et spontanée. Ce qui se passe de particulier en ceci, c'est que, quoique ces sortes de tentatives hémorrhagiques, ne parvenant pas à leur but, puissent fournir au rhumatisme l'occasion de se localiser dans les organes internes, il arrive au contraire, le plus souvent que, sous l'influence des causes ci-dessus, non naturelles ou violentes, l'affection rhumatismale se localise dans les parties externes du corps.

§ XIV. Or, de même qu'il est aisé de reconnaître l'origine de ces sortes de rhumatismes, pour peu qu'on se donne la peine d'en étudier les principales circonstances, de même aussi, il ne faut pas perdre de vue que ces mêmes causes sont une raison évidente du prompt et habituel retour de fréquentes atteintes de même nature. Cette

condition causale repose sur l'efficacité réelle des commotions sanguines à l'égard de ces diverses espèces d'affections rhumatismales, le tout s'appuyant soit sur une
raison de temps, soit sur le concours de causes occasionnelles, soit même sur diverses autres circonstances quelconques, capables d'ailleurs de faciliter et de provoquer
plus franchement des mouvements impétueux de sang,
tant hémorrhagiques qu'inflammatoires.

Ces phénomènes morbides sont produits, tantôt en provoquant des échauffements et des gonflements profonds,
tantôt en surexcitant des mouvements inégaux du sang
par un surcroît de sensibilité externe, tantôt enfin en déterminant des efforts trop violents dans le but d'obtenir
un ébranlement de la masse sanguine, ce qui a plus particulièrement lieu sous l'influence des affections de l'âme.

§ XV. En considérant de près tous ces faits tels qu'ils
se passent, nous verrons clairement qu'il existe entre
les hémorrhagies immodérées habituelles et de semblables rhumatismes une analogie intime, tant au point de
vue de l'âge, des saisons et de la constitution pléthorique,
qu'au point de vue des commotions externes adventices
et temporaires, ainsi que de la durée passagère et du fréquent retour de ces sortes d'affections. Il est démontré,
en effet, que si les évacuations habituelles sont supprimées ou négligées, il en peut résulter la manifestation
de symptômes rhumatismaux et réciproquement, lorsque,
sous l'influence de certaines hémorrhagies spontanées,
l'affection rhumatismale s'évanouit, celle-ci ne reparaît
plus à l'avenir, si les éruptions sanguines ont lieu régulièrement.

§ XVI. L'expérience nous prouve que l'économie corporelle n'a aucun avantage à retirer de l'affection rhumatismale, attendu que les effets et les issues simples et naturelles d'un semblable état morbide proviennent directe-

ment de mouvements hémorrhagiques irréguliers et incomplets , incapables d'ailleurs de seconder et d'atteindre le but désiré , savoir : l'allégement de la masse sanguine. On ne doit donc s'attendre de la part des rhumatismes qu'à des désordres , à des incommodités et à des ravages immédiats.

Les *symptômes* et effets directs de cette maladie sont, en général, un sentiment de tension, de pesanteur, d'affaissement et d'inquiétude ; une impression plutôt de chaleur âcre et mordicante, que de simple ardeur, augmentant d'intensité au moindre attouchement; le gonflement de la partie; un excès de sensibilité condamnant le membre affecté à une immobilité complète ; une rougeur insolite enfin , ayant tous les caractères inflammatoires et variant d'intensité , selon la constitution organique et la gravité du mal.

§ XVII. Une violente atteinte de rhumatisme est presque toujours accompagnée d'une sensible alternation dans les mouvements vitaux toniques et d'une légère variation sympathique de froid et de chaud qu'on a l'habitude de prendre pour un effet fébrile ou pour la fièvre elle-même. Or, bien que l'on puisse, à un point de vue général, s'exposer à cette méprise , on ne saurait cependant se refuser à admettre que telles ne sont pas les conditions spéciales de la fièvre; que si, néanmoins, l'acte pathologique devient plus impétueux, et que la matière , s'épanchant d'une manière plus abondante, forme un véritable engorgement, il est dès lors bien certain qu'il doit se manifester un mouvement fébrile plus intense, plus uniforme et plus opiniâtre , constituant une véritable altération du pouls , plutôt qu'un simple mouvement tonique , ainsi que nous l'avons indiqué ci-dessus.

§ XVIII. Il est bon de noter, cependant, que les choses se passent pour l'ordinaire d'une manière plus calme , plus régulière et plus tolérable dans les rhumatismes externes et non compliqués. Dans les rhumatismes internes , au contraire, bien que simples, les symptômes sont beaucoup plus intenses et plus violents ; le mal prend un caractère plus impétueux encore. dans les rhumatismes externes à type inflammatoire : la maladie acquiert enfin un degré extrême de violence dans les cas où l'inflammation se localise sur les organes intérieurs du corps. Tels sont, en quelques mots, les effets et les résultats du rhumatisme en général.

§ XIX. L'affection rhumatismale produit donc deux sortes d'effets bien différents : les uns simples et directs, les autres indirects. Les premiers appartiennent aux rhumatismes modérés, réguliers dans leur marche et provenant d'une matière non viciée ; les derniers sont la conséquence des rhumatismes immodérés, irréguliers, provenant d'une matière viciée et se manifestant en des parties étrangères à ce genre d'affection.

Les effets directs sont moins intenses que les autres ; car ordinairement, après quelques jours de souffrances tolérables , le calme revient peu à peu et tout l'appareil symptômatique disparaît spontanément avec ou sans une évacuation sensible.

§ XX. Mais, comme cette évacuation considérée, soit au point de vue de la matière spécialement épanchée , soit au point de vue de sa raison excrétive, soit même au point de vue d'un degré proportionnel de soulagement, ne fait nullement comprendre le motif pour lequel elle doit produire absolument de semblables résultats ; de même et pareillement, toutes les fois que cette excrétion a lieu, et quel que soit l'organe qui lui serve d'émonctoire, ce n'est point d'une manière précipitée, simultanée et abondante , mais bien d'une manière calme , lente , paisible , régulière et non périodique, c'est-à-dire d'une manière simplement éventuelle et non franchement finale, qu'elle s'effectue. C'est pourquoi, nous le répétons encore ici, de tels phénomènes ne sont ni constants, ni habituels, mais ils succèdent seulement aux rhumatismes ou les accompagnent accidentellement et d'une façon désordonnée.

§ XXI. Les conséquences fâcheuses du rhumatisme proviennent donc de vices réels, soit dans le mouvement des humeurs, soit dans la quantité, soit dans la qualité de la matière épanchée, et même, suivant l'importance de l'organe qui est le siége du mal, elles sont dues parfois à un débordement trop copieux des fluides et surtout à des stases inflammatoires. Or, ces sortes de stases ne se concentrent pas dans un point unique et étroitement limité, à l'instar des tumeurs purulentes; mais elles ont un caractère diffus et s'étendent au loin en surface et en profondeur, comme de véritables phlegmons, tantôt en envahissant les organes superficiels du corps et la peau elle-même, tantôt en se localisant dans les mailles du tissu cellulaire sous-cutané et en y constituant des vrais phlegmons érysipélateux.

Ces derniers genres de lésions sont beaucoup plus fréquents que les premiers; chez ceux-ci, en effet, lorsqu'il existe une contention opiniâtre et intense des humeurs, ainsi que cela se passe dans les congestions soudaines et abondantes, les conséquences en sont bien plus funestes que dans les rhumatismes externes : la raison en est que, dans ces cas, l'état érysipélateux des organes internes, déjà si éminemment périlleux de lui-même, acquiert un caractère de gravité bien plus grand par les secousses inopportunes et les surexcitations provoquées, tant par l'usage de médicaments inappropriés que par un régime inconvenant. De pareils résultats sont encore plus dangereux, lorsque, à la suite d'une rétrocession subite et violente, il se forme à l'intérieur du corps une congestion métasta-

tique par déplacement d'une stase superficielle et très-
étendue.

§ XXII. Il arrive donc en certains cas que, par un
mouvement impétueux et soudain de refoulement, il s'o-
père une véritable translation ou métastase morbide vers
les organes internes, où se manifestent à cette occasion de
véritables congestions également impétueuses et dont les
conséquences sont d'autant plus pernicieuses, 1° que l'organe vers lequel s'est opérée cette congestion métastatique
est d'une capacité moindre, 2° que la quantité de la matière
déplacée est plus considérable, 3° que l'impulsion est plus
violente et 4° que l'intention de la nature a un but plus
spécial.

Mais il n'en est point ainsi, lorsque le déplacement congestif s'opère de l'intérieur à l'extérieur du corps. En ces
cas en effet, il arrive d'une part que les lésions qui se
manifestent à la superficie des organes ne sont point de
la même espèce que les lésions internes antérieures, — attendu que les phlegmons et les érysipèles, résultats de cette
métastase, ne revêtent pas les mêmes caractères que le
rhumatisme, c'est-à-dire ne constituent point ici (en supposant que jamais cela soit) une affection vraie et directe,
pas plus qu'un effet immédiat et constant de rhumatisme,
mais seulement un résultat insolite et fâcheux de ce dernier: en sorte que ce n'est point comme érysipèle ou
phlegmon que ces altérations organiques se manifestent à
l'extérieur, mais plutôt comme une simple fluxion qui,
trouvant un lieu plus convenable à son développement
est plutôt portée à prendre de l'extension qu'à se condenser
vers une partie étroite dans laquelle, par suite de stase, il
pourrait se développer une inflammation—. D'autre part, si
l'on considère le fait au point de vue d'une *résolution* et
d'une libération salutaire aux parties lésées, il est impossible de se figurer qu'un déplacement de ces atteintes in-

flammatoires rhumatismales puisse s'opérer d'une manière sensible et grossière de l'intérieur à l'extérieur du corps ; car, si cette stase inflammatoire est une fois convenablement dissipée, on ne saurait soutenir qu'elle puisse se transporter, tout d'une pièce, vers une autre région pour y former, d'absolue nécessité, une nouvelle stase inflammatoire de nature identique.

§ XXIII. Mais, de même qu'il est irraisonnable et contraire à l'expérience de penser que les choses ont ainsi lieu dans les abcès inflammatoires et purulents, puisque, une fois qu'on a obtenu la résolution de la stase, il n'est ni possible, ni avantageux qu'il se forme ultérieurement une suppuration en un lieu quelconque ; de même aussi de pareils phénomènes ne sauraient se manitester dans les autres genres d'inflammation, c'est-à-dire dans les abcès par congestion qui, de leur nature, n'atteignent jamais une maturation parfaite, bien loin d'entrer franchement en suppuration, mais qui peuvent seulement disparaître par simple résolution, ainsi que cela se passe ordinairement.

Or, nous le demandons, cette résolution une fois obtenue, ne serait-il point absurde de s'attendre à une nouvelle concentration congestive des humeurs, de l'espérer et de la désirer même comme absolument nécessaire ? Tant s'en faut, du reste, que les choses aient lieu de cette manière pour les abcès inflammatoires de nature rhumatismale ; car le rhumatisme en lui-même ne comporte et ne demande aucune translation métastatique matérielle d'un organe à un autre, et s'accomode d'une simple et franche résolution, condition absolue et préalablement indispensable, pour qu'un acte métastatique quelconque puisse convenablement s'opérer.

§ XXIV. Il est extrêmement rare, pour ne pas dire inouï, de voir l'affection rhumatismale simple envahir,

d'une manière violente, soudaine et fâcheuse, une partie
quelconque du corps, y occasionner un épanchement et
y provoquer une congestion constante et opiniâtre. De
tels phénomènes sont particulièrement familiers aux apostases fébriles, d'une marche irrégulière et envahissant
d'une manière soudaine toute une cuisse [1].

§ XXV. Que si, cependant, de tels engorgements congestifs ne sont pas dissipés de bonne heure et qu'ils persistent longtemps, dès lors la partie lésée devient le siége
principal et comme exclusif vers lequel se concentre en
quelque sorte l'affection rhumatismale qui y établit son
centre d'opération, d'où partent les violentes commotions qui, dans la suite et à la plus légère occasion, ébran-
lent profondément l'économie vitale, en éveillant dans
les organes malades des douleurs atroces, inconnues à
tout autre genre de souffrances.

§ XXVI. A ces sortes d'engorgements temporaires
viennent se joindre, en effet, sous l'influence de l'affection
rhumatismale, une chaleur ardente et la rougeur de la
partie ; une douleur accompagnée de frissons , un senti-

---

[1] Je possède à cet égard une pièce anatomique des plus précieuses. C'est
le fémur d'un jeune homme atteint d'un abcès diffus par congestion de l'articulation coxo-fémorale, pris pour un engorgement rhumatismal, à cause des
douleurs profondes et déchirantes que le travail inflammatoire et la présence
du pus provoquaient en ces parties. Appelé en consultation , je pratiquai sur-
le-champ l'ouverture de cet abcès sur l'existence duquel il ne pouvait y avoir
aucun doute ; il sortit, par l'incision que j'avais faite, 2 litres 1|2 de pus d'une
odeur fétide et malgré nos soins les plus assidus, le malade, dans un état
désespérant, quand je le vis pour la première fois, mourut de consomption
purulente 25 jours après. Je demandai aux parents l'autorisation de faire
l'autopsie du membre affecté ; et, surpris par la rareté des lésions organiques
qui existaient , je séparai le fémur du bassin et du reste du membre. Cette
pièce, la plus curieuse que j'aie jamais vue, porte sur elle des traces étonnantes
des ravages que produit en pareil cas l'inflammation dont on peut suivre
graduellement tous les degrés, depuis la simple tuméfaction des tissus osseux,
jusqu'à l'exfoliation, la carie et la nécrose de cet organe ; le travail pathologique qui s'est opéré en cette circonstance est surprenant surtout par les produits osseux de nouvelle formation, c'est-à-dire par les efforts de restauration
entrepris par la nature, au milieu de cette désorganisation irréparable.

ment de langueur fébrile répandu dans toute l'économie, une vive chaleur générale, de l'anxiété, l'agrypnie et tout l'effrayant cortége symptômatique des souffrances précordiales. Une pareille situation peut non seulement traîner en longueur, mais même devenir dangereuse et très-inquiétante, en facilitant un libre accès à diverses affections fébriles fort communes en ces cas. Cet état pathologique devient plus périlleux encore lorsqu'il surgit, dans son cours, un paroxysme capable, ainsi que cela se passe dans le rhumatisme simple, de provoquer un mouvement métastatique vers les organes internes. Une telle rétrocession est beaucoup plus dangereuse, en effet, que toute rétrocession d'un simple état rhumatismal.

§ XXVII. Les mouvements rétrocessifs de l'affection rhumatismale ont lieu vers des organes différents suivant les époques de la vie. Dans l'enfance, c'est vers la tête que ces mouvements s'effectuent d'ordinaire; tandis que dans l'âge adulte, c'est vers la poitrine, le diaphragme et la région précordiale qu'ils ont lieu ; dans un âge plus avancé, enfin, c'est vers le système de la veine-porte et les viscères qui y sont adhérents, que s'accomplissent ces actes métastatiques, ordinairement liés à des phénomènes alarmants de suffocation, de convulsion, d'anxiété et de fièvre [1].

Ces sortes de rétrocessions ont un caractère moins pernicieux chez les sujets d'un tempérament lymphatique, à cause de certaines évacuations tranquilles, régulières et modérées. Dans ces circonstances, l'homme de l'art ne saurait user de trop de prudence ; il doit prendre bien garde d'éviter tout moyen violent qui, en s'opposant aux efforts médicateurs de la nature, jetterait l'économie vitale en des périls plus graves encore.

____

[1] *Voyez* T. VIII. Commentaire CLVIII.

CHAPITRE III.

DE L'INFLAMMATION.

§ I. Lorsque, contrairement aux lois naturelles qui régissent l'économie humaine, le corps est livré à la puissance des lois physiques, et que les mouvements vitaux successifs (en vertu desquels l'abondance des humeurs est tenue dans de justes limites, leur consistance normale conservée, la liberté des voies ménagée et la direction des actes régulateurs sagement administrée), sont enrayés, il peut s'en suivre non seulement des efforts congestifs peu violents et limités, mais encore des débordements étendant plus loin leurs effets, ou, conséquemment, des altérations matérielles du sang, des humeurs et des voies, ainsi qu'une trop grande lenteur dans les opérations, et enfin des engorgements ou des stases.

§ II. Or, la *stase sanguine* peut provenir de *causes* tant *externes* qu'*internes*. Les premières, accumulant le sang dans une partie restreinte du corps, en gênent la circulation et en provoquent directement la coagulation. Dans cette catégorie peuvent se ranger les *obstructions* des conduits naturels, leur déchirement, leur relâchement insolite et soudain, à la suite de fortes contusions, les vives sensations enfin coïncidant avec une lésion grave des tissus.

§ III. Quant aux causes internes des stases sanguines, il en est qui, bien que très-rares en elles-mêmes, sont néanmoins, d'après l'expérience, assez habituelles parfois ; ce sont celles qui proviennent ordinairement d'un vice naturel de la crase du sang qui , profondément altéré , devient moins propre à la circulation et suspend même en entier son mouvement progressif. La rareté de ce genre de lésions est évidente d'elle-même, car, parmi les exemples innombrables que nous possédons d'individus ayant un sang très-épais , il n'en est pas un seul qui éprouve les résultats funestes d'une semblable affection.

§ IV. La cause interne la plus commune et la plus puissante de ces stases est, sans contredit, la congestion énergique du sang vers un organe et sa tendance particulière à maintenir ses effets. Une circonstance capable de compliquer un pareil état , c'est le degré de violence et d'impétuosité de l'acte congestif.

L'évidence de ces faits est rendue incontestable par le phénomène des métastases ou transports sanguins des parties externes du corps vers les organes intérieurs. Rien ne démontre mieux, du reste, l'authenticité et la possibilité de l'arrêt des mouvements circulatoires que cette soudaineté et cette précipitation du retrait d'une partie de la masse sanguine vers un organe limité du corps. Dans certaines circonstances , en effet , il arrive que le sang se porte en très-grande abondance vers des régions qui, par leur plus grande étendue , facilitent la distribution de ce liquide dans les parties voisines et ne permettent pas qu'il s'y forme une stase locale. Le contraire arrive, lorsque la congestion s'opère vers un lieu plus restreint ; car on voit habituellement survenir alors un embarras réel dans la circulation universelle des humeurs.

§ V. Si nous parlons ici de la *stase sanguine*, ce n'est que comme principal et, pour ainsi dire, premier *sujet* matériel de l'inflammation ; attendu qu'il peut y avoir une grande chaleur, de l'ardeur même dans une partie , sans que cela constitue néanmoins une stase réelle , encore moins un véritable état inflammatoire.

Or, les *conditions* essentielles de l'*inflammation* sont :
1° une vraie et notable *chaleur*, acquérant un degré d'intensité assez grand et parfois insolite ; 2° le *gonflement*;
3° la *rougeur*; 4° la *dureté* ou la *tension* des parties lésées ; 5° enfin , un sentiment particulier de *douleur*, occasionnant des souffrances intolérables au moindre mouvement et au plus léger attouchement[1]. Les *parties* de l'organisme le plus fréquemment *sujettes* à cette affection sont celles qui présentent un accès plus facile et un plus libre passage au sang ; ce sont surtout les organes charnus et les parties dites parenchymateuses ; tandis que les organes exsangues n'en sont que très-rarement atteints , à moins qu'à la suite d'une violente secousse ou d'un mouvement insolite, le sang n'y trouve un accès inaccoutumé. En effet , comme ce liquide est véritablement le principal sujet matériel de l'inflammation , il est évident que ce genre d'affection morbide ne doit se manifester que très-rarement dans les tissus où le sang est peu abondant et où il n'afflue qu'à des époques spéciales.

§ VI. La définition que nous venons de donner de l'inflammation renferme à elle seule toute son histoire pathologique[2] : il nous reste néanmoins à considérer ici un fait très-important que nous avons déjà indiqué ailleurs et que nous répétons, vu son opportunité actuelle, savoir : que l'inflammation est une affection réelle assez fréquente par elle-même; mais que, considérée au point de vue de la puissance de ses causes, elle doit constituer un état morbide très-rare. Si nous voulons cependant porter notre attention sur les vraies circonstances de rareté de l'in-

---

[1] *Voyez* T. VIII. Commentaire CLXI.

[2] Ainsi que le dit Stahl, toute sa théorie sur l'inflammation est implicitement comprise dans sa définition; nous ne craignons même pas d'ajouter que toutes les utopies pathologiques des modernes sont venues se briser contre la logique et l'exactitude de la doctrine stahlienne, vers laquelle convergent déjà, du reste, d'une manière évidente, toutes les intelligences d'élite.

flammation, il en ressortira les raisons sur lesquelles s'appuient tant la fréquence que la rareté de cette affection.

§ VII. Sous ce dernier point de vue, l'inflammation a bien des conditions communes avec d'autres états morbides, quoique celles-ci soient particulièrement propres à l'affection inflammatoire.

L'inflammation, disons-nous, a beaucoup d'anologie avec les hémorrhagies et les congestions qui tendent directement à une évacuation sanguine. Les circonstances sur lesquelles s'appuie cette analogie, sont un tempérament sanguin et pléthorique, un genre de vie toujours agitée et une disposition particulière à éprouver des commotions désordonnées de la masse humorale.

L'*âge* doit être regardé comme une cause commune tant à certains états inflammatoires spéciaux, qu'à certaines hémorrhagies également spéciales, mais une congestion opiniâtre de sang favorise d'une manière plus particulière et même spécifique la cause instrumentale des inflammations, soit que la congestion tende particulièrement à une éruption hémorrhagique — ce qui, dans les inflammations, provient plutôt d'une cause interne—, soit enfin que cette congestion se trouve provoquée par une cause externe. D'où nous concluons que la véritable *cause physique, prochaine, matérielle* et très-spéciale de l'*inflammation*, consiste dans la *stase du sang* : en d'autres termes et suivant l'ordre successif des phénomènes, ces causes communes que nous venons d'énumérer produisent directement la *congestion*, laquelle provoque à son tour la *stase* d'où dérive enfin l'inflammation.

§ VIII. Telles sont les conditions générales de l'affection inflammatoire, dont nous allons maintenant étudier les caractères propres à ses divers modes de manifestation.

Nous dirons donc que les inflammations diffèrent : 1° par l'*espèce ;* 2° par le *degré* ; 3° par le *siége*. C'est pour-

quoi, la chaleur et l'ardeur particulières à cet état morbide ont des conditions tout autres que la chaleur et l'ardeur inhérentes à un état fébrile général ou simplement
stagnatoire et local. En effet, comme d'après les principes que nous avons déjà établis en physiologie, c'est
par le mouvement que le sang s'échauffe dans le corps
vivant et que la sensation de chaleur, ainsi que tous les
autres symptômes, augmente par la tension des fibres et
devient plus subtile, il est manifeste que, partout où il y
a augmentation du mouvement progressif, là aussi il y a
augmentation dans la tension des fibres vasculaires servant à transmettre le sang et, conséquemment, accroissement dans l'intensité de l'acte vital, ainsi que dans la
chaleur des parties.

C'est là ce qui se présente généralement dans ces ardeurs fébriles, où le pouls acquiert un haut degré de
précipitation, par suite de la violence du mouvement de
la masse sanguine. Une telle constitution se remarque
particulièrement dans les congestions limitées du sang,
ainsi que dans les débordements qui en sont la conséquence et qui n'arrivant pas jusqu'à la stase, n'occasionnent que le gonflement et la tension des tissus.

§ IX. Telles sont les raisons physico-mécaniques évidentes de la chaleur fébrile et congestive qui la distinguent de l'inflammation qu'il faut bien se garder de confondre avec les signes qui proviennent de la stase.

Le principal caractère distinctif entre ces deux états
morbides, c'est que : l'inflammation ne peut être de
longue durée, soit qu'elle disparaisse de bonne heure et
à temps par *résolution*, soit que, poursuivant sa marche,
elle se termine par la décomposition du liquide constituant la tumeur, c'est-à-dire par la *suppuration*, par la
mortification, la *gangrène* ou le *sphacèle* ; tandis que, (sans
parler ici des fièvres inflammatoires), la chaleur et l'ardeur

provenant des stagnations congestives, ont ordinairement une longue durée et affectent un type tantôt rémittent, tantôt continu ; mais en pareil cas on ne voit jamais l'affection se terminer ni par résolution ni par suppuration.

SCHOLIE. — Ces considérations sont de la plus haute importance et tout médecin qui les saisira sera désormais à l'abri de confondre la chaleur et l'ardeur fébrile avec les véritables inflammations, et un simple débordement encore libre avec une stase vraie ; il évitera surtout les erreurs dangereuses des praticiens qui, regardant la stase des humeurs comme une inflammation, et prenant la coagulation pour une simple stase, finissent par confondre ces divers états morbides avec un débordement sanguin et imposent de nécessité absolue, à ces divers états morbides, une marche uniforme et identique, comme si, pour arriver à la stagnation, la coagulation du sang et l'obstruction préalable des vaisseaux étaient absolument indispensable. Une pareille hypothèse est tout à fait illogique, vu qu'elle fausse et qu'elle obscurcit l'intelligence sur la véritable nature des débordements simples, quel que soit d'ailleurs le degré de chaleur qui les accompagne. Du reste, de semblables lésions organiques sont promptes à subir un déplacement ; ce qui n'arriverait certes jamais, si cette prétendue coagulation des humeurs et l'obstruction des méats existaient réellement, à moins que cependant cette altération profonde et locale de la masse humorale n'eût complétement disparu.

En admettant de tels faits et en les regardant comme réels, on se trouve en face d'une difficulté insurmontable, savoir : comment il se fait que cette coagulation, cause d'obstructions locales, une fois dissipée et entraînant avec elle toute obstruction, toute stase et toute inflammation supposée existante, peut néanmoins quelques moments après et même instantanément, reprendre son caractère primitif, coaguler de nouveau le sang, intercepter les voies, engendrer une stase nouvelle et déterminer enfin une inflammation plus funeste et plus violente que celle que l'on supposait exister d'abord. C'est ainsi qu'une erreur unique peut donner naissance à une foule d'autres erreurs, aussi futiles, aussi dangereuses que la première.

Nous dirons donc, pour revenir à ce que nous avons enseigné plus haut, que la chaleur ardente des parties peut provenir d'un débordement de sang, tandis que l'inflammation est le résultat direct d'une stase actuelle.

§ X. On distingue trois sortes d'inflammations, l'*érysipèle*, le *phlegmon* et l'*abcès* [1].

1° L'*érysipèle* est une inflammation superficielle des tissus, une sorte de stase s'étendant au loin en surface et n'ayant que très-peu de profondeur. Toutes les parties organiques du corps ne sont pas également aptes à contracter cette affection. Ce sont principalement les tissus dits membraneux *(tissu cellulaire)* qui en sont le siége ordinaire. L'érysipèle, disons-nous, s'étend beaucoup plus en surface qu'en profondeur, parce que les tissus qui en sont atteints sont d'une densité telle que le sang proprement dit y trouve un accès difficile et qu'il n'y a que les parties lymphatiques et séreuses de ce liquide qui, vu leur ténuité, puissent les pénétrer.

Il arrive donc que, lorsqu'il se forme dans ces tissus de semblables stases, c'est plutôt aux dépens du sérum et de la lymphe, que du sang lui-même.

§ XI. 2° Bien que, dès la plus haute antiquité, quelques médecins paraissent avoir considéré le *phlegmon* comme constituant à lui seul ce genre nosologique tout entier, c'est-à-dire l'inflammation elle-même, cependant, pour peu qu'on se donne la peine de parcourir attentivement les écrits des anciens, on y trouvera la preuve que ce mot était pris par eux dans des acceptions bien différentes, attendu que la plupart des auteurs entendent par phlegmon une espèce particulière d'inflammation.

Nous ne nous refusons pas à penser avec les grammairiens et les philosophes que d'après son étymologie — φλεγμονὴ —, le mot phlegmon indique une inflammation

---

[1] *Voyez* T. VIII. Commentaire CLX.

générale : certes non! mais il serait complétement illogique de vouloir faire de cet état morbide un genre à part ;
il convient mieux, en effet, de le regarder simplement
comme une espèce subalterne, en lui reconnaissant néanmoins des caractères tout particuliers qui le distinguent
des autres affections essentielles ou des autres espèces
morbides. Cela est si vrai que le phlegmon, proprement dit,
ne diffère de l'érysipèle que du plus au moins dans le
degré d'intensité et surtout en ce que le phlegmon occupe
habituellement une plus grande étendue ; à moins cependant qu'on n'établisse leur distinction qu'au simple point de
vue du siége, car en ce cas le phlegmon, comparativement
à l'érysipèle, a son foyer primitif d'une profondeur bien
plus grande [1]. Nous devons donc prendre le phlegmon
pour une espèce inflammatoire particulière, aussi étendue
en superficie que remarquable par sa profondeur et propageant son influence dans une circonscription assez
grande. Le phlegmon, en outre, d'après sa nature, se re-
fuse ordinairement à la maturation, n'entre point en
suppuration et ne constitue pas un véritable abcès.

§ XII. L'*abcès* ou *apostème* résume à lui seul tous les
caractères distinctifs et propres de la véritable inflammation purulente, c'est-à-dire d'une inflammation apte à
entrer en suppuration.

Scholie. Nous avons déjà parlé ailleurs [2], dans un traité particulier, de la différence judicieusement établie par Hippocrate
entre l'*apostase* — ἀποστάσις — et l'*apostème*, apostume ou
abcès — ἀποστήμα — [3], afin d'éloigner toute espèce de confusion à ce sujet, soit en pathologie, soit en pratique ou en clinique médicale, et d'éviter toute méprise, en face des faits,
tels que l'expérience nous les présente ; attendu que les apos-

---

[1] *Voyez* T. VIII. Commentaire CLXI.

[2] Stahl, Prorempt. Inaug. *de Apostaseos* et *Apostematos Hippocratis differentiâ*. Halle, in-4°, 1701.

[3] L'apostase *apostasis* des latins, de ἀπο, *de* ou *loin*, et de στάσις,

tases phlegmoneuses ou érysipélateuses, réfractaires à une maturation normale et à la production d'un abcès, se refusent au déplacement de leur siége primitif, ainsi qu'à toute évacuation au dehors, et peuvent à la fin dégénérer ou provoquer de graves accidents, si, par l'emploi intempestif de certaines substances, on détermine leur soudaine rétrocession. C'est pour ce motif que nous croyons convenable d'établir une véritable distinction entre ces divers états morbides.

Quant à la *gangrène*, ce serait mal à propos qu'on regarderait comme une espèce particulière d'inflammation, attendu qu'elle n'est en réalité qu'une conséquence funeste et fort dangereuse de l'inflammation elle-même, et principalement de l'inflammation purulente ; bien que parfois tel soit aussi le mode de terminaison du phlegmon à caractère pernicieux.

§ XIII. Considérant maintenant l'inflammation à son point de vue *étiologique*, nous dirons que la *cause* matérielle de cette affection est due à la stase du sang extravasé et qui se répand dans les parties voisines à travers les pores organiques. Ce n'est pas que le sang ainsi renfermé dans des vaisseaux trop étroits doive nécessairement et absolument provoquer l'inflammation, mais un pareil état de choses facilite la manifestation d'accidents très-graves dans l'organe qui est le siége de cette stase. Les causes ultérieures de ces sortes d'affections sont externes et surtout internes : ces dernières prédisposent aux stases phlegmoneuses, tandis que les causes externes

---

stase, arrêt, avait plusieurs significations chez les auteurs anciens qui la regardaient, tantôt comme un abcès, tantôt comme une fracture avec séparation des fragments, tantôt comme une excrétion critique. Quant à Stahl, il considère l'apostase comme un état inflammatoire semblable au phlegmon ; pour lui, comme pour Hippocrate, c'est une congestion inflammatoire impropre à toute maturation et parfaitement distincte de l'apostème, que Stahl fait synonyme d'abcès : ce dernier se rapproche du reste de l'apostème par son étymologie, car ἀποστήμα signifie aussi bien qu'*abcessus*, éloignement, séparation : l'apostème entre donc en suppuration et c'est là le caractère qui le distingue ds l'apostase, avec laquelle quelques modernes l'ont confondu.

favorisent singulièrement la formation des stases purulentes.

Au point de vue de sa *raison formelle*, comme dit
l'école, l'inflammation consiste dans une chaleur locale
intense, capable de prendre un énorme accroissement :
cette chaleur est non-seulement sensible au patient qui
s'en exagère toujours le degré d'intensité, mais encore
appréciable au toucher d'une main étrangère.

§ XIV. Les auteurs modernes ne sont pas d'accord
sur la véritable origine de la chaleur inflammatoire. L'opinion la plus accréditée à cet égard, c'est que le sang puise
le principe de cette chaleur dans son mouvement intime
et local ; mais au point de vue de la cause de sa surexcitation actuelle et de la longue durée d'un mouvement
anormal dans la partie affectée, on la fait provenir de
l'état exceptionnel où se trouve le sang frappé de stase.
C'est pourquoi, les uns prétendent que ce mouvement
inflammatoire de la masse sanguine doit être attribué à un
état de profonde altération ; les autres pensent qu'il n'est
dû qu'à sa fermentation, de laquelle ils font dériver la
corruption, la suppuration et la gangrène.

Bien qu'une semblable étude appartienne plus directement à l'histoire naturelle expérimentale qu'à la véritable
clinique, cependant, comme elle peut nous fournir de sérieuses indications tant sur le mode de formation que sur
le développement, la marche et le traitement de cette
affection, en nous faisant regarder cet état morbide non
comme un simple état passif, mais bien comme un véritable acte de la nature portant en lui une utilité et même
une nécessité réelle, nous croyons devoir insister sur ces
matières et leur donner un developpement complet.

§ XV. Nous persistons donc à dire que l'*inflammation*
consiste en une *chaleur* réelle, acquérant un dégré remarquable d'intensité dans une partie quelconque du corps

et dépendant entièrement d'un mouvement intérieur plus impétueux du sang dans cette même partie. Il ne faut pas croire cependant que nous fassions provenir l'inflammation d'un simple mouvement partiel et de l'agitation de la portion du sang retenu en stase ; nous l'attribuons plutôt à la complication du mouvement général des humeurs accru par l'état de surexcitation locale : qu'on ne pense pas non plus que ce mouvement anormal du sang dépende d'une agitation spontanée fermentative ; car il dérive uniquement d'un acte vital spécial et propre, utile et même indispensable à la préservation de toute corruption. Nous ajouterons même, contrairement au sentiment des modernes, que ce mouvement ne doit pas être regardé comme un phénomène purement et simplement anormal et morbide ; nous soutenons en outre, contradictoirement aux préjugés des anciens à cet égard, que ce mouvement n'est pas absolument adventice ; car, ainsi qu'ils l'avouent eux-mêmes, on doit plutôt le considérer comme naturel, c'est-à-dire vital. Or, l'accroissement d'intensité imprimé en ce moment ne provient nullement de l'intervention d'une matière quelconque et, dans toute la force du mot, ce mouvement ne peut être le résultat effectif d'aucun principe matériel, quel qu'il soit, ni d'aucune substance étrangère à l'économie animale : il s'opère en réalité, en vue de cette matière, mais par la puissance d'un *agent* interne, domestique et propre au corps humain. C'est cet agent qui veille perpétuellement aux intérêts de l'organisme vivant, en dirigeant et en administrant d'une manière convenable les mouvements vitaux contre l'énergie désorganisatrice de tout principe corrupteur.

§ XVI. A l'appui de nos précédentes assertions, nous affirmons d'abord que, partout où il y a inflammation, là aussi il y a stase du sang : il faut néanmoins bien distin-

guer, en ces circonstances , la simple stase de la coagulation réelle de l'humeur sanguine ; il faut surtout observer avec soin les cas où il existe un débordement congestif vrai et opiniâtre , capable d'engendrer des engorgements et conséquemment de constituer une fluxion éry-
sipélateuse, allant parfois jusqu'au phlegmon et se terminant (après les fièvres) par de véritables épanchements à
caractère purulent et même rhumatismal.

Une chose dont nous ne saurions convenir cependant,
c'est que la tumeur inflammatoire puisse provenir de l'accumulation d'une certaine quantité de sang grumeleux
retenu dans la partie tuméfiée ; nous croyons au contraire
qu'elle se forme par la vive impulsion, la marche progressive ou le passage actuel et incessant d'un sang pur et légitime dans cette même partie : nous pensons en outre
que c'est de cette vive impulsion et notamment de l'impétuosité de la circulation soit locale , soit générale, que
dépendent l'inflammation elle-même , la tuméfaction organique et la vive rougeur surtout qui ne saurait provenir
d'une autre cause que de la présence d'un sang vermeil.
Nous maintenons d'autant mieux notre opinion que ,
dans un cas de sphacèle, l'organe affecté ne présente dans
toute son étendue ni une si grande dureté, ni une couleur
aussi vive que dans une tumeur inflammatoire ordinaire,
mais qu'au contraire les parties sont molles, flasques , peu
tuméfiées , ayant tout l'aspect d'un engorgement œdémateux — facile à comprimer — d'une couleur tantôt pâle,
blafarde et même noirâtre , tantôt plombée et livide.

§ XVII. Selon les lois générales d'hydraulique [1], ce
prompt et énergique mouvement progressif et transitoire
du sang, à travers des conduits déjà obstrués par un com-

[1] *Voyez* T. VIII, Commentaire CLXII, quelques aperçus critiques à cet égard
et l'analyse d'un précieux manuscrit que nous possédons de F. Sauvage sur le
mécanisme de la circulation.

mencement de coagulation, doit nécessairement devenir plus violent encore, soit au lieu même, soit autour de la tumeur et s'accroître en raison directe de l'étroitesse des voies : c'est là réellement ce qui se passe dans les inflammations, où il existe un obstacle réel à la libre et régulière distribution du sang, à travers les parties voisines et les vaisseaux, chez lesquels il se trouve déjà un notable resserrement à l'occasion d'un refroidissement sensible dans les régions contiguës et même éloignées de l'organe tuméfié.

Ce resserrement, disons-nous, bien que ne favorisant pas une libre circulation des humeurs, rend on ne peut plus manifeste notre proposition, touchant le surcroît d'impulsion de l'acte circulatoire.

§ XVIII. Ainsi que nous l'avons déjà exposé dans notre traité de physiologie, la chaleur du sang augmente, en raison directe de son plus haut degré d'impétuosité à travers des conduits plus étroits. C'est pourquoi, comme, d'une part, le sang constitue la première et la principale matière qui, par son propre mouvement intérieur, circule à travers ces vaisseaux exigus et s'échauffe dans son agitation, ainsi que par son frottement contre les parties solides et les fibres organiques raidies ; comme, d'autre part, la portion de sang renfermée dans la tumeur, sous le coup d'une coagulation prochaine, est apte à acquérir une chaleur — naturelle du reste à sa mixtion — et se trouve plus disposée que les fibres organiques elles-mêmes à subir l'impression échauffante du reste de la masse sanguine, nous appuyant sur la vérité dogmatique énoncée ci-dessus, nous disons qu'une semblable constitution est éminemment capable d'augmenter l'effet de la chaleur, non seulement à l'aide d'un *mouvement* naturellement échauffant, mais conjointement avec ce dernier, à cause d'une *matière* spécialement propre à s'échauffer :

phénomène qui s'accomplit du reste par le concours simultané de toutes ces circonstances.

§ XIX. Bien que, d'après ce qui précède, il soit suffisamment démontré que dans l'inflammation il existe un véritable mouvement actif spontané, capable par son énergie progressive de communiquer une chaleur réelle à la masse du sang, il convient néanmoins de pénétrer plus avant dans le fond de la question et de démontrer la vérité de ce phénomène si utile et même si nécessaire par rapport aux inflammations. Rappelons avant tout cet axiome pathologique ou mieux encore physico-chimique, savoir : « que le sang doit naturellement, directement et inévitablement se corrompre, une fois qu'il est livré à lui-même et qu'il n'est point mis en mouvement à l'aide d'une circulation incessante et énergique. » Or, c'est contrairement à ce principe physico-chimique, vrai dans le fond, qu'on a prétendu, bien à tort assurément, que le sang une fois coagulé et abandonné à lui-même, peut habituellement, en vertu de cette faculté corruptive qui lui est propre, entrer en suppuration.

Mais une pareille décomposition putride possède une puissance pernicieuse telle, que, si on n'y mettait obstacle de bonne heure par des moyens actifs et envahisseurs, non seulement elle porterait le trouble et la mort dans toute l'économie animale, mais encore elle détruirait plutôt qu'elle n'altèrerait profondément l'organisme en entier. C'est pourquoi, en de telles conditions, si l'on veut que le corps vivant soit conservé à l'abri de toute dissolution, il est absolument nécessaire que la nature imprime au sang les mouvements énergiques dont nous avons parlé, qu'elle les exerce et qu'elle les dirige de la manière la plus avantageuse, dans le but salutaire d'arrêter définitivement les funestes effets d'une profonde corruption.

Or, ces mouvements progressifs, locaux et généraux

possèdent en eux une vertu abstersive, capable d'éloigner,
de dissiper et de détruire complétement la stase inflammatoire : que si les choses ne se passent pas de cette manière , la nature parviendra, du moins au moyen d'une
pareille méthode abstergente et continue, tant à faciliter
l'élimination et l'évaporation opportune et incessante des
parties les plus subtiles du sang vicié, qu'à subjuguer
complétement les progrès de la corruption. Ce ne sera, en
effet, que par le moyen de cette puissante activité que la
force médicatrice, après avoir délivré l'économie des matériaux les plus délétères, soustraira le corps aux dangers
imminents qui le menaçaient.

Théorie mécanique de l'inflammation. — Bien que la théorie mécanique de l'inflammation soit plutôt du domaine
physico - mécanique que du domaine médical ; cependant
comme, non sans de graves difficultés et de profondes décep-
tions individuelles (car nous n'avons rencontré nulle part,
chez aucun auteur, l'explication des phénomènes en question),
nous avons constaté, d'accord en cela avec les expérimentations des savants, que la véritable raison physico-chimique des
matières et la raison mécanique et instrumentale des mouvements (bien mieux que cette opinion confuse, basée sur l'hypothèse d'une mécanique simplement corpusculaire), facilitent
la conception de cette théorie et la rendent plus compréhensible , nous espérons, avec l'indulgence de nos lecteurs, parvenir à la complète démonstration de notre pensée, en nous
appuyant sur cette raison physico-mécanique de l'inflammation, soit qu'elle disparaisse par *résolution*, soit qu'elle se termine par *suppuration*.

Quand une portion de sang atteinte de stase se coagule dans
l'épaisseur des tissus organiques, on doit toujours s'attendre
à la décomposition putride du sang coagulé : or, quoique cet
état de putréfaction à son début le fasse entrer en dissolution
et le rende moins consistant et presque fluide — d'où cette
antique locution : *tomber en corruption* — , ce liquide n'acquiert pourtant pas assez de fluidité, pour abandonner, de
lui-même, ce funeste état de stase ; car, vu sa constitution

putride actuelle, il ne lui est plus désormais possible de rentrer dans le torrent circulatoire. Comment pourrait-il du reste par sa retraite, débarrasser complétement les parties qui sont le siége de l'affection , puisque par sa présence délétère , il y a déposé un germe corrupteur? C'est donc à tort qu'on veut placer le principe de la chaleur inflammatoire dans le mouvement intrinsèque de la portion de sang frappé de stase , attendu que tout acte qui s'opère en ces lieux est essentiellement putréfiant : se rencontrerait-il , du reste , quelqu'un d'assez peu raisonnable pour prétendre qu'un tel mouvement aussi limité puisse jamais provoquer une véritable *résolution?*

Voici quelle est la manière la plus convenable d'envisager ces faits. Aussitôt que la stase et même la coagulation du sang se manifeste dans une partie quelconque du corps , il importe avant tout de s'opposer aux progrès du mal et d'agir en temps opportun, afin que la corruption des matières congestionnées ne s'effectue pas. Or, le moyen préservateur et curateur unique, que la nature emploie en ces circonstances , consiste dans l'action libre des mouvements vitaux ordinaires, c'est-à-dire dans la libre et incessante circulation du sang à travers la partie lésée : condition seule capable de combattre la stase , de s'opposer à la coagulation et d'empêcher, dès le début, la complication de tout phénomène étranger et délétère. C'est pourquoi, lorsque le cas est pressant et grave, la nature, au moyen d'un mouvement constricteur particulier, pousse le sang avec plus de force et de précipitation vers l'organe affecté, non seulement des parties voisines contiguës, mais encore des parties les plus éloignées du corps. C'est ainsi que ce liquide se mêle peu à peu avec les molécules sanguines , qui se trouvent déjà répandues dans les interstices des tissus ; chose qui ne peut s'effectuer qu'à la condition que la partie, siége de la stase, acquière un plus grand volume par l'afflux des humeurs et constitue une véritable *tumeur.*

Mais comme le sang qui , par sa vive impulsion et son passage rapide dans l'organe lésé, occasionne un pareil gonflement , est un sang pur et rutilant ; comme, d'un autre côté , les parties tuméfiées sont d'une épaisseur moindre à cause de l'expansion des tissus ; comme, enfin, la portion coagulée de ce liquide est d'une teinte rouge foncé, d'autant plus tranchée que sa quantité est plus abondante et plus opiniâtre ; de tout cela, il résulte une altération notable dans la couleur de la région malade, qui acquiert une *rougeur* remarquable. Or, de même que, tant à cause de cette vive impulsion imprimée à l'aide du mouvement tonique, qu'à cause de la tension exagérée de la partie affectée, le sang circule avec plus d'intensité dans cette région — phénomène qui a particulièrement lieu ici, conformément aux lois hydraulico-mécaniques et non, comme le croyaient les anciens, par une plus violente contraction du cœur — et qu'il heurte, en passant, avec plus de violence les fibres organiques et les molécules solides du sang coagulé ; de même et pareillement, en vertu de la raison mécanico-physique mentionnée ci-dessus, il se manifeste dans le siége de la tumeur une notable augmentation de *chaleur*. Ce dernier phénomène a surtout lieu à cause du mouvement progressif et local du sang qui, par le frottement spécialement exercé contre les fibres tendues des parties solides et contre les parois des vaisseaux qui traversent ces parties, reçoit en réalité une plus vive impulsion dans le mouvement intrinsèque et mécanique qu'il exécute en ce lieu ; tel est, croyons-nous, le véritable motif pour lequel le mouvement violent, progressif et inflammatoire de la masse sanguine, détermine une si grande chaleur locale.

C'est ainsi que, par suite de ce même mouvement, le sang dans son passage à travers la tumeur, exerce un continuel frottement sur les particules coagulées et de là, si ce liquide n'a pas acquis une trop grande consistance et que les particules solidifiées ne présentent pas un trop grand volume, il arrive que ces dernières entrent peu à peu en dissolution et sont entraînées du lieu de la stase, dans la circulation générale, par la puissance de ce mouvement progressif, d'où la *résolution ;* mais si les molécules de sang coagulé sont d'un volume tellement considérable, d'une densité et d'une consistance telles qu'une dissolution locale soit impossible, il en résulte qu'elles subissent insensiblement une profonde décomposition matérielle, d'où la *suppuration*.

C'est pourquoi, comme d'un côté il est évident, en thèse générale, que les parties les plus ténues, les plus déliées et les plus mobiles d'un mélange, sont les premières à subir l'impulsion du mouvement et que, d'un autre côté, ce sont les particules sulfureuses du sang qui se trouvent dans ces conditions, il s'ensuit que, presque aussitôt et d'un moment à l'autre, une fois l'évaporation de ces particules les plus ténues opérée, la corruption du liquide sanguin, qu'il ne faut point confondre avec la *résolution* ni avec la mixtion nouvelle du sang privé de ses parties subtiles, la corruption, disons-nous, est paralysée dans ses effets et interrompue dans ses progrès. Bien plus, le retrait des molécules ténues du sang dans la masse des humeurs ne peut en altérer la constitution ni en troubler la marche. En effet, cet acte d'élimination s'accomplit si lentement et si régulièrement, qu'il ne pénètre dans le sang, à chaque pulsation, qu'une bien petite quantité de ces particules vaporisables qui, du reste, peuvent être complétement expulsées du corps à l'aide de la transpiration.

Or, une telle élimination de la partie la plus déliée du sang ne laisse plus dans la tumeur que les parties consistantes. Mais comme les molécules qui s'évaporent ne sont autres que des particules sulfureuses, contribuant pour beaucoup à former le principe colorant du sang, il résulte de là que la matière qui reste après l'élimination de ces molécules, perdant ainsi sa couleur rouge, ne présente plus qu'un aspect blanchâtre et constitue le *pus* proprement dit. Dès ce moment, il ne peut désormais survenir dans ces parties une véritable putréfaction ultérieure; elles peuvent seulement acquérir une prédisposition notable à la dégénérescence saline et ulcéreuse. Mais s'il arrive que les mouvements vitaux, chargés de la marche progressive du sang, de l'abstersion des humeurs accumulées dans la stase et de l'ablation des particules les plus subtiles, ne soient pas convenablement administrés, on doit naturellement s'attendre à l'invasion immédiate de la *gangrène* et du *sphacèle* conséquences qui, non seulement présupposent la corruption du sang frappé de stase et des parties solides qui lui servent d'enveloppe, mais encore peuvent propager au loin ses funestes effets et envahir en peu de temps une étendue considérable de l'organisme.

Telle est en réalité la véritable raison physico-mécanique de l'inflammation; telles sont aussi l'efficacité et l'utilité réelle des actes vitaux, pour la conservation du corps et principalement des parties voisines du siége de l'affection. Or, puisque les choses doivent se passer ainsi pour le maintien de l'intégrité corporelle, nous soutenons que l'administration de

pareils mouvements doit être absolument et nécessairement
dirigée vers ce but moral et final de conservation, bien loin
d'être, ainsi que le prétendent certains médecins, la conséquence directe d'une nécessité physico-mécanique. Le fait du
sphacèle prouve suffisamment en effet que, non seulement la
stase peut avoir lieu, s'accroître sans chaleur et sans présenter les véritables symptômes d'un état inflammatoire, mais
qu'encore on peut voir se manifester une vraie, profonde et
grave corruption, dont on ne saurait trouver de semblable
dans les exemples d'une simple et franche inflammation.

§ XX. L'*effet immédiat* physico-mécanique de l'inflammation consiste soit dans l'ébranlement résolutif de la stase,
soit, si les choses ne se passent pas de cette manière, dans la
suppuration du liquide constituant la tumeur, c'est-à-dire
dans le passage des humeurs épanchées à l'état purulent.

L'effet *médiat*, vraiment moral et conservateur de
l'inflammation, se trouve dans la préservation des parties
contiguës et même de tout l'organisme contre une corruption putride et parfois incurable et mortelle [1].

L'*heureuse issue* de l'affection inflammatoire, principalement lorsqu'elle se termine par la suppuration, consiste dans la *colliquation* tant du sang coagulé que des
parties même solides qui lui servent d'enveloppe immédiate, ainsi que dans leur séparation des parties contiguës encore saines et intactes.

L'issue *funeste* de l'inflammation, alors que le mal est
parvenu à son plus haut degré d'intensité a pour consé-

---

[1] Stahl oublie de mentionner ici un troisième mode de terminaison de l'inflammation. Il arrive souvent en effet, lorsque les actes vitaux éliminateurs et
abstersifs sont insuffisants et que l'on a appliqué extérieurement des topiques
astringents trop violents, il arrive, disons-nous, que la tumeur peut s'*indurer* :
ce n'est que plus tard, si l'induration a lieu dans une partie importante du
corps, que, tant à l'aide d'applications topiques dissolvantes que par l'usage
d'une médication excitante à l'intérieur, cet état local peut disparaître soit
par voie suppurative, soit même par une résolution tardive. Ce phénomène
néanmoins ne saurait jamais s'accomplir sans l'intervention directe des
mouvements vitaux propres à favoriser ce travail éliminatoire.

quence directe la *gangrène* des parties, se manifestant par une vive chaleur, une couleur rouge foncé et une tuméfaction excessive. Mais si l'acte inflammatoire est complètement suspendu et que l'affection, par une cause matérielle permanente, ne puisse obtenir ce dernier résultat, dès lors, l'organe affecté est atteint de mortification et tombe aussitôt en *sphacèle*.

§ XXI. Lorsque l'inflammation se *termine* par la *suppuration*, elle est toujours accompagnée d'une *douleur pongitive* et lancinante dans les parties lésées, rendues plus délicates encore par un accroissement de tension et d'ardeur locales. Cette douleur provoque un sentiment passager de tension picotante, s'accroissant par intervalles, sous l'influence impulsive ou le choc de chaque pulsation ; ce qui démontre la vérité de ces faits, c'est d'une part, la sensation désagréable et profonde que l'on ressent à chaque battement artériel, et d'autre part, la cessation de tout sentiment douloureux de tension, de lancination et de picotement, lorsque l'abcès étant arrivé à sa maturité, le pus s'en échappe soit naturellement, soit artificiellement.

§ XXII. Or, bien que l'inflammation parvenant ainsi à une fin heureuse et salutaire soit inévitablement accompagnée de notables désagréments de chaleur, de douleur et d'anxiété générale — car tout le monde sait que les individus atteints d'inflammation accusent une inquiétude, une impatience et des angoisses exagérées relativement au mal —; si l'on compare néanmoins ces fâcheux inconvénients avec le danger certain et imminent de perdre inévitablement et irrévocablement la vie (ce qui est le pire de tous les maux), on ne doit pas s'étonner dès lors que la force médicatrice entreprenne un travail aussi pénible et aussi douloureux pour le patient plutôt que de livrer le corps à la corruption et à la mort.

§ XXIII. Telle est, en réalité, la véritable constitution

morbide de l'inflammation que nous venons de décrire, tant
au point de vue physico-mécanique que sous le rapport
pathologique et médical. C'est en s'appuyant sur de pareilles considérations que l'homme de l'art comprendra
ce qu'il importe de faire en des cas semblables. Sage imi-
tateur des actes de la nature, il n'entreprendra jamais
d'entraver la marche du mouvement inflammatoire ou de
combattre directement la congestion ou la chaleur séparément, tant que la cause matérielle de l'affection subsiste.
Le *but* principal et presque unique auquel il doit tendre,
dès le principe, c'est de s'opposer à la stase de la masse sanguine, de modérer prudemment la violence des mouvements fluxionnaires et, si après d'inutiles tentatives la
suppuration s'établit normalement, il doit saisir avec habileté le moment opportun pour faciliter au pus sa sortie,
à l'époque précise de sa maturité; il doit surtout veiller
avec soin à la purification des tissus lésés, afin que la
nature dans son acte médicateur puisse, sans entrave et
d'une manière régulière, arriver à la consolidation, à la
cicatrisation complète des parties affectées.

SCHOLIE. Qu'il nous soit permis, avant de terminer ce chapitre, de dire un mot touchant ces vains et fantastiques systèmes qui, faisant de la vie et de la nutrition une simple conséquence de mouvements et d'actes purement mécaniques,
osent prétendre que la consolidation des parties provient
uniquement d'une méthode mécanique.

On trouve des médecins, en effet, qui soutiennent que les
parties les plus délicates du corps, les fibres comme les vaisseaux, se trouvent prémunis d'une quantité surabondante
d'éléments organiques, mis là plutôt en *provision* qu'en *prévision* d'un besoin ultérieur; en sorte que, lorsque quelqu'une
de ces parties est sérieusement lésée, il se fait aussitôt un
nouveau mélange de matières en vue de la réparation des
dommages causés dans la structure élémentaire des tissus,
en prenant naturellement et peu à peu la place des parties
détruites ou endommagées, et même en faisant simplement

croître de nouveaux tissus. Or, comme la plus grande difficulté en ceci est de savoir pourquoi une pareille disposition
physique, si féconde en procédés et existant en puissance dans
l'organisme à l'état sain, ne se manifeste jamais et se tient
toujours en réserve, grâces à cette même raison mécanique,
de même aussi, la consolidation réelle des parties altérées, afin
de pourvoir, d'après l'hypothèse, à des nécessités ultérieures ;
ramenant les tissus à leur forme et volume primitifs, se trouve
pleinement étrangère et opposée aux véritables lois de tout
simple mécanisme naturel. C'est pourquoi vouloir expliquer,
à l'aide de phénomènes spontanés et mécaniques appuyés
sur des raisons de temps, de nombre et de mesure, pourquoi
telle chose ne se fait pas ou se fait d'une manière quelconque
et non autrement, ce serait une vanité aussi puérile que
le langage tenu par les enfants, lorsqu'à propos de torts qu'on
leur impute, ils protestent de leur innocence en disant, « ma
foi ! cela s'est fait ainsi. »

Mais, c'en est assez au point de vue de ces doctrines erronées,
incapables, du reste, de pouvoir nous donner une explication
des envies maternelles et des anomalies de la structure du
corps humain, survenues à la suite d'une aberration de l'âme
et qui ne seraient simplement dues d'après ces théories hypothétiques, qu'à une puissance mécanique.

CHAPITRE IV.

DES DOULEURS.

§ I. Il est évident que les *douleurs*, à moins qu'elles ne
puisent leur source en des causes externes, dépendent
communément tant de l'effet que de l'acte propre de la
congestion. Parmi ces douleurs il en existe certaines qui,
à cause même du degré de sensibilité réelle qu'elles surexcitent, ont reçu différents noms en parfaite analogie
avec la sensation qu'elles provoquent ; il en est d'autres
qui, non moins sensibles, ne sont cependant indiquées
par aucune dénomination particulière.

Du premier genre, sont : 1° la douleur *brûlante,* ainsi

nommée en raison de la chaleur excessive qu'elle fait naître ; 2° la douleur *ardente*, plutôt compréhensible par son
nom que par la sensation équivoque dont elle est la cause :
elle est ordinairement déterminée par les érosions salines
d'une humeur profondément viciée ; 3° la douleur *prurigi-
neuse* ou *érosive*, qui, au dire des patients, chauffe, brûle
comme du feu, picote comme du sel, ronge, démange,
etc; 4° la douleur *pongitive* ou *lancinante* qui, considérée
sous deux aspects différents et comme correspondant aux
pulsations artérielles, ou bien se fait sentir par intervalles
à chaque battement, ou bien est continue et ne présente
quelques phénomènes d'exacerbation que lorsqu'il survient une surexcitation générale ou locale : telles sont les
douleurs de la tête, quand on l'agite ou qu'on la secoue fortement ; parfois enfin, ce sentiment de lancination affecte un caractère irrégulier et vague ; 5° la douleur *mordicante,* se manifestant d'une manière violente
soudaine et excitant, par son âcreté, des mouvements
convulsifs et saccadés : telles sont les souffrances que
ressentent certains malades dans l'intestin rectum ou à
son orifice, et qui ressemblent à des morsures faites en
cette partie ; elles sont si aiguës et si vives, qu'elles font
tomber souvent le malade en syncope; 6° la douleur
tensive, accompagnée d'un sentiment de distension de
l'organe souffrant; elle est tantôt variable, tantôt fixe :
dans le premier cas, elle se déclare par tranchées et d'une
manière erratique; dans le second cas au contraire, elle
provoque des sensations semblables à des déchirements,
ainsi que cela se passe habituellement dans les coliques ;
7° la douleur *gravative,* occasionnant un sentiment de
pesanteur, que l'on exprime ordinairement en ces termes:
« c'est comme une pierre devant ou derrière la tête, sur l'estomac, dans les lombes; comme un quintal sur la poitrine;
comme un piquet posé ou enfoncé au creux de l'estomac;

les membres sont lourds comme du plomb, etc.; » 8° la douleur *glaciale* ou *horripilante*, provenant d'une profonde sensation de froid et se manifestant surtout fréquemmennt à la tête, et plus rarement aux reins ; 9° les douleurs *versatiles, âcres* et *aigües,* qu'il est impossible d'exprimer dans la langue latine[1] : ce sont celles qui se font ressentir dans les rhumatismes violents, acccompagnés de congestions purulentes ou de souffrances arthritiques et à propos desquelles on dit avec assez d'exactitude : « cela serre, tiraille, déchire; il y a dans les membres une sensation de déchirements horribles, comme si on recevait des coups de hache ou de couteau ;» les patients sont en ce cas, incapables de mouvements, impuissants, etc. 10° Dans cette catégorie peuvent se ranger enfin les douleurs *térébrantes,* que ressentent, jusque dans les os les personnes atteintes, d'affections vénériennes; alors surtout qu'à l'occasion de cette terrible maladie, il survient l'ulcération des os du crâne. On pourrait encore joindre à ces dernières, la douleur *aigüe* et *piquante* que provoque le contact d'une plaie vive ou d'un ulcère saignant. C'est là ce qu'on exprime en ces termes : « c'est comme une chair vive ; cela brûle, dévore, ronge, comme une plaie découverte, etc. »

§ II. Dans le second genre, se classent les douleurs dites *innominées,* c'est-à-dire celles qui n'ont reçu aucun nom propre et dont la vague dénomination indique plutôt une simple ressemblance avec l'idée qu'elles représentent, qu'avec leur véritable caractère pathologique : de ce nombre sont principalement les douleurs *ostéocopes* (ὀστεόκοπος) et les douleurs *helcoïdes* (ἑλκώδης).

1° Les douleurs *helcoïdes* [2], que l'on pourrait appeler

---

[1] Et encore moins dans la langue française, si pauvre en termes techniques et originaux.

[2] Helcoïde ἑλκώδης (de ἕλκος ulcère et de εἶδος apparence) signifie de *nature ulcéreuse.* Bien que ce mot n'ait jamais été, que nous sachions, employé en

plus raisonnablement aussi douleurs *contusives*, provoquent un sentiment désagréable qui tient le milieu entre
les sensations traumatiques et les sensations ulcéreuses.

La douleur *contusive* est celle qui détermine en nous
une profonde impression, semblable à ce que l'on ressent après une vive contusion ou après un violent ébranlement des parties molles : elle se présente positivement
plus souvent à notre observation que la douleur *helcoïde*
ou ulcéreuse, tant par son espèce que par sa fréquence :
son caractère distinctif est une fatigue particulière, un appesantissement en. tout semblable à celui qu'éprouve le
corps, à la suite d'un mouvement extraordinaire et inaccoutumé, longtemps prolongé et à l'occasion duquel on ressent dans les muscles, pendant deux ou trois jours, un
malaise et une sensibilité telle, qu'au moindre contact on
souffre comme si on recevait un coup violent avec un instrument dur et contondant : ce que l'on rend généralement par ces paroles : « c'est comme un dépôt sanguin prêt à s'abcéder, la douleur en est à peine supportable ; *à un moindre degré*, c'est comme si on avait
été roué de coups ; *à un degré moindre encore,* comme si
on avait été frappé, etc.; » et quoiqu'ils ne paraissent pas
définir exactement cette sorte de sensation, ils en expriment cependant l'idée par cette locution générale et énergique : « *Es thue ihnen eben alles wehe* : » « C'est comme
si on éprouvait une douleur dans tout le corps. »

§ III. La douleur ostéocope [1] est caractérisée par un

langage pathologique, nous avons cru devoir nous en servir pour mieux rendre
la pensée de l'auteur : du reste, on a l'habitude d'appeler *helcose* (et non
elcose) toute solution de continuité, avec perte de substance, produite par l'action d'agents corrosifs ; nous ne voyons donc pas pourquoi le mot helcoïde ne
serait point désormais consacré pour exprimer les douleurs provenant d'un
pareil genre de. lésions.

[1] Ὀστεοκόπος ou ὀστοκόπος (de ὀστέον *os* et κόπτειν *briser*) signifie
ostéocope, c'est-à-dire (ὀστεοκόπος ὀδύνη) une douleur aiguë qui affecte les
os et provoque une sensation comme si on les brisait.

sentiment de fatigue intérieure ayant une grande analogie avec les douleurs gravatives, appesantissantes et
tensives. Ce nom convient on ne peut mieux à un tel
genre de souffrances : en effet, les malheureux qui en
sont atteints accusent ordinairement un profond malaise
intérieur pénétrant les os jusque dans la moelle, c'est-
à-dire provoquant d'horribles tourments dans la plus
intime profondeur des organes et du système osseux. De
pareilles sensations sont habituellement accompagnées
d'une incessante anxiété générale qui ne permet pas au
malade de garder la même position pendant un long temps
et qui, au moindre mouvement, réveille dans tout l'organisme des douleurs gravatives et tensives intolérables,
s'engourdissant peu à peu et permettant au patient de
prendre une nouvelle position qui calme le mal.

§ IV. Dans cette même classe de douleurs innominées,
on peut ranger encore une sorte de *frémissement* ou de
fourmillement provoquant un genre de malaise tout particulier qui, porté à son plus haut degré de paroxysme,
produit une douleur générale dans les membres, ou,
en d'autres termes, court et picote dans tous les membres,
comme des fourmis. Expressions que plusieurs écrivains
latins ont essayé d'imiter.

On peut encore ajouter à ces derniers genres de douleurs certaines sensations de palpitations dépendantes
quelquefois et provenant presque toujours de mouvements convulsifs : bien que ces sortes de sensations ne
constituent pas des douleurs formelles, elles font néanmoins éprouver aux malades une agitation et une inquiétude capables de troubler leur sommeil et de les exposer
dans leur état de veille à une profonde anxiété qui les
oblige à changer sans cesse de position, sans en trouver
de bonne ; ce qui détermine chez eux une fatigue corporelle, acccompagnée d'ennui et d'une vive impatience
morale.   T. IV.   22*

§ V. Nous avons déjà dit, dès le début de ce chapitre, que les douleurs forment le cortége habituel des congestions ; nous confirmons ici ce fait et nous soutenons que ces dernières sont la cause *directe, prochaine, occasionnelle* et *finale* des douleurs. En premier lieu, en effet, les congestions sont cause prochaine et directe des douleurs, car c'est tantôt la matière congestionnée, ainsi qu'on le dit dans les écoles, tantôt l'acte congestif lui-même qui provoque cette sorte d'état morbide.

On doit entendre par matière congestionnée, la portion de la masse humorale qui, dirigée vers un organe, s'y accumule, y séjourne et devient ainsi propre à subir une prompte et variable corruption : en effet, c'est à l'occasion de cette accumulation et de ce débordement humoral que le sang ralentit simplement sa marche, devenue plus difficile à travers l'organe congestionné, et qu'il se déclare des sensations variées de chaleur, d'ardeur et de démangeaison. C'est pendant la stase ensuite, alors surtout que le sang entre en décomposition, qu'il se manifeste des symptômes bien plus intenses de lancination, de tension, d'ardeur intolérable, d'érosion même et de profonde ulcération des parties.

C'est encore à cette occasion que le patient éprouve de vives tensions, de la pesanteur, un froid intense et passager, de la stupeur, une sorte de frémissement ou engourdissement local qui a donné lieu à ce proverbe : « La partie malade est comme endormie. »

§ VI. Nous avons dit en second lieu que les congestions sont causes occasionnelles et finales des douleurs, attendu que c'est pendant l'acte congestif que les sensations de tension et d'ardeur locales se manifestent ; elles peuvent être regardées comme l'effet immédiat de l'afflux humoral et sont toujours en raison directe de la sensibilité de l'individu et de l'activité ou des efforts entrepris par la nature, tant pour l'exécution de l'acte congestif que pour éviter tout fâcheux effet consécutif. De là surgissent ces mouvements contentifs et opiniâtres, ces constrictions spasmodiques d'abord légères, imperceptibles et envahissant plutôt un ordre particulier de fibres nerveuses, que tout le système nerveux en entier de la partie affectée, lequel, une fois atteint, accuse de très-vives douleurs pongitives, lancinantes, tractives, picotantes, accompagnées de sensations incommodes et variées de torsion, de frémissement, de vibration et de palpitation.

§ VII. Du reste, ainsi que nous le dirons en temps et lieu, à propos du mouvement, ce qui constitue le caractère des douleurs congestives, c'est qu'elles ne traduisent pas toujours exactement le degré et l'importacce de la congestion et que, par l'effet seul de l'habitude, elles suivent de si près les mouvements congestifs qu'à la plus légère occasion elles se manifestent de nouveau ; et cela, non pas toujours proportionnellement à la quantité de sang congestionné ; mais plutôt en raison de sa célérité et de la violence des mouvements d'où elles proviennent directement par sympathie.

Ce qu'il y a de positif, c'est que les douleurs sont principalement le résultat immédiat et ordinaire des congestions et des stases par cause externe, telles que les contusions, les solutions de continuité, les profondes irritations, les brûlures et la congélation des parties.

§ VIII. Nous signalerons en passant un sentiment particulier d'irritation qui, à un faible degré, excite le rire, bien qu'on éprouve réellement quelque chose de désagréable, mais qui porté à un très-haut degré peut provoquer de violents mouvements convulsifs [1] ou tout au moins fait ressentir une notable lassitude ; nous voulons

---

[1] *Voyez*, T. II, Section V, p. 420, la note que nous avons mise au § VII. Elle renferme une observation fort importante à ce sujet.

parler du *chatouillement* ou de la titillation des organes. Ce n'est pas ici l'occasion de traiter de la théorie de ce phénomène, attendu qu'il n'a aucun rapport avec l'état morbide qui nous occupe actuellement. Nous en parlerons à propos des mouvements anormaux.

§ IX. Les *causes* principales des douleurs consistent surtout soit dans une vive tension, soit dans un accroissement considérable de chaleur, soit enfin dans une réelle âcreté saline et corrodante. La plus puissante d'entr'elles consiste, sans contredit, dans la tension excessive et pourtant variée des tissus. Cela est dû à ce que, en dehors des tensions provenant d'un engorgement et pouvant s'accroître facilement ou dégénérer suivant le degré de traction des fibres, il peut encore arriver que ces douleurs acquièrent souvent une intensité extraordinaire et pernicieuse, surtout au moment de leur invasion.

Il est en outre aisé de concevoir que ces douleurs, en quelque sorte *passives* et résultant d'un engorgement qui provoque la distension des fibres, peuvent être singulièrement surexcitées par les efforts tendant à s'opposer à cette distension organique et déterminant néanmoins un surcroît dans cette tension locale par un surcroît d'activité dans les mouvements vitaux ; c'est là ce qui a lieu principalement pendant les douleurs déchirantes des coliques dont la raison ne saurait se trouver ailleurs que dans les violentes constrictions de l'intestin, à l'aide d'une tension active et spontanée opérée immédiatement au-dessus des matières fécales endurcies ou des vents renfermés dans l'intérieur de cet organe.

L'ancien supplice de la torture par le tiraillement des membres du corps est une preuve péremptoire de la surexcitation des douleurs que provoque la tension violente des parties ; ce qu'il y a surtout de remarquable en ceci, c'est que, au rapport de Fabrice de Hildan, on a vu plusieurs individus être complétement guéris de violentes et intolérables douleurs spasmodiques, de nature arthritique ou goutteuse, après avoir subi la torture [1].

§ X. Nous devons placer au nombre des causes éloignées et occasionnelles des douleurs tout ce qui, sous l'action d'une efficacité matérielle et corporelle, peut déterminer l'engorgement et la tuméfaction des parties. On doit encore compter parmi ces dernières toute cause capable d'irriter la sensibilité et de surexciter d'une manière plus immédiate des mouvements propres à déterminer un redoublement de chaleur ou même de refroidissement d'autant plus incommode que ces sortes de causes, par leur invasion subite, provoquent des attaques de courte durée, il est vrai, mais beaucoup plus intenses que bien d'autres genres de douleurs plus opiniâtres, plus calmes dans leur invasion et moins véhémentes vers leur déclin. Nous avons pour exemple de ces faits les sensations assez légères de froid humide qui, affectant d'une manière subite la sensibilité, peuvent provoquer certains mouvements subtils fort incommodes ; il faut donc tenir compte de ces impressions désagréables, occasionnées plutôt par le froid que par la chaleur dont les effets immédiats sur la sensibilité deviennent on ne peut plus pénibles par suite des mouvements que provoque surtout cette surexcitation de la sensibilité.

§ XI. Les *résultats* constants et directs des douleurs sont certaines anxiétés éprouvées par le malade, tant dans toute l'économie corporelle et dans la partie affectée sur tout, que dans les organes des sens et dans l'âme elle-même.

En premier lieu, il se produit une impatience et une agitation variée de tout le corps, un changement continuel de position : phénomènes qui ont donné lieu à cette

[1] *Voyez*, T. VIII, Commentaire CLXIII, quelques considérations critiques à ce sujet.

locution germanique : « *Heylstätten suchen :* » Ils cherchent en vain une position tranquille. »

Les effets du second genre se résument principalement dans l'impossibilité où se trouve le malade soit de dormir, soit de veiller en repos. Pour ce qui est de l'état moral provoqué par les douleurs, ce qui le distingue principalement, ce sont un malaise inquiétant et une impatience extraordinaire, une vive crainte touchant l'issue de la maladie et, conséquemment, un sentiment de terreur et de profonde perturbation, capable de surexciter d'une manière notable la violence actuelle du mal.

Scholie. — De tels faits méritent d'être pris en sérieuse considération, attendu que, quelque violentes que soient les douleurs simplement organiques, elles provoquent dans l'âme une perturbation, une anxiété et une impatience bien moins grandes que celles qui atteignent le sens en général. En ces derniers cas, en effet, non seulement le corps se trouve dans un plus grand danger, mais encore, ce qui est très-remarquable, en raison même de la puissance réelle des causes physiques, le danger plutôt imminent que présent détermine dans l'âme une extrême inquiétude et un complet désespoir. Ces phénomènes pathologiques sont d'une haute valeur, au point de vue de leur conséquence. 1º Touchant l'économie vitale, car il peut se manifester, à cette occasion, de profondes et soudaines prostrations de forces et même, chez ceux qui ne sont point accoutumés à ce genre de souffrances, de véritables lipothymies. 2º Au point de vue moral, car alors il survient, non seulement l'abattement de l'âme et la crainte de ne pas guérir ; mais encore des rêves effrayants et pénibles, le délire enfin : on voit ordinairement en effet les malades qui se trouvent dans un pareil état d'exaltation (dans le but d'échapper au danger qui les menace), manifester le désir de changer d'habitation, comme s'ils occupaient une maison étrangère, ne faisant pas même attention qu'ils sont entourés de leurs plus chers amis et de leurs plus proches parents. Ces faits peuvent être constatés fréquemment soit dans les fièvres aiguës, au moment suprême d'une crise funeste, soit dans un cas de sphacèle.

§ XII. Les *suites* les plus ordinaires des douleurs sont un notable *affaiblissement* général, un *état spasmodique* remarquable, allant même jusqu'aux convulsions ; ce sont encore, après les longues exacerbations nerveuses qui accompagnent la souffrance, l'extrême *fatigue* des membres, simulant la *paralysie*, leur *atrophie*, leur *raideur* et leur *contracture* enfin ; d'où cet adage vulgaire : « cette énorme douleur a brisé tous mes membres. »

C'est ainsi qu'on voit, à la suite de violentes *hémicrânies*, affectant particulièrement l'œil de la partie malade, survenir parfois l'*amaurose*, suivie plus tard de *cataracte*, devenant bientôt complète par la *solidification* des humeurs de l'œil, ainsi que le prouve l'expérience.

§ XIII. Nous n'avons parlé jusqu'à présent que des parties fibreuses du corps, comme siége spécial des douleurs. Disons un mot maintenant de celles communes aux dents, dont la texture offre une prédisposition particulière à ce genre d'affection morbide. Les dents, en effet, possèdent à leur racine, comme on dit : 1° dans leur substance *névroso-fibreuse*, constituant la *pulpe dentaire*, une exquise sensibilité immédiate ; 2° dans leur *substance osseuse*, une sensibilité non moins remarquable ; c'est là ce qui est démontré clairement par l'exemple des dents cariées ou cassées, que le moindre mouvement de la langue peut ébranler, en provoquant les plus atroces souffrances.

Il peut se faire cependant que les dents n'aient pas toujours cette exquise délicatesse, et les douleurs ne sont alors le plus souvent produites que par une violente impression, provenant d'une tension exagérée dans les fibres nerveuses qui s'y rendent ; à moins que, par l'usage de certains acides corrosifs mis en contact avec leurs parties solides, les dents n'acquièrent une sensibilité telle, que pendant plusieurs heures on éprouve des souffrances intolérables, très-bien exprimées par le mot *hémodie*[1], et par cette locution : « les dents éprouvent un sentiment comme si elles avaient perdu leur sensibilité et comme si elles avaient été frappées. »

Personne n'ignore en outre combien est grande la sensibilité de ces organes et quelle douloureuse et horrible sensation est ressentie dans tout le corps, lorsqu'en mangeant, on a le malheur d'écraser sous la dent un petit gravier. Or, pour quiconque voudra porter son attention sur ce fait, il est évident que les douleurs ressenties à cette occasion ont une grande analogie avec celles qui proviennent d'un froid intense, d'une grande chaleur ou d'un profond frémissement.

§ XIV. Disons un mot, en finissant, des douleurs provoquées par les *cors*.

Ce qui prouve que les souffrances aiguës et intolérables des cors aux pieds, comme celles des dents ont un profond retentissement nerveux dans toutes les parties molles avec lesquelles l'organe affecté a un rapport immédiat, c'est que ces deux genres de douleurs, non seulement se manifestent d'une manière irrégulière et avec une certaine rémittence, mais encore affectent diverses formes spasmodiques, tensives et vibratoires, suivant les différentes modifications de température, prévoyant même quelquefois d'une manière sûre les variations atmosphériques plus ou moins prochaines[2]. Mais c'en est assez sur ces matières.

[1] Hémodie, *hemodia* (de αἷμα sang et de ὁδούς dent) signifie une sensation particulière d'agacement, provenant d'une congestion de sang dans la pulpe dentaire.

[2] *Voyez* T. VIII. Commentaire CLXIV.

SECTION III.

ALTÉRATIONS ET ANOMALIES MORBIDES DES MOUVEMENTS VITAUX ET ANIMAUX.

§ I. Comme, d'une part, les mouvements vitaux et animaux supposent avant tout dans la partie elle-même un degré suffisant de vigueur ou d'énergie, que nous avons l'habitude d'appeler *ton*, en raison du degré de la *tension* organique ; comme, d'autre part, cette tension particulière n'affecte pas toujours une égale intensité de raideur, qu'au contraire cette dernière peut varier et varie habituellement avec des nuances infinies, de jour en jour, d'une heure à l'autre, et même à chaque instant, c'est donc à plein droit et avec juste raison que nous appellerons *mouvement tonique,* une puissance (de *rénitence* et d'*élasticité*) propre aux tissus organiques. Qui plus est, au point de vue de l'acte vital en lui-même, nous donnerons plus spécialement le nom de mouvement tonique à cet acte universel de rénitence et d'élasticité soumis à l'influence perpétuelle d'une action motrice générale.

§ II. Ce que nous avons à considérer d'abord, ce sont les rapports légitimes que ce mouvement tonique lui-même et toutes les autres espèces de mouvements peuvent avoir avec les usages et le but réel de leur destination, c'est-à-dire : 1° le degré raisonnablement proportionné de leur énergie ; 2° la mesure régulièrement temporaire de leur accomplissement ; 3° leur direction précise relativement au but final par lequel et en vue duquel ces mouvements s'opèrent ; 4° enfin la méthode

particulière suivant laquelle, après un certain intervalle
de repos, ils se manifestent naturellement de nouveau
à des époques fixes et périodiques.

Cela posé, on comprend que ces sortes de mouvements
sont susceptibles d'affecter une marche irrégulière :
ainsi, il arrive souvent que ceux dont l'exécution devrait
être calme et normale sont au contraire violents et
désordonnés; ceux dont l'accomplissement demanderait
une certaine énergie ne se manifestent qu'avec lenteur;
ceux qui nécessiteraient une courte, prompte et vive
effectuation, n'ont lieu que d'une manière languissante,
faible et indifférente; ceux dont la durée exigerait un
intervalle normal et périodique se font prématurément
ou avec précipitation; ceux que la nature aurait pu
entreprendre d'une manière analogue à des fonctions et à
des fins déterminées semblent avoir été institués à l'aven-
ture, sans aucune espèce de rapport avec leur destination
et même à l'encontre des usages ordinaires; ceux enfin
qui, dans le but de faciliter le passage de certaines matières vers une partie quelconque du corps, devraient,
selon toutes les règles, s'opérer par les organes et dans
les régions aptes à cet effet, ne sont administrés que
dans des régions contraires et par l'intermédiaire d'organes diamétralement opposés : il y a du reste, en ce
dernier cas, omission, confusion et aberration complète dans la justesse et la régularité des fonctions organiques, tant au point de vue de la région que du retour
de l'acte lui-même.

§ III. De même qu'il est facile de reconnaître dans les
spasmes, les palpitations, les tremblements, les convulsions, un état de surexcitation du mouvement tonique
vital, et dans l'immobilité paralytique, une défectuosité
de ce même mouvement, pareillement aussi il convient
d'apporter la plus grande attention dans l'appréciation

de certains mouvements toniques, moins bien accentués et d'un caractère moins sensible. Ces mouvements provoquent, à la vérité, des phénomènes assez remarquables ; mais leur action, quoique ordinairement accessible dans sa marche la plus simple à un examen attentif, ne tombe cependant pas directement sous les yeux de l'observateur. Nous avons des exemples d'une pareille *action* dans l'horripilation, le frisson et le froid intense, qui surexcitent à divers degrés des contractions, soit sur toute la surface du corps, soit en certaines régions spéciales plus ou moins étendues.

Comme en outre, parmi ces mouvements, les uns peuvent dégénérer en de véritables ébranlements, se traduisant par des frissonnements et un froid intense (témoins les fièvres d'accès) ; de même aussi, il en est d'autres qui produisent des contractures, des raideurs et des resserrements tels que les parties où ces mouvements font sentir leur influence paraissent, non-seulement desséchées et privées de leurs sucs, mais encore soumises à une rigidité plus ou moins notable. C'est là ce qui se passe ordinairement chez les goutteux (à tissu spongieux peu abondant), lorsque les picotements très-aigus qu'ils ressentent d'abord dans chaque fibre de la partie affectée se propagent ensuite également dans tout l'appareil musculaire, où cette sensation de douleur aiguë s'évanouit et se trouve remplacée par un état de rigidité.

§ IV. A cette occasion, il importe de ne pas passer sous silence un mouvement tonique, d'un genre tout spécial, dont l'action est occulte, mais dont les effets, appréciables à la sensibilité du patient et visibles pour les assistants, provoquent parfois dans certaines parties du corps de sourdes contractions douloureuses. De là, ces inquiétudes, ces plaintes, ces impatiences, cette difficulté de garder longtemps la même position et de désigner d'une manière précise l'insupportable et sourde douleur dont il est question : c'est à ce propos que les malades disent : « *Es thue ihnen alles weh, sie wissen sich vor Müdigkeit* » *nicht zu lassen, die glieder seyen ihnen bleyschwer;* » etc. » « *Que tout leur fait mal; qu'ils ne savent com-* » *ment se placer, tant ils sont fatigués; qu'ils ont leurs* » *membres lourds comme du plomb.* » Bientôt après, on aperçoit ces mêmes malades devenir comme soudainement exténués ou desséchés, et l'on ne peut alors s'empêcher de faire à leur égard les plus tristes présages : « *Sie sehen so trefflich übel aus;* » c'est-à-dire, « *qu'ils ont bien mauvaise mine.* »

§ V. Il est enfin à propos d'examiner ici un remarquable et très-caractéristique resserrement tonique partiel et local qui, inaccessible à des yeux peu experts, se manifeste d'une manière suffisamment notoire dans l'endroit affecté seulement, sans faire éprouver la même impression aux régions adhérentes.

Nous avons une preuve frappante de ce phénomène dans la contraction *tonique* (*spasmodique,* suivant les autres auteurs), non-seulement de la peau, mais quelquefois uniquement de l'épiderme lui-même ; contraction capable d'arrêter indéfiniment la transpiration.

§ VI. En effet, quoique l'observation la plus simple suffise pour constater que, dans les fièvres aiguës, le corps dont l'habitude offre non-seulement une pâleur extraordinaire, mais encore un aspect piteux de souffrance et d'exténuation, est généralement atteint par cette espèce de *constriction,* qui, tout en affectant le système cutané (d'où la paleur et la sécheresse de la peau), exerce surtout un resserrement énergique sur les fibres musculaires sous-jacentes (d'où cet aspect de maigreur et de faiblesse surprenantes chez le malade); néanmoins, ce qui démontre bien qu'une pareille constitution morbide ne saurait complétement s'opposer à la sueur, c'est la remarquable et facile disposition à transpirer que possèdent d'autres sujets, tourmentés d'ailleurs par le même genre de fièvre et présentant un aspect complétement analogue : phénomène qui, du reste, s'accomplit sans obstacle, pourvu que tout le reste se passe normalement.

Contrairement à ces faits, on peut constater que, souvent dans les fièvres aiguës et presque toujours dans les fièvres intermittentes chaudes à type tierce, il se manifeste, tantôt une véritable infiltration sanguine à la surface de la peau (témoin cette rougeur insolite qui fait dire au vulgaire que les malades sont tout en feu, « *Sie glühen gantz vor hitze.* » C'est-à-dire, « *qu'ils sont brûlants de chaleur* »); tantôt une turgescence universelle, un gonflement notable qui s'observe dans l'habitude générale du corps et qui provient de l'épanchement désordonné du sang vers la surface cutanée : perturbation qui donne à son tour immédiatement naissance à une chaleur ardente, mais sèche, sans moiteur et sans transpiration.

§ VII. Il est généralement vrai de dire que, dans les fièvres aiguës de ce genre, dans les fièvres malignes, principalement, les malades éprouvent d'une manière sensible, quoique sous un mode différent de manifestation, à la région dorsale et à d'autres parties, de semblables mouvements constricteurs. Toutefois, ce n'est qu'au début de ces sortes de fièvres, alors qu'aucune transpiration spontanée ne s'est encore manifestée, que ces constrictions se produisent : aussi, dès que la diaphorèse est tranquillement parvenue à s'établir, soit d'une manière naturelle dans la marche normale de la maladie, (tant à cause de quiétude permanente où est le malade que par suite du repos absolu du corps), soit à l'aide des secours de l'art employés à propos et sagement administrés, voit-on se calmer et diminuer peu à peu ces tiraillements souverainement insupportables, ressentis naguères à la région dorsale et dans le reste de l'économie corporelle.

§ VIII. Volontiers, nous laissons à d'autres le loisir d'expliquer quel est l'ordre de ces phénomènes et le soin d'examiner, en les interprétant selon l'opinion vulgaire, si c'est la sueur qui dissipe complétement ces mouvements spasmodiques, ou bien (ce qui est positif) si c'est seulement après la suppression de ces mouvements que la transpiration peut s'établir et librement s'effectuer ; car, tant que cet état de constriction durerait, la diaphorèse ne saurait avoir lieu en aucune manière. Mais il ne faut point, comme preuve ultime de ce fait, prétendre que cet état spasmodique augmente sensiblement d'intensité sous l'impression du froid, ni qu'il diminue sous l'influence d'un régime modéré, d'une chaleur douce, d'un repos convenable, et arguer ainsi que ces moyens ouvrent à la sueur une issue et une marche régulière.

Cependant, on peut sagement penser que la vraie cause de l'empêchement de la transpiration est dans l'apparition de ces mouvements constricteurs dont la cessation permet à cette excrétion critique de s'établir normalement : conclusion évidemment plus raisonnable que de prétendre à *priori* que la sueur dissipe et fait cesser ces sortes de mouvements. Sous ce point de vue, nous nous rangeons donc sans balancer du côté de ceux qui regardent plutôt cet état spasmodique de la peau comme la cause réelle des obstacles apportés à la sueur, au lieu de considérer la diaphorèse comme le moyen naturel de résoudre d'une manière immédiate cette constriction.

§ IX. Toutefois, pour ne pas laisser croire aux gens peu experts que nous ne faisons ici que de la théorie, lorsqu'il s'agit au contraire d'une question pratique des plus importantes ; pour leur faire comprendre en outre combien pourrait être préjudiciable à la clinique médicale une inconvenante acception de la chose, qu'il nous soit permis de considérer un peu par le raisonnement la conséquence absurde qui découle naturellement et logiquement de l'opinion contraire.

S'il était possible, en effet, de détruire directement par la transpiration les douleurs et les tiraillements qui se font sentir dans l'économie et notamment à la région dorsale, il serait certainement indispensable de provoquer n'importe comment une abondante diaphorèse ; or, que pourrait-on imaginer dans ce but de plus efficace que l'emploi des sudorifiques dont la vertu est positivement reconnue ? Mais, comme une pareille médicamentation et le régime général qu'il faudrait suivre ne peuvent qu'imprimer au sang une excessive et intempestive agitation ; comme, au lieu de susciter l'éruption de la sueur, ces moyens portent plutôt obstacle et jettent une grave perturbation dans le caractère fébrile de la maladie, on voit de suite l'immense préjudice qui résulterait, au point de vue pratique, de cette malencontreuse opinion.

§ X. Influencés par les erreurs déplorables que professent à cet égard des imaginations fantasques et capricieuses, en ce siècle où la licence de la fiction et de l'audace est portée à son comble, privés d'ailleurs des ressources d'une pratique suivie, dominés enfin par une foule de préjugés, les médecins ne sont pas encore également tombés d'accord sur la méthode à suivre dans l'étude des autres espèces de fièvres aiguës malignes. Néanmoins, l'étude clinique de la *variole* prouve jusqu'à l'évidence que, non-seulement ces sortes de douleurs ne sont nullement dissipées par les sueurs directement provoquées à cet effet, mais qu'au contraire un pareil genre de traitement porte encore une perturbation très-certaine dans l'apparition naturellement paisible de ces exanthèmes et contribue ainsi à donner à l'affection une issue dangereuse ou funeste. Car, il faut bien le dire : antipathique à de tels moyens, toute affection exanthématique qui suit, en cette occurrence, une marche normale et régulière par l'à-propos réellement favorable de l'éruption exanthématique, n'exige nullement le concours actif d'une abondante sueur, attendu que, en pareille circonstance, une légère et insensible transpiration est suffisante.

L'exemple que nous venons d'alléguer peut servir à l'examen pratique des autres affections malignes ; comme aussi une théorie prudente y trouvera un document précieux plutôt qu'un argument sur ce qu'il convient de statuer touchant l'énergique aptitude des contractions spasmodiques à porter un obstacle réel à la transpiration cutanée et non à la sueur ; tandis que la sueur elle-même ne possède pas la faculté de dissiper ces constrictions et les malaises généraux qui en sont la conséquence.

§ XI. C'est ici le moment de parler des *sueurs partielles* qui se déclarent dans certaines régions spéciales, sans se manifester ailleurs. L'affection rhumatismale nous offre une preuve remarquable de ce phénomène : en effet, si, durant les plus fortes souffrances du malade, on vient à provoquer une sueur artificielle, l'un des deux côtés du corps obéit sensiblement à l'action des agents sudorifiques, tandis que l'autre y demeure absolument et constamment réfractaire, ou du moins ne s'y soumet que d'une manière tardive, à regret pour ainsi dire.

§ XII. Avant de passer à l'étude *des causes des mouvements anormaux,* nous avons préalablement quelques mots à dire sur la cause universelle des mouvements qui s'opèrent dans l'économie en général : nous ôterons ainsi tout prétexte à ces vaines et puériles discussions touchant le principe *des mouvements* dans le corps *animé, vivant* et *organique.* Il est, en effet, radicalement impossible à toute personne tant soit peu imbue des premières notions de la logique, ainsi qu'à tout homme de sens et d'intelligence, de méconnaître et d'ignorer le lien indissoluble, la corrélation intime qui existe entre les *besoins* de l'âme *raisonnable* comparant les choses présentes, les percevant telles qu'elles sont à l'aide des organes sensoriaux, dirigeant enfin sa volonté au moyen de ces mêmes organes vers le but désiré et la *nécessité de la conservation* du corps à l'aide des mouvements vitaux : nous sommes donc fermement convaincu que, loin de prêter une oreille favorable et d'ajouter foi à ces frivoles discussions qu'on nous jette sans cesse à la face en strophes pompeuses et inintelligibles (comme un objet de la plus haute importance, intéressant infiniment le genre humain), au point de vue *du commerce impossible entre le matériel et l'immatériel,* tout homme raisonnable préfèrera vouer au ridicule d'aussi oiseuses questions.

Ceci posé, quiconque possède un esprit observateur et les moyens d'exercer légitimement son intelligence reconnaîtra sans difficulté qu'en cette circonstance il ne s'agit pas seulement, pour le but et l'usage médical, de faire des considérations uniquement utiles à la théorie ou d'examiner *quel est l'agent* qui préside aux mouvements vitaux et *quelle est sa nature.* Il importe certes mieux de savoir, d'une part, que ces mouvements ont réellement lieu, et, d'autre part, qu'ils sont avantageux et même nécessaires au corps, moins toutefois sous un point de vue général, que sous des rapports tout spéciaux *de temps, de mesure, d'ordre, d'exécution* et *d'organes déterminés :* ce qui n'empêche pas qu'il ne survienne aisément dans ces rapports des désordres aussi prompts que violents, à là suite même d'intentions purement fictives, provenant des perturbations de l'âme pensante.

§ XIII. Ne pas reconnaître ces vérités fondamentales, ce serait infailliblement s'exposer à ignorer tout ce qui se rapporte, tant à l'appréciation pathologique et au véritable pronostic, qu'à la thérapeutique, à l'observation, à la direction et au soulagement efficace de ces mouvements. Mais aussi, pour arriver à comprendre et à se convaincre intimement que tout cela se passe et doit se passer absolument ainsi, pas n'est besoin d'avoir recours à des discussions inutiles pour la médecine et de perdre son temps à chercher quel est l'agent sous la puissance duquel ces phénomènes s'opèrent dans une harmonie, une régularité, non-seulement en parfait rapport avec des destinations positives, mais encore d'une nécessité tellement immuable qu'à un point de vue général l'acte lui-même tout entier est indispensable aux fins nécessaires de l'espèce.

§ XIV. Lorsqu'en temps et lieu, nous aurons à faire là-dessus des considérations non-seulement physiologiques, mais encore médicales (d'après les dispositions morbides du sujet), nous porterons une légitime attention sur les véritables rapports réciproques qui existent entre l'activité de l'âme au point de vue de ses aptitudes naturelles, c'est-à-dire de son intelligence comme de sa volonté, et le phénomène vraiment mécanique de l'activité vitale : réciprocité qui ne saurait nullement se rapporter (si ce n'est d'une manière très-éloignée) à la constitution absolument physique des humeurs [1]. Pareillement, lorsque nous établirons nos considérations pathologiques à cet égard, nous ne manquerons pas d'étudier quelle est l'influence énergique de l'âme raisonnable, tant dans la perturbation des mouvements vitaux, que sur la structure, surtout des parties solides qui, déjà parachevée, peut être détruite

---

[1] *Voyez* T. VIII, Commentaire CLXV.

pour reprendre ensuite une nouvelle forme, sous l'empire
des envies maternelles. Ces deux ordres de faits sont réellement du domaine pur de l'âme raisonnable; mais de
l'âme s'égarant dans ses raisonnements, livrée aux caprices de son imagination et portant un faux jugement
sur les objets qu'elle se représente d'une manière purement morale.

§ XV. Celui-là, nous le répétons donc, pour revenir
à notre sujet, aura agi dans ses véritables intérêts et fait
une expérience à son avantage, qui se sera bien rendu
compte que les phénomènes se passent absolument ainsi,
qu'ils doivent forcément se passer de cette manière et
que, toutes les fois qu'ils font défaut, il y a état morbide.

D'après ces données, si le désordre provient, non simplement à *priori* des perturbations passives de l'âme,
mais à *posteriori* d'un obstacle matériel, il constitue dans
ses types variés, et chez un nombre considérable d'individus, l'objet d'un traitement médical. Or, le point de perfection de ce mode de traitement se trouve presque
toujours, d'une manière sûre et vraie — rigoureusement
parlant — dans l'éloignement, c'est-à-dire dans la disparition des causes qui enrayent ainsi les mouvements
(et cela à l'aide d'autres mouvements habilement suscités
et dirigés), plutôt que dans toute espèce de correction
physique, directement matérielle et corporelle.

Tout médecin éclairé et prudent comprendra l'importance pratique de ces réflexions.

§ XVI. Chercher à savoir quel est le principe de tous
les phénomènes qui s'exécutent réellement de la sorte et
quels sont les degrés d'aptitude, de proportion, de puissance que possède l'*agent*, au point de vue de ces actions,
des instruments ou organes qu'il a en son pouvoir, ainsi
que des choses matérielles sur lesquelles il agit (car il est
ici question de finalité ou de but final), ne sont-ce pas là

tout autant de considérations oiseuses, en dehors de toute pratique médicale que nous devons abandonner aux philosophes, aux métaphysiciens, aux pneumatiques, aux naturalistes et à tous les médecins auxquels leurs loisirs permettent de s'occuper d'élucubrations complétement étrangères à leur art? Ceux-ci, en effet, loin de consacrer leur temps à l'unique et légitime objet de leurs occupations, s'immiscent de préférence en des affaires étrangères et finissent par traiter, non avec convenance et raison, mais selon leurs caprices, tant ce qui les regarde en propre que ce qui n'est pas de leur domaine ; ils se complaisent surtout en des abstractions erronées, perplexes et obscures, plutôt que dans la simple étude de la vérité.

§ XVII. Ces considérations une fois établies, nous allons dérouler les causes qui détournent les mouvements vitaux de leur marche paisible et régulière. Faisons d'abord observer d'une manière générale que ce phénomène se présente soit à *priori*, soit à *posteriori*, mais plus souvent dans ce dernier cas ;

1° A *posteriori*, lorsque les matières à mouvoir subissent un détriment quelconque dans la mobilité nécessaire à cet acte, ou qu'il y a perversion des instruments propres à opérer l'impulsion, l'introduction, le passage et l'admission définitive de ces mêmes matières.

2° A *priori*, lorsque les mouvements vitaux sont manifestement altérés par les états pathétiques de l'âme, au nombre desquels le médecin peut, à notre avis, mettre en première ligne l'habitude et surtout la sensibilité qui, à regarder la chose de près, n'est ordinairement que le résultat de l'habitude.

Dans cette dernière catégorie de causes, dépendantes soit de la sensibilité et de l'habitude morbides (quelque modifiées qu'elles puissent être par une forte impression), soit d'un violent état passionnel de l'âme et d'une

fausse appréciation, on peut ranger encore les dispositions héréditaires, tant au point de vue des appétences
ou inclinations naturelles, qu'au point de vue des mouvements translatoires et éliminateurs : « *Tàm circa appe-
titum quàm motus translatorios et elisorios.* »

Recommandons en outre de prendre en sérieuse considération, dans une étude de ce genre, le concours simultané que prêtent parfois à ces *énergies* simplement
motrices, les causes matérielles que nous avons mentionnées les premières. Il faut enfin apporter non moins de
prévoyance à l'examen et à la comparaison des rapports
qui doivent exister dans un semblable concours, vu que
ces rapports s'écartent considérablement d'une parfaite
coïncidence purement physico-mécanique, entre la matière et les organes commis aux mouvements; c'est-à-
dire que, au point de vue causal, ces rapports ont une
très-grande efficacité, non pas tant pour empêcher ces
mêmes mouvements que pour les surexciter et y apporter
violemment le désordre.

§ XVIII. Ce n'est certes pas sans raison que nous avons
mentionné la *sensibilité individuelle* comme faisant partie des principales causes des mouvements insolites :
cette attention de notre part est d'autant plus remarquable que, dans les formules ordinaires du langage
scientifique, le fait en question est généralement mal expliqué et très-faussement interprété : aussi, quel que soit,
du reste, le but où l'on tende, ne peut-il en résulter et
n'en résulte-t-il de jour en jour que de graves inconvénients pour la pratique médicale. Un semblable état de
sensibilité morbide est, en effet, communément et sa-
cramentellement regardé comme provenant d'une simple
faiblesse des organes : dans une telle hypothèse, on oppose
le plus souvent à cet état morbide, une médicamentation
topique produisant une surexcitation vive et énergique sur

les humeurs. Qu'en arrive-t-il ? C'est que, la plupart du temps, comme le démontre l'expérience, ce mode de traitement exalte plutôt qu'il ne calme une pareille sensibilité. Nous allons en citer un exemple.

Une femme, âgée de 35 ans, avait été, dans sa jeunesse, fréquemment incommodée par d'excessives et soudaines épistaxis ; elle se maria, fit quelques enfants et éprouva de suite un grand soulagement qui fut encore augmenté par l'agilité qu'elle déployait dans l'exercice de ses affaires domestiques : ce qui contribua du reste, soit à satisfaire les besoins de son corps, d'un tempérament bilioso-sanguin, soit à distraire son esprit. Aussi vécut-elle dans une tranquillité parfaite, tant que la prospérité régna dans sa maison et qu'elle vit toutes choses s'accomplir selon ses désirs.

Mais comme, d'une part, cette abondance et ce bonheur, sans cesse croissants jusqu'alors, avaient à la fois jeté dans son esprit et la cupidité naturelle aux mortels et la crainte de perdre tant de félicités ; comme, d'autre part, des fatigues immodérées, mêlées d'emportements, d'appréhensions ou de terreurs, avaient profondément inquiété son âme et par là même ébranlé son corps ; comme, enfin, elle n'avait plus fait d'enfants depuis quelques années et qu'elle suivait un régime plus délicat, il lui survint de violentes céphalalgies qui, prenant de plus en plus le caractère nerveux, se localisèrent surtout à la nuque, sous la forme de véritables spasmes. Enfin, certain médecin de l'époque lui administra une purgation de coloquinte, dont l'effet immédiat fut de transférer, comme par un mouvement subit, l'affection spasmodique de la région occipitale à la région sacrée ; à tel point que, lorsque la malade voulait, en s'inclinant, relever un objet du sol, elle se sentait soudainement prise d'un violent tiraillement nerveux qui ne lui permettait de se redresser qu'avec le secours d'un aide.

Cette affection prenait insensiblement le caractère d'une vraie sciatique, lorsqu'un certain jour d'automne, ayant à parcourir sur son carrosse une distance de trois milles, par un temps froid, nébuleux et humide, la malade sentit, soit par suite des cahotements de la voiture, soit par l'influence de la constitution atmosphérique, soit enfin à cause de certaines inquiétudes morales, un léger frémissement général, plutôt incommode que douloureux, remplacer ses violentes souffrances habituelles.

Pour se prémunir néanmoins contre toute éventualité, elle alla consulter un célèbre médecin de la localité, qui lui donna un certain liniment dont elle devait se frictionner, si les douleurs devenaient plus vives. Durant le trajet qu'elle fit pour revenir à son logis, elle ne ressentit aucune atteinte du mal, mais arrivée chez elle et voulant atteindre à un objet hors de sa portée, il lui fallut pour cela étendre fortement les membres et surtout les hanches : soudain, la voilà saisie d'un violent accès spasmodique, moins intense toutefois que ses douleurs anciennes, abstraction faite de quelques lancinations passagères. Voyant donc que la souffrance ne se calmait pas, au gré de ses désirs, la patiente se frictionna dans toute la région coxale avec son liniment où dominait surtout l'huile de genièvre. Aussitôt, s'éveillèrent, comme par intervalles, des ardeurs, des malaises, des lancinations et des secousses telles que la pauvre femme, en proie à d'horribles tourments, osait à peine proférer une parole et qu'elle semblait perdre connaissance, sous l'influence de quintes de toux qui lui survinrent. Ce ne fut que plus tard qu'elle trouva un véritable soulagement dans des saignées pratiquées à propos et dans l'apparition spontanée du flux hémorrhoïdal [1].

§ XIX. On voit par là les graves erreurs auxquelles on s'expose dans la pratique, en prenant la sensibilité pour une faiblesse organique; opinion qui est du reste en contradiction complète avec une bonne théorie. En preuve, on peut citer cette vieille doctrine que les auteurs anciens nous ont transmise et qu'on a exprimée sous les dénominations peu convenantes de *poli des intestins*, de *lésion de la faculté rétentive dans les divers flux du ventre* : cette doctrine enseignait que, quelle que fût la plus ou moins grande fluidité des aliments in-

____

[1] *Voyez* T. VIII, Commentaire CLXVI.

gérés, on n'avait jamais à redouter leur glissement à travers les nombreux replis intestinaux , tournés en tout sens, dans la région abdominale; mais qu'on devait plutôt regarder leur transition, des parties supérieures vers les extrémités inférieures des viscères, et leur sortie définitive comme le résultat d'une pression ou mieux d'une constriction de ces organes.

Il serait donc logiquement absurde d'assigner l'incontinence des intestins à leur faiblesse purement passive, lorsqu'on doit au contraire regarder la sensibilité comme la seule cause de l'expulsion active et irrésistible des matières gênantes, à l'aide de véritables mouvements vitaux.

§ XX. A ces causes, nous faisons aux hommes de l'art deux recommandations : la première, c'est de prêter en général une attention sérieuse à cette sensibilité dans les diverses irritations des mouvements vitaux et surtout dans ces exacerbations soudaines qui surgissent à la plus légère occasion; la seconde, c'est de faire de cette sensibilité l'objet d'une considération toute spéciale dans les dispositions héréditaires, quelles qu'elles soient, et en particulier dans celles qui consistent en une aversion prononcée pour certaines choses purement physiques.

Nous possédons à cet égard des exemples très-remarquables de la profonde répulsion qu'inspirent aux personnes ainsi constituées l'apparition soudaine de tels ou tels objets. Ceci nous rappelle qu'une femme dont l'horreur pour les grenouilles était extraordinaire tomba subitement en défaillance à l'aspect imprévu de ces batraciens gravés en bronze autour d'une machine hydraulique; témoin encore cette autre femme qui , dans sa crainte des rats, passait la nuit sans dormir, au moindre bruit qu'elle entendait ou qu'elle croyait entendre autour de son lit, et ne prenait de repos que lorsque son domestique, à la clarté d'une bougie, avait secoué tous les accessoires de sa couche. Or, d'aussi insurmontables répugnances n'indiquent-elles pas en ces cas, chez de tels sujets, une exquise perception de l'âme liée à une véritable sensibilité corporelle? C'est ainsi en effet qu'un chat, se trouvant enfermé dans un appartement, peut, par sa présence, impressionner les personnes qui en sont susceptibles, au point de leur occasionner (alors même qu'elles ignorent la présence de l'animal) des palpitations de cœur, de graves anxiétés, de violentes commotions nerveuses, des lipothymies et d'autres accidents fâcheux. Il en est de même de ceux qui, par le fait d'une impression héréditaire ou d'une violente répulsion acquise, abhorrent le fromage et autres choses semblables. A l'appui de cette assertion nous allons citer un exemple.

Un personnage de distinction était devenu hydropique, à la suite d'un traitement intempestif des hémorrhoïdes; soumis plus tard à une médicamentation méthodique aussi exacte que possible, il eut le regret de voir le gonflement hydropique persister, quoique, au point de vue des autres symptômes, il éprouvât un grand soulagement et eût l'air d'un homme en parfaite santé. Jouissant du meilleur appétit, il mangeait et digérait parfaitement bien les mets succulents qu'on lui envoyait quotidiennement de la ville et de la cour où il avait le plus grand crédit comme orateur distingué.

Un jour, après avoir pris avec grand plaisir un bouillon ou un ragoût préparé au vin qu'on lui avait apporté pour son déjeuner, il ressentit presque aussitôt des attaques successives de dégoût, de langueur et de cardialgie, des *troubles* généraux, des douleurs céphalalgiques, de vagues horripilations alternant avec de légères bouffées de chaleur. Les conséquences de ces désordres furent la perte de l'appétit, la prostration des forces, une fièvre lente, une anxiété indicible, l'insomnie, de grandes agitations nocturnes, en un mot, une infinité de souffrances étranges, accompagnées d'une anxiété et d'une perturbation morale extraordinaires; en sorte que l'état du malade était assurément bien équivoque.

Les deux médecins eux-mêmes qui lui prodiguaient leurs
soins voyaient avec peine leurs travaux infructueux, malgré
leur habileté et leur attention. Cependant, vers le troisième
jour, le patient eut un vomissement spontané et perçut, durant le rejet des matières, la saveur bien distincte de l'écorce
de citron. Incertain si cette écorce avait été employée dans le
bouillon qui l'avait rendu malade, il s'en informa auprès
des dames qui le lui avaient envoyé ainsi préparé ; celles-ci
avouèrent franchement qu'elles s'étaient servies de cet assai-
sonnement trituré avec des aromates. Dès lors tout s'expliqua
très-bien. En effet, un peu avant sa vingtième année, notre
personnage (alors âgé de quarante-six ans environ) avait conçu
une grande aversion pour l'écorce de citron. Voici à quel
propos. Une jeune fille, de famille distinguée, lui avait offert
dans un festin un morceau de ce fruit ; il l'accepta de bonne
grâce, car, à cette époque, le citron était fort de son goût ;
mais il en fut vivement dérangé. Ne sachant toutefois s'il devait mettre sur le compte de son intempérance dans le boire
et le manger, la cardialgie, la nausée, la profonde agitation
et les pénibles vomissements qu'il ressentait à cette occasion
et dont le contre-coup fut un profond dérangement de sa santé
pour plusieurs jours, il découvrit enfin la vérité, en soup-
çonnant avec les autres dames présentes à ce repas que la
seule cause de tous ces malaises était le citron.

A dater de ce moment, notre malade éprouva pour ce fruit
une répugnance telle que, lorsque sans le savoir il mangeait,
comme dans le cas précité, un mets où le citron entrait pour
quelque chose, il était infailliblement atteint des plus graves
incommodités et l'indisposition ne cessait qu'après le vomissement de cette écorce et de tout ce qu'il avait mangé en
même temps. C'était là du reste la seule cause de son incommodité actuelle.

§ XXI. Il ne se passe pas de jour, sans que l'on entende
parler aussi dans le monde de l'invincible dégoût qu'é-
prouvent pour certains drastiques et certains médicaments
telles ou telles personnes, par l'unique raison qu'il entre
dans la composition de ces remèdes une substance alimentaire quelconque pour laquelle elles ont de la répu-

gnance. Ce qu'il y a de plus surprenant en ceci , c'est que cette aversion produit son effet de la manière la plus efficace et la plus immédiate, sans que l'âme ait nullement conscience, soit par la sensation , soit par la pensée, de l'objet de sa répugnance.

On lit dans les *Transactions philosophiques,* publiées en Angleterre par H. Oldenburg [1], l'histoire curieuse d'une femme qui, sous l'influence d'une aversion héréditaire, fut affligée des symptômes les plus fâcheux , lorsque, pour la guérir d'un ulcère qu'elle avait à la cuisse, on lui appliqua un certain onguent (κρᾶμα), réputé fort efficace et dans la composition duquel entrait du *miel,* que la malade détestait singulièrement depuis sa naissance. De semblables exemples fourmillent du reste dans les auteurs.

C'est donc une chose indispensable pour les médecins qui s'occupent de pathologie clinique et de thérapeutique, plutôt que de simple étiologie, de bien connaître tous ces phénomènes dans leur véritable interprétation. Quant' à l'étude de leurs causes, qu'ils la livrent à la curiosité des physiciens : ceux-ci, en effet, dans une pareille question encore livrée aux caprices de l'opinion, pourront bien prôner une fois de plus leur vieux système physico-mécanique, mais ils ne réussiront qu'à donner une fois de plus au monde entier le spectacle de la frivole science dont ils s'efforcent de relever la dignité [2].

§ XXII. Nous avons rangé naguère les causes à *posteriori* des mouvements anormaux , dans certaines perturbations des humeurs, des organes et des voies; il convient maintenant ici de fixer notre attention sur une circonstance particulière à toutes les affections morbides

---

[1] Voyez les quatre premières années de 1664 à 1667 H. OLDENBURG...

[2] Les faits que Stahl signale ici sont de la plus grande importance et appartiennent à la pathologie expérimentale , d'un autre ordre, il est vrai, que celle explorée avec tant de succès par les modernes, mais qui devrait également ment fixer leur attention, au point de vue clinique.

et que nous avons déjà recommandée à un sérieux examen, dès le début de ce traité : nous voulons parler de la fréquence ou de l'infréquence de la lésion des mouvements, c'est-à-dire des conditions ordinaires, en vertu desquelles les mouvements évidemment lésés tombent ou ne tombent pas dans le domaine de l'observation.

A ce propos, faisons sérieusement observer que l'on ne doit pas indistinctement attribuer les perversions générales fréquentes et sensibles des mouvements à une simple cause matérielle, c'est-à-dire aux diverses altérations de la mobilité des humeurs, bien que cette cause soit assez en rapport avec la proportion générale et hypothétique des matières. Mais il est plus vrai de dire qu'alors même qu'il existe dans les mouvements une perturbation dépendante des humeurs, il résulte de cette perturbation des cas tout à fait particuliers et des constitutions morbides qui, aux yeux de l'observateur consciencieux, reconnaissent pour fondement plutôt une cause finale qu'une simple raison matérielle, physique ou mécanique.

§ XXIII. En effet, comme les mouvements ne sont en vérité préalablement établis qu'en vue des humeurs auxquelles ils impriment certaines directions et qu'ils préservent par cela même, non-seulement de toute imminence corruptive à l'aide des sécrétions, mais encore de toute corruption réelle à l'aide des excrétions ; pareillement aussi, chaque fois que ces mouvements s'exécutent même en dehors de l'ordre naturel, il est évident (par une conséquence légitime et sans forcer le sens des mots) qu'ils tendent généralement vers un but et une fin identiques. Car, si l'on considère ces altérations anormales des mouvements proprement dits, telles qu'on les voit se manifester dans la réalité même du fait, on s'apercevra aisément que ces lésions *de mouvements* — nous

insistons sur ce terme — pèchent principalement par
excès, c'est-à-dire que ces mouvements s'exécutent plus
violemment et plus fréquemment qu'il ne convient ; en
un temps donné, dans un ordre précis et en des organes inusités ; avec une issue enfin peu convenable et
peu naturelle. Nous répétons qu'il en est absolument
ainsi, parce que, vu la diversité de leurs espèces, la
raison du temps et leur fréquence numérique, l'excès
d'intensité des *mouvements actuels* est beaucoup plus
ordinaire que leur empêchement et leur suppression.

Aussi lorsque ces mouvements paraissent interceptés,
devons-nous généralement considérer la raison de cet
arrêt comme plus sérieuse que la complication ou le
mauvais état des autres circonstances matérielles. A ce
propos, un changement de termes nous paraît de la plus
haute importance, afin que, lorsque nous aurons à traiter
certaines altérations des mouvements vitaux, nous nous
occupions plutôt des variations de leur action que de leur
arrêt et de leur empêchement purement passifs.

§ XXIV. Considérés à ce point de vue, les mouvements, comme nous l'avons indiqué, demandent surtout
à être étudiés dans leurs rapports avec le but qu'ils atteignent, selon plus ou moins de convenance, en suivant
tantôt une route directe et voisine, tantôt une marche
éloignée, indécise et peu en harmonie avec la fin précise
que la nature se propose. A cette occasion, nous devons
signaler ici une circonstance remarquable : c'est que, si
les mouvements vitaux, pris en particulier, s'écartent
extrêmement des rapports rigoureux qu'ils doivent avoir
avec leurs destinations les plus nécessaires et les plus
déterminées, néanmoins, dans leur exécution générale,
ils ne s'éloignent jamais complétement de ces mêmes
destinations ; ils peuvent même donner des gages de leur
tendance générique, directe et précise, pourvu qu'un

mode spécial d'accomplissement garantisse ces conditions de convenance.

§ XXV. La considération précédente étudiée avec tout le soin qu'elle mérite nous fera aisément découvrir que ces variations multiples des mouvements ont pour objet principal les vices du sang, les moins en dehors de l'ordre naturel, tels qu'une quantité excessive, une qualité anormale dont le défaut serait plutôt un trop grand épaississement que tout autre mode d'altération matérielle. A ce titre, il faut exclure de la catégorie complexe des causes altérantes cette irritation stimulante dont on fait aujourd'hui tant de bruit et qu'on dit provenir des âcretés salines du sang. Nous pouvons même appuyer les raisons logiques de cette exclusion sur de vrais documents pris dans différentes affections qui, bien qu'étayées sur des âcretés notoirement vicieuses dans la qualité des humeurs, n'entraînent pas cependant après elles dans l'universalité des mouvements vitaux de véritables altérations, si ce n'est des altérations moins en rapport avec l'hypothèse que les lésions dont l'origine, d'après l'aveu de quelques modernes, dépendrait plutôt de l'épaississement du sang que de son acidité, cause supposée de cet épaississement.

Tout le monde sait, en effet, que, dans la variole, la rougeole et la gale, alors même que les pustules sont sur le point d'entrer en ulcération ou sont déjà ulcérées, il ne se déclare, en ces cas, après la rétrocession de ces pustules, aucune perturbation dans les mouvements, ou du moins une perturbation proportionnée au désordre humoral. On peut en dire autant, quoique dans un autre ordre de phénomènes, de certaines substances très-âcres, stimulantes, violentes et même corrosives, comme les esprits acides minéraux, les sels caustiques alcalins, les cantharides, divers aromates piquants, le poivre, le gingembre, la moutarde, le pyrèthre, etc., qui n'ont jamais produit aucune agitation notable dans l'estomac; tandis que d'autres substances, moins irritantes par le fait, que douées d'une vertu délétère et septique, provoquent, prises à sec ou tout au plus mitigées par des sels, de violentes envies de vomir.

§ XXVI. Les causes à *posteriori*, c'est-à-dire purement matérielles, des mouvements anormaux, méritent à tous égards la plus grande attention. Toutefois, il nous reste encore à signaler ici une cause remarquable et à *priori* de ces mêmes mouvements, dont la haute importance non-seulement demande, mais encore exige en médecine la plus sérieuse considération (thérapeutique et méthodique) : nous voulons parler du but final vers lequel tendent et se dirigent les mouvements. En effet, quoique, parmi ces derniers, il en existe à caractère changeant, insolite, anormal, qui, au point de vue de la raison et de la proportion de leur accomplissement temporaire, n'ont aucun rapport spécial et direct, aucune affinité, aucune analogie évidente avec une fin vraiment utile, cependant, ce qu'il y a de bien certain et qu'on doit regarder comme le fondement, comme l'âme d'une solide pathologie clinique et d'une vraie thérapeutique, c'est que ces mouvements ont toujours une destination, une intention finale, d'un intérêt secondaire quant à l'ordre, mais de la plus haute importance quant à sa dignité.

§ XXVII. Faire une étude approfondie de cette intention finale des mouvements anormaux; les tolérer avec prudence, plutôt que les supprimer directement; les tempérer et les diriger habilement, plutôt que les enrayer dans leur marche; les reproduire et leur suppléer parfois avec discernement; parfois même les prévenir avec sagesse et en rappeler doucement le retour, au moyen de l'art, avant leur réveil impétueux; les ramener enfin, malgré la violence et la difficulté de leurs efforts, à l'aide d'une médication convenable, vers le but à atteindre : tels sont en réalité les uniques ressources, les moyens vraiment médicaux dont on doit faire usage. Ce sont, du reste, au point de vue spéculatif, les seuls en harmonie avec la nature des choses ; au point de vue pratique, les seuls conformes, par leur influence salutaire sur les maladies, à un traitement rationnel et constant ; les seuls éloignés d'une fausse palliation temporaire ; les seuls enfin puissamment efficaces et renfermant implicitement en eux la vraie méthode réellement curative et préservatrice.

§ XXVIII. Pour ces motifs, il ne sera pas intempestif de recommander encore instamment aux hommes de l'art de faire les investigations les plus minutieuses sur les rapports de finalité qu'ont entre eux les mouvements vitaux dans le corps, et de se livrer aux études les plus détaillées tant sur l'état réel des causes matérielles (vraies, évidentes ou supposées), que sur leur analogie respective avec la destination dernière du mouvement qui en résulte. Nous possédons à ce sujet de nombreux exemples aussi remarquables que péremptoires, dans lesquels il faut plus sérieusement tenir compte des conditions spéciales de méthode, d'ordre, de temps et de lieu sous lesquelles s'effectue le mouvement en question, que des matières elles-mêmes et des évacuations particulières qui ne sont nullement soumises à ces conditions.

A l'appui de cette assertion, citons le cas de toutes les fièvres aiguës et surtout des fièvres malignes, dans lesquelles on ne voit jamais la nature, à moins d'un fâcheux pronostic, provoquer des mouvements critiques en dehors des époques déterminées, témoin les commotions qui surviennent le sixième jour de ces fièvres. L'art lui-même ne saurait, sans danger et sans préjudice, tenter une pareille entreprise; ainsi que le prouve l'attention sérieuse avec laquelle les savants praticiens observent les premiers débuts des varioles, dont il est si périlleux, comme on le sait, de hâter la marche et de précipiter la terminaison.

§ XXIX. Mais c'est principalement lorsque, entre les humeurs viciées et les voies, il n'existe pas une véritable conspiration de temps et de lieu, qu'il faut éviter de faire toute espèce de confusion entre la raison et la proportion des mouvements. Or, si, pour asseoir au moins un jugement rationnel, le fait en question demande en thérapeutique un profond examen, on peut dire qu'il est en pathologie d'un avantage incontestable et d'une indispensable nécessité, pour arriver à discerner plus aisément l'inutilité définitive des mouvements anormaux : inutilité qui ne dépend pas tant d'une manière générale de la nullité, de la perversité et de la nocuité de ces mouvements considérés en eux-mêmes, que de la distribution anormale d'humeurs imparfaitement élaborées, vers des parties peu convenables à cet effet, malgré la louable et très-légitime intention universelle de la nature d'expulser et d'éliminer les matières nuisibles.

§ XXX. Nous signalerons enfin, d'une manière toute spéciale, cette puissance efficace et propre qui se manifeste dans le réveil de certains mouvements vitaux, aussi insolites au point de vue du temps que de leur violence et que provoquent non-seulement les passions de l'âme, en tant que telles, mais encore cet état pathétique particulier qu'on nomme sensibilité, et qui consiste plutôt dans une appréciation exceptionnelle des sens que dans un acte propre de sentiment interne ou de perception générale.

Un fait positif, c'est qu'on peut raisonnablement rapporter l'origine des désordres dont nous parlons aux divers états pathétiques de l'âme, c'est-à-dire à une fausse appréciation sur des objets qui tombent directement sous les sens ; d'un autre côté, tout homme doué d'un jugement sain comprendra sans difficulté combien est puissante cette sensibilité pour porter le trouble dans les mouvements ; au point de hâter leur manifestation et de leur imprimer une marche anormale.

Nous allons consacrer quelques pages à l'étude des mouvements *anormaux* dont il vient d'être question et que nous divisons en quatre classes, savoir : 1° les mouvements toniques ; 2° les mouvements spasmodiques ; 3° les mouvements convulsifs ; 4° les mouvements défectueux.

CHAPITRE Ier.

VARIATIONS ANORMALES DES MOUVEMENTS TONIQUES.

§ I. Quelle est la puissance, l'efficacité, l'importance et l'utilité du mouvement tonique dans les parties molles et poreuses du corps humain, lorsque, à l'aide d'une légère tension contractile, il s'exécute tacitement et de manière à faciliter le passage naturel des humeurs à travers ces mêmes parties ; c'est là ce que nous croyons avoir suffisamment démontré dans nos études physiologiques. Nous avons prouvé en outre, à diverses reprises, depuis tantôt quinze ans, soit dans une dissertation épistolaire, soit dans d'autres écrits spéciaux, que la mobilité de cette tension et ce mouvement véritablement tonique sont en quelque sorte les vrais auteurs des nombreuses vicissitudes qu'éprouvent les humeurs, tant au moment de leur passage dans une région quelconque de l'organisme que dans leur transmission de cette région vers une autre.

§ II. Or, s'il est vrai que *l'acte et le mouvement toniques*, par leur énergie subordonnée aux impulsions du pouls, secondent à merveille la marche progressive et universelle des humeurs ; s'ils constituent surtout un auxiliaire réel pour la circulation partielle de ces mêmes humeurs et pour leur direction particulière vers un endroit déterminé du corps, avec une abondance et une énergie supérieures à l'étendue qu'elles ont à parcourir ; il n'en est pas moins vrai non plus que cet acte peut subir différentes altérations, lorsque le jeu général des humeurs éprouve quelque embarras, que leur transmission en particulier d'un lieu dans un autre n'a pas été entreprise avec la modération convenable ou qu'enfin une sensation spéciale de froid, une violente astriction impriment à ce mouvement une contraction plus forte qu'à l'ordinaire. Ces variations toniques ont leurs types principaux dans l'*accroissement* ou l'*excès* des mouvements, beaucoup plus fréquemment que dans leur diminution et leur *défectuosité*.

§ III. Nous avons du resserrement tonique un exemple presque journalier et sans importance pathologique dans cette *horripilation cursive* qui, envahissant une partie, parfois même peu étendue, de la peau, rend en quelque sorte protubérantes les papilles où sont contenues les bulbes pilifères ; ce qui fait vulgairement comparer la partie envahie à la peau d'une oie déplumée : « *Es überlauffe ihn eine Gânse-Haut* [1]. » Ce resserrement tonique développé ainsi sur une portion de la surface cutanée est presque toujours la conséquence d'un refroidissement ; mais il devient d'autant plus intense et d'autant plus

---

[1] En France, on appelle vulgairement ce phénomène *chair de poule*.

sensible que le froid qui agit sur le corps est plus pénétrant : c'est en effet sous l'influence d'une pereille sensation plus intense, que la peau et même les parties sous-jacentes se contractent au point de donner à l'extérieur du corps l'apparence de l'amaigrissement. De là ce proverbe allemand : « *Frosterich oder verfrohren aussehen.* » « *Avoir l'air d'être gelé ou transi.* »

§ IV. Un degré de tonicité assurément plus considérable encore, c'est celui que présentent les resserrements morbides de la superficie organique, principalement dans les affections qui tiennent par un lien quelconque aux déplacements variés qu'éprouvent les humeurs pour effectuer des sécrétions et des excrétions particulières. Voilà pourquoi, dans les diarrhées opiniâtres, dans les envies de vomir surtout et les paroxysmes fébriles, notamment dans les fièvres intermittentes et qui sont accompagnées de vomissements, ces sortes de constrictions sont on ne peut plus apparentes. L'état d'exténuation et de pâleur qu'offre alors la physionomie générale du corps a donné lieu à ces locutions : « *Der* patient *sehe übel aus....* *als wann man ihn ins Grab legen solte,* etc. » « *Le patient a mauvaise mine, comme si on allait le mettre au suaire,* etc. »

§ V. La cause des constrictions toniques de cette nature, susceptibles d'augmenter sensiblement d'intensité, consiste principalement dans la translation des humeurs d'un lieu vers un autre, comme si leur direction s'établissait de la surface du corps vers l'intérieur. C'est en effet par suite d'un semblable resserrement des parties spongieuses que s'opère à travers leurs pores, dans toute l'étendue de l'organisme, la filtration des humeurs et que, les méats se trouvant ainsi fortement compromis (parfois jusqu'à une entière oblitération), il en résulte nécessairement une congestion ou refoulement humoral vers les parties intérieures du corps.

§ VI. D'après les considérations qui précèdent, on a été peut-être en droit de conclure que la raison déterminante de ce mouvement constricteur se trouve dans la sensibilité en général ; cependant, si l'on observe plus sérieusement le fond de la chose, on pourra aisément se convaincre que cette constriction, bien que suscitée par la sensibilité générale, affecte nécessairement les humeurs et que, en définitive, c'est pour les humeurs seules qu'un resserrement de ce genre existe avec un pareil mode de manifestation : ceci indiquerait seulement qu'une trop grande sensibilité est nuisible aux humeurs (comme le démontre du reste la sensation provoquée par le froid). En pareil cas, on doit soigneusement veiller à l'état des humeurs, en favorisant convenablement leur transmission vers les organes internes. Nous avons traité cette question dans une dissertation sur l'agitation humorale du corps humain [1].

§ VII. Les effets du mouvement tonique, excessif, consistent dans le resserrement plus ou moins sensible de l'étendue et du volume des parties affectées qui paraissent alors rapetissées ou, comme on le dit, affaissées sur elles-mêmes : phénomène qui devient de plus en plus apparent, selon que la constriction prend un plus grand accroissement.

A ce resserrement des parties organiques vient se joindre avec une égale énergie le rétrécissement des vaisseaux sanguifères qui finissent même par s'oblitérer, si l'intensité de la coarctation devient trop intense. Une couleur spéciale se manifeste alors ; c'est la pâleur des parties ainsi contractées où le sang ne peut plus pénétrer et dont la chaleur diminue en raison directe du degré d'accroissement de la constriction tonique.

Il peut se faire néanmoins que cette sorte de constriction

---

[1] *De æstu maris microcosmici* (opus citatum). Halle, 1706

fasse seule tous les frais de la scène pathologique et qu'elle exerce son énergie sur la masse humorale, sans qu'il y ait pour cela augmentation d'intensité dans le battement du pouls. En pareil cas, en effet, si une seule vibration artérielle subit un accroissement trop considérable, l'énergie qu'elle imprime alors à la masse sanguine, et qui s'exerce sur les pores rétrécis, donne plutôt lieu à un développement de chaleur. Aussi voit-on souvent un pouls faible et petit produire dans un corps sensiblement soumis à un resserrement tonique une chaleur non moins intense que celle que peut développer un pouls grand et fort dans un corps dont les méats et les pores jouissent de leur entière dilatation. Ces considérations s'appliquent aussi à la couleur relative des organes externes; car, si, malgré le rétrécissement tonique des parties par suite de la coarctation des vaisseaux et des pores, l'intensité du pouls augmente notablement, si ce resserrement des voies est compensé par la force des pulsations, si enfin une certaine quantité d'humeurs n'en pénètre pas moins dans les régions affectées, il en résulte que la pâleur des tissus est moindre que dans tout autre cas.

§ VIII. D'un autre côté, un des résultats ordinaires d'une trop forte constriction tonique sur la masse humorale, de la surface externe du corps vers les organes intérieurs, c'est de faire naître en général dans ces organes des embarras et des opplétions entraînant après elles mille incommodités qui tourmentent le malade. Toutefois, ce n'est pas d'une manière subite, ni immédiate, que surviennent dans ces mêmes organes, à la suite des contractions toniques, soit certains épanchements profonds et opiniâtres, soit certaines stases d'un caractère identique; à moins que le concours préalable de maintes circonstances n'en ait favorisé l'apparition. Telle est, par exemple, une viciation spéciale des humeurs, au point de vue de leur qualité et de leur quantité, tendant à la coagulation ; tel est encore un relâchement spécial des fibres organiques de nature à seconder l'introduction des humeurs viciées dans les parties profondes ; telle est enfin la permanence et le séjour opiniâtre d'une semblable congestion ou d'une pareille compression vers les mêmes organes.

Mais ces constrictions toniques dont l'efficacité est de pousser le sang vers l'intérieur du corps avec constance et énergie, ont encore un autre résultat et, selon les circonstances, une double utilité, savoir : 1° de faire passer une partie des humeurs dans certaines cavités pour y être séparées de leur masse et distribuées, en proportion, dans le but de favoriser ainsi l'acte même de la sécrétion ; 2° de venir en aide à l'avantageuse disposition organique de ces cavités, en établissant dans toute leur économie une abondante affluence d'humeurs et en dilatant d'une manière très-sensible les méats et les pores de ces régions, afin que ces organes colateurs, ayant acquis par là une dimension intérieure plus considérable, puissent accomplir leurs fonctions sécrétoires avec plus de constance et d'efficacité.

§ IX. Quant aux constrictions toniques moins violentes, mais plus fréquentes et plus prolongées, qui poussent avec une affluence plus grande que de coutume la masse humorale vers les parties internes, la nature s'en sert pour donner un cours successif à ces abondantes translations sanguines, en quelque sorte abstersives, dont le but incontestable est de dissoudre les stases inflammatoires.

1° Les fièvres intermittentes, à type tierce surtout, nous fournissent à ce sujet des exemples remarquables : dans ces états morbides, en effet, la constriction tonique qui pousse (abstraction faite de tout obstacle) la masse humorale, de la surface du corps vers les régions intérieures,

coopère évidemment tantôt à un prompt écoulement, tantôt, véhicule naturel, à l'excrétion normale de la matière
qui, vu son séjour dans l'estomac ou dans les premières
voies, constitue par sa ténacité, sa viscosité ou sa solidité
— selon les aliments dont le sujet a fait usage — la cause
continente de ces espèces de fièvres.

2° On trouve encore une preuve de ce phénomène dans
les fièvres aiguës, à type continu, dont la *résolution* définitive est due le plus souvent aux sécrétions et aux excrétions séreuses successives qui s'exécutent par l'intermédiaire des organes internes, du foie principalement. Voilà
pourquoi, dans toutes ces fièvres sans exception aucune,
le commencement des accès ou des paroxysmes est toujours provoqué par un violent et copieux refoulement
des humeurs vers l'intérieur du corps, ou, pour parler
comme le vulgaire qui ne juge que d'après les effets
matériellement sensibles, par un frisson intense.

3° Enfin, on trouve des exemples de ce genre dans les
fièvres inflammatoires internes qui ont surtout pour caractère constant une propension extraordinaire à produire
ces horripilations générales, en refoulant trop abondamment les humeurs vers les régions internes et en les y
maintenant sans relâche, de toutes manières : de là, l'apparence de maigreur que manifestent, durant tout le cours
de la maladie, les sujets tourmentés par ces sortes d'affections. De plus, s'ils viennent à laisser imprudemment
leurs bras nus, leurs pieds surtout exposés à l'influence
de l'air ambiant — la température serait-elle supportable
et même un peu chaude — ils ressentent instantanément
sur ces parties des constrictions telles que, si, à l'aide de
moyens externes convenables, on ne rappelle dans ces
parties une chaleur active, le corps entier est bientôt
saisi d'une horripilation et d'un refroidissement continuels.

§ X. Quant aux fièvres qui, pour être jugées, n'ont besoin d'aucune espèce de sécrétion dans les viscères internes, il ne survient jamais, pendant le cours normal de leur durée ordinaire, ni mouvement congestif, ni ce frisson intense qui en est le compagnon presqu'inséparable. C'est là un fait constamment prouvé par les *fièvres sanguines continentes* et par les fièvres malignes contagieuses, tant *exanthématiques* que *suraiguës*, dont la guérison s'opère surtout à l'aide d'une simple chaleur halitueuse : en effet, tous ces divers états morbides ne sont jamais, ni dès leur début, ni durant le temps régulier de leur manifestation, accompagnés de refroidissements et de frissons fébriles spontanés ; en d'autres termes, ils ne sont jamais soumis à de soudaines constrictions toniques (cause réelle des phénomènes en question) qui poussent et concentrent la masse humorale vers les parties internes de l'organisme. D'où l'on doit conclure que toutes les fièvres de ce genre, dans lesquelles on peut constater, soit à leur commencement, soit durant leur cours, l'existence de refroidissements ou frissons fébriles, deviennent, à cause de leur caractère mixte et profondément inflammatoire, vraiment pernicieuses et s'écartent fâcheusement de toute marche et de toute issue régulière.

§ XI. A propos des resserrements toniques, nous dirons encore qu'à mesure qu'ils augmentent d'intensité, ils se rapprochent de la nature du spasme : d'où il suit que, lorsqu'ils s'exercent sur des parties musculeuses, ils y provoquent : 1° des tensions douloureuses et inquiétantes qui font éprouver au malade une impression de malaise indéfinissable (au point qu'il ne peut garder longtemps la même position, ni même en changer, sans ressentir chaque fois de nouvelles souffrances); 2° certaines secousses convulsives qui mettent fin à l'horripilation fébrile.

§ XII. Viennent se placer naturellement, entre ces deux espèces de constrictions spasmodiques, les sensations qui se traduisent d'ordinaire par une légère crispation ou, comme on dit vulgairement, par une douleur formicante, semblable à celle que produiraient des fourmis qui s'agiteraient dans la partie affectée. En pareils cas, enfin, le malade ressent parfois une impression passagère et tremblotante d'horripilation plutôt que de frissonnement errer légèrement dans tous ses membres. Nous avons un exemple de ces légers et rapides fourmillements dans ceux que ressentent parfois les personnes bien portantes : à ce propos, le peuple allemand a l'habitude de répéter cette plaisante formule : « *Es lauffe ihm der Tod über das Grab.* » « *La mort joue en passant sur sa tombe.* »

§ XIII. Chez les sujets fortement pléthoriques, du reste, ce n'est pas chose rare (probablement à cause des oppressions habituelles qu'ils ressentent dans la région précordiale) de voir se manifester un refoulement subit et copieux de la masse sanguine vers les parties internes, à la suite d'une violente et soudaine impression de terreur : l'effet de ce bouleversement est d'imprimer à leur physionomie, non-seulement un aspect prononcé de pâleur, mais encore une teinte livide que notre langue exprime en ces termes : « *Sie waren erschrocken, dass sie alle aussahen wie die leichen.* » « *Ils ont l'air tellement terrifiés, qu'ils ressemblent à des cadavres.* »

Néanmoins, il suffit quelquefois d'une frayeur légère, incapable de causer la moindre altération directe sur la périphérie du corps, pour éprouver instantanément une sensation pongitive dans la région précordiale, absolument comme si elle était frappée d'un coup subit et imprévu : d'où cette locution populaire : « *Seyn erschrocken, als wann ihnen ein messer durch das hertz gefahren.*

wâre. » « *Ils sont saisis comme si on leur avait traversé le cœur avec un couteau.* »

Rangeons encore, parmi les phénomènes de ce genre dus à de profondes terreurs, cette violente anxiété con-vulsivo-spasmodique qui, par suite d'un grand effroi, se fait sentir chez les femmes, à la région précordiale, avec une douleur oppressive toute particulière dans le creux de l'estomac : et cela, au point d'amener la suffocation.

De là, cette plainte familière à ces personnes : « *Es wolle ihnen das hertz abdrucken.* » « *C'est comme si on me fendait le cœur.* »

Passons maintenant à l'étude des spasmes.

CHAPITRE II.

DES SPASMES.

§ I. Pris dans leur acception grammaticale la plus ordi-naire, les *spasmes* désignent principalement certaines *ten-sions* douloureuses et profondes qui, pendant un espace de temps déterminé, soumettent tous les membres à un état de raideur tel, que, durant cet état de rigidité, ils ne sont plus au pouvoir du malade.

Considéré en lui-même, le spasme n'est en réalité qu'une recrudescence du mouvement tonique, par suite de laquelle ce mouvement acquiert un degré tellement sensible d'intensité que les patients en ressentent un grave malaise, quelquefois une douleur poignante et insupportable, à peu près comme si la partie affectée allait se rompre.

§ II. Les spasmes à marche lente, dont le principal

symptôme est la rigidité, se manifestent plus spécialement dans certaines régions du corps prises en particulier, que dans tout l'organisme à la fois. Ainsi, les
voit-on se localiser sensiblement dans une main, un
pied, une jambe, un bras ou dans quelque muscle de la
cuisse : il ne se passe pas jour sans que nous ayons des
exemples d'un pareil genre de prédilection.

D'un autre côté, il est bien plus rare d'observer des
spasmes universels dont l'action se fait sentir dans presque toute l'économie du corps humain et qu'on désigne
sous les noms de *tétanos*, d'*emprosthotonos*, d'*opisthotonos*. Toutefois, le thorax peut devenir aussi, car il n'y
a là rien d'invraisemblable, le siége de ces spasmes terribles qui, par la violence de leur énergie, arrêtant la respiration, font douter un instant si c'est à une apoplexie
ou à un catarrhe suffocant que l'on a affaire.

Nous avons à ce sujet deux exemples remarquables, pris
dans notre dissertation épistolaire sur le *mouvement tonique
vital*, et que nous avions déjà cités ailleurs. Il y est question
de deux malades qui, ayant négligé de pratiquer des scarifications, passées chez eux à l'état d'habitude, se sentirent
subitement atteints d'une constriction spasmodique des plus
intenses, à la région des épaules et dans toute la partie
antérieure et correspondante du thorax, au point qu'ils
avaient à peine, surtout le plus âgé, juste assez de respiration
pour ne pas être complétement suffoqués. Or, comme il y
avait déjà trois jours que durait cet état de choses, il eût été
naturel assurément de pronostiquer, de prime abord, une
mort certaine avant la fin du troisième jour, si cette oppression nerveuse eût augmenté encore d'intensité, de manière à
ne plus permettre aux poumons de fonctionner et à la circulation de fournir une quantité de sang suffisante à l'entretien
de la vie.

Personne sans doute, même parmi ceux qui placent la
cause de l'apoplexie simple dans l'encéphale, ne se refu-

sera à croire — bien loin de s'en étonner — que, par suite
d'une suffocation de ce genre provenant d'un arrêt dans
la respiration, il ne puisse s'établir dans la région encéphalique une congestion et un débordement tels, que, en
vertu des épanchements tant sanguins que séreux qui
peuvent se former dans le cerveau, cet organe présente
divers symptômes apoplectiques.

§ III. Les spasmes peuvent donc envahir les moindres
parties du corps, chacune en particulier, et s'exercer dans
les diverses régions de l'organisme, de la tête aux pieds,
comme on dit vulgairement. C'est ainsi que se localise,
dans la région de la tête, cette contraction hideuse connue sous le nom de *spasme cynique*. Les praticiens en
effet s'accordent à placer dans l'occiput le siége de cette
affection qui, plus ordinaire chez les personnes du sexe,
à l'instar des autres affections rhumatismales ou *hemicrâ-
nico-arthritiques*, envahit les muscles sous-occipitaux,
c'est-à-dire ceux préposés à l'érection de la tête et à ses
mouvements latéraux.

Sa violence devient si grande, par suite de la rigidité et
de l'état spasmodique de cette partie, que les sujets ainsi
affectés sont dans l'impuissance absolue de remuer la tête
et que le degré d'intensité de la raideur spasmodique
ressentie dans les muscles de cette région va jusqu'à leur
faire éprouver une sensation telle que si un petit animal,
un rat par exemple, fixant solidement ses quatre pattes
dans cette partie, rendait ainsi immobile la tête entière ou
mieux la région cervicale dont les fibres musculaires sont,
de chaque côté de la nuque, fortement contractées, dans
le sens de leur longueur.

§ IV. On voit aussi de semblables douleurs tensives
affecter *le cou*, par suite d'une mauvaise position prise
durant le sommeil : genre d'affection à propos de laquelle
on dit vulgairement : « *Sie haben übel gelegen, es sey*

ihnen der hals davon gantz steif, dass sie sich nicht wohl, umsehen konnen. » « Qu'on a été mal couché ; qu'on a le cou tout raide ; qu'on ne peut plus tourner la tête, » et qui paraît surtout tenir ostensiblement de la nature des spasmes.

C'est chose ordinaire de voir encore des contractions spasmodiques très-sensibles se manifester aux *mains* et aux *pieds* proprement dits, aux *bras,* aux *coudes* et aux *jambes.*

Quant à l'*œsophage* et à l'*estomac,* tout le monde sait que ces deux organes sont éminemment sujets à certaines raideurs convulsives qui empêchent ou tout au moins ralentissent la déglutition et font, après l'absorption d'une petite quantité de nourriture, éprouver au ventricule un resserrement tel qu'il ne peut ni admettre l'ingestion d'aucun autre aliment, ni même retenir, à moins d'un effort extraordinaire, ceux qu'il a déjà reçus. De là l'extrême anxiété, la profonde angoisse que ressentent les malades et qu'ils traduisent par ces plaintes douloureuses : « *Es seye nicht anders, als wolte es ihnen das hertze abdrücken.* » « *On dirait que le cœur va se fendre.* »

§ V. Personne n'ignore sans doute que, dans les tranchées des coliques, il se manifeste aussi des tiraillements et des raideurs spasmodiques ; c'est ce dont tout le monde sera convaincu, si l'on considère attentivement sous l'empire de quelles circonstances survient aux personnes tourmentées par la *colique,* la sensation particulière qu'ils désignent en ces termes : « *Es drücke sie wie ein stein im leibe, als wan alles darinnen zerspringen, oder der leib ihnen aufplatzen wolte.* » « *Il semble qu'il y a un poids énorme et même une pierre dans le ventre ; on dirait que cette partie du corps va éclater.* » Aussi, à l'autopsie cadavérique des individus morts par suite d'une pareille affection, trouve-t-on parfois dans le *côlon* des rétrécissements très-consistants qui tiennent la partie entière de l'intestin dans un état de constriction et de raideur si considérable qu'il faut un puissant effort pour y introduire un stylet [1]. Mais c'est surtout dans les coliques plus douloureuses encore qui ont leur siége dans le *rectum* et qui contractent cet organe au point d'empêcher le libre passage de la canule d'une seringue (à *fortiori* du lavement lui-même), que l'on voit se développer d'une manière très-apparente ce violent état de resserrement spasmodique.

§ VI. Quant à la *strangurie*, peut-on sérieusement douter qu'elle n'ait, elle aussi, une analogie très-grande avec ce caractère spasmodique? Nous ne le pensons pas; en effet, il est au vu et su de tous les praticiens que les horribles souffrances ressenties par ceux qu'affecte cet état morbide sont indubitablement dues aux secousses imprimées au calcul de la vessie par les spasmes de cet organe : aussi, comme l'acception vulgaire et confuse des mots *spasme* et *convulsion* pourrait indisposer certaines personnes, nous dirons qu'il est évident et certain que cette opiniâtre contraction de la vessie (si ordinaire du reste à ce genre d'affections) indique plutôt un violent caractère de rigidité spasmodique, qu'une convulsion vague et alternante [2].

§ VII. Ainsi en est-il du *ténesme*, qu'on doit plutôt mettre au rang des spasmes que des convulsions. En effet, les mouvements convulsifs, ou mieux les morsures de même nature, très-aigües, violentes et rapides que l'on ressent parfois dans le rectum n'ont aucune analogie essentielle avec le vrai caractère spasmodique du ténesme; en

---

[1] C'est là un phénomène anato-pathologique peu connu avant Stahl et passé même sous silence ou même méconnu par bien des modernes.

[2] Stahl est le premier pathologiste qui ait fait mention du spasme de la vessie. *Voyez*, à ce propos, tom. VIII, Commentaire CLXVII.

ce sens surtout que le ténesme absolument localisé sur ce viscère ne comporte jamais avec lui ni les graves malaises, ni les profonds dangers des convulsions erratiques et des douleurs mordicantes qui, non-seulement sont intolérables en elles-mêmes, mais encore peuvent susciter dans le reste de l'économie d'autres convulsions d'un genre véritablement épileptique.

Toutefois, nous n'ajoutons pas grande importance à cette distinction et nous laissons chacun libre de classer ces sortes d'affections dans telle catégorie qu'il lui plaira et de prêter aux spasmes les plus rebelles le caractère des convulsions. Le seul point digne de considération, c'est que les spasmes ont quelque chose qui leur est propre et qui n'est nullement dans la nature des convulsions : nous voulons parler de leur persistance constamment égale à se manifester, non par des accès vagues et désordonnés, mais par des mouvements uniformes qui ne dégénèrent presque jamais en convulsions réelles et apparentes.

§ VIII. Ce qui établit en outre, selon nous, une *différence* positive entre ces deux états morbides, c'est que le spasme, par lui-même moins dangereux, se traduit toujours avec lenteur, permanence et régularité, tandis que les convulsions sont ordinairement violentes, irrégulières, dangereuses et propagent beaucoup plus loin leurs pernicieux effets. D'où nous concluons avec raison que la cause des spasmes, comme de tous les mouvements de ce genre qui s'établissent dans le corps vivant, est plutôt impulsive ou finale que purement matérielle[1].

§ IX. A ce propos, nous ne pouvons nous défendre de signaler ici la maladresse de certains modernes qui, tout en combattant par leurs paroles et ne voulant pas admettre le but moral, c'est-à-dire final, des spasmes, ne peuvent

---

[1] *Voyez* tom. VIII, Commentaire CLXVIII.

néanmoins rien dire, ni rien entreprendre par le fait, sans laisser deviner leur manière de voir sur la raison impulsive des phénomènes qui s'accomplissent, en sorte qu'ils donnent tête baissée dans notre propre opinion, « *pedibus in sententiam eant* », comme disaient les Latins. En d'autres termes, quelques suppositions qu'ils fassent sur des mouvements anormaux de ce genre, ils les édifient toujours sur *les irritations ;* non *sur celles* au moyen desquelles, par un acte impulsif et mécanique, telle ou telle partie de l'organisme est mise en jeu, mais *sur celles* en vue desquelles, pour parler leur langage, ces parties se contractent. En effet, quoi qu'on puisse dire ou penser sur le *molimen naturel,* sur la *force motrice innée,* sur la *puissance organique,* exécutant, *dans une machine organique,* des actions complexes, des mouvements respectifs et concomitants, il n'en est pas moins vrai que le spasme, acte vital si conséquent en lui-même, ne s'établit et ne se manifeste avec les symptômes dont nous avons déjà une idée qu'*en vue* d'une cause purement finale et non *d'après* une cause quelconque, ni *au moyen* de cette même cause simplement instrumentale. N'est-il donc pas évident qu'il y a ici un rapport de finalité, tant au point de vue d'un sentiment quelconque que d'une intention réelle de conservation et de préservation corporelle contre les malaises et les incommodités qui peuvent assaillir l'organisme ?

§ X. La *cause matérielle interne* et domestique de ce genre d'affections réside assurément dans les humeurs et plus particulièrement dans le sang lui-même : ce qui a fait dire à Hippocrate que les désordres spasmodiques attaquent de préférence, il est vrai, les enfants et les jeunes adolescents bouffis et gras, dont la constitution corporelle est éminemment relâchée et spongieuse ; mais que ces désordres sont aussi le partage, chez les grandes personnes, tantôt de l'extrême embonpoint, tantôt de l'extrême maigreur. Toutefois, puisque les effets du spasme, les raideurs et les rétrécissements provoqués par la contraction diffèrent de l'acte contractile lui-même; puisque les convulsions réelles, à caractère violent, sont distinctes des véritables spasmes, considérés comme tels, on pourra aisément découvrir sur quelle base fondamentale s'appuie l'assertion *des spasmes par inanition,* quelle place enfin, quel rang de priorité réclame, dans la catégorie de leurs causes déterminantes, l'embonpoint ou la réplétion.

Une chose que nous avons déjà fait observer et qui a été amplement démontrée dans notre *Physiologie,* c'est que, l'énergie ordinaire du mouvement tonique étant spécialement destinée à la marche progressive des humeurs qu'elle chasse et refoule constamment par sa propre intensité, le sang, embarrassé dans son cours, est secouru, toutes les fois que la nécessité l'exige, par une forte et puissante *pression* qui, administrée avec une proportion convenable, redonne indubitablement (sauf le cas d'une coagulation absolue), une impulsion normale à la masse sanguine. Car il faut remarquer que l'obstacle provient d'un certain défaut de mobilité qui ne peut être compensée que par un redoublement d'énergie locomotrice.

§ XI. Mais, comme cette difficulté dans la circulation du sang tire spécialement sa raison d'être de la disposition des pores en général et principalement de ceux des parties musculeuses ou charnues, attendu que c'est à travers ces tissus que se fait surtout cette circulation, il est évident que ceux-là seront, inévitablement et de préférence aux autres, plus sujets aux spasmes, qui posséderont dans la constitution de leurs humeurs et dans la proportion de leurs tissus une disposition toute particulière aux obstacles de la circulation : ce sont surtout les personnes dont la masse humorale est trop abondante et trop consistante ou dont les organes sont trop spongieux[1].

La vérité de ce fait ressort principalement des spasmes simples, proprement dits : l'expérience quotidienne nous démontre, en effet, que les personnes dont la texture organique est trop lâche sont le plus sujettes aux affections spasmodiques simples. Pour la même raison, les sujets doués d'une pareille constitution sont plus fréquemment exposés aux douleurs arthritiques nerveuses, très-vives et très-aiguës, que ceux dont la texture corporelle est plus consistante ; à moins toutefois qu'une disposition héréditaire ou des causes externes, telles que l'abus du vin et des plaisirs vénériens, les passions de l'âme, le froid, et les rhumatismes qui en résultent, ne prédisposent accidentellement ces derniers à ce genre de maladies.

§ XII. Un fait que le vulgaire même n'ignore pas, c'est que les spasmes peuvent provenir enfin de la trop longue durée d'un mouvement ou acte volontaire ; lorsqu'un membre quelconque, la main, par exemple, ne peut point complétement étreindre ce qu'elle tient ou est dans l'intention de saisir.

L'*âge* prédispose aussi singulièrement à ce genre d'affections ; à mesure que nous vieillissons, en effet, les altérations de la crase sanguine deviennent de plus en plus faciles et les excrétions se font abondamment de préférence vers les régions où prédomine le système musculeux : joignez à cela les causes accidentelles, provenant du régime, des fatigues et des passions de l'âme, plus propres à éveiller de pareilles affections spasmodiques chez les vieillards que chez les jeunes sujets.

---

[1] On peut voir par ces observations combien Stahl tenait compte des conditions organiques comme causes des affections même spasmodiques.

§ XIII. A notre avis, la différence des spasmes n'est pas à négliger quant à leur *siége;* nous les divisons donc en *musculaires* et en *fibrillaires :* les premiers sont ceux qui envahissent un muscle tout entier; les seconds n'en affectent qu'une partie, c'est-à-dire n'atteignent qu'une plus ou moins grande quantité de ses fibres. A cette dernière espèce appartiennent les douleurs arthritiques en général, qui finissent bientôt par se propager dans tout le tissu musculaire et dont la violente énergie, d'abord localisée dans quelques fibres particulières, diminue d'intensité, à mesure qu'elle se propage, et disparaît enfin complétement.

§ XIV. L'*effet* du spasme proprement dit consiste en ce que, au moyen du resserrement des organes et en vertu de leur porosité, s'effectue, comme à travers une éponge, l'*expression* locale des humeurs. A la vérité, ce phénomène n'a aucune utilité immédiate et particulière, en ce sens qu'on doit plutôt le regarder comme un moyen purement subsidiaire que comme un effet direct dont on doive espérer quelque avantage. Toutefois, nous ne parlons ici que des spasmes partiels et principalement de ceux qui n'attaquent que les plus petites régions de l'organisme. Car, pour ce qui est des spasmes violents dont l'action est beaucoup plus étendue, on sait qu'ils parviennent à obtenir un *résultat* d'autant plus vrai, d'autant plus manifeste et d'autant plus utile qu'ils paraissent avoir été institués dans ce but.

§ XV. Ces sortes d'affections ont encore une *issue* multiple et individuellement variée, selon la disposition particulière et accidentelle. En effet, les spasmes universels qui envahissent l'organisme d'une manière instantanée, avec une impétuosité et une violence opiniâtres, contribuent singulièrement, par suite d'une congestion ou d'une stagnation humorale subite, profonde et permanente, à provoquer des inflammations internes. Les spasmes partiels se manifestent aux parties nobles surtout, à la tête, par exemple, avec encore plus d'impétuosité et de violence, mais avec moins de ténacité. Quelquefois cependant, ils sont d'une persistance excessive, et d'une intensité extraordinaires : aussi, dans les deux cas, dégénèrent-ils en convulsions.

Si un sujet, dès sa plus tendre jeunesse, est atteint de spasmes (même les plus simples), fréquents et opiniâtres, prenant un caractère d'habitude, on peut s'attendre à le voir éprouver plus tard, à mesure qu'il avance en âge, ces affections spasmodiques qui tourmentent obstinément le corps ; nous voulons parler des douleurs arthritiques de tout genre.

Les spasmes à caractère violent qui se manifestent en quelque sorte pour la première fois chez les vieillards ont pour conséquences ordinaires l'apoplexie, l'asthme convulsif, les catarrhes suffocants et les paralysies. Cela revient à dire que les spasmes partiels en général témoignent tous d'un effort de la nature : effort réel (mais incomplet et par là même impuissant à donner un résultat direct) qui se produit tant aux moindres occasions capables de provoquer de graves dommages dans le corps, qu'en présence de certaines causes universelles et soudaines.

Les spasmes qui surviennent dans les *maladies aiguës*, les *blessures* et les *commotions cérébrales* sont extrêmement dangereux, peuvent dégénérer en convulsions et donnent lieu en général à un fâcheux pronostic; tandis que les spasmes simples, en supposant d'ailleurs que tout le reste se passe normalement dans l'organisme et qu'ils agissent sur une constitution pléthorique ou sanguine, sont presque toujours inoffensifs au point de vue des dangers ultérieurs.

CHAPITRE III.

DES CONVULSIONS.

§ I. Lorsque, dans l'économie humaine, les choses se passent de manière à ne faire naître aucun pressentiment de mauvais augure ; à *fortiori*, lorsqu'il n'y a pas même l'ombre d'un désordre quelconque, la nature exécute ses mouvements ordinaires avec une modération, une régularité et une continuité admirables. Aussi, dès que cette modération vient à faillir, l'état qui en résulte devient-il suspect et doit-il inspirer de sérieuses craintes pour l'avenir. C'est alors, en effet, l'indice certain qu'un travail insolite étant imposé à la nature, celle-ci ne peut y subvenir avec confiance qu'à l'aide de moyens et d'une méthode non moins insolites : c'est l'indice bien plus important encore d'un travail presqu'entièrement opposé au caractère normal de l'économie corporelle, que la nature se voit dans la nécessité d'entreprendre par des moyens complétement étrangers à sa méthode et à ses habitudes ordinaires, ou qu'elle n'accomplit du moins, incertaine en quelque sorte d'elle-même, que d'une manière erronée, vicieuse et désordonnée.

§ II. Nous avons dans l'appareil général des *convulsions* un éclatant témoignage du fait en question, c'est-à-dire de l'état anormal du mouvement tonique dans les agitations soudaines, vives et même très-violentes qui se manifestent dans le corps humain, sans pouvoir toutefois satisfaire, si ce n'est d'une manière très-générale, à l'intention finale de la nature, qui est de détourner victorieusement ou de refouler avec efficacité ce qu'il peut y avoir actuellement de nuisible et d'embarrassant dans

les organes. La nature, en effet, toujours d'accord avec
elle-même, exécute les mouvements toniques avec tant
de modération et de calme, que toutes les théories médicales s'y sont laissé prendre ; bien plus, si, dans cet ordre
de phénomènes où ces sortes de mouvements sont nécessaires, quelque chose vient à manquer et qu'il soit possible toutefois de remédier à ce défaut avec ordre et
tranquillité, l'agent moteur dirige vers ce point des
efforts un peu plus énergiques, sans s'écarter le
moins du monde de sa modération habituelle, soit par
des actes trop impétueux, soit par l'altération de leur
mode de succession, de leur issue ou de leur durée, soit
enfin, par des retours désordonnés et vagues : c'est dire
que la force médicatrice provoque à cette fin, dans
diverses parties du corps, des mouvements spasmodiques. Sont bien différents de ces sortes de spasmes ces
efforts impétueux que la nature entreprend, lorsqu'elle
agit d'une manière subite, violente, anormale et saccadée,
ou qu'elle n'exerce que très-peu de temps son énergie
sur un même organe. Or, ce qui démontre péremptoirement en ce cas l'intention confuse et timorée où elle est
d'accomplir quelque chose d'utile, c'est la précipitation
et l'impétuosité avec laquelle elle entreprend et abandonne, pour y revenir ensuite et les abandonner encore,
ces divers mouvements toniques.

§ III. Pour ne pas être accusé, comme d'habitude,
d'émettre gratuitement ici notre opinion, nous procla-
mons, en étayant cette assertion sur un témoignage
essentiellement légitime, que les convulsions ont en
général (sans qu'on puisse arguer jamais un vice matériel, du moins en rapport avec ce genre d'affection), pour
cause directe et naturelle, soit certaines secousses purement *morales*, soit certaines perturbations graves et
soudaines, d'une réalité nullement fictive, qui se mani-

festent le plus ordinairement à la suite d'une grande
frayeur.

Or, les convulsions ainsi provoquées sont vraiment
nuisibles et dangereuses, non pas tant en raison de la violence et de l'opiniâtreté de leurs attaques successives,
qu'à cause de leur retour à intervalles inégaux et de la
facilité avec laquelle, dès leur début, elles peuvent contracter un caractère d'habitude ou tout au moins de
prompte recrudescence, lorsque, à un pareil état morbide viennent se surajouter encore de nouvelles causes
morales, de frayeur surtout, de colère, de joie ou de
désir ardent. Ce qu'il y a de certain, c'est que les *causes
matérielles* qui ont leur siége dans l'économie corporelle,
ne provoquent pas les convulsions aussi facilement ni
aussi promptement que les causes *morales,* dont le principal effet est de menacer le corps d'un grand et éminent
danger ou de le tenir dans une agitation et un malaise
continuels, ou d'affecter enfin d'une manière toute spéciale les parties les plus sensibles, telles que la tête, les
intestins et l'utérus.

§ IV. A proprement parler, les *convulsions* consistent
donc dans un mouvement de *contraction* et de *relâche-
chement réciproques des parties musculeuses,* s'exécutant
à de très-courts intervalles : ce qui veut dire, dans le sens
strict des mots, qu'il s'opère sur la partie affectée une
contraction rapide promptement suivie d'un relâchement
non moins instantané ! (c'est là ce qu'on appelle encore
spasmes ou convulsions *cloniques*). Bien plus, en augmentant d'intensité, les convulsions irritent les organes
plutôt par les positions anormales qu'elles impriment
aux membres que par leur simple agitation; en sorte
que, non-seulement elles provoquent à ces membres une
violente contraction dans un seul sens, mais encore elles
les contractent de nouveau dans un sens tout opposé,

plutôt par des secousses brusques et saccadées que par
de simples mouvements de flexion.

§ V. Une chose digne assurément de la plus sérieuse
considération, c'est cette *aliénation des facultés intellectuelles*, cet *obscurcissement des sens internes* — comme
on dit — qui, dans les convulsions à caractère funeste,
dont l'action se fait sentir plus profondément dans le
corps et embrasse plusieurs régions à la fois, se manifeste
avec une telle intensité que le patient n'a, après le paroxysme, aucun souvenir de ce qui s'est passé.

Deux circonstances particulières se manifestent surtout
dans ces sortes de convulsions ; ce sont 1° l'application
forte du *pouce* entre les doigts et la paume de la main, dès
le début du paroxysme ; 2° une émission, par la bouche,
d'*écume* ou de salive, principalement vers la fin de l'accès.
Toutefois, l'application du pouce dans le poing est un
symptôme commun à toutes les convulsions graves et
universelles, tandis qu'il ne saurait en être de même de
l'épanchement de la salive qui a lieu seulement dans le
cas où les convulsions produisent de grandes perturbations vers les régions encéphaliques, en agitant les mâ-
choires avec violence et faisant entrechoquer les dents
les unes contre les autres. Une semblable disposition est
surtout le propre non-seulement de toute *épilepsie* parvenue à son troisième degré, mais elle se remarque encore
dans certaines convulsions symptômatiques qui se manifestent pendant le jeune âge.

§ VI. Il est donc urgent de diviser les convulsions,
d'après les rapports de complication qu'elles peuvent
avoir avec une autre affection plus ou moins apparente.
Lorsqu'elles tourmentent l'organisme, sans manifester
aucune complication de ce genre, qu'elles n'ont aucune
analogie saillante avec l'énergie physique ou morale de
certains états morbides et qu'elles n'agissent que par leur

vertu propre, on doit les considérer comme de réelles attaques d'*épilepsie*.

Lorsqu'elles surviennent au contraire durant le cours de quelque autre dérangement sérieux de l'économie corporelle, on peut en général les regarder comme de simples *convulsions symptômatiques*. Mais, c'est dans la pratique surtout, loin des vaines subtilités de l'école, qu'on voit clairement la différence existant entre l'épilepsie proprement dite et les autres mouvements convulsifs. Établir cette distinction sur la violence seule de l'attaque ne nous paraît pas chose convenable, attendu que l'épilepsie elle-même peut se présenter, dès son début ou pendant le paroxysme, sous une apparence assez bénigne, peu redoutable et capable d'occasionner une méprise sur son véritable caractère, si on prend la véhémence pour terme formel de comparaison. Sous tous les autres points de vue néanmoins, la différence que nous alléguons entre l'épilepsie et les autres convulsions paraît être rationnelle et parfaitement justifiée.

Il peut se présenter encore certaines épilepsies qui n'obscurcissent que d'une manière incomplète les facultés intellectuelles ; mais c'est là une chose bien rare, car, en général, cette terrible affection occasionne dans l'âme une perturbation telle que les malheureux épileptiques n'ont qu'une conscience vague, un souvenir confus de leurs propres actes.

§ VII. Quant aux *rapports de causalité* que ces mouvements convulsifs ont entre eux, nous n'avons sur ce point rien de particulier à ajouter aux considérations générales qui ont été faites sur les irritations du mouvement tonique, savoir : que leur détermination a plus d'analogie avec une cause morale ou raison finale, qu'avec n'importe quelle impulsion ou cause déterminante corporelle et physique.

Or, il en est de l'affaire des convulsions comme de toutes les autres ; ici comme ailleurs, on aperçoit distinctement le défaut de connexité qui caractérise les assertions systématiques des modernes, en faveur d'une surexcitation et d'une stimulation corporelles. En effet, nous avons continuellement sous les yeux des exemples de toute sorte, que dis-je? un nombre infini d'états morbides et de cas qui portent en eux, de manière à ne pas pouvoir en douter, un véritable caractère d'acrimonie, tant en puissance prochaine qu'en acte même, sans qu'il résulte de ce fait aucun mouvement convulsif ; comme aussi (et c'est là une chose admise par tout le monde), dans les affections où il se manifeste parfois des convulsions, il n'existe aucune raison efficace pouvant expliquer, selon l'hypothèse, la cause matérielle et probable de la stimulation qui a produit cette affection.

§ VIII. Ne voyons-nous pas, en effet, des milliers d'enfants atteints de varioles (nous ne parlons pas de ceux chez lesquels, malgré l'abondance des pustules, la maladie est tout à fait bénigne, d'un cours régulier et d'une heureuse issue ; mais bien de ceux chez lesquels l'affection prend un mauvais caractère), sans que pourtant il se déclare jamais des mouvements convulsifs en rapport avec la cause matérielle ; tandis qu'au contraire, les convulsions sont quelquefois l'apanage des varioles discrètes qui ne présentent qu'un très-petit nombre de pustules.

Au reste, ce qu'il y a de bien positif, c'est que les cas de manifestations convulsives chez les enfants varioleux sont extrêmement rares et que, si l'on veut observer attentivement la chose en elle-même, on en trouvera à peine un sur cent (nous dirions même, sans craindre de nous tromper, un sur mille) qui soit réellement atteint de ce genre de complication.

D'après ces faits, il est facile de voir que, selon toute

vraisemblance, ce n'est pas la constitution matérielle de
ces affections varioleuses, qui, par une action évidemment physique et à l'aide d'une énergie stimulante dont
elle serait douée, provoque les effets ultérieurs de la convulsion : attendu que, s'il en était ainsi, cette funeste disposition devrait être sinon permanente du moins très-
ordinaire, non-seulement à un état morbide de ce genre,
mais encore à tous ceux dans lesquels il se manifeste des
convulsions. Or, comme, dans aucune espèce de maladie,
on ne peut raisonnablement attribuer ces phénomènes
désordonnés au génie propre du mal, considéré en lui-
même, et qu'on doit plutôt les rapporter à des causes
purement accidentelles, il est aisé de voir quel est le peu
de valeur et l'incohérence des systèmes imaginés sur ces
matières.

§ IX. Aux théories erronées de nos adversaires, on
peut encore rapporter, quoique moins grossières cependant, ces manières de parler, ces opinions vulgaires, par
lesquelles on enseigne que la cause excitante, irritante et
stimulante produit cet effet convulsif spécial, par cela
seul qu'elle agit principalement sur le système nerveux et
qu'elle en attaque (ce qui est plus ridicule encore) la
partie faible.

Mais, comment se fait-il que les matières morbifiques
ne peuvent, dans un nombre infini de cas, ni atteindre,
ni affecter le système nerveux, tandis que, dans quelques
cas particuliers au contraire, c'est là le symptôme le plus
saillant ? Comment se fait-il encore que, lorsqu'il en est
ainsi, ce n'est pas par l'effet d'un pur hasard et d'une
manière accidentelle, mais bien en vertu d'une certaine
disposition essentiellement individuelle ? Voilà deux ordres de phénomènes que les fauteurs de pareilles opinions ne parviendront jamais à démontrer sérieusement.
N'est-il pas plus manifeste et plus notoire qu'en pareil cas

les convulsions apparaissent au moment où l'excrétion
naturelle qui doit s'opérer à la surface du corps n'a pas
lieu d'une manière convenable ? Qui oserait affirmer
enfin que cette excrétion est arrêtée et embarrassée dans
sa marche, par cela seul que la matière morbifique
adhère au système nerveux et ne peut en être séparée ?
Personne assurément ; nous ne le pensons pas.

§ X. Un fait bien avéré, c'est que les convulsions se
déclarent surtout dans les maladies les plus périlleuses et
dont le cours trompeur n'est rien moins que salutaire.
Mais comme la nature manifeste alors non-seulement une
tendance active et prompte, mais encore des efforts réels,
des tentatives énergiques pour remédier et résister aux
dangers qui menacent l'économie corporelle, il arrivera,
de deux choses, l'une : ou la nature aura recours à un
suprême effort, à une dernière tentative dont le résultat
sera, sinon de faire cesser complétement tout péril, du
moins de le combattre et de le neutraliser ; ou bien, les
mouvements convulsifs surviendront avec tout leur cortége
de souffrances vives, opiniâtres et insupportables qu'il
faudra dompter d'une manière quelconque.

A propos de ces faits, on nous permettra de ne citer
ici, entre mille autres, que l'exemple allégué par Hildan.
Il s'agit d'une petite boule de verre qui s'était profondément introduite dans l'oreille d'un individu : après de
longues souffrances, le patient fut saisi de violentes convulsions épileptiques qui ne cessèrent qu'après l'extrac-
tion du corps étranger, du conduit auditif externe.

§ XI. Nous accordons très-volontiers que, sous un
point de vue général, l'*irritation* puisse être cause de convulsions. Toutefois nous différons des opinions vulgaires,
relativement à l'ordre et au mode d'action que suit cette
irritation. Ce mode d'action, selon nous, ne saurait consister dans une *stimulation* immédiate et sensible du

système nerveux, à *fortiori* des parties exemptes de tout principe morbide ; elle repose plutôt, d'une manière générale, sur *une intention* et *une destination* bien arrêtées de la nature, pour éloigner, à l'aide de mouvements immédiatement conservateurs et préservateurs, tout ce qui l'embarrasse ou peut lui être nuisible. Ce qui vient à l'appui de cette considération, c'est le caractère même d'un grand nombre de causes parfaitement appréciables qui peuvent provoquer avec plus de certitude et de gravité les agitations convulsives : les unes sont *corporelles* ; les autres, *incorporelles*.

Parmi les *causes corporelles*, nous rangeons le trop grand épaississement du sang qui, chez un grand nombre d'individus, témoigne maintes fois de son efficacité, comme cause concourante et concomitante.

A ce propos, nous nous rappelons avoir eu l'occasion d'en constater un exemple frappant chez une femme de 30 ans environ qui n'était pas encore mariée. Elle éprouvait journellement plusieurs attaques d'épilepsie : sur l'avis des médecins, on lui pratiqua une saignée à la veine médiane ; le sang ne coula pas ; on répéta l'opération, en agrandissant la première incision. Vaine tentative ! on n'apercevait au fond de la plaie qu'un petit caillot. Aussitôt on le retira de la veine avec des pinces : il était de la longueur du doigt. Malgré cela, le sang ne coula qu'en très-petite quantité ; encore était-il épais et mi-fluide à peine.

Il en arrive ainsi, toutes les fois que l'on pratique une saignée sur un sujet épileptique, qui ne tient pas notoirement le germe de cette maladie, soit d'une disposition héréditaire, soit de certaines affections de l'âme, ou qui n'a pas contracté, par suite d'une longue habitude, la funeste facilité de tomber dans ces terribles attaques. Du reste, le sang des épileptiques est toujours extrêmement épais et plastique, comme le constate l'observation.

§ XII. Une chose avérée de tout le monde sans exception, c'est le pernicieux effet que produit, chez les tout

jeunes enfants, la *rétrocession* des ulcérations séroso-lym-
phatiques et humorales de la tête (vulgairement appelées
achores). On sait aussi que, chez les mêmes sujets, les
convulsions qui résultent de ces rétrocessions sont toujours
liées à une toux humide avec expectoration d'une matière
excessivement glaireuse ; alors, en effet, tant à cause de la
tenacité de cette matière que de la violence même de la
toux, la respiration leur manque pendant un certain temps et
les mouvements convulsifs persistent, jusqu'à ce que cette
fonction ait recouvré sa liberté. D'autre part les *matières
fécales*, forcément *retenues* pendant le jeune âge dans le
ventre, peuvent donner naissance, non à de simples tranchées spasmodiques , mais à de véritables convulsions,
dans la région abdominale, qui finissent par envahir le
corps en entier : c'est là un fait dont le peuple est parfaitement au courant. D'où cette locution vulgaire : « *Das
rind habe die noth innerlich im leibe, werde ohne zweifel
bald folgend gar ausbrechen.* » « *L'enfant avait des convulsions dans l'intérieur du corps ; sans doute que par la
suite elles se sont manifestées à l'extérieur.* » « Il n'est
pas rare non plus de voir l'épilepsie provoquée par la
présence de vers *lombricaux*.

§ XIII. Il faut bien se garder toutefois de chercher à
savoir si quelqu'une de ces causes produit ses effets d'une
manière purement directe (pour ne pas dire immédiatement mécanique), ou se traduit par des impulsions abso-
lues plutôt que par une intention respective et morale.
Cette distinction peut aisément s'appliquer tant aux autres
matières morbifiques en général qu'à la question des *vers*
en particulier : à moins qu'on ne préfère invoquer, en ce
dernier cas, ces ridicules hypothèses qui attribuent la
génération équivoque des helminthes à une putréfaction
réelle — dans le sens strict du mot — survenue dans le
corps vivant. Mais de pareilles théories n'ont plus aujour-

d'hui aucune espèce de valeur, au point de vue expérimental.

§ XIV. Or, si ces causes matérielles trahissent plutôt
dans leurs manifestations générales une efficacité moralement, c'est-à-dire finalement impulsive, à combien plus
forte raison ceci ne sera-t-il pas vrai de la remarquable
énergie que mettent en jeu les *états pathétiques* de l'âme ;
énergie universellement reconnue comme très-capable
de produire des convulsions simples et *idiopathiques?*
Qui ignore, en effet, que les affections morales peuvent
non-seulement provoquer de promptes et violentes agitations convulsives, mais encore surexciter, renouveler,
faire reparaître et rendre plus dangereuses celles qui
tirent leur origine d'une cause corporelle quelconque ?

Or, s'il est de toute évidence que les perturbations de
l'âme impriment, comme nous l'avons déjà dit , aux mouvements convulsifs eux-mêmes une impulsion fâcheuse
très-énergique et très-opiniâtre, surtout au point de vue
de leur renouvellement, pour peu qu'on y fasse attention,
la vérité de ce que nous avançons n'en est pas moins
claire à saisir, savoir : que, quel que puisse être d'ailleurs
le concours des causes corporelles, tout ici paraît de
préférence se passer d'une manière exactement conforme
à l'état respectif et aux dispositions déterminées des parties affectées, des excrétions légitimes et des dangers
imminents qui , pris en eux-mêmes, semblent ne pouvoir
être combattus qu'à l'aide de mouvements vitaux labo-
rieusement administrés.

§ XV. C'est assurément sur de pareils principes qu'on
doit établir, dans l'espoir d'en tirer une lumière quelconque , les différences qui existent entre les convulsions,
(nous voulons parler surtout des convulsions symptômatiques), au point de vue de l'époque de leur invasion,
durant le cours des affections aiguës. Parfois, en effet,

elles se déclarent dès le début de la maladie, ou du moins avant que le mal ait complétement atteint sa période d'état; parfois, quoique assez rarement, pendant cette dernière période ; parfois enfin (et c'est l'époque la plus fréquente comme la plus certaine de leur manifestation) sur le déclin de la maladie. Ce qu'il y a de positif, c'est que les convulsions qui se produisent au commencement des maladies aiguës, sont les moins dangereuses, tandis que les autres, celles qui arrivent pendant la période d'état, le sont beaucoup plus, énormément plus, et qu'enfin celles qui se déclarent durant la période naturelle de déclin, ont un caractère indomptable, une issue vraiment funeste et pernicieuse. C'est là, du reste, leur résultat ordinaire, à moins qu'elles n'aient été nouvellement provoquées par des causes adventices externes. Pour tout dire, en un mot, ces sortes de convulsions forment le dernier cortége de souffrances des maladies aiguës destinées d'ailleurs à une fin sinistre.

§ XVI. Quelques fictions et quelques suppositions que l'on imagine sur les causes réelles des convulsions, on ne pourra jamais s'en faire une idée claire ou précise, si l'on suit l'opinion vulgaire et généralement admise touchant *l'irritation du système nerveux.*

Comment concevoir, en effet, que dans toutes les maladies aiguës, principalement chez les sujets d'un âge peu avancé, la matière morbifique ne puisse pénétrer jusqu'aux nerfs et par là même les irriter, qu'à l'époque du déclin naturel de ces affections ? En d'autres termes (puisque ce phénomène peut avoir lieu bien avant cette époque, comme l'attestent les exemples nombreux de certaines convulsions qui se manifestent tant dans la période d'*invasion* et d'*augment* que dans la période d'*état*), qui pourrait se persuader que, durant ces diverses phases, cette matière morbifique ne posséderait point une suffisante énergie proportionnelle, capable de provoquer des mouvements convulsifs aussi violents et aussi opiniâtres dans leur action que ceux qui surviennent au déclin du mal et qui sont d'un si fâcheux pronostic? Qui oserait encore croire à la légère que ce caractère souverain de malignité qui se dévoile, avec de si fatales conséquences, au moment de la terminaison de ces maladies, n'a pris naissance qu'à l'époque précise de cette terminaison et n'a exercé qu'en ce moment suprême sa funeste influence sur le système nerveux, au point de paraître ne pouvoir manifester qu'alors d'une manière bien évidente toute l'intensité de son énergie? Jusqu'à ce moment précis, cette maligne efficacité serait-elle donc absolument incapable de montrer le moindre degré d'activité et de trouver un accès quelconque dans les organes, de façon à pouvoir y exercer ses fâcheux effets, au moins par des attaques d'abord lentes et proportionnellement successives, sinon par une invasion tardive, simultanée et impétueuse? Cela se passerait-il enfin d'une manière si permanente et si absolue, que, dans les milliers d'exemples offerts par l'expérience, on n'ait jamais pu constater, pendant toute la durée de la fièvre, aucun mauvais effet convulsif vraiment remarquable, tandis que ce serait toujours à l'époque d'une issue funeste que la catastrophe convulsive se manifesterait infailliblement? Il est absurde de le penser.

§ XVII. On voit par là combien peu est supposable cette prétendue énergie physico-mécanique, réputée capable d'agir sur l'économie vivante, à l'aide d'un *stimulus* directement matériel. N'est-il pas plus logique de faire rapporter tous ces phénomènes à une *intention finale* de la nature et à certains efforts qu'elle entreprendrait tant à cause de leurs avantages que de leur nécessité : d'autant mieux que ces efforts qui, pris en particulier, ne sont pas toujours en harmonie avec l'état morbide, ne s'écartent néanmoins jamais, pris en général, de leurs fonctions légitimes dont le but est de détourner, par un redoublement de mouvements vitaux, on ne peut plus laborieux et énergiques, les immenses inconvénients qui menacent l'organisme, comme aussi de chasser, d'éliminer et d'expulser les matières qui constituent le danger. C'est ainsi que la véhémence de ces efforts trouve une suffisante raison d'être dans l'imminence et l'énormité du péril.

§ XVIII. C'est surtout au dénouement fatal de la maladie, alors que la vie va s'éteindre, qu'on voit se produire le plus ordinairement les convulsions : aussi, est-il vulgairement reconnu aujourd'hui que, dans le jeune âge, aucun malade ne meurt sans avoir préalablement des convulsions. Or, nous le demandons, comment comprendre ce phénomène, si l'on se base sur l'hypothèse erronée de l'efficacité directement et immédiatement corporelle d'une cause morbide matérielle? comment pouvoir se former là-dessus une idée rationnelle? Que ceux-là y réfléchissent, à qui la chose touche de près!..... Quant à nous, nous allons au fond même de la question et nous croyons que, comme les mouvements toniques vitaux ont pour but spécial et direct de débarrasser l'organisme de toutes les matières vraiment nuisibles à la conservation ou à la longévité de l'être, et qu'ils s'exécutent avec tranquillité, ordre et modération, tant qu'il leur reste un légitime espoir d'avoir le dessus sur ces matières pernicieuses ; de même aussi et pour ces motifs, dans les cas où les symptômes morbides s'écartent absolument de leur précédent caractère de bénignité, toutes les fois surtout que leur gravité fait désespérer pour toujours de leur voir prendre une issue favorable, la nature, imprimant à ces mouvements toniques vitaux toute l'énergie dont elle est susceptible, fait néanmoins une suprême tentative et épuise en quelque sorte toutes ses ressources [1].

L'intention de la nature est donc bonne ici, puisqu'elle réunit dans une dernière lutte contre les principes morbides tous les moyens qui restent en son pouvoir, plutôt que d'abandonner les choses au caprice du hasard et renoncer en même temps, sans le moindre essai de sa part, à l'activité qui lui est propre. Mais, loin de là ; elle ramasse au contraire tout ce qu'elle a de force, d'activité, et l'emploie à la conservation de l'économie vitale : ce n'est que lorsque son énergie est anéantie, que ses entreprises n'aboutissent plus à rien, qu'elle perd tout espoir, que ses forces l'abandonnent et qu'elle cesse ses vaines tentatives.

§ XIX. Sous tous les rapports, c'est ici le moment de bien apprécier cette locution vulgaire, « *Es sey dem patienten zum tode angekommen,* » c'est-à-dire « *que ces phénomènes ne se manifestent qu'au moment de la mort du patient,* » en faisant allusion aux convulsions tardives : nous voulons parler de celles qui, survenant à l'époque ordinaire du déclin salutaire et naturel des maladies aiguës, tentent alors un dernier, mais inutile assaut. L'étude de ce phénomène n'est pas à négliger dans l'emploi des remèdes qui agissent avec une efficacité réelle contre les agitations convulsives. En effet, ceux dont on use, par exemple, contre les convulsions dernières, plutôt avant-coureuses de la mort que directement funestes, font que la nature, loin de continuer avec calme ou de neutraliser l'action de ces commotions excessives, insiste au contraire d'une manière intempestive et avec plus de violence sur cet effort naturel ; en sorte que, se trouvant dans une perpétuelle agitation, elle redouble

---

[1] *Voyez* T. VIII, Commentaire CLXIX.

sans trève ni relâche ces tentatives devenues insolites, jusqu'à ce qu'enfin, consumant toute son énergie, elle s'affaisse dans un repos éternel et cède la victoire à la mort.

On voit par là que l'effet direct et permanent de semblables convulsions ne saurait être d'une utilité réelle pour le corps humain et que les violents efforts dont nous venons de faire mention ont, en pareil cas, pour cause principale, une excessive irritation, laquelle, devenue très-irrégulière en elle-même, avait néanmoins une destination vraiment morale et une intention généralement bonne qui était de chasser, par un effort quelconque, hors de l'organisme toutes les matières nuisibles. Malheureusement, dans ces circonstances, l'invention et la direction des moyens sont étrangement éloignées du but que se proposait la nature.

§ XX. Les *résultats* des convulsions varient suivant la diversité de leur objet ; c'est pour cela qu'elles n'ont en général rien de dangereux lorsque leurs causes ou leur but final ont un caractère *chronique*, à moins qu'elles ne se manifestent avec un excès de violence. Toutefois le caractère pernicieux de ces sortes d'affections dépend de la facilité qu'elles ont à devenir habituelles et de leur prompt renouvellement qui, malgré leurs destinations purement morales et l'innocuité de leurs atteintes, acquiert insensiblement une impétuosité dangereuse.

Quant aux convulsions qui proviennent de causes à *type aigu,* elles ont, pour l'ordinaire, un dénouement plus équivoque ; soit qu'elles éclatent dès le début ou même durant la période d'accroissement, soit qu'elles se déclarent pendant la période d'état ou au déclin de la maladie. C'est pourquoi ne perdons pas de vue cette circonstance, savoir : que les personnes habituellement sujettes aux convulsions chroniques, encourent un bien moindre danger que celles qui n'en ont éprouvé qu'une ou deux fois par hasard, lorsque les mouvements convulsifs surviennent durant le cours d'une autre maladie.

§ XXI. Reste enfin un phénomène commun à toutes les affections convulsives épileptiques, phénomène bien difficile, nous dirons même absolument impossible à expliquer : c'est le *réveil* des *paroxysmes*, à chacune des époques précises des *phases de la lune*. Certes, nous préférons avouer notre incompétence à ce sujet et déclarer hautement ne pouvoir donner de cet incident une raison claire et satisfaisante. Nous éprouvons, en effet, une profonde répugnance à parler au hasard des relations purement temporaires de cet état morbide et de ces diverses vicissitudes exactement conformes aux diverses phases de la lune, comme aussi d'argumenter, par une sorte de pétition de principe touchant l'influence puissante de cet astre sur les humeurs, et d'épiloguer, toujours d'après le même paralogisme, sur des choses aussi vaines que, *la manifestation constante et périodique des mêmes conditions matérielles et mécaniques, de certaines configurations, de certaines puissances impondérables d'effluves* qui, d'après l'hypothèse, se reproduiraient régulièrement sous l'influence du retour de chaque phase lunaire.

§ XXII. En revanche, nous recommandons d'étudier sérieusement cette *sensibilité* tacite, mais profonde, raffinée, qui se manifeste dans les phénomènes épileptiques ; nous exhortons les praticiens à faire surtout une appréciation sage de sa raison d'être, de l'activité motrice qui l'accompagne et des rapports (au moins arbitraires), qu'elle peut avoir avec l'affection.... En voici un exemple :

Un jeune homme de dix-huit ans, sujet, dès l'âge le plus tendre, comme tous les enfants issus d'une même mère, à d'assez fréquentes attaques d'épilepsie, servait chez un maître où il avait été mis en apprentissage. Un jour, le patron s'étant levé à trois heures du matin pour aller au marché de la ville voisine, heurta avec violence contre la cloison de planches qui murait le réduit où dormait tranquillement son apprenti. Réveillé en sursaut par le bruit, notre jeune homme, saisi de frayeur, tomba soudain dans un violent accès d'épilepsie. Or c'était précisément la veille du dernier quartier de la lune. Cependant, les jours suivants, pendant tout le mois même, il n'éprouva plus rien de semblable; mais voilà qu'à peu près à l'époque de la même phase, non toutefois la veille, mais bien l'avant-veille ou l'antépénultième jour avant le dernier quartier, il fut atteint d'une nouvelle attaque épileptique. A vrai dire, le mal lui laissait une certaine latitude durant la période lunaire ; souvent il avait des paroxysmes durant les deux ou trois jours qui avoisinaient le changement de la planète ; mais l'accès réel lui revenait toujours d'une manière infaillible à la même heure, c'est-à-dire à la troisième heure de la nuit, pendant le sommeil, bien que le malheureux, tranquille d'ailleurs, se fût couché sans penser à rien de semblable.

Quiconque oserait attribuer la cause de ce phénomène à des influences purement matérielles et corporelles devrait, avant tout et en principe, se souvenir que la première, seulement, de ces attaques (qui se sont manifestées dès-lors avec des circonstances et à une époque déterminées), a dû son origine à un trouble moral, à une fausse sensation de profonde terreur. Mais, à moins d'être doué d'une imagination extraordinaire, peut-on se faire une idée juste, quelle que soit la hardiesse des hypothèses de notre intelligence, des rapports et des liaisons qu'ont avec cette cause matérielle l'influence et la disposition météorologique de la lune?

§ XXIII. Une remarque essentielle à établir ici, au point de vue médical, c'est qu'en général aucune espèce de convulsion n'admet un traitement immédiat qui s'adresse, d'une manière directement analogue, à des causes purement matérielles. Toutes, au contraire, réclament de préférence une médication *spécifique* dont le but apparent est plutôt de calmer les mouvements vitaux ou de leur imprimer une direction, que d'affecter particulièrement les matières morbifiques et de les altérer d'une manière quelconque. En outre, les convulsions symptômatiques sont traitées avec plus d'assurance et d'efficacité; en donnant, autant qu'il est au pouvoir de l'art, une bonne direction à ces mouvements légitimes que la nature entreprend au début des affections, c'est-à-dire, en agissant plutôt sur les mouvements sécréteurs ou excréteurs convenablement établis et provoqués, que sur les causes matérielles de la maladie, dont le principe ne saurait être convenablement combattu par les évacuations. Donc, si l'on ne saisit pas bien la portée de ces considérations, si l'on ne connaît pas à fond les remèdes spécifiques et vraiment efficaces qu'il faut employer ici, si l'on ne sait pas enfin la manière de s'en servir, tous les efforts tentés pour parvenir à une guérison complète n'aboutiront à rien : c'est ce que prouve l'expérience de chaque jour [1].

§ XXIV. Il existe néanmoins une certaine classe de convulsions absolument réfractaires à ces moyens curateurs; or, cette résistance est on ne peut plus grande, lorsque les mouvements convulsifs ont leur principe dans de véritables causes pathétiques occasionnelles; lorsqu'ils sont arrivés, par suite d'une longue habitude, à un degré extraordinaire d'opiniâtreté, ou qu'enfin (ce qui est le signe

---

[1] Le sens de ce paragraphe ne peut plus laisser aucun doute sur la vanité des assertions de quelques modernes qui se sont crus autorisés à prétendre que Stahl niait l'existence de médicaments spécifiques; il en est, du reste, de cette accusation comme de tant d'autres. Ce qu'il y a de vrai, c'est que Stahl avait de la *spécificité* une idée différente de celles que la plupart des médecins de notre époque émettent à cet égard. Pour lui, les spécifiques se distinguent des autres médicaments par une vertu dynamique toute spéciale qui les caractérise; mais jamais il n'a enseigné que ces agents thérapeutiques pussent agir sur l'organisme, en tant que matériels, d'une manière immédiate et physique, ainsi que le soutiennent encore quelques sectateurs de l'organicisme.

d'une complète incurabilité) leur manifestation, par suite
de cette même habitude, a pris un caractère excessif de
violence et de soudaineté au point de dépasser toute proportion naturelle avec les causes occasionnelles purement
corporelles. De pareilles circonstances sagement pesées
par un médecin judicieux devraient certes lui faire aisément comprendre comment il se fait que les remèdes
spécifiques sont les seuls capables de porter secours à ce
genre d'affections.

On ne peut pas dire toutefois que, dans toutes les convulsions en général et même dans certaines en particulier, ils agissent avec une égale promptitude, un égal
succès et une constance uniforme. Parfois, en effet, à
cause de la violence des affections morales, les mouvements convulsifs se réveillent avec une impétuosité telle
qu'on n'avait jamais eu lieu de l'observer que dans
des constitutions jusque-là à l'abri de cet état morbide et
soumises pour la première fois à des causes identiques.
Nul doute que de pareilles observations donnent les
moyens d'établir sagement une distinction rationnelle
entre ces divers désordres de l'économie humaine : il
existe cependant des esprits vulgaires et turbulents qui,
dans leurs grossiers paradoxes, ont la folle préten-
tion de vouloir juger de tout et de chaque chose en particulier (quelle que soit du reste la diversité des objets),
sous un seul et même point de vue ? Faisant fi de l'expérience, ne regardent-ils pas d'un œil dédaigneux les
questions qui, par leur nature ou leur importance, sont le
plus dignes de l'estime des hommes ?

CHAPITRE IV.

DÉFECTUOSITÉS DES MOUVEMENTS.

§ I. C'est maintenant ici le lieu de nous occuper du dernier genre de lésion des mouvements vitaux ; or, ce qu'il y a de plus important à considérer, dans l'énumération des espèces morbides qui composent ce quatrième genre et dans l'appréciation de leurs causes respectives, c'est l'étude de leurs conditions de facilité et de fréquence. Sous ce point de vue, il est à remarquer que les défectuosités réelles, c'est-à-dire les défauts d'action motrice dans les mouvements vitaux pris en eux-mêmes, sont en réalité, de toutes les maladies qui assiégent l'humanité, celles qui s'observent le plus rarement, avant l'ultime et fatale dissolution de l'économie corporelle, ou mieux, avant la cessation complète des efforts de la nature devenus désormais inutiles.

Ainsi, sur des milliers d'hommes, à peine un seul, durant tout le cours de sa vie, est-il frappé de paralysie complète, d'apoplexie et même d'hémiplégie, à peine un individu, sur trois, quatre mille, est-il atteint d'un tremblement paralytoïde à caractère vraiment opiniâtre. Encore, ces affections-là ont-elles une tout autre cause qu'une profonde lésion organique des parties mobiles : encore, sont-elles dues à un vice plutôt qu'à un manque d'action motrice.

§ II. Les diverses espèces de défectuosités des mouvements sont : 1° la *débilité* proprement dite ou l'*absence* complète des forces ; 2° l'*impuissance* et le *tremblotement* des organes ; 3° la *paralysie* ; 4° enfin l'*apoplexie* et l'*hémiplégie.*

Or, si nous regardons ces divers états morbides moins comme des degrés que comme des espèces différentes de défauts toniques, ce n'est certes pas sans raison. En effet, *dans les degrés*, il y a une affinité, un rapprochement tel. qu'il indiquerait visiblement une succession naturelle dans la marche progressive des mouvements; tandis que, *dans les espèces*, il n'y a rien qui donne à supposer qu'elles puissent se remplacer ou se succéder l'une à l'autre : voilà une distinction que tout praticien sérieux doit comprendre. Notre division en espèces morbides est donc plus rationnelle qu'une simple division en degrés de la même affection. Ainsi, la prostration des forces qui, dans les fièvres malignes, est extrême et va de plus en plus en augmentant jusqu'à la mort, loin d'entraîner après elle la paralysie, a au contraire, pour conséquence habituelle, des convulsions plus ou moins violentes, selon les individus. La paralysie elle-même ne succède-t-elle pas le plus souvent, avec un danger réel, aux affections convulsives des personnes peu avancées en âge, loin d'être le résultat d'un *manque* de mouvement, à un degré quelconque? En outre, quoique parfois les tremblements paralytoïdes dégénèrent en véritable paralysie et la paralysie elle-même, en apoplexie ; quoique maintes fois une légère apoplexie puisse se terminer par la paralysie, de semblables transitions ne sont cependant ni soudaines, ni faciles, ni fréquentes, ni constantes ; car il est prouvé par une infinité d'exemples que cela n'arrive qu'après de longues années et une grande succession de temps. D'où l'on doit conclure plutôt en faveur d'une cause générique quelconque, qu'en faveur d'une parité spécifique entre ces divers défauts de mouvements.

§ III. Le *manque* ou, comme on dit vulgairement, la *prostration* des forces se manifeste tantôt après une dépense immodérée d'énergie corporelle (c'est le comble de la lassitude et de l'épuisement), tantôt dans les circonstances critiques d'un succès douteux, dénuées de ressources et d'expédients, d'une exécution dangereuse et capable de porter les plus graves préjudices. La défaillance apparaît encore soit à l'occasion d'un sentiment d'alarme en rapport avec l'intérêt que l'on porte aux personnes pour qui l'on craint, soit à la suite d'une frayeur profonde et soudaine.

Un exemple frappant de ce phénomène, quoiqu'un peu différent par ses résultats et prêtant parfois au rire, nous est fourni par les *hémaphobes*, chez lesquels la mention détaillée d'une blessure grave et profonde, le récit d'une abondante effusion de sang, le souvenir d'une simple saignée, la crainte même de se la voir pratiquer sur leur propre personne, produisent non-seulement une grande prostration, mais la perte absolue de tous les mouvements vitaux et de véritables lipothymies. Qui ne connaît encore ces faiblesses et ces tremblements organiques qui sont les conséquences de la terreur ? Inutile donc de s'étendre davantage là-dessus.

L'anéantissement des forces qui survient dans les maladies suit toujours la constitution soit aiguë, soit chronique de l'état morbide. Les affections chroniques qui provoquent la prostration réelle sont celles principalement qui altèrent notablement l'ordre et l'énergie des fonctions nutritives ou qui, par une série permanente de douleurs insupportables et la privation complète de tout repos, épuisent le malade.

§ IV. Toutefois, il ne faudrait pas confondre la *rigidité* des parties, leur contention, l'engourdissement inerte qui succède à un état d'oisiveté ou de somnolence, la profonde répugnance qu'on éprouve enfin pour un travail pénible et qui demande une grande activité, avec la véritable prostration des forces. Il faut distinguer encore, à plus forte raison, cette prostration réelle, de la simple *oppression* gravative et tensive qui provient de la plénitude, c'est-à-dire de la surabondance du sang. Parfois, en effet, l'appesantissement que les patients en ressentent est tel, que, pour l'exprimer, ils se servent de cette formule : « *Es seye alles an ihnen bleyschwer, dass sie davor keines glieds an ihrem leibe mâchtig seyn, verdriesse sie einen arm zu regen.* » « *Que tout en eux est lourd comme du plomb ; qu'ils ne sont plus maîtres d'aucune partie de leur corps ; qu'ils ne peuvent même pas mouvoir un bras.* »

Or, le véritable critérium pour juger de l'affaissement des forces est dans la faiblesse ou la petitesse du pouls. A ce signe on peut joindre l'absence de certains symptômes, tous relatifs, qui, en fatiguant d'abord l'organisme et ne lui laissant aucun repos, diminuent singulièrement les forces. Mais il ne se manifeste alors ni chaleur, ni douleur, ni impatience, ni inquiétude proprement dite ; on ressent seulement une espèce d'anxiété, une sorte d'appréhension et du découragement au sujet d'une issue salutaire, une impossibilité réelle de jouir du sommeil, bref une véritable insomnie : le tout, sans cause manifeste.

§ V. La distinction que nous venons d'établir sur le défaut de forces, c'est-à-dire la différence qu'il y a entre les forces épuisées ou usées et les forces anéanties ou évanouies quasi spontanément, est ici de la plus haute importance. Dans le premier cas, on peut dire qu'il y a *perte* de forces, à *posteriori ;* dans le second cas, qu'il y a *manque* ou *absence* de forces, à *priori.*

La perte des forces peut provenir de grands travaux, de vives inquiétudes, de violentes douleurs, de longues insomnies, d'excessives fatigues sans cesse croissantes, de trop copieuses évacuations et surtout à l'occasion d'une perte abondante de sang pur ou vermeil, survenue artificiellement même en dehors de toute maladie aiguë.

Néanmoins, de pareilles lésions se réparent facilement et sont moins dangereuses que celles qui paraissent annihiler l'énergie vitale, en dehors de toute cause manifeste et immédiate : en ce cas, en effet, ces lésions dépendent plutôt d'une direction incertaine, en quelque sorte désespérée, des tendances de la nature dans l'administration active des mouvements vitaux. Comme en outre un tel état pathologique ne peut exister, sans qu'il y ait ou de profondes causes matérielles, ou des causes morales perturbatrices et opiniâtres, il finit par préparer et même par provoquer (ainsi que le confirme l'expérience) une suspension ou un désordre irrévocable dans la direction naturelle des mouvements toniques : suspension qui entraîne ordinairement après elle les plus pernicieuses conséquences et les résultats les plus opiniâtrément funestes.

§ VI. L'évanouissement et la suspension, plutôt que la perte des forces vitales, ont pour principe surtout les causes matérielles qui portent en elles une grande puissance de corruption et qui, sous l'influence d'une sensibilité ou d'une vigilance naturelle souverainement équivoques, offrent un obstacle à peu près insurmontable à tout moyen tant correctif qu'excrétif. Ceci posé, on peut facilement concevoir que la raison et l'énergie causale de ces phénomènes aient entre elles un rapport moral ou final, d'après lequel les efforts entrepris par la nature revêtent un caractère de crainte et d'incertitude par rapport aux actes qu'elle doit entreprendre et convenablement exécuter. Ceci est plus rationnel que de supposer des causes matérielles capables de produire dans l'économie corporelle et sur une substance matérielle quelconque un effet physique ou immédiat.

§ VII. Une chose dont l'évidence est sans contestation, c'est que cette perte des forces vitales n'a positivement lieu que dans les cas où la constitution corporelle, prise en elle-même, présente un caractère fâcheux. Il n'est pas du tout vrai, comme se l'imagine le vulgaire, que cet anéantissement soit constamment inséparable de certaines circonstances morbides matérielles et conséquemment de certains genres d'affections, au point que, d'après ce système, pas un individu dans de semblables conditions ne serait exempt de ces lésions vitales. Opinion erronée, s'il en fut! car il est généralement avéré que, dans toutes les maladies contagieuses sans exception, depuis la peste jusqu'à la variole et la rougeole (si connues de nos jours) l'excessive malignité de l'état morbide qui provient de l'extrême prostration des forces organiques et qui ne saurait, comme on le dit à juste titre, provenir d'une autre cause, n'a pas pour cela un type spécial et n'atteint pas, chacun en particulier, tous les individus en proie à la même espèce morbide ; mais elle est uniquement propre à certaines personnes et par conséquent individuelle. Nous dirons plus : ce caractère pernicieux finit quelquefois par se manifester dans le cours d'autres affections qui, n'étant pas naturellement malignes, ne sont devenues dangereuses que par suite d'une curation imprudente et vicieuse, ou bien se sont violemment perverties dans leur marche régulière, à l'occasion de graves perturbations morales. Il est donc, répétons-le, suffisamment démontré par ces considérations que la malignité morbide qui a pour conséquence et pour compagne obligée la prostration des forces est plutôt *idiopathique* que véritablement *spéciale ;* qu'elle n'est pas *commune* à tous les patients de la même catégorie, et encore moins *essentielle,* ainsi qu'on l'affirme ; mais simplement *accidentelle* et le lot particulier de certains sujets. Ce qui veut dire, en d'autres termes, que, pour se manifester, il lui faut, comme nous le disions tout à l'heure, la condition d'*une constitution morbide périlleuse.*

Nous avons traité cette question dans une dissertation sur les causes réelles de la malignité *(De malignitatis veris causis)*; nous avons démontré que ce caractère insidieux se manifestait surtout lorsque la matière morbifique ne possède pas tant, en soi et dans sa nature propre, un caractère efficace et réel de nocuité qu'une véritable difficulté pour sa sécrétion et son excrétion à cause de sa trop grande ténuité et de sa rareté excessive ; à cause surtout de la perversion des actes de la nature, selon les individus ; à cause de l'embarras et de l'engorgement des organes, de l'épanchement et du trop long séjour de la substance nuisible aux alentours des parties nobles qui sont dans une fâcheuse prédisposition.

§ VIII. Quant aux *effets* de la prostration des forces, il est facile de voir qu'ils sont doublement dangereux et préjudiciables : d'abord, parce qu'un tel état pathologique fait obstacle aux excrétions et aux sécrétions actives et naturelles, ou qu'en apportant au moins un certain retard dans ces fonctions, il les altère au point qu'elles ne s'exécutent plus d'une manière convenable et finissent par se détourner entièrement de la marche progressive et de l'issue naturelle que doivent légitimement atteindre toutes les évacuations conservatrices de l'économie humaine ; en second lieu, parce que l'inquiétude morale et insurmontable qui naît alors d'une appréciation pervertie, d'une intention erronée, fait que ces fonctions s'accomplissent mal ou sont insuffisantes et qu'elles ne provoquent pas ou ne préparent pas convenablement les mouvements vitaux qu'exige, selon les individus, une nature ainsi affectée ; parce qu'enfin, lors même que ces mouvements soient entrepris, poursuivis et accomplis, leur administration en est si mauvaise, que, sous l'influence de ces dérèglements et de l'action corruptrice libre ou sans entraves désormais, il ne peut en résulter qu'un effet extrêmement douteux qui, dans tous les cas, incline vers une issue malheureuse.

§ IX. Au reste, ce défaut de forces que nous avons désigné comme ayant lieu plutôt par absence que par simple perte (en épuisant, ainsi qu'on le dit vulgairement, toute l'énergie vitale), est aussi d'un caractère beaucoup plus pernicieux : c'est là une chose facile à comprendre. Toutefois les impuissances toniques ou paralytoïdes qui entraînent après elles des débilitations particulières dans le système musculaire, ne manquent pas assurément de susciter des difficultés, surtout lorsqu'elles deviennent chroniques et se manifestent avec une opiniâtreté aussi grave que permanente.

§ X. Quant à cette espèce de faiblesse qui survient à la suite des plus violents paroxysmes dans les fièvres aiguës, il convient de faire observer qu'elle est plutôt relative que vraiment absolue. En pareil cas, en effet, les actes tonico-moteurs de sécrétion et d'excrétion qu'accomplit la nature suivent de près l'énergie ou l'intensité du pouls; ils sont en outre entrepris et dirigés en vue d'une nécessité, d'une urgence toute spéciale, sous l'influence de laquelle il serait non-seulement inutile, mais même nuisible d'exposer le corps à exécuter de puissants mouvements *volontaires*. Tout cela néanmoins s'accomplit en vertu d'une corrélation légitime; c'est-à-dire que, plus le pouls augmente de force et de ton, dans un certain ordre d'actes vitaux, moins il est utile, pour ne pas dire nécessaire que les mouvements volontaires augmentent d'intensité. Est-il donc étonnant (peut-il même en être autrement avec avantage), que les actes vitaux perdent d'un côté ce qu'ils gagnent de l'autre et que, pour ces motifs, les forces organiques ne soient pas toutes également dirigées vers les mouvements volontaires, mais qu'elles soient directement occupées à effectuer ou à mener à terme les mouvements vitaux nécessaires, avec une énergie de plus en plus croissante et sans le concours de la volonté dans ses rapports avec les objets purement sensibles ou externes [1]?

§ XI. A notre avis, ce qu'il importe de bien étudier ici sous toutes ses faces, de manière à en avoir une idée juste, ce n'est pas tant la *cessation* active de l'énergie motrice (puisqu'elle n'a aucune utilité immédiate), que sa *translation* devenue nécessaire et sa *direction* véritablement active. De même, en effet, qu'il serait absurde et inopportun de surcharger d'aliments, surtout de substances promptes à entrer en corruption, un corps encore non débarrassé des matières impures et réclamant plutôt une évacuation qu'une nouvelle ingurgitation gênante; de même aussi, pour la même raison, ne serait-il pas inconvenant et contraire au bon sens d'exiger, au moment même où la constitution intime de l'organisme éprouve des atteintes réelles dans son existence, qu'elle se servît des choses externes avec la même liberté qu'elle a le pouvoir, l'habitude et l'obligation de faire, lorsqu'elle est dans sa parfaite intégrité?

§ XII. C'est pour nous une occasion nouvelle de constater la véritable différence qui existe entre le mécanisme et l'organisme proprement dit, c'est-à-dire considéré au point de vue d'une exacte direction proportionnelle, rationnelle même, vers un but final ou un usage réel. Car s'il est déraisonnable de vouloir tirer d'un instrument profondément lésé ou usé, les mêmes avantages et les mêmes résultats que lorsqu'il était intact et sans avaries, ne serait-ce pas commettre la même faute que de demander au corps, dans le temps précisément où il encourt le danger de sa désorganisation intérieure, une soumission aussi parfaite qu'en état de santé, d'intégrité et de juste équilibre pour des *directions* avec lesquelles, en ce

[1] *Voyez* **T. VIII**, Commentaire CLXX.

moment-là et sous une telle constitution, il ne saurait être en harmonie et à l'accomplissement desquelles il ne pourrait suffire, sans jeter l'économie dans un plus grand désarroi ou dans une impuissance réelle de pratiquer à l'avenir ses actes habituels : ce qui l'exposerait conséquemment, par un dérèglement et un abus funestes, à porter un préjudice réel à toutes les fonctions établies pour le service de l'agent vital et à vouer ainsi à une perte certaine tout le système organique. Or, on ne voit jamais dans aucune espèce animale les choses se passer ordinairement de la sorte. Chez les animaux, en effet, une fois le corps épuisé par l'acte morbide, il n'est jamais soumis à des mouvements violents et exagérés : du reste, il ne s'agit que de purifier le corps vivant et de le débarrasser de tout ce qui peut lui être actuellement nuisible. C'est pourquoi rien de pénible et de difficile ne doit être entrepris en ces cas.

A bien juger le fait en lui-même par une appréciation rationnelle, le contraire de ceci dans des circonstances graves serait comparable à la conduite d'un homme qui, au début d'un incendie dont l'extinction paraît encore, sinon possible, du moins chanceuse, attendrait que le feu eût été longtemps entretenu pour en réparer les dommages, ou qui voudrait se servir des appartements et des pièces envahies de la même manière que si elles étaient parfaitement intactes.

§ XIII. Ces observations sont d'autant plus importantes que, dans les *fièvres hectiques* accompagnées de langueur, une semblable dépense de forces est en quelque sorte perpétuelle, sans cesser néanmoins d'être en proportion suffisante pour résister à la grandeur du danger présent. Voilà pourquoi, les personnes atteintes de ces affections sont dépourvues, surtout pendant les paroxysmes, de toute énergie vitale : dans ces moments d'exacerbation, en effet, la vigueur générale de l'économie corporelle s'éclipse tellement que le patient, ne pouvant en aucune manière se tenir debout, est obligé de se coucher et qu'enfin, après une déperdition graduelle de toutes ses forces, il meurt insensiblement de faiblesse. Ce qui donne lieu à cette locution vulgaire : « Le malade s'est éteint doucement comme une lampe qui manque d'huile ! »

§ XIV. Avant tout, pour imprimer une bonne direction à l'étude de ces questions, il convient de faire sur les défauts paralytoïdes des mouvements la remarque pathologique que nous avons déjà signalée à l'attention dans la division méthodique du sujet qui nous occupe, savoir : que la *paralysie* est extrêmement rare. Cette affection en effet se présente peu fréquemment, non-seulement au point de vue de l'espèce humaine en général — puisque sur plusieurs milliers de personnes, c'est à peine si on en voit une seule d'atteinte, — mais encore au point de vue de l'individu qui en est frappé, puisque cette maladie n'envahit qu'une fois le même patient ; encore est-ce pour l'ordinaire dans la vieillesse plutôt que dans l'âge mûr, excepté que ce ne soit par une succession naturelle de symptômes.

§ XV. Parfois, en effet, la paralysie se déclare d'une manière symptômatique, c'est-à-dire en succédant à d'autres affections morbides, telles que les convulsions épileptiques, violentes ou opiniâtres, les spasmes doulou- reux et aigus, de nature plutôt rhumatismale que gout- teuse et survenus principalement après la rétropulsion imprudente d'un exanthème ulcéreux ; parfois elle est la conséquence immédiate des affections scorbutiques, se manifestant sur les parties externes du corps à l'occasion d'entorses ou de luxations non rétablies et de graves contusions négligées ; parfois enfin, elle survient tacite- ment, sans manifestation sensible, en dehors de toute cause occasionnelle d'une influence temporaire ou tout au plus portant en soi une énergie évidente, directement capable d'un semblable résultat.

§ XVI. Or ces désordres paralytiques dans l'économie légitime du mouvement tonique vital sont quelquefois le lot de l'enfance; mais ils surviennent rarement après les violents paroxysmes épileptiques; souvent au contraire c'est à la suite tant d'un reste fâcheux d'exanthème, de gale ou de variole, que d'une marche irrégulière de ces maladies; le plus généralement enfin, c'est après certaines contusions, dislocations, entorses ou luxations, occasionnées aux enfants par l'incurie coupable de leurs gardes qui, par un silence plus coupable encore, les cachent ou les dissimulent aux parents, au point qu'il n'est plus temps désormais d'y porter remède. De là, surgissent, en effet, dans la suite, pour ces pauvres petits enfants, des vices irréparables de conformation, des marasmes, des atrophies constantes et même des paralysies du genre de celles dont il est présentement question.

Si de pareils maux ont leur principe dans les convulsions spasmodiques extrêmement douloureuses, c'est surtout au milieu de l'adolescence et mieux encore à l'âge où la croissance n'est pas finie, qu'on les voit se produire. Ce qui a fait dire aux Allemands, « *Der grosse schmertz habe ihnen das glied so gantz zu schanden gerissen;* » « *qu'ils ont ressenti dans le membre lésé une douleur déchirante des plus horribles;* » lorsque ce membre est soumis dans la suite au marasme, à l'atrophie et à l'impuissance paralytique.

La paralysie se déclare chez les vieillards d'une manière tacite et *idiopathique* en quelque sorte, tantôt sous l'influence d'une cause préexistante telle que l'imprudente négligence de certaines évacuations sanguines depuis longtemps habituelles, ou l'arrivée imprévue de maintes affections spasmodiques, congestives, tensives et gravatives ; tantôt à la suite de profondes perturbations morales, concourant avec une fâcheuse disposition d'esprit, comme la terreur, l'anxiété, le chagrin mêlé d'inquiétudes et la colère à son paroxysme : d'où, encore, cette autre locution : « *Habe sich erzürnet, dass kein wunder gewesen, der schlag hâtte ihn gerühret.* » « *Il s'est mis en colère; il n'est donc pas surprenant qu'il ait été frappé d'apoplexie.* » On peut encore ranger parmi les *causes* corporelles plus éloignées de la paralysie, l'*ivresse* jointe à une constitution franchement pléthorique.

§ XVII. La *paralysie vraie* consiste dans la perte *de toute sensibilité et de tout mouvement dans une partie quelconque.* Mais elle a ses degrés : ainsi, la paralysie réelle, absolue et complète, enlève ou anéantit si bien la tonicité dans la région lésée que, immédiatement après la soustraction radicale de l'énergie vitale, il y survient un gonflement énorme dû à l'irruption naturelle du sang dans cette région, devenue dès lors flasque et relâchée. On doit ordinairement redouter que le sphacèle ne soit la conséquence immédiate d'une semblable constitution pathologique. Si au contraire l'art intervient puissamment au moment même de l'acte congestif, il en résulte le desséchement de la partie malade.

Lorsque la paralysie fait invasion d'une manière plus modérée, c'est-à-dire successive, on voit aussi dans la partie ainsi affectée se manifester, mais avec plus d'ordre, ces enflures que nous venons de décrire et qui, dès leur début, acquièrent un degré énorme de turgescence : cependant on voit peu à peu dans la suite cette même partie atteinte d'atrophie ; mais non avec autant de promptitude et de facilité que dans les atteintes graves et soudaines de paralysie.

§ XVIII. Autant sont rares les vraies paralysies, autant

elles sont opiniâtres et même incurables, le plus souvent. On n'a jamais vu cette affection arriver spontanément à une solution satisfaisante, au point de prendre une tournure bien décidée vers l'amélioration. Une chose digne de remarque toutefois, c'est que, sans aucune intervention artificielle, on a vu quelquefois la paralysie détruite par le concours seul de certains moyens purement moraux qui avaient un rapport immédiat avec l'intention motrice de la nature ; c'est-à-dire par des agitations profondes et très-intenses de l'âme humaine, absolument comme si elle avait eu la faculté de mettre en acte cette *intention*.

Voici comment Valleriola raconte la guérison d'un homme atteint, depuis plusieurs années, d'une paralysie complète et générale. Un violent incendie s'était déclaré dans une maison voisine de celle du malade ; tous ceux qui habitaient avec lui, saisis de frayeur, avaient pris la fuite et l'avaient laissé seul. Le feu pénétrait déjà à travers le mur contre lequel était couché le paralytique et avait même envahi le bois de son lit ; poussé par l'imminent danger de la mort affreuse qu'il avait devant les yeux, cet homme rassemble si bien toutes ses forces[1], qu'il saute non-seulement du lit, mais qu'il se sauve encore par la fenêtre. Depuis cette époque, il se resservit de tous ses membres avec une liberté pleine et entière.

Dans les *Actes des Curieux de la nature,* on raconte un cas de guérison à peu près semblable. C'était un vieux campagnard, déjà paralytique depuis quelque temps et qui, jeté par ses fils dans un violent accès de colère, reprit tout-à-coup, dans le paroxysme de la fureur, la faculté de se mouvoir et fut délivré pour toujours de la paralysie.

§ XIX. Quant aux *causes prochaines* et quasi matérielles de la défectuosité des mouvements volontaires et de la sensibilité elle-même, il est bien certain que, considérées au point de vue du mouvement animal ou volon-

____

[1] *Voyez* T. VIII, Commentaire CLXXI.

taire proprement dit, elles consistent dans un relâchement extraordinaire du mouvement tonique vital. Quant
aux causes *médiates* qui finissent par produire dans l'organisme cette grande *atonie,* il nous répugne de nous
servir à leur égard des locutions à la mode et de les rapporter à l'*obstruction des nerfs* et à l'*interception de l'influx des esprits.* De pareilles expressions, en effet, ne
réveillent par elles-mêmes aucune idée, ne facilitent pas
la découverte d'un agent thérapeutique convenable, ne
résolvent pas les difficultés insurmontables à tout traitement médical, ne sont nullement en harmonie avec un
phénomène si remarquable et n'indiquent en rien comment il se fait qu'une *obstruction* de cette espèce arrive
aussi rarement : il est donc bien évident que leur emploi
affecté est sans excuses et ne vaut pas plus que si l'on
avait franchement gardé le silence. Ce qu'il y a de certain, en outre, c'est que cette vieille hypothèse, qui fait
retomber toute la faute sur le système nerveux et sur la
suspension de l'influx des esprits vitaux, n'est aucunement d'accord avec la vérité, attendu qu'en pareil cas il
n'y a purement et simplement que défectuosité dans le
mouvement tonique vital. Il est dès lors logique de penser
que, après avoir perdu la véritable cause de leur origine,
les actes volontaires, soumis à une direction, n'ont plus
lieu.

§ XX. Aux mouvements particuliers de restriction,
de compression et de translation qui s'exercent sur la
masse sanguine, se rapportent tous les mouvements
vitaux en général et surtout le mouvement tonique, en
ce sens qu'il étend son action sur un plus grand nombre
de muscles. Voilà pourquoi sa suspension permanente
peut, avec raison, être regardée comme un phénomène
tout spécial et relatif à la translation tonique des humeurs ; d'autant plus que ces dérèglements succèdent

pour l'ordinaire à certaines contentions tonico-spasmodiques, lentes ou gravatives, telles qu'on les observe
quelquefois dans les hémorrhagies.

Nous dirons, en effet, que presque tous les cas de
paralysie véritable que nous avons remarqués dans notre
pratique médicale (tout en étant accompagnés de douleurs
spasmodiques, plutôt gravatives et lourdes que tensives
et lancinantes) ont été regardés par nous comme le résultat manifeste d'une négligence coupable à l'égard de certaines évacuations sanguines, artificielles surtout, déjà
passées à l'état d'habitude.

§ XXI. Ce qui vient ici compliquer la question, c'est
l'infréquence de la paralysie. Toutefois, si l'on considère
avec soin les tendances de la nature à cet égard, la rareté
d'une disposition réelle, d'un type particulier, ainsi que
sa crainte et sa répugnance pour cet état morbide, nous
pourrons certainement trouver quelque chose qui ressemble, quoique de loin, à une certaine opiniâtreté d'aversion et à un motif de rareté. Tels sont les dégoûts profonds
qu'on éprouve pour maints aliments ou maintes boissons
dont l'ingestion pénible, violente, ou nauséabonde, véhicule obligé d'un médicament quelconque, a donné naissance à ces répugnances qui, persistant dans la suite, ne
se calment et ne disparaissent jamais, sans que l'individu
qui prend même à son insu de telles substances n'éprouve
chaque fois des tensions craintives, des efforts anxieux
dont la cessation complète n'a lieu que lorsque l'objet du
dégoût et de l'aversion a été éliminé, n'importe comment.

§ XXII. Or, cette tendance opiniâtre à ressentir une
aversion constante pour des choses réputées, même après
une seule et première épreuve, comme fâcheuses et nuisibles, a un rapport direct, précisément à cause de cette
persistance, avec la tergiversation paralytique que manifeste la nature pour administrer un mouvement tonique

suffisamment énergique dans la partie où elle a souvent tenté, mais en vain, de l'exécuter et qu'elle néglige ensuite par une espèce de répugnance.

L'infréquence individuelle de ces deux phénomènes est un sûr garant de leur rareté positive ; il est néanmoins indubitable que l'infréquence dans le premier cas provient d'une obstination individuelle et instinctive.

§ XXIII. Qu'on nous permette de mentionner en passant, suivant d'anciennes traditions, et bon nombre d'observations, certaines atonies paralytoïdes, comme l'*impuissance virile* par exemple, qui sont parfois provoquées par des prestiges ou des illusions purement idéales, mais agissant puissamment, chose inconcevable ! sur l'intention même du patient. C'est encore ici le lieu de signaler certains cas de cette même impuissance virile et d'*amaurose* survenus à l'occasion de *sortiléges magiques* que les personnes familières à ces sortes de choses expriment par cette manière de parler : « *Der patient seye über eine bose stelle gegangen.* » « *Le malheureux* a passé dans un lieu suspect[1]. » Nier la vérité de ces faits serait aussi absurde qu'il serait ridicule et malséant d'en diminuer l'autorité.

§ XXIV. Quant aux observations pratiques, nous allons en mentionner deux qui pourront démontrer d'une manière assez vraisemblable que l'impuissance paralytique a son principe vrai dans une forte impression particulière *morale, vitale* ou *organique*.

1° Une dame de qualité, après avoir souffert durant quelques années d'une paralysie de la langue dont elle avait été du reste assez bien guérie, vit subitement reparaître la même affection à la suite d'une vive sensation semblable à celle qu'elle aurait ressentie, si on lui avait mis une goutte de

---

[1] Locution familière aux sorciers de l'époque.

liquide très-froid, à l'arrière-gorge, sur la base de la langue. Nous tenons ce fait de sa propre bouche.

2° Boyle dans son Traité sur l'accord de la doctrine corpusculaire avec les médicaments spécifiques, cite un homme qui, se trouvant un matin dans sa couche, sentit une gouttelette liquide extrêmement froide tomber sur son œil (elle provenait d'une araignée dont sa femme venait d'essayer d'enlever la toile fixée au ciel du lit vis-à-vis sa tête). Se levant aussitôt et s'étant lavé la figure, il s'aperçut, en comprimant fortement l'œil intact, que l'autre était radicalement frappé d'amaurose.

§ XXV. Quelqu'idée que l'on se fasse, du reste, au simple point de vue spéculatif, touchant la paralysie, ce qu'il y a de certain, c'est qu'on n'en retirera jamais rien d'avantageux pour le traitement médical de cette affection. Une chose que personne n'ignore, c'est que nous possédons pour un grand nombre d'affections, tels que les vices chroniques du mouvement vital ou les convulsions épileptiques, des remèdes empirico-spécifiques auxquels on peut raisonnablement se fier ; mais la science n'a encore en son pouvoir, comme le démontre malheureusement une irrévocable expérience, aucun moyen efficace, même de ce genre, contre la paralysie. Ce fait pratique mérite la plus sérieuse considération.

§ XXVI. L'*apoplexie* est comme la paralysie une affection assez rare en elle-même, puisque sur dix mille hommes qui meurent (dont cinq cents particulièrement disposés à cet état morbide), à peine en est-il quelques-uns qui succombent victimes d'une attaque apoplectique. Il est vrai de dire cependant que la paralysie est plus rare encore.

L'apoplexie n'est autre chose que la perte subite et simultanée du sens et du mouvement dans le corps entier. Les sujets qui en sont atteints perdent à la fois et en un seul coup l'usage complet de ces facultés, ou du moins, si les sens de la vue et de l'ouïe sont encore impressionnables, ces personnes ne laissent pas que d'être entièrement dépourvues de tout mouvement volontaire. Chose étonnante ! malgré ce degré d'insensibilité, elles conservent encore cependant un pouls assez régulier, comparativement du moins à l'intensité et à la gravité d'un semblable anéantissement des forces motrices.

§ XXVII. L'apoplexie varie beaucoup dans ses degrés : profonde, intense et violente, elle détruit soudainement et en une seule fois toute l'énergie des actions vitales, de sorte que, sur le moment même ou quelques minutes après, l'apoplectique tombe dans une asphyxie réelle et perd radicalement l'usage de la vie : légère ou moins grave, elle entraîne, il est vrai, la perte de la sensibilité et du mouvement, du mouvement surtout, mais elle n'éteint pas totalement la pulsation du cœur et des artères. En un semblable état, les joues du patient s'injectent d'une vive rougeur : moins ces symptômes sont apparents, plus l'heure du triste et fatal dénouement est proche.

L'apoplexie légère se transforme quelquefois en une paralysie qui n'envahit qu'une seule partie du corps. Elle est dite *hémiplégique,* lorsqu'elle n'affecte qu'une moitié du corps — le côté gauche presque toujours — tandis que l'autre moitié reste dans son état normal et conserve encore la motilité et la sensibilité.

§ XXVIII. L'apoplexie est une maladie *particulière,* n'atteignant pas toute sorte d'individus indistinctement : en d'autres termes, elle est le propre de certains sujets et ne se manifeste pas indifféremment à tous les âges. Ainsi, c'est plutôt à l'approche de la vieillesse que pendant la jeunesse qu'elle se déclare, à moins qu'il ne survienne des causes accidentelles tout à fait exceptionnelles. Les pertes instantanées de la sensibilité et du mouvement à la suite de l'apoplexie se manifestent tantôt à l'improviste et sans causes concurrentes notoirement appréciables, tantôt, au contraire, elles sont la conséquence de certaines causes manifestes qui ont un véritable rapport avec cet état morbide : comme, par exemple, une profonde ivresse, une excessive frayeur, un violent accès de colère, une trop grande agitation expansive de la masse sanguine (surtout après un froid rigoureux), de fortes commotions cérébrales, des constrictions suffocantes dans les veines jugulaires, etc., etc.

§ XXIX. Il importe cependant de ne pas confondre l'apoplexie avec les violentes oppressions spasmodiques des fonctions respiratoires. Cette observation est en tout d'accord avec l'expérience, et nous ferons observer à ce sujet que ces abolitions, par *suffocation,* du sens et du mouvement, étrangères à l'apoplexie, peuvent se manifester à tout âge, tandis que les mêmes altérations d'origine purement apoplectique ne se déclarent qu'à une certaine époque de la vie et concordent avec d'autres causes généralement matérielles. De plus, les affections suffocatives et spasmodiques n'entraînent pas habituellement après elles des conséquences paralytoïdes, comme le font les perturbations franchement apoplectiques. Ajoutons à cela que, réciproquement, les véritables paralysies elles-mêmes entraînent, sinon toujours, du moins quelquefois, plus facilement à l'apoplexie : fatale conséquence qui ne saurait être également produite par les affections suffocantes. Ces dernières, au reste, accompagnent plus fréquemment, plus promptement et plus directement un ordre de causes en quelque sorte plus générales ; elles sont enfin plus accessibles aux secours de l'art que l'apoplexie réelle.

§ XXX. Quant aux *causes* de cette maladie, leur théorie n'en est pas moins embarrassée que celle des

causes de la paralysie; avec cette exception, toutefois,
qu'il est plus facile de reconnaître et de concevoir ici la
suppression de la force motrice ou de la tendance au
mouvement comme étant le résultat d'une sérieuse
attaque spasmodique, à type inquiet ou accompagnée
d'une certaine stupeur, pour parler le langage favori des
anciens, plutôt que d'attribuer à cette attaque cette opiniâtre impuissance, cette répugnance et cette tergiversation pour le mouvement, qui se manifestent dans la
paralysie.

Quoi qu'il en soit, du reste, de ces observations, si
l'on pèse bien les autres circonstances de l'apoplexie que
l'on peut ranger tant parmi les causes antécédentes que
parmi les résultats subséquents, elles semblent indiquer
simultanément que toute constitution matérielle, particulièrement disposée à une apoplexie imminente, porte en
soi la *raison organico-corporelle* et *physique* des causes
déterminantes de l'extinction du sens et du mouvement.

A ce propos, faisons observer, comme preuve de
notre assertion, qu'à l'autopsie cadavérique des personnes atteintes et mortes d'apoplexie, on trouve dans
les ventricules cérébraux surtout, chez les unes, un épanchement notable de sang, chez les autres, un amas de séro-
sités. Or, si l'on veut prêter une sérieuse attention à ce
fait, on verra que ceci ne peut avoir lieu autrement que
par un mouvement de la masse sanguine vers ces parties
et par l'interception du sang dans son passage le long des
nombreux vaisseaux qui se ramifient aux replis membraneux du plexus choroïde [1] : c'est même à cette inter-

---

[1] Les considérations ci-dessus ainsi que celles qui suivent, montrent combien Stahl tenait compte des dispositions constitutionnelles et des lésions organiques. L'anatomie pathologique était pour lui le suprême *criterium* de
l'art clinique ; mais mieux que les modernes il savait tenir aussi compte des
rapports intimes, inséparables qui existent entre l'organe et la fonction,
entre la cause et l'effet, entre l'instrument et l'agent.

ception qu'il faut attribuer l'éruption du liquide sanguin hors des méats, ou pour le moins la séparation et l'épanchement d'une substance séreuse plus ténue que le reste de la masse sanguine ; c'est encore à ce funeste résultat, c'est-à-dire à la compression cérébrale, qu'il faut imputer tout le mal et les désordres organiques que l'on met à tort sur le compte du système nerveux. Il est enfin raisonnable de regarder la stase humorale, qui s'opère en entier et progressivement vers l'encéphale par les voies qui lui sont propres, comme la cause productrice de la stupeur et de l'inactivité dont est affecté le plus noble organe du corps humain : état qui peut se manifester du reste dans tout autre partie, comme l'ont prouvé de récentes expérimentations, en interceptant *par ligature* l'arrivée et le passage du sang dans une artère.

§ XXXI. D'après ces considérations, on voit qu'il existe des causes plus éloignées, prédisposant à l'apoplexie. Or, parmi les causes de ce genre, il n'en est pas de plus certaine que la négligence des évacuations habituelles, temporaires surtout, simultanées et permanentes ; avec cette condition cependant que les causes ou les occasions capables de provoquer une excrétion sanguine existent réellement dans l'économie corporelle et manifestent leur présence par des tentatives.

§ XXXII. Considérée au point de vue de cette disposition plus éloignée, l'apoplexie n'atteint en général que les personnes d'une florissante constitution qui, dans un âge même avancé, se livrent trop aux plaisirs de la table et qui renoncent imprudemment aux évacuations sanguines pratiquées jadis par la phlébotomie et les scarifications, ou bien chez lesquelles la nature met subitement un terme à des flux habituels tels que les hémorrhoïdes. L'apoplexie est encore le partage des individus qui, accoutumés depuis longtemps à d'abondantes et fréquentes excrétions séreuses se traduisant par le coryza, la toux catarrhale, l'asthme humide, de longues ulcérations spontanées ou artificielles, des exutoires, etc., s'en sèvrent tout d'un coup et pensent en être délivrés sans inconvénient fâcheux. Chez de tels sujets, l'apoplexie est le résultat d'une congestion cérébrale : or, il est au vu et su de tout le monde que, à part quelques exceptions insignifiantes, les apoplectiques sont, en ces cas, fréquemment exposés aux affections spasmodiques de la gorge et de la poitrine, aux catarrhes suffocants et à l'asthme nerveux.

§ XXXIII. Au reste, comme nous l'avons déjà fait remarquer, ce sont des causes à peu près communes qui produisent toutes ces affections dont les différences sont assez bien marquées, au point de vue spécifique, bien qu'au point de vue générique elles aient entre elles plusieurs points de ressemblance : telles sont les maladies plethorico-suffocantes, les convulsions et les défaillances apoplectico-paralytiques dont il est présentement question.

Or, comme la véritable apoplexie a non-seulement une issue funeste, mais qu'elle adopte encore le plus souvent ce mode de terminaison avec une énergie et une promptitude extraordinaire (bien qu'elle puisse quelquefois revenir à un état moins grave, pour des causes tellement légères qu'elles passent inaperçues), nous pouvons raisonnablement conclure que toute recherche étiologique à ce sujet serait vaine et infructueuse.

§ XXXIV. A cette occasion, nous avouerons volontiers que nous ajoutons beaucoup plus d'importance à ces causes éloignées dont l'influence, par leur concours avec d'autres causes, est assez efficace pour prédisposer à l'affection apoplectique, qu'à ces futiles et vaines théories touchant un *prochain mode d'agir et d'être*, contre lequel il n'existe aucun moyen vraisemblable d'opposition :

comme si la nature semblait se dépouiller totalement de sa propre activité, au point de ne pouvoir plus veiller en aucune manière à la conservation de l'économie corporelle.

Une pareille constitution morbide doit être regardée, au point de vue des secours de l'art, comme entièrement désespérée ; à moins qu'on n'ait immédiatement recours à l'application d'un moyen puissamment efficace, mais appartenant plutôt à la chirurgie qu'à la thérapeutique.

§ XXXV. Nous reconnaissons et nous croyons devoir proclamer ici comme fondamental cet axiome thérapeutique pratique et vraiment clinique savoir : « *que toute affection qui ne cède pas à l'énergie spontanée de la nature et qui résiste aux succès de son admirable méthode, ne saurait être efficacement traitée par une médication artificielle quelconque, à moins que ce ne soit par des moyens immédiats, chirurgicaux surtout, administrés d'une manière prudente et opportune ; si ce n'est uniquement par l'emploi de procédés empiriques· et de substances spécifiques; en sorte que, s'ils restent sans effet, on doit désormais perdre tout espoir de triompher du mal et de venir en aide à la nature par un traitement direct, même probable, bien loin d'être d'une efficacité certaine et constante. Aussi regardons-nous comme futile et vaine, ou tout au moins, dans un sens plus conciliant, comme inutile à la pratique médicale, toute théorie à cet égard.*

§ XXXVI. On pourra voir enfin quelle lumière et quel appui apporte à notre observation l'expérience de ceux qui affirment avoir pratiqué avec succès, dès le début de l'apoplexie, la phlébotomie de la veine jugulaire droite, lorsque, guidé soi-même par une prudente inspiration, on voudra bien mettre en pratique ce moyen curateur. Ce qui n'empêche pas de regarder comme très-précieuse la recommandation que fait Langius [1], dans ses *Mélanges*, de l'emploi du sel vitriolique (sulfate de fer au maximum), toutes les fois qu'on est positivement sûr qu'il s'agit d'une cardialgie suffocante, plutôt que d'une franche apoplexie.

Ceux qui en auront la faculté, le loisir et la bonne volonté pourront toutefois mûrement se convaincre de la coïncidence et des rapports que semblent naturellement avoir les cas d'affections apoplectiques et surtout suffocantes, avec la plénitude ou le gonflement des veines de la face et des tempes. La même considération peut s'appliquer aussi à la théorie de l'emploi du sel vitriolique, puisque les vertiges encéphaliques peuvent provenir tantôt des crudités de l'estomac, tantôt de certaines sensations perturbatrices, comme celles que provoquerait, par exemple, l'introduction immédiate d'une substance froide dans ce même organe.

§ XXXVII. Nous ne saurions enfin passer outre, sans émettre ici deux considérations, l'une traditionnelle et purement spéculative ; l'autre empruntée à la pratique et à l'observation clinique.

La première consiste dans cette assertion d'Hippocrate, savoir : que l'apoplexie et les spasmes peuvent être guéris par l'apparition de la fièvre.

La seconde, c'est que les mêmes causes qui menacent d'apoplexie les personnes avancées en âge, provoquent au contraire des affections convulsives chez celles qui le

---

[1] Langius, Lange ou Lang (Charles-Nicolas), célèbre médecin et naturaliste, né à Lucerne en 1670, mort en 1706. Il est auteur de plusieurs ouvrages de médecine et d'histoire naturelle.

Il y a un autre Lange (Jean), né à Leewenberg en Silésie (1485), mort à Heidelberg en 1565, où il avait exercé la médecine avec distinction ; il fut médecin de quatre électeurs palatins. C'est celui que Stahl cite ici en faisant allusion à son ouvrage intitulé : *Epistolarum medicinalium opus miscellaneum.* — 1589, in-12, livre d'une profonde érudition et très-curieux.

sont beaucoup moins. Libre maintenant à ceux qui le voudront, d'examiner ce qu'a voulu entendre Paracelse, lorsqu'en parlant d'apoplexies, de paralysies, de contractures et de raideurs, il s'est servi de l'expression *de spasmes fixes*. En tout cela on trouvera évidemment des traces non équivoques du même phénomène, savoir : que des affections identiques, considérées au point de vue des mêmes causes matérielles, se présentent avec une diversité tellement tranchée qu'elles traduisent leur funeste énergie tantôt par une violente et excessive surexcitation, tantôt par l'absence complète des mouvements vitaux, tantôt enfin par un état de *constriction* qui tient le milieu entre les deux premiers états, en sorte que l'on ne sait pas si l'on a affaire à une *contention* spasmodique ou à une simple cessation des actes libres et volontaires.

§ XXXVIII. Comme dans les défectuosités des mouvements il n'est pas d'effet réel qui ne soit proprement dû à des actions directes, de même aussi les résultats ordinaires de cette défectuosité sont : 1° une diminution proportionnelle dans la légitime et naturelle circulation du sang (diminution dont la conséquence immédiate est l'atonie ou la flaccidité); 2° un épanchement subit de la masse sanguine dans certaines parties de l'organisme : phénomène suivi du gonflement et de l'engorgement des parties lésées, de la stase humorale et d'une obstruction véritablement oppressive que suit toujours de près la décomposition des humeurs. Voilà pourquoi, chez les individus atteints d'hémiplégie, on voit la plupart du temps, un peu avant la mort, la partie affectée, envahie par le sphacèle, cause en quelque sorte déterminante de cette issue funeste.

Quant à la paralysie légère, ses résultats les plus communs sont d'occasionner, dans l'économie vitale, une faiblesse de constitution, une perversion dans l'administration des mouvements et une trop grande sensibilité dans le caractère, à moins toutefois que, dès l'enfance, la vigueur et l'assurance des actions vitales n'aient été insensiblement consolidées par une influence externe.

Pour ce qui est enfin de l'apoplexie plus légère — qu'elle se termine par la paralysie ou qu'elle paraisse suspendre complétement ses effets — observons néanmoins qu'elle reparaît presque toujours, tôt ou tard, avec une violence beaucoup plus intense. Il est bien rare enfin qu'une personne, déjà atteinte une fois d'apoplexie, meure de tout autre maladie et ne succombe par suite d'une nouvelle attaque.

SECTION IV.

DE LA FIÈVRE OU DES FIÈVRES EN GÉNÉRAL.

§ I. Nous eussions certes pu traiter cette question dans la pathologie générale et montrer que là était sa raison d'être, en classant *les fièvres* tant selon l'ordre de leur apparition que de leur développement et de leur terminaison, d'après l'étiologie rationnelle que suit ou que garde la nature et que nous avons déjà développée ailleurs ; mais comme, à bien apprécier la chose, la fièvre est déjà par elle-même une affection d'espèce subalterne, qui, au point de vue de l'intention commune de prévenir des dangers plus graves, peut au moins marcher de pair avec les hémorrhagies ; comme aussi, dans la division générale de ce traité, nous croyons avoir dit tout ce qu'il faut sur ce dernier fait, la place que nous choisissons pour la question des fièvres ne sera certainement pas inopportune.

§ II. Parmi les phénomènes (tels que la nécessité, l'utilité et même, eu égard aux variations intentionnelles, la liberté d'administration des fonctions vitales) qui méritent une attention beaucoup plus sérieuse que celle qu'on leur prête ordinairement, il n'en est pas de plus important que l'*atténuation du sang par le mouvement local ;* cette nouvelle condition conserve en effet au sang une médiocre fluidité, détruit en quelque sorte la force intime de cohésion de ses particules constitutives, en use et altère même la quantité [1].

§ III. Ces faits, passés inaperçus dans les écoles médicales de l'antiquité, n'ont pas même été soupçonnés par les modernes. Faut-il donc s'étonner si personne n'a encore contrôlé l'existence de ces affections qui, quel qu'en soit le nombre ou la gravité, dépendent uniquement des faits en question, savoir : 1° d'une agitation croissante capable d'atténuer et de consumer le sang ; 2° de la direction spéciale de cet accroissement de mouvement, selon le degré périodique de la durée temporaire, la convenance des lieux et la proportion de la masse sanguine, au point de vue de sa consistance, de son énergie et de son volume, le tout dans le but d'une excrétion.

Or, il est très-difficile, impossible même de parvenir à connaître l'état réel de ces phénomènes, au point de vue d'une issue ou d'un effet salutaire, pour quiconque, malgré toute l'attention voulue, ne peut s'empêcher de voir dans des actions de ce genre plutôt une nécessité organique qu'une véritable aptitude.

[1] *Voyez* T. VIII, Commentaire CLXXII.

§ IV. Selon notre habitude, nous allons avant tout procéder à l'étude *historique* de la *fièvre*, en l'accompagnant du détail des circonstances qui y sont notoirement inhérentes ou qui s'y rapportent directement.

La fièvre consiste dans une *altération* remarquable et assez uniforme du *mouvement du sang*, constamment accompagnée de sensations alternatives de chaleur, de froid et d'atonie ou impuissance d'exécuter librement les mouvements volontaires. A ces signes pathognomoniques viennent se joindre ordinairement des perturbations sensibles et manifestes dans l'appétit, la coction et la digestion paisible des aliments, dans l'excrétion des matières inutiles, dans la rétention des substances utiles au corps et leur assimilation enfin, c'est-à-dire dans le phénomène général de la nutrition. Ajoutez à cela de notables dérangements aussi manifestes que sensibles dans les excrétions de la seconde, comme de la troisième digestion, nous voulons dire : dans la transpiration et l'éjection de l'urine. En même temps, il existe une véritable torpeur dans les fonctions animales, tandis que la sensibilité universelle a acquis plus d'activité, même une intensité insolite, tant au point de vue général des sensations ordinaires qu'au point de vue spécial d'un sommeil paisible.

§ V. Dans quelque espèce de fièvre que ce soit, il faut considérer attentivement les diverses circonstances relatives au *temps*. En pareil cas, les successions alternatives d'*invasion*, d'*augment*, d'*état* et de *terminaison*, méritent de fixer spécialement l'attention du praticien. Toute durée, tout intervalle déterminé de temps porte généralement le nom de *période*. Or la fièvre à son début ou à sa période d'*invasion* a des circonstances particulières ; la période d'*accroissement* a aussi les siennes, en tant qu'elle est non-seulement soumise à une succession régulière, mais encore circonscrite dans un espace déterminé de temps :

à cette période, succède celle d'*état* qui l'égale en durée ;
vient enfin la période de *déclin*.

Lorsque la fièvre ne procède pas dans sa marche avec
cette régularité et cette uniformité, mais qu'après des
interruptions alternatives de repos ou de calme, elle se
manifeste de nouveau avec une impétuosité nouvelle, on
donne à ces exacerbations répétées le nom de *paroxysmes*,
d'origine grecque [1].

§ VI. La terminaison fébrile a lieu de deux manières :
subitement et par un retour quasi simultané de l'activité
vitale ; ou successivement et par la disparution graduée
de tout accès. Dans le premier cas, cette terminaison prend
le nom de *crise* [2] ; dans le second cas, celui de *lysis* [3].

La crise a surtout lieu dans les fièvres aiguës ; les
fièvres intermittentes au contraire se terminent par lysis,
c'est-à-dire par solution paisible et successive.

La crise est exacte ou complète, lorsqu'elle se fait,
ainsi que l'expérience le montre, par une excrétion
abondante et simultanée. Elle est incomplète, lorsqu'elle a
lieu sans excrétion ; elle est cependant alors remarquable,
franche et assez régulière, pourvu néanmoins qu'il n'y ait
aucun désordre dans le reste de l'économie et qu'il se
manifeste une véritable amélioration dans l'état du malade, surtout le jour critique. En pareilles circonstances
toutefois, les excrétions naturelles doivent s'exécuter
normalement, sinon d'une manière simultanée, du moins
par mode de substitution.

Les crises complètes s'effectuant à l'aide d'une évacuation abondante et soudaine, ne sont l'attribut constant et
propre d'aucune espèce de fièvre, tandis que celles qui

---

[1] Παροξυσμος, *irritation, surexcitation;* dérivant de παροξυνειν, *irriter,
aiguillonner,* etc.

[2] Crise, de Κρισῖς, qui vient de κρινεῖν, *juger, décider.*

[3] Lysis, de Λυσίς, *solution,* de λυεῖν, *délier, résoudre.*

s'accomplissent sans le concours de ce genre d'évacuations sont communes à toutes les fièvres aiguës à marche régulière, à issue favorable. L'absence de ces crises pour les fièvres aiguës est même une anomalie.

Il arrive souvent aussi que les fièvres intermittentes, au plus fort de leur recrudescence, sont jugées par une suffisante et naturelle évacuation, effectuée à l'aide d'émonctoires convenables. La crise est plus lente, lorsqu'il y a eu plusieurs paroxysmes de suite; elle ne se manifeste alors que tardivement et d'une manière incertaine.

C'est ainsi que les fièvres aiguës commencent, parfois, dès le *quatrième* jour, appelé *jour indicateur*, à laisser deviner et même à rendre tout à fait évident leur dénoûment salutaire qui ne doit avoir sa complète réalisation que le *septième* jour, jour éminemment *critique*. Il est rare cependant, à moins que le malade ne soit soumis à un traitement ou régime exceptionnel, que, dans les fièvres aiguës, il se déclare dès le quatrième jour un mouvement critique et salutaire.

§ VII. La fièvre tend en général à l'élimination des matières qui, quelles qu'elles soient, poussent et précipitent d'une manière plus ou moins directe ou éloignée, l'économie corporelle à l'intime dissolution de sa mixtion.

Cette vérité pratique nous a donné l'occasion d'examiner avec soin le sens du mot latin *februare*. La tradition nous dit à ce sujet que les anciens appliquaient cette expression nonseulement à l'action de *purger*, mais qu'ils appelaient encore *februa* certaines cérémonies solennelles, auxquelles on attachait la vertu spéciale de *chasser les ombres errantes des morts* et *d'en purifier les demeures*.

Or la fièvre étant un acte toujours à peu près identique, tendant sans cesse à l'expulsion des matières mortes pour ainsi dire, qui errent dans le corps et qui tendent à provoquer la dissolution mortelle de l'organisme, il est évident que, si

le mot *fièvre* ne tire pas son origine du mot latin *februa*
dans le sens qu'on lui donnait, il a néanmoins avec lui une
analogie surprenante de signification.

§ VIII. L'*histoire des causes des fièvres* comprend, d'une
part, la constitution interne du corps et, d'autre part, les
circonstances éventuelles externes. Les principales causes
internes sont : 1° un tempérament bilioso-sanguin, ou
bilioso-nerveux, ou mélancolique; 2° une surabondance
extraordinaire du sang ; 3° enfin sa qualité vermeille ou,
comme on dit, sulfureuse. Nous avons déjà fait observer
plus haut que le sang le plus pur est néanmoins éminemment sujet à une prompte corruption putride.

A ces causes il faut joindre l'*âge* : c'est ainsi que l'enfance est par sa vivacité même plus exposée à contracter
la fièvre ; la jeunesse et l'âge mûr le sont aussi beaucoup
à cause de leur ardeur. Quant aux *sexes,* ils y sont tous
les deux sujets; mais les hommes beaucoup plus que les
femmes. On peut mettre enfin parmi les causes internes,
les *stases inflammatoires* dans les régions intérieures,
quels qu'en soient du reste la source et le principe.

§ IX. Parmi les causes *externes* qui peuvent donner
lieu aux fièvres, on doit distinguer, en première ligne,
une trop grande effervescence de la masse sanguine et
tout ce qui peut provoquer l'excessive *expansion* qui en
est la conséquence ; surtout si, dans ses degrés, dans sa
progression, sa violence et sa persistance, cette expansion prend des proportions vraiment exorbitantes. Ainsi,
après un violent refroidissement général, une turgescence
subite du sang peut produire, sous ce point de vue, de
bien fâcheux symptômes.

Les *aliments* et les *boissons* peuvent aussi faire partie
des causes externes ; les premiers, par un caractère radicalement réfractaire à toute bonne digestion ; les boissons, par l'excitation intérieure que leurs propriétés âcres

provoquent dans le sang. Citons encore : 1° les *veilles* trop prolongées, subites et non habituelles, surtout quand il y a dans l'esprit une disposition bien marquée au dégoût et à l'ennui ; bien que le corps jouisse d'une parfaite santé ; 2° l'*agitation* soudaine et immodérée de tout l'organisme ; 3° la *transition* immédiate d'un état anormal du *mouvement* à un *repos* absolu : transition bien souvent inoffensive néanmoins, si un refroidissement notable ne vient imprudemment s'y joindre ; 4° enfin toutes les *excrétions irrégulières*, telles que les évacuations sanguines qui déjà passées en habitude viennent à cesser tout à coup, principalement celles qui s'effectuent vers les parties supérieures, notamment les hémorrhagies nasales.

§ X. Les *passions de l'âme* sont aussi des causes très-puissantes de fièvre : au premier rang, nous placerons la *colère*, la *frayeur* et le *chagrin* qui n'agit, toutefois, que d'une manière éloignée et indirecte. La disposition extraordinaire des affections morales à favoriser le retour de l'accès fébrile provient effectivement de leur fréquence habituelle. Ainsi, quiconque aurait déjà souffert une fois ou deux surtout, des paroxysmes fiévreux, à la suite d'une cause morale, y serait presqu'infailliblement exposé chaque fois que la même cause reparaîtrait.

Il existe enfin une cause occasionnelle toute particulière dont l'effet est presque toujours certain. Nous voulons parler de la communication spéciale des fièvres par *contagion*. Cette dernière condition est en général éminemment apte à provoquer la décomposition de la mixtion corporelle et à en faciliter la corruption putride.

§ XI. Les *effets* et les *issues* de la fièvre sont deux choses parfaitement distinctes. Les effets surtout méritent une sérieuse attention et un sage examen. Ainsi,

les effets naturels et directs, qui n'ont pas été accidentellement neutralisés par des causes matérielles ou détournés
de la bonne voie par des causes intentionnelles exerçant
indirectement sur eux une influence perverse, sont toujours utiles et en tous points salutaires. Ils se traduisent
par les excrétions que la nature a généralement l'habitude
d'entreprendre d'une manière normale. Ce n'est même
que rarement et individuellement que ces excrétions s'éloignent, mais seulement dans leur degré, leur époque, leur
rang d'ordre, leur marche et leur régularité, du sentier
tracé par la nature. Or, ces effets ne sauraient jamais
être occasionnés par un acte ou un redoublement morbide, inconvenant, anormal et déterminé d'avance ; ils
résultent plutôt d'un effort proportionné au but final que
l'agent vital se propose d'atteindre ; comme, par exemple,
lorsque l'expulsion pénible, mais régulière et complétement efficace des matières nuisibles qui font courir un
danger réel à l'économie est nécessaire et qu'il faut les
éliminer, au moins d'une manière générale, dans une
durée de temps analogue à leur funeste activité.

§ XII. Si l'on compare maintenant le nombre de ceux
qui, tourmentés par n'importe quelle espèce de fièvres,
en réchappent néanmoins sains et saufs, avec ceux qui en
sont les victimes ; de cette comparaison jaillira une
double vérité, savoir : 1° que la quantité de ceux qui
meurent des fièvres est infiniment petite, eu égard à la
multitude de ceux qui en sont affectés ; 2° que ceux-là
même qui succombent à ces états morbides ne doivent
pas purement et simplement leur trépas à la fièvre, mais
bien à d'autres maladies que la fièvre est venue compliquer et aggraver ; ou bien, ce qui est plus ordinaire, à la
marche insidieuse et embarrassée de l'agitation fébrile
elle-même.

Ce fait acquiert un degré d'évidence plus grand encore

dans les fièvres proprement dites et vraiment reconnues
pour telles : abstraction faite de certaines acceptions
générales pour indiquer des états divers d'inquiétude, de
chaleur dévorante et de refroidissement qui se manifestent parfois dans d'autres affections, parfois dans cette
sorte d'anxiété extraordinaire que les Allemands regardent comme le signe avant-coureur de la mort; ce qui
a donné lieu à ces expressions vagues et généralement
répandues : « *Que personne ne meurt sans fièvre ; qu'il
n'y a pas même de maladie sans agitation fébrile.* »

Ceux qui aiment les distinctions logiques dans les
choses et qui sont à même de contenter leur goût pourront donc aisément découvrir la distance qui sépare
certaines petites agitations (*motitationes*) inégales, incon-
stantes et craintives, tant du pouls que du mouvement
tonique et par suite de la masse humorale, d'avec les
exacerbations réelles, manifestes, constantes, plus ou
moins régulières, permanentes et alternatives; c'est-à-
dire, en prenant la chose dans son acception la plus large,
la différence qu'il y a entre des mouvements ou appareils
fébriles quelconques et les fièvres véritables, nettement
tranchées et reconnues comme telles.

§ XIII. On comprendra aisément aussi combien diffèrent ces deux conditions : *mourir avec la fièvre et mourir
de la fièvre*. La confusion de ces phénomènes et la locution impropre qui les exprime n'ont cependant rien que
de rationnel, puisque l'opinion prétendant que le nombre
de ceux qui meurent des fièvres n'a jamais été aussi grand
que le nombre de ceux qui survivent à ce genre d'affections, est une conséquence naturelle de cette confusion.
En effet, s'il n'y a pas de maladie sans fièvre, la multitude
de ceux qui échappent à ce mal n'est-elle pas évidemment plus considérable que le nombre de ses victimes ?
C'est ce qu'on peut constater par cette vérité indivi-

duelle : *L'homme est souvent malade durant le cours de son existence, mais il ne meurt qu'une fois.*

§ XIV. Le dénouement des fièvres est tantôt simplement irrégulier, mais vital, tantôt funeste et pernicieux.

Les deux cas se traduisent, selon les individus, par un désordre plutôt accidentel qu'applicable et conséquemment essentiel, pour parler le langage ordinaire, à toute espèce de fièvres. De pareils résultats ont lieu, toutes les fois que la masse humorale ne suit pas une impulsion régulière, que les voies ne se prêtent pas à son passage ou qu'enfin la marche et la raison méthodiques du mouvement ne sont point en soi et à *priori* convenablement établies. En ce cas, les affections de l'âme, les habitudes irrégulières et le défaut même d'habitude exercent une grande influence.

Or, puisque les fièvres exigent un appareil laborieux et insolite, une intensité réelle dans les forces vitales, une constance inouïe, soit simple et uniforme, soit régulièrement successive, dans la vigueur organique, il n'est nullement surprenant que des hommes, doués d'ailleurs d'une bonne et saine constitution, soient individuellement incapables, en présence d'une nécessité soudaine, non-seulement de préparer instantanément ou d'une manière immédiate leur intelligence à prendre une résolution et à en suivre l'enchaînement général, mais encore d'avoir une volonté franchement déterminée à faire un acte insolite et pénible. Cela est d'autant plus vrai qu'une preuve identique de ces dispositions de la nature humaine se présente encore, tant dans les actes de raison pure que dans ceux d'appréciation et de conception purement morales. En effet, il est incontestable que les personnes peu exercées, peu habituées à faire travailler leur esprit, dont la vie se passe dans un repos continuel, dans une joyeuse prospérité, ressentent du dégoût et de l'apathie pour le moindre effort tant soit peu sérieux, ou éprouvent de l'anxiété, de l'incertitude et une hésitation notable, soit pour entreprendre une chose, soit pour trouver les moyens convenables d'agir, soit pour garder, poursuivre et exécuter le plan qu'elles se sont tracé.

Il importe donc d'observer la nature constitutive de ces désordres qui pervertissent l'effet salutaire et légitime des affections fébriles, au point que tantôt elles dévient chacune en particulier, de la voie ordinaire et que parfois rien ne les altère plus promptement ou plus facilement que les commotions de l'âme. Au reste, elles ne subissent présque jamais une véritable perturbation, une déviation réelle et une anomalie pure, sans encourir (surtout celles qui sont à type aigu) le danger d'une issue vraiment grave et fâcheuse.

§ XV. Les fièvres diffèrent encore dans leur *marche* et dans leur *durée*. Sous le premier rapport, elles sont *continues* ou *intermittentes*; sous le second point de vue, elles sont *aiguës* ou *chroniques*. Les fièvres aiguës à leur tour se divisent en *aiguës* proprement dites et en *suraiguës*, en *bénignes* et en *malignes*.

Les fièvres chroniques comme les fièvres aiguës sont *continues* ou *alternantes*. Cette alternation se transforme en intermittence dans les fièvres chroniques (excepté néanmoins dans la fièvre hectique); tandis qu'il prend le type rémittent dans les fièvres continues.

Les fièvres opposées aux fièvres continues alternantes sont les fièvres *continentes*. Celles qui gardent un ordre convenable dans leur marche et le cours de leurs diverses périodes sont dites *typiques* ou régulières; celles qui affectent une méthode tout opposée sont dites *erratiques* ou irrégulières. Considérées sous ces deux aspects, on peut encore les appeler, les unes, *anormales*, les autres, *légitimes*.

Telles sont les différences qu'il convient d'établir sur

les fièvres, d'après leurs espèces subalternes ou, comme on dit vulgairement, d'après leurs genres (κατὰ γένη).

§ XVI. Or, cette manière d'envisager la question des fièvres, outre qu'elle fait ressortir la vérité, a encore un avantage hors ligne : c'est de rendre plus évident non-seulement ce qu'il y a de directement actif dans les mouvements fébriles (pour arriver à une fin avantageuse qui, dans les fièvres contagieuses, est absolument indispensable), mais aussi ce qu'il y a, en eux, de réellement passif, d'inutile, de pernicieux et de nuisible.

C'est en pareilles circonstances surtout qu'il faut sérieusement examiner quels sont les symptômes inutiles, fâcheux et passifs qui dépendent de la maladie ou de sa funeste efficacité ? et quels sont ceux qui, bien qu'inévitablement importuns, accompagnent d'une manière inséparable et comme par une conséquence nécessaire, certaines actions vitales utiles et même indispensables qui se traduisent avec plus d'intensité par des excrétions et des sécrétions ?.... Un examen attentif est ici le seul moyen de ne pas prendre ces signes purement passifs pour les effets directs de la maladie et surtout pour la maladie elle-même.

§ XVII. De cette importante considération ressortira enfin la méthode même que le médecin doit suivre dans le traitement des fièvres. Il verra combien il serait désavantageux de combattre par des tentatives téméraires les salutaires efforts et les mouvements généreux de la nature, de les affaiblir par des moyens inopportuns ou même de les négliger sous un prétexte quelconque ; il comprendra combien il est utile, au contraire et à tous égards, de suivre sans réserve, en éludant les autres modes de curation, la méthode naturelle qui lui est indiquée par cette observation souverainement importante et qu'on ne devrait jamais oublier, savoir : *que c'est précisément à l'aide*

*des assauts fébriles, ainsi que des effets légitimes et pro-
portionnés de l'attaque, que les hommes sont intégralement délivrés des fièvres, par la* PUISSANCE SPONTANÉE *de la*
NATURE, *en dehors de tout concours de la médecine et sans
l'intervention d'aucun moyen artificiel.*

§ XVIII. C'est donc une négligence coupable de ne pas
accorder son attention à tout ce qui peut indiquer
que cette méthode est non-seulement l'unique ressource
dont la nature doive se servir pour veiller à ses intérêts,
mais encore le moyen subsidiaire qu'elle adopte de préférence, qui lui soit le plus familier, dont elle ait l'habitude
de faire généralement usage durant tout le cours de la
vie et qu'elle n'exerce enfin que par un redoublement
d'efforts, selon l'urgence et la nécessité du moment;
en conservant toujours une proportion régulière exactement en rapport avec les exigences des diverses espèces
morbides.

§ XIX. Or, on comprendra sans difficulté, lorsque l'état
morbide présente un caractère non-seulement immédiat,
mais encore permanent de périclitation ; lorsque l'issue
(ou pronostic) en est par conséquent équivoque ; lorsqu'enfin on a tout lieu de penser et de craindre même,
d'après ces symptômes, que, pendant les efforts indispensables qu'entreprend la nature et dont l'heureuse efficacité
n'est nullement assurée, mais incertaine ou douteuse, il
ne survienne de nouvelles interruptions, des troubles, des
obstacles et des dangers nouveaux ; on comprendra, disons-nous, sans difficulté combien, devant ces obstacles
laborieux, équivoques et redoutables dans leurs conséquences, sont légitimes la vigilance, la sollicitude méticuleuse, l'anxiété même dont fait preuve l'agent vital,
surtout si les choses vont de mal en pis. Toutes ces intentions se présentent non-seulement telles quelles dans les
opérations laborieuses des affections fébriles, mais encore

elles varient et sont toujours en rapport avec les difficultés inhérentes à chaque espèce morbide.

§ XX. Il convient donc, sous tous les rapports, d'examiner attentivement les dispositions d'esprit et l'état moral de chaque malade en particulier, pour savoir quelle en est l'influence sur la direction et l'accomplissement des opérations pénibles, difficiles, périlleuses, nécessaires cependant, de la force médiatrice.

Nous ne voulons pas parler ici de l'impatience, de la crainte, de l'inquiétude et de l'anxiété purement morales que l'âme, *en tant que raisonnable,* éprouve dans le cours d'un pareil état morbide; nous faisons simplement allusion à ces *ataxies* de même nature qui se manifestent pendant l'acte vital, c'est-à-dire, pendant l'administration régulière, proportionnée et constante des mouvements sécréteurs et excréteurs, sans qu'il y ait aucun signe extérieur d'un dérèglement moral qui puisse d'ailleurs porter ultérieurement un trouble notable dans les opérations naturelles de l'agent vital, même chez les individus les plus à l'abri de ces sortes de perturbations morales.

§ XXI. Il faut également fixer son attention sur l'état dans lequel se trouve l'âme, après les fièvres, lorsque, à la suite d'une crise salutaire, il ne reste plus aucun danger. Dans ces circonstances, en effet, on voit, preuve manifeste d'une heureuse issue! se manifester insensiblement la joie, le calme, la sécurité même, disparaître toute crainte et l'espoir renaître d'heure en heure dans l'esprit du malade.

§ XXII. Le caractère naturel des fièvres ou de la fièvre en général, considérée en elle-même, c'est de se déclarer sous un type unique, tout d'une pièce et d'affecter des périodes particulières. Il est à remarquer cependant qu'elle a parfois l'habitude de *repulluler* d'une manière spontanée ou tout au moins à la suite de certaines occa-

sions, nullement analogues à sa nature ; elle revient alors
avec une facilité sans retenue, non - seulement après
un court intervalle de temps, comme dans les fièvres
aiguës ; mais après un long intervalle, comme dans
les fièvres intermittentes, à type tierce principalement.
On voit en effet ces dernières reparaître tous les ans,
même chez des individus très-robustes, ou tout au moins
donner des preuves manifestes d'une tentative nouvelle.

§ XXIII. Les praticiens ont en outre reconnu *l'habitude*
comme un des caractères de la fièvre tierce : bien que
l'on ait en effet réussi à faire disparaître selon toute probabilité ses causes matérielles, elle n'en cesse pas pour
cela. Ceux qu'elle affecte sont, il est vrai, en dehors du
jour et des heures ordinaires du paroxysme, en tout parfaitement sains, vigoureux, robustes même et bien réglés
dans leurs fonctions vitales ; mais, quand vient le moment
fatal, la fièvre se déclare avec une nouvelle intensité et,
bien que le paroxysme ne soit pas de longue durée, il n'est
pas néanmoins assez court, si on le compare à la durée
du répit accordé au corps, pour ne pas occasionner des
malaises fort désagréables pendant deux ou trois heures
environ.

§ XXIV. Il est une question, en apparence peu importante, mais en réalité du plus haut intérêt et qui mérite une
considération toute spéciale ; elle consiste à formuler une
théorie causale de la fièvre. Nous voulons parler du sujet
ordinaire et habituel de cet état morbide. Or, si quelque
chose mérite à cet égard un examen sérieux, c'est cette
condition toute particulière, savoir : *que la fièvre ne se
manifeste franchement que dans l'espèce humaine*. On n'a
jamais eu l'occasion de constater en effet, chez les bêtes,
des commotions fébriles aussi faciles, aussi variées, si bien
appropriées et si convenablement proportionnées que chez
l'homme à l'importance de la nécessité que réclame soit

la grandeur du danger, soit la dignité de la partie primitivement lésée.

§ XXV. Cette circonstance vraiment exceptionnelle de
la fièvre mériterait, selon nous, la première place dans
l'énumération des causes des fièvres.

Puisqu'il est convenable, en se basant sur leurs conditions réelles, de considérer ce genre d'affections comme
un acte vital de même nature, moteur, sécréteur et excréteur, par l'intervention duquel sont chassées toutes les
matières présentement nuisibles ; puisque, dans l'innombrable multitude des espèces fébriles, ces fonctions pré-
servatrices s'accomplissent avec un ordre et une relation
telle que cet acte est en parfaite harmonie avec la proportion des matières, eu égard aux voies, comme avec
la grandeur du danger ; puisqu'enfin, sous ces divers
points de vue, ce phénomène requiert ou présuppose
même une *Énergie appréciatrice* des choses et des actes [1] :
de tout cela ne ressort-il pas avec évidence que les brutes
ne sont nullement ou du moins que très-rarement exposées à une petite quantité d'affections fébriles et à leurs
conséquences possibles ; tandis qu'au contraire les fièvres
assiégent en grand nombre et très-fréquemment le genre
humain. Au surplus, c'est en conservant la proportion
naturelle à leur espèce et en suivant leur méthode ordinaire d'action et de solution, conformément à la raison,
aux besoins du corps, à la réceptivité de la matière et à la
disposition des forces actives pour de semblables effets,
qu'elles arrivent à leur terme, à moins qu'elles ne soient
accidentellement enrayées dans leur marche.

§ XXVI. Un fait bien connu de tout le monde et qu'il
est à propos de rappeler ici, c'est l'aptitude intérieure
dont l'homme est naturellement doué pour l'administration prudente des moyens et des efforts destinés à sa

---

[1] *Idée morbide ;* faculté accordée à la force vitale par M. le Prof⟨r⟩ Lordat.

propre conservation. Et notez que nous n'entendons pas parler ici seulement de cette prévoyance qui est souvent l'objet des caprices de l'imagination, mais bien de cette délibération rationnelle qui s'opère d'après des principes innés en nous, et qui se rapporte plutôt à l'état respectif des matières devant la grandeur ou l'imminence du danger, qu'à une disposition soit physique, soit mécanique et considérée simplement en elle-même.

§ XXVII. C'est assurément sur une semblable considération causale que s'appuie la raison causale aussi de la *marche* totale des fièvres et de leur *issue* la plus générale, tantôt bénigne, régulière, proportionnée, salutaire, ou (pour parler plus rigoureusement) simple, directe, franche, et efficace (*par essence*), comme dit l'école ; tantôt au contraire indirecte, embarrassée, pervertie et efficace (*par accident*).

§ XXVIII. De toutes les circonstances que nous avons déjà énumérées, celle qui a le plus de valeur à nos yeux pour arriver à une sage appréciation de la véritable étiologie des fièvres, c'est celle-ci, savoir : que les fièvres conservent non-seulement dans la mesure de leurs invasions, mais surtout de leur marche progressive une *allure* identique, tellement régulière, telle chez tous les sujets (dont la différence provenant des causes matérielles est en général bien tranchée), qu'il semble par cela même inconvenant d'assigner ces circonstances à des conditions matérielles.

Ce qu'il y a de bien certain, c'est que la curieuse demi-science de l'homme vient ici se briser contre les principes universels les plus simples, préconisés néanmoins par elle, comme physiques, mécaniques et rationnels : son achoppement est tel que, dans sa curiosité, elle nous paraît plutôt soucieuse d'insouciance que de tout autre chose.

§ XXIX. C'est, en effet, d'après un grossier raisonnement de ce genre, tiré des effets de la fermentation, qu'elle a entrepris d'imaginer certaines matières qui, une fois introduites dans le corps, y suivraient l'ordre et y garderaient le temps déterminé pour la fermentation—comme si leur existence à ces conditions était possible et leur fiction même raisonnable. — Or, ce système en entier n'est bâti d'une part que sur l'hypothèse gratuite de la possibilité imaginaire de ce phénomène; d'autre part, il y a là des circonstances qui, repoussant toute supposition, doivent seulement attirer notre attention et fixer notre observation, par le seul motif que leur réalité même ne peut pas se prêter à des suppositions contraires : ce qui fait que cette élucubration tombe dans le vide !

Il est certain en effet que la quantité de la matière en fermentation et surtout du ferment lui-même impose des limites infranchissables à cette hypothétique mesure d'invasion, d'augmentation et de durée, tant prônée par les fauteurs du système. Nous trouvons du reste, dans le fait des affections fébriles, l'opposé de cette théorie se présenter chez presque tous les individus. Ainsi les paroxysmes légers, nous dirons même les plus légers (car les paroxysmes jouent ici un rôle essentiel) conservent dans les différents cas la *mesure* dont on parle. Or, peut-on honnêtement supposer une raison égale de parité matérielle, lorsque la matière se présente avec des quantités et des divisions si diverses, chez les petits enfants, les adultes et les vieillards eux-mêmes [1].

§ XXX. Elle est bien plus grossière encore, la fiction que l'on a imaginée sur le retour exactement fixe des paroxysmes. On a supposé, en effet, que ce retour avait pour fondement la quantité de matière rigoureusement égale à celle du paroxysme précédent. Nous ne dirons rien toutefois du désappointement que doivent éprouver,

______
[1] *Voyez* T. VIII, Commentaire CLXXIII.

dans leur système basé sur un préjugé, ceux qui prétendent gratuitement que, pour engendrer et susciter un paroxysme, la nature a besoin d'une quantité de matière dont la mesure ne soit jamais excédante ni en plus, ni en moins. D'après l'hypothèse, en effet, une quantité plus petite de matière devrait donner lieu à un paroxysme plus léger et plus court: or, il en est bien autrement ; car on a observé que les paroxysmes légers ont une durée, sinon une intensité, semblable à celle des autres.

§ XXXI. Cet échafaudage d'hypothèses forcées croule assurément de lui-même devant les protestations que présente, pour ainsi dire, contre leur fausseté, la marche proportionnelle et successive des paroxysmes. Au reste, si la primitive quantité de la matière morbifique était scrupuleusement requise pour le retour déterminé des accès, il serait indispensable que l'invasion des paroxysmes et leur durée fussent constamment égales dans leur manifestation ; il faudrait au moins que la matière sensiblement amoindrie et déchargée par des secousses promptes et notoirement violentes donnât des signes suffisants de ces phénomènes. Or, c'est absolument le contraire qui arrive ; car il est bien avéré pour quiconque veut y réfléchir que les paroxysmes vont en décroissant de jour en jour, qu'à la fin, ils deviennent presqu'insensibles et que c'est précisément alors qu'ils gardent dans leur retour périodique les mesures temporaires les plus exactes. C'est là ce qui a lieu surtout, nous nous plaisons à le répéter, lorsque ces sortes d'accès sont à peine appréciables, soit dans leur invasion, soit dans leur durée. Il est donc évident que de pareilles circonstances cadrent fort mal avec toutes ces fictions étayées sur les faux principes d'une grossière analogie [1].

[1] Stahl vient de réserver les quatre paragraphes ci-dessus à la réfutation des opinions vulgairement admises sur les fièvres par les iatrophysiciens, les

§ XXXII. D'un autre côté, nous sommes naturellement amené à appeler l'attention sur un fait vulgairement reconnu : c'est que les paroxysmes à type tierce, quelle qu'ait été la durée de leur rémittence, peuvent avoir (surtout si les choses en sont à leur début et si les sujets sont doués d'une grande sensibilité) pour cause certaine de leur facile retour, non-seulement *l'absorption* intempestive ou l'odeur d'un aliment ou d'une boisson quelconque, mais encore, chez les personnes dont la sensibilité est extrême, le seul aspect ou la simple mention et qui plus est enfin, une pure invitation à accepter ces objets importuns [1].

Par contre, on sait aussi que, à la suite d'une joie inespérée qui absorbe complétement les facultés de l'âme ; à l'occasion d'une aversion morale, basée sur l'attente inquiète de l'heure imminente d'un danger, simulée à dessein par des personnes étrangères ; sous l'influence même du sommeil (en supposant que la diminution de l'accès tombe pendant ce temps-là), les paroxysmes fébriles disparaissent tout à fait [2] ou pour le moins se cal-

---

iatrochimistes et les iatromécaniciens de son temps. Il est donc à regretter, encore ici, que des hommes faisant autorité dans la science médicale se soient mépris sur le vrai sens de son enseignement et que, s'arrêtant le plus souvent aux quelques paroles énoncées dans les émargements de son traité de pathologie, ils lui aient fait dire précisément ce qui était l'objet de sa réfutation.

[1] Voyez T. VIII, Commentaire CLXXIV.

[2] Je pourrais, à l'appui des principes posés ici par Stahl, citer une masse de cas tirés, soit des auteurs, soit des cliniques des hôpitaux, soit enfin de ma propre pratique médicale, mais je me contenterai d'en signaler un, péremptoire entre tous et extrait des leçons de mon très-excellent maître et ami M. le Prof^r Golfin. Il s'agit d'une noble et jeune personne qui avait été atteinte d'affection paludéenne par suite de son séjour à une maison de campagne dans le voisinage de Pérols (*pays marécageux où les fièvres intermittentes sont endémiques*). Mlle X..., vint à Montpellier pour y subir un traitement. Or, comme le mal fut d'abord réfractaire à une médication sagement administrée, la malade ennuyée, désespérée, ne voulut plus prendre aucun remède et, pour se soustraire aux instances de son vénérable docteur, elle fit, un certain jour et au moment de l'accès, atteler sa voiture, à l'insu de ses parents, et s'échappa vers ladite maison de campagne, où la rejoignit bientôt sa mère éplorée. Eh !

ment et s'adoucissent singulièrement, dans la plupart des cas : ce sont là des faits confirmés par l'expérience. Personne n'ignore, en outre, que les paroxysmes déjà vieux d'ailleurs peuvent être détruits et éliminés à jamais avec une égale efficacité par une profonde terreur. Nous avons encore eu souvent l'occasion d'observer — d'autres aussi ont pu le faire comme nous — que sous l'influence d'un chagrin profond et d'une vive sollicitude, certains paroxysmes, au moment de l'invasion, ont éprouvé des modifications immédiates dans la mesure de leur périodicité; qu'ils ont été en quelque sorte condamnés à l'oubli, à propos de la plus insignifiante appréciation et de la comparaison du danger actuel avec un autre plus grand; qu'enfin, ils ont constamment apporté un grand retard, dans leurs manifestations postérieures.

§ XXXIII. Or, l'hypothèse imaginaire des ferments se heurte ici contre l'histoire réelle des fièvres considérées au point de vue de leur marche légitime et de leur issue salutaire, en ce sens qu'elle attribue à la chaleur de l'acte fermentatif en général et à l'effet de la fermentation en particulier, l'ensemble de l'appareil fébrile, dont l'action continue altère la matière morbide, au point de la dépouiller complétement de l'efficacité préalable qu'elle possédait pour provoquer les accès, c'est-à-dire, les prétendues fermentations.

Une supposition de ce genre (pour ne rien dire encore de l'invraisemblable reproduction, toujours croissante, quant au genre, et si bien proportionnée, quant à l'espèce, d'une quantité nouvelle de matière à chaque paroxysme),

bien, soit sous l'influence de la force de la volonté, soit par suite de la satisfaction morale, soit enfin à cause de la commotion que dut nécessairement provoquer en elle la crainte d'être surprise dans sa furtive évasion, les phénomènes fébriles cessèrent immédiatement pour ne plus reparaître, même sous l'influence incessante de l'intoxication des effluves paludéens de cette contrée où elle passa, dans la plus parfaite santé, le restant de la saison d'été.

enveloppe dans un silence absolu et empêche d'apprécier
librement l'efficacité nécessaire des excrétions dont l'utilité est d'autant plus manifeste que leur conséquence
immédiate est de mener à bonne fin tout accès qui,
constant avec lui-même, libre de tout accident dans ses
manifestations et dans sa marche naturelle, fidèle enfin
jusqu'au bout à sa fin légitime, tend vers l'acte excrétif,
comme vers son propre but. C'est aussi vers ce but et
dans cette intention que le paroxysme doit toujours être
dirigé·et poussé par les secours de l'art.

Mais ces malencontreuses fictions, enlevant à cette
vraie et avantageuse théorie toute sa valeur et son importance, détruisent en même temps l'utilité pratique et générale que le médecin en retirerait nécessairement. Et
comment peut-il en être autrement? lorsqu'on abandonne
le sentier de la vérité, toutes les réflexions, même sincères
et par conséquent profitables, que l'on fait après cet
égarement, ne croulent-elles pas d'elles-mêmes?

§ XXXIV. Mais, de même qu'une opinion fondée sur
cette hypothèse, ... que certaines matières morbifiques
peuvent, par une raison simplement physico-mécanique,
provoquer une commotion fébrile qui s'adapterait passi-
vement et naturellement à n'importe quelle sage méthode
de l'économie vitale; de même, disons-nous, qu'une
pareille opinion ne saurait nullement convenir et corres-
pondre à tous les phénomènes manifestes de ces matières
morbifiques; pareillement aussi, on ne verra résulter
jamais, pour la pratique médicale et la thérapeutique un
avantage réel de la discussion sérieuse que l'on pourrait
établir, afin de savoir s'il existe un autre agent qui ne
soit l'auteur et le régulateur de ces sortes de commotions.
Existe-t-il, en effet, un homme doué du simple bon sens,
qui admette cette proposition erronée : « *Si l'adminis-*
» *tration des fièvres est sous la direction immédiate de*

» *l'âme, il s'en suit que c'est l'âme elle-même qui doit*
» *être immédiatement traitée; en d'autres termes, que*
» *c'est vers l'âme que le médecin doit diriger sa curation*
» *immédiate.* »

Tout ce qui d'ailleurs, dans la question des fièvres, est du domaine purement médical n'a pas la moindre ombre de solidarité avec les recherches oiseuses établies dans le but de savoir quel est *nominativement* le principe ou le véritable agent des actions morbides; et cela pour deux raisons : 1° parce que l'acte fébrile est en général avantageux et favorable, plutôt par son effet propre que par son issue naturelle; 2° parce que sa marche progressive répond si bien et vise d'une manière si exacte à cette fin salutaire que, si quelqu'une de ces fonctions ne s'accomplit pas fidèlement, avec convenance et sans obstacles (comme cela arrive bien souvent), il en résulte des conséquences éminemment fâcheuses.

§ XXXV. Nous ne craignons pas de le répéter : si l'on arrivait à bien établir, au point de vue pratique, la vérité de cette considération, en réfléchissant sur ce fait que la fièvre, en dehors de toute perturbation accidentelle, tend par elle-même vers une issue salutaire et qu'abandonnée, dans ces conditions, à ses propres ressources, elle se ménage toutes les circonstances qui, vu les rapports naturels et directs qu'elles ont avec cette issue, ne peuvent être négligées, omises et ordonnées d'après un mode contraire à leurs fins légitimes, sans faire encourir le danger d'un dénoûment fatal; si, disons-nous, on appréciait tous ces phénomènes, au point de vue de la pratique et de la clinique; si l'on parvenait un jour à les admettre comme certains et évidents; si, rejetant cette tradition populaire et universelle qui regarde les fièvres comme de simples affections morbides purement passives, on adhérait enfin à nos démonstrations, il serait désormais absurde et ridicule de s'arrêter sérieusement, comme on le fait pour des choses d'une grande importance et qui méritent d'être nettement définies, sur ces futiles et gratuites suppositions, si contraires à la saine logique et dont nous avons déjà trop longuement parlé ; car ce serait implicitement jeter le blâme sur nos propres enseignements.

§ XXXVI. Or, la véritable raison médicale au point de vue de laquelle toutes ces questions demandent à être étudiées, c'est que, loin de négliger ou de troubler en quelque manière les actions fébriles, franches et réelles qui, par des sécrétions successives et proportionnées, par des excrétions opportunes, par une efficace expulsion de la matière morbifique, opérée à l'aide de ces actes préservateurs, tendent simultanément à une issue dont le résultat est la conservation salutaire de la vie, l'art doit au contraire les respecter, les diriger, les aider même en quelque sorte et les pousser sagement vers leur fin naturelle. TELLE EST NOTRE THÉORIE GÉNÉRALE DES FIÈVRES.

Les anciens avaient déjà eu à cet égard une sorte de pressentiment, lorsqu'ils enseignaient « que la fièvre n'était autre chose qu'une certaine lutte entre la nature et la maladie » ; mais, ni les définitions et les explications des écoles médicales du moyen âge, ni les expressions des médecins de l'antiquité n'ont jamais bien su faire l'exacte distinction de ce qui, dans la fièvre, appartient réellement au mal et de ce qui est au contraire le propre de l'énergie naturelle. On ne peut donc pas dire, avec le proverbe, qu'*en labourant dans le champ d'autrui, nous en ayons retiré nos plus riches moissons, pour ne pas dire tous nos produits ;* c'est-à-dire, que nous ayons puisé chez les autres nos principales idées. C'est là, du reste, le moindre de nos soucis ; tout ce que nous souhaitons du fond de notre cœur, c'est que quiconque s'adonne à l'étude de la médecine reconnaisse, en une question aussi importante que celle des fièvres, combien est sérieuse, utile pour l'intelligence de l'art et avantageuse pour la pratique la recommandation fondamentale de ne jamais contrarier la nature dans ses opérations efficaces, mais de lui porter plutôt aide et secours par les moyens les plus convenables.

§ XXXVII. Nous ne saurions trop recommander comme digne, non-seulement de l'examen le plus approfondi et de l'attention la plus sérieuse, mais encore de la plus sage observation et de la plus habile administration, cette énergie spontanée de la nature, qui se manifeste par les fièvres. Comment s'y prend-elle pour veiller avec tant de sollicitude aux présentes nécessités du corps? Quelle méthode particulière emploie-t-elle pour cela? Quelle est sa conduite, sa marche progressive et régulière dans l'exercice de cette fonction vitale conservatrice? Voilà ce qui doit faire le principal objet de nos méditations.

Vouloir maîtriser, en leur donnant le change par des moyens artificiels, les matières morbides en vue desquelles la nature provoque et établit la commotion fébrile, serait une entreprise souvent inutile, parfois dangereuse. Tout médecin qui a vraiment à cœur ses propres intérêts, sa réputation, son honneur et la gloire de son art ne doit jamais faire une pareille tentative, ni espérer d'en retirer un résultat favorable. Il n'y a d'excepté qu'un très-petit nombre de cas individuels, dans une ou deux espèces morbides, alors que la nécessité exige de provoquer une solution complète par des sécrétions et des excrétions bien ordonnées.

Mais un semblable appareil vital, une pareille administration méthodique des actes sécréteurs et excréteurs, que sont-ils? sinon la fièvre elle-même en acte. En effet, sans l'institution générale de ces sortes de mouvements, la matière ou cause morbifique dont l'influence est pré-

sentement funeste à l'économie, ne pourrait être dompt-
tée : phénomène qui ne s'accomplit jamais sans l'intervention tranquille, calme, régulière de la chaleur fébrile
parfaitement réglée dans sa marche, sa mesure, ses
paroxysmes et ses périodes. Cela est si vrai que, s'il
survient quelque dérangement, l'acte tout entier, désormais inutile et funeste, entraîne après lui le grave danger
d'une fatale issue.

§ XXXVIII. Nous croyons donc qu'il n'y a rien de
mieux, rien de plus utile, pour l'observateur et le praticien, que de s'en tenir à la *méthode naturelle*, dans le
traitement des fièvres et de diriger habilement, avec les
secours de l'art, les intentions de l'agent vital, plutôt que
de s'abandonner à des *intentions* ou à des *inventions* artificielles d'un effet pour ainsi dire tout opposé et qui ne
tendent à rien plus qu'à contrarier les efforts, les mouvements et les actes de la nature, non-seulement en portant obstacle d'une manière générale à sa marche directe
et patiemment progressive, en embarrassant grossière-
ment la fin salutaire des fonctions sécrétoires et excrétoires mutuellement subordonnées ; mais encore en
s'opposant d'une manière spéciale, sans retenue aucune,
aux progrès successifs et mesurés des actions fébriles, en
leur résistant, en portant enfin témérairement le trouble
et la confusion, tant dans les paroxysmes pris isolément,
que dans l'universalité des *destinations* et surtout des
manifestations critiques elles-mêmes.

§ XXXIX. Ceci posé, nous tenons pour certain que
tout esprit attentif sera parfaitement à même de saisir les
diverses nuances des affections que la nature s'attache et
parvient même sans aucun secours étranger non-seulement à soulager et à radoucir, mais encore à dominer, à
diriger et à guérir radicalement. Que s'il prend envie au
praticien de s'immiscer et de s'ingérer dans ces affaires-

là, il lui est indispensable d'user de beaucoup de prudence, d'habileté et d'adresse, s'il ne veut pas aggraver,
arrêter, troubler et pervertir l'ordre successif des actes
vitaux, renverser tout effet bénigne et pousser en sens
contraire toute issue salutaire ; s'il ne veut pas surtout que
ce qui marche et réussit généralement bien, sans l'intervention de l'art, ne devienne complétement inutile et ne
prenne même une tournure fâcheuse, par un concours
malencontreux, inhabile, téméraire et préjudiciable.

§ XL. Il nous paraît convenable, quoique nous en
ayons déjà dit quelques mots, de parler encore un peu de
cette tradition vulgaire sur *l'efficacité* purement *altérante* des médicaments employés par l'art dans le but
d'enlever, abstraction faite de toute évacuation immédiate,
les causes matérielles des fièvres et de trancher ainsi le
nœud gordien de l'affaire : doctrine funeste, radicalement
fausse, hypothétique, téméraire, fallacieuse, mensongère
et totalement dépourvue de tout résultat favorable,
excepté dans quelques cas uniques de fièvres intermittentes dont la malignité provient du vice d'une alimentation grossière ; excepté encore dans les débuts de
certaines fièvres cholériques et inflammatoires, dépendant
d'un amas excessif de saburres bilieuses.

Avec ses faits mal coordonnés, ses exemples mal fon-
dés, mal interprétés et si rares, cette doctrine ne saurait
du reste fournir de quoi édifier une méthode universelle
de curation, ni un moyen pour s'élever des phénomènes
particuliers à une loi primordiale. Qui plus est, en la faisant passer au creuset de l'examen, il ne lui restera pas
même un élément conforme à la saine raison, à moins
toutefois que son but avoué ne soit d'attaquer et de vaincre
la somme du mal, par l'évacuation ou l'excrétion.

§ XLI. Le devoir du médecin, dès qu'il se trouve en
face des efforts de la nature, est donc de s'en emparer,

de les tourner à son avantage et de les aider à parvenir,
par une mutuelle coopération, au but pleinement désiré,
plutôt que de dédaigner sottement ces essais salutaires et
de leur substituer des moyens aussi étranges que contraires. De même, en effet, qu'il est très-prudent, si faire se
peut, de prévenir les premiers efforts de l'agent vital, et
que la tentative est même souvent couronnée de succès; de
même aussi, lorsque cet agent a déjà commencé avec un
soin tout particulier, une sagesse, une mesure, un ordre
et une méthode vraiment admirables, de mener à bonne
fin ses propres affaires, ne serait-ce pas une folie et un
malheur déplorable que de négliger une observation si
indispensable et de ne tenir nullement compte de la synergie vitale dans la direction et l'administration d'une semblable conduite? C'est là une chose qui n'échappera
assurément à personne, à moins qu'on ne soit nullement
soucieux d'accorder une attention convenable à ce qui fait
le sujet d'une étude vraiment clinique.

§ XLII. C'est donc à ce point de vue que nous jugeons
digne de la plus sérieuse considération la théorie ou mieux
le génie vraiment particulier de la *synergie* salutaire de
la nature et même, abstraction faite de tout concours artificiel, le type propre de son *énergie* réelle. C'est d'après
cette connaissance que le médecin pourra non-seulement
saisir le caractère des diverses causes fébriles, des effets
apparents et des symptômes proprement dits qui constituent l'état morbide; mais il pourra encore, d'après ces
mouvements synergiques dont les uns sont en puissance
et les autres en acte réel d'excrétion, voir ce qu'il convient d'assigner à l'effet de l'affection et découvrir même,
en bien consultant la raison, ce qui est utile et indispensable contre l'action des effets trop nuisibles.

Que l'homme de l'art, par sa coopération propre, s'ap-
plique donc (c'est son devoir et il en a toujours la faculté)

à imiter, à suivre ponctuellement la nature, à ne pas empêcher, arrêter et contrarier ses actes spontanés par des tentatives téméraires et intempestives ; qu'il comprenne, au moins d'une manière générale, que cette manifestation méthodique d'intentions et d'effets ne saurait être remplacée par aucun autre moyen, s'il veut obtenir un résultat salutaire ; qu'il ne doute plus enfin que ce moyen naturel est non-seulement nécessaire, mais que c'est la seule bonne méthode curative.

Observons, à ce propos, que, quelle que soit l'intention et l'arrière-pensée de certains individus, ils professent néanmoins une grande vérité, lorsqu'ils disent que, pour chasser et expulser au dehors les matières fébriles, leurs effets et leurs funestes propriétés, le meilleur et l'unique moyen consiste dans une habile provocation, dans une administration régulière des sécrétions et des excrétions naturelles. Mais qui pourra obtenir une exécution normale et légitime de ces fonctions vitales ? Les fièvres seules, des fièvres toujours constantes avec elles-mêmes et que des causes accidentelles ne viendront pas pervertir, troubler et arrêter dans leur cours. Nous recommandons ce dernier point à l'appréciation de tous ceux qui sont à même de le comprendre.

SECTION V^e ET DERNIÈRE.

DES CAUSES ET DES MALADIES ADVENTICES.

§ I. Nous avons traité jusqu'ici, tant au point de vue des genres que des espèces, des affections corporelles dont l'apparition est ordinairement due à un désordre interne, inhérent à l'économie et ayant sa raison d'être dans la constitution matérielle ou dans un vice d'administration.

Nous nous sommes efforcé de prouver à cette occasion que le plus grand nombre de nos maladies, considérées par rang d'ordre selon leur subordination, pour ne pas dire selon leur spécialité, peuvent parfois naturellement procéder soit des dangers encore à venir qui ont leur cause occasionnelle dans la quantité de la matière morbide, soit des inconvénients prochains qu'entraînent les obstacles apportés à la marche du mal par l'épaississement de cette matière, soit de cet épaississement lui-même, formé d'ailleurs n'importe comment, soit enfin, et par suite, des variations anormales dans les *destinations* des mouvements subsidiaires ; car il est avéré que des destinations nouvelles, timides, incertaines et opiniâtres ont pour objet direct non seulement la plus grande partie des états morbides en général, mais encore ceux qui se présentent avec les caractères les plus graves, les plus pénibles, les plus obstinés, les plus périlleux et les plus équivoques. C'est donc à ces destinations qu'il importe de veiller, en les prévenant, en leur venant en aide, en les traitant avec prudence, en suivant leurs traces, en les dirigeant enfin avec autant de circonspection que d'habileté, dès que l'hésitation s'empare d'elles. En agir autrement serait s'exposer à un résultat contraire et presque toujours inutile.

§ II. Reste à dire maintenant quelque chose des causes adventices qui, suspendues pour ainsi dire sur l'organisme, peuvent porter de plusieurs manières le trouble et le désordre dans sa constitution matérielle, dans l'état normal de l'économie animale et dans l'administration des mouvements vitaux.

Ces circonstances peuvent agir sur le corps de deux manières différentes : 1° par voie quasi naturelle et par des occasions à peu près ordinaires ; 2° par des accidents purement fortuits et la plupart du temps insolites.

La *première classe* des causes accidentelles capables de léser le corps est fournie par l'*abus*, l'*usage* pervers ou le *mauvais choix* des choses dites *non-naturelles*, mais indispensables pour le maintien de la vie humaine.

§ III. C'est ainsi : 1° que, une constitution anormale de l'*atmosphère*, le froid, la chaleur, l'humidité et l'impureté de l'air, peuvent produire des altérations particulières tant dans les humeurs et quelquefois même dans les parties solides, que dans les mouvements toniques et par suite dans la masse humorale.

2° On connaît les excès d'inconstance et d'intempérance où le caprice personnel et le mauvais exemple peuvent entraîner les hommes pour tout ce qui est du domaine de l'*alimentation*. L'habitude, il est vrai, peut beaucoup ici : par l'habitude, en effet, se trouve paralysée la funeste efficacité des substances impropres à la nutrition, pourvu toutefois qu'elles soient prises en petite quantité, avec un certain ordre et sans dégoût prononcé pour leur ingestion ; mais il n'en est pas moins vrai, comme le prouve l'expérience, que ces substances insolites font toujours encourir des dangers plus graves que celles qui soutiennent le corps par une alimentation plus naturelle.

3° Un *sommeil* trop lourd, pris en dehors des heures ordinaires, désordonné, interrompu, inquiet, peut indisposer aussi de diverses manières, surtout les personnes irritables et sensibles.

4° Les *veilles* trop prolongées peuvent aussi être la cause d'un grand nombre de dérangements et d'incommodités graves, tant dans les organes sensoriaux externes que dans les actes, l'ordre et la régularité d'action des sens internes.

5° Le *mouvement* volontaire local et le *repos* influent enfin d'une façon différente sur l'économie corporelle : le mouvement, par excès, soudaineté et précipitation ; le repos, par défaut de motilité, par permanence de torpeur et d'apathie, état anormal que vient encore corroborer l'épaississement extraordinaire du sang, son accumulation et l'absence de toute excrétion.

§ IV. 6° On comprend encore que les *matières inutiles* qui s'engendrent dans le corps, celles qui ne sont d'aucune utilité directe ou constante pour l'organisme et qui peuvent au contraire lui porter préjudice, finissent par altérer tôt ou tard le principe de la santé, à moins qu'elles ne soient convenablement et opportunément éliminées. Si elles restent trop longtemps dans le corps, on doit, à partir du moment où elles séjournent au-delà du terme de leur évacuation naturelle, les considérer comme étrangères et comme ayant, par une espèce d'usurpation, forcé la place pour ainsi dire et envahi derechef l'économie corporelle. D'où il suit que, lorsque l'expulsion et l'éloignement de ces matières est retardé indéfiniment, lorsqu'elles obéissent paresseusement au mouvement excréteur et que ce mouvement lui-même ne s'exécute qu'avec négligence ou se voit entravé dans sa marche par une espèce d'engourdissement et d'inertie ; ces dites matières deviennent d'une manière inévitable, non-seulement incommodes, fatigantes et de plus en plus insupportables, mais encore nuisibles sous plusieurs rapports et éminemment dangereuses.

§ V. 7° Les *états pathétiques* de l'âme qui ont pour objet réel l'appréciation vraie ou fausse des choses externes, considérées au point de vue de l'avantage ou du

désavantage corporel, doivent être raisonnablement mis
au nombre des circonstances adventices ; on doit ranger
dans cette catégorie les causes positives de ces états
pathétiques, toutes les fois que par un mode quelconque
elles donnent lieu à leur manifestation. La négligence
coupable avec laquelle on traite une considération de
cette importance porte un échec réel à toute solide théorie,
basée tant sur l'état physique de l'administration économique du corps que sur l'observation médicale. Pris à un
pareil point de vue, les funestes effets des affections de
l'âme sont beaucoup plus nombreux qu'on ne le croit vulgairement. Aussi, attribuer faussement ces effets à des irritations et à des surexcitations mécanico-corporelles, est-ce
nager en pleine fiction et prêter accès à des considérations
vaines, dangereuses, que l'on décore du nom d'*indications*.

8° Dans l'énumération que nous faisons des circonstances adventices, nous devons enfin mentionner et
mettre en première ligne (non qu'elles soient indistinctement communes à toute l'espèce humaine, mais bien
parce qu'elles peuvent, selon les individus, se déclarer
peu à peu à l'occasion de certaines causes externes) deux
états pathétiques de l'âme d'un caractère tout à fait remarquable ; ce sont une *sensibilité* excessive et l'*habitude*.
Viennent en sous ordre la *colère*, la *terreur*, la *crainte*,
l'*anxiété*, le *chagrin*, le *dégoût*, l'*aversion* et même le
regret, la *joie*, le *plaisir*, la *pudeur*, l'*émotion*, etc.

§ VI. Toutes ces circonstances accidentelles peuvent
porter et portent même pour l'ordinaire divers préjudices
à l'économie corporelle ; mais c'est principalement lorsqu'elles se manifestent avec trop d'intensité, qu'elles se
renouvellent trop fréquemment et qu'elles s'exercent sur
un corps déjà prédisposé qui se trouve sous l'influence
des causes internes dont nous avons parlé plus haut :
telles que l'abondance du sang, son épaississement et,

comme conséquence de ces deux états, un excès
d'énergie dans les mouvements vitaux et leur direction
anormale.

§ VII. Chose bien digne de remarque! ce qui distingue
— hors les cas où il y a excès de *quantité* et de *qualité* —
cette classe de causes accidentelles et nuisibles, c'est leur
infréquence. Aussi, lorsqu'il y a absence de sensibilité
particulière ou permanence d'habitude, la plupart de ces
causes sont purement insignifiantes et n'entraînent aucun
danger ni aucune indisposition graves.

§ VIII. Ces conditions démontrent même suffisamment
que la puissance de nuire n'est pas ici absolument fondée
sur l'intime disposition matérielle et corporelle de ces
choses, ni sur l'effet organico-physique qu'elles peuvent
produire dans la constitution du corps et dans les mouvements propres à la mixtion ou à la dissolution, ni même
sur le rapport et la proportion mécanique de l'économie
avec les actes sécréteurs et excréteurs ; mais plutôt dans
l'administration d'une direction convenable et bien or-
donnée de ces actes. Ce qui fait du reste que tous les
maux, quels qu'ils soient, qui assiégent le corps, peuvent
être sûrement guéris et que la santé peut intégralement
se rétablir, à l'aide de sécrétions et d'excrétions vitales,
opportunes, assidues, régulières, convenables et proportionnées à leurs fins, sans qu'il en résulte le moindre
préjudice.

Il importe donc, à ce point de vue, de bien étudier la
raison, la proportion, l'ordre et la progression que suivent les causes adventices de la classe des choses externes
pour nuire d'une manière immédiate non pas tant à la
matière et à l'énergie du corps qu'à son économie motrice. D'où vient qu'à ces conditions leur efficacité est
beaucoup plus légère; d'où vient qu'elles agissent moins
par une opération vraiment physico-mécanique que par

le concours moral, mais irrégulier, de l'action et de l'exécution des actes économiques, administrés dans le but
d'expulser ces causes et d'annihiler leurs efforts et
leurs conséquences : c'est là ce qu'il importe surtout de
rechercher.

§ IX. Nous devons donc recommander au praticien
de ne pas arrêter trop longtemps la considération et surtout l'intention médicales sur les simples effets corporels
de ces causes accidentelles, mais de porter plutôt son
attention sur les actes vitaux de sécrétion et d'excrétion
qui peuvent et qui ont même l'habitude d'éloigner spontanément ces circonstances adventices, pourvu qu'elles
ne se manifestent pas avec une intensité trop grande.
Veiller incessamment pour saisir le moment opportun de
provoquer la coopération normale de ces actes : tel doit
être le but essentiel du médecin ; que, s'il ne fonde pas
sur cette méthode son unique ou sa première espérance,
il ne doit pas du moins la garder comme sa dernière
planche de salut.

§ X. *La seconde classe* des causes adventices, des
lésions et des souffrances dont elles sont le principe, est
prise, en général, dans les choses dites contre-nature qui,
loin d'avoir aucun rapport direct avec le corps, ni avec
son économie vitale, au point de vue de sa subsistance et
de sa conservation, ne sont propres au contraire qu'à le
léser et à le détruire d'une manière aussi prompte qu'efficace.

A cette classe appartiennent toutes les choses qui, en
raison d'une violence quelconque, peuvent nuire à l'organisme, à sa mixtion, à sa consistance, à sa texture et à
sa structure. De ce nombre sont : les substances *corrosives* et *brûlantes*, celles qui par leur énergie ou leur sub-
tilité ont une nature *stimulante* ou *irritante ;* les substances
âcres, acides, coagulantes, épaississantes, astringentes,

émollientes, laxatives, compressives, dures, rugueuses, contondantes; celles enfin qui, par leur action physique et leur funeste efficacité, peuvent *ébranler, piquer, fendre, déchirer, briser, tordre* et *léser* sensiblement les tissus.

§ XI. Tout ce que nous pourrions dire sur la puissance et le mode d'agir de ces causes ne serait qu'une indigeste phraséologie complétement stérile pour le but médical; attendu que toute théorie touchant le mode d'agir ne saurait nullement empêcher l'acte : d'ailleurs, ce n'est pas tant sur une science de cette espèce, simplement étiologique, que sur la simple expérience et l'inspiration intuitive de la raison, qu'il convient de s'arrêter, dans un pareil sujet. Mais c'est bien ici le cas de faire une étude consciencieuse de ces conditions des causes adventices les plus subtiles; étude que nous avons, en maintes circonstances, tant et tant recommandée : nous voulons parler de la fréquence, de la réalité, du lieu, de la violence, de la promptitude, de la lenteur de ces causes, dans leurs manifestations et l'accomplissement certain de leurs effets.

§ XII. Puisque, en ces derniers temps, on a attribué à ces causes et à leur efficacité une grande fréquence et une puissante actualité, il ne sera assurément pas inutile d'appeler l'attention du lecteur sur ce point, savoir : qu'elles agissent subtilement sur le corps, à l'aide de substances étrangères et matérielles qui, soit en portant le trouble dans les humeurs, soit en obstruant les voies, soit en surexcitant la sensibilité, deviennent ainsi la source et le foyer de la plupart des maladies les plus graves et les plus opiniâtres.

§ XIII. Or, l'existence réelle de ces causes, considérées en elles-mêmes (c'est-à-dire en ce qu'elles auraient leur raison vraiment causale dans les maladies dont nous parlons et qu'elles produiraient ou dirigeraient leur effet dans ce sens), est d'abord radicalement démentie par l'in-fréquence tant absolue que relative des affections qu'on leur attribue comme conséquence; car le nombre des individus qui en sont atteints est assez petit, généralement parlant : encore ceux qui le sont, ne le sont-ils que rare-ment et même à des époques particulières de leur exis-tence. Ce qui renverse encore complétement le fait en question, c'est que ces causes purement hypothétiques, dans l'espèce — bien que la plupart du temps elles soient vraies — sont indistinctement familières et communes à une infinité de personnes, sans manifester une puissance d'action libre et réelle. Qui plus est, un grand nombre d'hommes usent et abusent maintes et maintes fois des substances nuisibles de cette catégorie, sans qu'il en résulte directement pour eux rien de nuisible à leur santé.

§ XIV. A ces preuves, il faut ajouter ce fait (embarras non moins grand pour l'opinion contraire)! savoir : que ces substances elles-mêmes, lorsqu'elles sont introduites dans le corps, ne produisent en général que des effets ou moindres ou tout à fait dissemblables de ceux qu'on a la coutume de leur imputer. Ceci devient indubitable, quand on considère le peu d'efficacité de ces prétendues *puissances salines* dont nous avons déjà parlé, et qu'on les compare à l'effet véritable des sels âcres les plus énergiques et à celui que produit un régime où entreraient habituellement, avec leurs diverses espèces, le vin, le vinaigre, la bière, les arômes, le sucre, le sel de cuisine et les acides muriati-ques, malgré l'abus et l'excès qu'on pourrait faire de ces substances. Il est certain, en effet, que la plupart des hommes se gorgent bien souvent, parfois habituellement et d'une manière abusive, de toutes ces diverses subs-tances, sans altérer aucunement leur santé d'une façon appréciable, sans être atteints surtout de ces graves maladies qu'une certaine pathologie à la mode prétend faire provenir de ces causes adventices.

§ XV. Au surplus, quoique la vérité se fasse jour dans tout ce que nous venons de dire, nous pouvons, procédant d'une autre manière, dire à notre tour, 1° que ceux qui s'adonnent à l'usage immodéré du vin, s'exposent par là même à de grandes incommodités et aux dangers des fièvres ; 2° que les personnes peu habituées à manger, soit des viandes de porc durcies à la fumée ou crues ; soit des poissons secs et salés, comme la morue, le hareng ; soit des poissons mous, comme les anguilles ; des huîtres, etc. ; et qui viennent à se nourrir de ces substances contre leur habitude ou avec une certaine répugnance, sans même en faire un abus, encourent de graves préjudices, non-seulement dans leur santé, mais encore dans toute leur économie vitale. Or, comme on ne saurait révoquer en doute de pareils faits, on ne craint pas de prétexter en ce cas que la cause de cette différence de résultats est dans le manque d'habitude. Rien de plus évident, sans doute ; toutefois, il faut avouer que cette cause cadre bien mal avec l'hypothèse.

En effet, puisqu'on se fonde sur l'efficacité matérielle ou corporelle de ces substances et principalement sur la crase et la consistance des humeurs, la puissance de l'habitude n'a plus de raison d'être ; vu qu'il serait absurde d'exiger que les matières cessent, par l'habitude, d'avoir leur activité et leur réceptivité mutuelles. Il est superflu d'ajouter que, comme ce sont toujours de nouvelles matières qui se présentent ici, l'habitude ne peut avoir d'effet réel, soit à cause de l'agent qui est nouveau, soit à cause du patient qui peut l'être aussi.

§ XVI. Ce qu'il y a d'incontestable, c'est la diversité de manifestations que présente l'activité vitale, tantôt s'exerçant selon une méthode régulière et tranquille de tolérance et d'élimination, tantôt se traduisant par une espèce de surexcitation inquiète et désordonnée qui a lieu devant des objets souverainement importuns et qui ressemble à l'agitation éprouvée par les personnes non habituées à ces sortes d'objets. D'après cette considération, on voit clairement que, quelle que soit enfin l'énergie assignée avec ou sans raison à ces matières, elle est cependant en soi d'une efficacité très-minime pour l'ordinaire et qu'elle ne saurait porter ni au corps, ni à l'économie vitale un préjudice notable, au point de ne pouvoir pas le vaincre, l'éliminer et s'en débarrasser complétement, à l'aide de mouvements établis et exécutés dans ce but d'après un ordre convenable, soutenu et proportionné.

S'il y a erreur, c'est-à-dire si la nature se trompe dans son action, ou dans l'administration légitime de ses actes, il en résulte une constitution morbide dont la marche, de plus en plus progressive, pèche surtout par la perversion des mouvements sécréteurs ou excréteurs, et montre le vice direct et réel de la matière comme le fondement propre sur lequel est basé en toute proportion l'ensemble de l'affection.

§ XVII. La considération que nous venons d'établir sur l'activité vitale a, pour la médecine pratique rationnelle, un grand avantage et même, la plupart du temps, une double utilité : d'abord, parce que l'on sera moins porté à accorder de la confiance à ces méthodes de curation et à ces médicaments que l'on est aujourd'hui dans l'usage d'opposer aux funestes effets des lésions matérielles ; confiance qu'on appuie plutôt sur l'invention que sur une probabilité réelle d'une grande quantité d'exemples pris en dehors de résultats semblables ; en second lieu, parce que le praticien redoutera que les médicaments destinés, d'après l'hypothèse, à combattre

ces matières n'agissent trop violemment sur la force
motrice (moins en vertu d'une puissance stimulante que
d'une acrimonie quelconque), ne suscitent des mouvements anormaux, intempestifs, excessifs, parfois même
incommodes et n'engendrent par là de graves maladies.

Nous croyons donc convenable et nécessaire d'ajouter
ici, comme un théorème tout à fait particulier, cette
observation, savoir : que c'est complétement perdre son
temps et sa peine de vouloir corriger ou vaincre les
matières morbifiques par des médicaments à *doses élevées*
et d'essayer par les mêmes moyens d'obtenir la sécrétion
et l'excrétion véritable de ces matières : but que l'on doit
pourtant s'efforcer d'atteindre. Il est à craindre, en effet,
que les remèdes administrés en vue de corriger ces prétendues matières ne portent le trouble dans les mouvements vitaux et la perversion ou l'irrégularité dans l'acte
des excrétions naturelles.

§ XVIII. Une théorie aussi erronée, aussi mal fondée,
suffit assurément pour anéantir toute connaissance et tout
moyen de prévenir les véritables causes matérielles,
médiates et antécédentes des vices de quantité ou de qualité des humeurs; par là aussi, croule tout appareil naturel
de simple exonération, tout ce qui du moins tend vers
ce but ou qui y converge, pour parler vulgairement : ce
sont même là autant d'obstacles sérieux opposés à toute
méthode convenable et fondée sur la vérité. Chose enfin
digne de la plus grande attention !... ces opinions surannées apportent aux résultats d'une médication quelconque, à toute médication, disons-nous, soit méthodique,
soit simplement empirique, soit même expérimentale, un
embarras si grand que ce qui pourrait (en vertu de la subordination normale des vraies causes génériques et de leurs
liaisons naturelles, d'où dépendent et proviennent certaines
affections spéciales) avoir la plus remarquable utilité pour

un soulagement excrétif préalable, n'aboutit absolument à rien, sans une exacte observation des faits, seule bonne garantie.

§ XIX. C'est pourquoi, loin de négliger et de dédaigner, avec l'arrogant orgueil des systèmes modernes, la vieille et constante maxime des praticiens de l'ancienne école, enseignant que « *les remèdes spécifiques et appropriés à* » *la spécialité de l'état morbide ne doivent être employés* » *qu'après l'usage préalable des remèdes universels* », nous devons au contraire l'accueillir loyalement et en faire, quand il le faut, une sage application. Que si l'on ne considère pas aveuglément cet aphorisme au simple point de vue empirique — ce qui serait contraire d'ailleurs à l'intention de ses auteurs —; si, dans une affection donnée, on ne s'en tient pas toujours et quand même à la méthode générale des évacuations de toute espèce regardées comme indispensables, mais qu'on s'explique raisonnablement le fait et qu'on en vienne à l'application formelle des moyens convenables à chaque espèce morbide; si enfin, vu le retour fréquent de la plupart des maladies, on porte à temps son attention sur une *médication* plutôt *préservatrice* que réellement *curative;* on retirera certainement de toutes ces précautions des vérités pratiques et des avantages dogmatiques bien autrement salutaires que ces élucubrations contradictoires qui sont la ruine de toute solide thérapeutique et d'une sage théorie.

§ XX. Si l'on veut enfin avoir franchement notre avis sur cette question, nous dirons en terminant que, loin d'attribuer à ces causes adventices une sphère si étendue d'activité et une efficacité matérielle directement capable de produire formellement, pour parler le langage de l'école, les affections qu'on leur assigne, ou de leur imprimer une raison d'être toute spécifique et un caractère particulier, au moyen d'une énergie d'action physique et

immédiate, nous pensons au contraire qu'on doit plutôt
les prendre, d'après leur véritable mode d'agir, pour
des causes générales, éloignées, occasionnelles, conjointes,
tout au plus, et capables, non de provoquer directement
ces affections, mais simplement de les irriter.

Il importe donc de rechercher d'une manière sérieuse
quelle est la mutuelle connexité, la succession causale
des circonstances adventices externes, ainsi que de tous
les résultats funestes qu'elles peuvent amener dans l'organisme, en contribuant d'une manière effective à l'invasion
de certaines espèces morbides.

§ XXI. D'après ces considérations, on verra facilement,
nous en sommes convaincu, combien sont grandes — tant
au point de vue de la priorité que de l'importance causale—
les prérogatives que possèdent les causes internes, tant en
nombre qu'en puissance et en activité, en *activité,* disons-
nous, ou en *motion* fatale, ainsi qu'en direction locale ou
partielle de la masse sanguine, en surexcitations pathétiques, variées, provenant principalement de l'habitude ou
de la sensibilité (en dehors de toute proportion physique
des matières morbifiques) comparativement aux causes adventices externes et à leurs effets les plus communs; si l'on
considère surtout l'énergie, l'ordre et la marche naturelle
de leur action. D'après ces données, il est évident que toute
vraie méthode curative doit s'appuyer sur les principes
sus-énoncés comme sur des fondements inébranlables.

ARTICLE DERNIER.

De la sensibilité.

§ 1. S'il arrive que quelqu'un nous critique d'avoir interverti l'ordre de nos études, en insistant ici d'une manière
spéciale sur ce que nous aurions pu dire ailleurs d'une

manière générale touchant l'influence de la *sensibilité* sur la manifestation de certaines affections morbides, on sera forcé néanmoins d'avouer que ce genre d'études trouve sa place naturelle dans cette IIe partie de notre pathologie.

Ce serait là, du reste, un écart bien pardonnable, suffisamment excusé par cet adage vulgaire : « *Sat citò, si sat benè :* » « C'est toujours assez tôt, lorsque c'est assez bien. » Nous nous en rapportons du reste à la sagesse et à la bienveillance du lecteur qui comprendra que cette interversion purement locale n'ôte rien à l'intérêt que mérite le sujet.

§ II. La *sensibilité,* qui fait le sujet de cette dissertation, est, parmi tant d'autres, une de ces questions que l'on étudie communément d'une manière très-confuse et qu'on ne saurait comprendre pourtant sans l'observation attentive des affections et des constitutions anormales. En effet, les circonstances de la *sensation* s'énumèrent assez souvent, selon les différentes manières, en quelque sorte générales, dont cette sensation a lieu. Or, en thèse, il est évident non-seulement que les observateurs ne saisissent pas avec beaucoup de précision la raison de cette diversité en vertu de laquelle certaines personnes, plutôt que d'autres (les mêmes personnes quelquefois, en des temps différents), éprouvent de diverses manières la même espèce de sensation ; mais encore que les véritables circonstances de ces phénomènes ne sont pas examinées et expliquées d'une manière convenable.

§ III. Ceux qui sont à portée d'observer journellement dans le monde une pareille modification vitale et se sont familiarisés avec elle, ont l'habitude de la désigner sous les noms de *délicatesse,* de *mollesse,* de *débilité,* et disent à ce sujet : « *Zärtliche, weichliche, schwächliche leute, die nichts vertragen können, von dem geringsten sich stracks übel gehaben,* etc. » « *Que les gens doués d'une*

*semblable constitution sont délicats, douillets, d'une orga-
nisation frêle et s'indisposent à la moindre des choses.* »

Les médecins, à leur tour, voulant en quelque sorte ramener la question dans le domaine de l'art et assigner le
phénomène tout entier à une pure constitution morbide,
désignent particulièrement sous le nom de *débilité* ce
mode spécial de sensibilité. C'est de cet étalage habituel
de mots improprement employés pour exprimer les faits
et les rendant par là même moins intelligibles, qu'est venue
cette formule générale : *faiblesse du système nerveux.*

§ IV. Mais, comme le fait universel de la sensation ne
dépend jamais de la débilité et qu'il se traduit plutôt par
l'activité, c'est-à-dire par une actuation positive et subtile
du système nerveux, il est certain à *fortiori* que tout
surcroît de sensation, loin de provenir jamais d'une faiblesse ou d'un manque quelconque d'action vitale, est dû
au contraire à un excès d'activité. Du reste, le caractère,
encore moins l'essence de la sensibilité (dans le sens que
nous lui donnons ici) ne tire pas son origine d'une simple
perception ; elle entraîne plutôt après elle, comme conséquence naturelle, divers degrés dans les mouvements de
différente nature : or, ces mouvements, de l'aveu de tout
le monde, sont moins un simple état passif qu'une action
réelle et constituent même une action parfaitement en
harmonie avec l'appréciation sensoriale et naturellement
conforme à la raison. Que conclure de tout cela? sinon
que l'accroissement et la promptitude de la sensation ne
peuvent, dans l'acception ordinaire du mot, s'expliquer
logiquement par la faiblesse.

§ V. C'est pourquoi, pour mieux éclaircir la chose, il
est indispensable de tracer d'abord l'exposé historique de la
sensibilité... Faisons préalablement observer que la sensibilité, dont il est ici question, n'a pas simplement sa raison
d'être dans l'impression physique des cinq sens, ni dans

la différence absolue et manifeste qui existe entre eux, comme l'indiquent leurs différents noms ; mais qu'elle se produit, le plus souvent à *posteriori*, par une série de mouvements. Le mouvement vital, en effet, non-seulement est régulièrement subordonné au *sens* et suit pas à pas une véritable appréciation plutôt qu'une simple perception ; mais encore, on voit un mouvement constricteur, de la peau par exemple, accompagner maintes fois, d'une manière proportionnée et constante, une sensibilité manifestement prononcée : comme cela se passe dans les cas de refroidissement

§ VI. Or, ainsi que nous venons de le dire, les mouvements qui suivent le sentiment n'accompagnent pas, nous le répétons, aussi naturellement la perception qu'une appréciation sensoriale. La chose importante est donc, en pareil cas, d'étudier plutôt la raison appréciative de la sensibilité que la perception simple. Au surplus, la perception présuppose elle-même, de la part du système nerveux et de la tonicité générale, une direction et une énergie plus intenses ; comme aussi de la part de l'âme, une attention immédiate et toute particulière au point de vue de l'objet de sa perception.

§ VII. Néanmoins, cette action appréciative dont nous venons de faire mention est inséparable de la perception. Aussi est-il vrai de dire que, loin d'en observer les nuances dans la succession physique et distincte du temps, c'est au contraire par la pensée que nous les distinguons l'une et l'autre ; vu que tout acte d'appréciation (comme par exemple, l'appétence d'un objet agréable ou l'aversion d'un objet détesté) suit la perception de ces divers objets d'une manière aussi rapide et immédiate qu'est *intense* l'activité de la nature à entreprendre des mouvements vitaux en harmonie avec cette même appréciation.

§ VIII. Or, on observe cet acte d'appréciation, à l'occasion des objets, du ressort de la sensibilité, qui accablent les patients d'un malaise manifestement appréciable. C'est ainsi que l'on voit chaque jour des individus d'une nature également sensible différer singulièrement sur l'effet désagréable que peut produire en eux une impression de froid intense, de chaleur excessive, de bonne ou de mauvaise odeur (d'odeur même insignifiante que l'on n'ose pas explicitement qualifier de bonne ou de mauvaise) et enfin de saveur, au point de vue de la *perception,* de l'*appétence,* de la *préférence* ou de l'extrême *répugnance* que ces objets provoquent. Telle est encore l'acte appréciatif qui se manifeste, bien qu'on ne puisse pas le bien préciser, pour le phénomène du tact, dans les anxiétés cardialgiques et les nausées : de là ces expressions familières : « *Es seye ihnen so wehe ums hertz.* » « *Ils ont mal au cœur,* » (vulgairement appelé creux de l'estomac ou région précordiale); « *Seye ihnen so übel* » « *Ils se trouvent mal,* » même à propos de tout ce qui ne donne pas de véritables nausées.

§ IX. Il existe au surplus d'autres sensations qui, pour être moins apparentes et plus dissimulées dans l'acte grossier ou le mode physique de leur formation, n'en imitent pas moins pour cela les autres sensations dont les manifestations sont plus nettes... Elles n'en sont pas moins graves non plus, relativement aux perturbations successives qu'elles provoquent dans les mouvements vitaux. On les voit, en effet, se traduire tantôt par une espèce de langueur universelle, par un état affectif où l'âme éprouve du dégoût, de l'ennui, de l'inquiétude et provoquant un malaise général dans toute l'économie ; tantôt par un mouvement éliminateur d'un genre particulier dans les organes où se trouve la cause efficiente de ce sentiment importun ; tantôt enfin, par des mouvements d'une tout autre nature, mais concordant exactement au point de vue du but et de l'effet à atteindre, avec les actes excréteurs dont le rôle efficace est de chasser de l'économie corporelle le principe du malaise et qui sont parfaitement à même d'arriver à leurs fins légitimes.

§ X. Telles sont donc la raison vraie, la progression et la dépendance causale, tant de la sensibilité et de ses effets, que de la constitution morbide de divers individus, chez lesquels la présence des choses désagréables et même nuisibles est combattue par des mouvements *excussifs* plus ou moins proportionnés au mal. Or, cela ne se fait jamais : 1° sans une impression morale de répugnance pour l'objet désagréable ; 2° sans une diminution quelconque des autres mouvements vitaux, occasionnée par la tendance pénible, mais directe de l'agent moteur vers un seul et unique mouvement ; 3° sans la surexcitation de mouvements insolites, qui, 4° comme tout acte anormal et extraordinaire, ne se trouvent jamais établis sur une base régulière et proportionnée, mais qui franchissent au contraire les limites naturelles par leur impétuosité, leur uniformité et leur durée opiniâtre : 5° ces résultats sont d'autant plus manifestes que, dans l'ordre même des choses morales, les sujets affectés d'une pareille sensibilité sont toujours et infailliblement ennuyés, dégoûtés, impatients, indécis, craintifs, inconstants dans leurs affaires, incertains et peu confiants tant dans le succès de leurs actes et de leurs entreprises que dans la direction et le but de leurs actions.

§ XI. A une pareille constitution, correspond une prédisposition morbide dont le caractère ne devrait échapper à personne ; nous voulons parler de la raison et de la condition individuelle qui fait que les individus naturellement sujets à cette catégorie d'états affectifs éprouvent, à la moindre petite lésion, au plus léger péril, des altérations de nature identique, dans les mouvements vitaux dont la mis-

sion est de débarrasser le corps des matières gênantes ou
nuisibles qui lui sont étrangères et qui, par leur caractère
radicalement contraire à la régularité, à la tranquillité et à
l'ordre naturel des choses, passent à bon droit et en général pour des phénomènes hors nature. Mais pris en particulier, considérés surtout à leur point de vue final, ces mouvements excussifs méritent simplement d'être rangés parmi
les actes non naturels, franchement destinés à la conservation du corps, mais aussi peu conformes que réellement impropres aux exigences de cette fin générique.

§ XII. Or, puisqu'il est avéré que cette espèce de sensibilité, et que les mouvements excussifs qui s'en suivent
sont toujours établis en dehors de toute raison particulière d'une efficacité physique des matières contre lesquelles ces mouvements sont dirigés ; puisqu'il y a en
eux quelque chose d'anormal, d'erroné et d'inutile au
point de vue de leur raison et de leur proportion spéciale ; il ressortira évidemment, de la déduction rigoureuse de ces faits, cette vérité, savoir : que, quelque
léger que soit tout vice inhérent aux actes vitaux, il ne doit
pas être attribué d'une manière directe à la constitution
physico-mécanique du corps, mais bien préférablement
à une disposition particulière de l'âme vis-à-vis de ces
choses, c'est-à-dire à l'appréciation d'une perception sensoriale de ce genre et aux rapports qui existent entre une
pareille appréciation et les mouvements excussifs qui en
sont la conséquence.

§ XIII. Sans doute que la sensibilité est en quelque
sorte basée sur une texture délicate qui est le lot de
certains individus, de préférence à certains autres ; mais
il faut bien se garder de mettre le fait tout entier de la
sensibilité sur le compte de cette condition physique. Personne n'ignore, en effet, combien sont sensibles parfois
les sujets les plus robustes et les mieux constitués ; et cela,

tantôt sous l'empire de certaines maladies ou sous l'influence d'*intentions* et d'agitations vitales tirant leur origine de besoins et d'efforts particuliers ou pénibles d'excrétion ; tantôt, à la suite de ces maladies, au seul souvenir du danger auquel ils ont échappé, des souffrances, des malaises et des inquiétudes qu'ils ont éprouvés, en sorte que, à la moindre occasion d'un dérangement nouveau, la nature entreprend un nouvel effort dans le but intentionnel de résister et de barrer vite chemin à toute fâcheuse influence.

§ XIV. Pareille constitution n'est point d'ailleurs chose si rare : il est même bien certain que partout où elle se présente, là aussi se trouve une prédisposition particulière, vulgairement appelée *disposition morbide* et qui rend les sujets qu'elle affecte plus aptes et plus enclins que les autres à de promptes et positives surexcitations de mouvements insolites. Ce qui corrobore en outre et fortifie cet axiome primordial et fondamental, savoir : que l'espèce humaine est infiniment plus sujette aux maladies que les autres espèces animales.

§ XV. Bien qu'une contexture trop délicate des organes soit parfois, comme nous l'avons déjà fait observer, la cause occasionnelle d'une *constitution sensible,* il s'en faut de beaucoup néanmoins qu'elle en soit le principe absolu et l'unique fondement. On peut, du reste, donner encore de ce fait une autre raison appuyée sur trois documents : le premier, c'est qu'il y a un nombre infini de personnes douées d'une contexture délicate, sans posséder pour cela une sensibilité analogue ; le second, c'est qu'il s'en trouve d'autres qui, bien que faibles ou délicates, au point de vue corporel, peuvent néanmoins, par une habitude prolongée, disposer leur nature de manière à agir autrement que leur constitution apparente ne paraît l'inférer, de manière même à éviter toute fâcheuse sensation ; le troisième enfin, c'est qu'il n'est pas rare de voir chaque jour des hommes d'une corpulence-excessive, d'une texture musculaire vigoureuse et d'un tempérament robuste, n'être pas moins impressionnables que d'autres sujets dont la structure et la contexture organique sont beaucoup plus délicates.

§ XVI. Comme preuve et éclaircissement final à cette grande question, voici encore deux arguments qui, démontrant d'une manière péremptoire que la constitution générale du corps et les dispositions naturelles de l'âme ne sont radicalement pour rien dans un pareil genre de sensibilité particulière, mettent seulement à jour (surtout en ce qui regarde l'âme) l'efficacité pernicieuse d'une fausse appréciation, en sorte qu'on voit nettement la différence qui existe entre une simple activité physique et la véritable activité intentionnelle ; la conception réelle de la chose ayant en ce cas son foyer dans le fait universel de la *sensation*. Le premier de ces arguments, c'est que, chez tous les hommes tant en général qu'en particulier, quelle que soit d'ailleurs leur contexture organique, la sensibilité morbide peut prendre un caractère habituel et permanent après d'autres affections laborieuses et même quelquefois après des commotions morales et de simple appréciation ; telles que la frayeur, la crainte, la nausée, une émotion soudaine, à l'aspect ou à la seule mention d'un remède.... Ce sont là, disons-nous, tout autant d'occasions déterminantes pour cet état affectif de l'âme.

§ XVII. Le second argument consiste dans une aversion insurmontable et la perception on ne peut plus exquise que manifeste la *nature* à l'égard de certaines choses touchant lesquelles une horreur instinctive a été imprimée directement par l'imagination de la mère dans l'âme de l'enfant ; non ailleurs assurément ! Cette aversion, en effet, n'étant qu'une pure fiction de l'esprit, les mouvements insolites ou déréglés, institués à cette occasion, ne s'établissent pas d'après une énergie vraiment physico-matérielle, mais bien d'après cette idée fictive, cette appréciation erronée et la fin intentionnelle qu'elle détermine : le reste de l'appareil sensitif de la mère ne possèdant d'ailleurs aucune disposition particulière capable de produire des manifestations autres que chez les autres hommes. A ces divers titres, il devient suffisamment notoire, d'une part, qu'il n'existe, dans le corps, ni une réceptivité physique plus considérable, ni, comme on dit vulgairement, une constitution spéciale de passivité, et d'autre part, que les matières qui affectent si puissamment la sensibilité sont entièrement dépourvues d'une efficacité morbide immédiate. Disons donc que le seul, le principal vice consiste ici plutôt, tantôt en une erreur d'appréciation déterminant un sentiment profond d'inquiétude, de perturbation morale, de dégoût et d'aversion à l'égard de tout labeur et de tout malaise extraordinaires ; tantôt, dans l'œuvre entreprise et administrée par la nature d'après cette appréciation ou cette intention fautive, c'est-à-dire dans les mouvements qui tendent avec plus ou moins d'énergie à un éloignement et à une excussion quelconque de ce qui est l'objet de cette aberration.

§ XVIII. Les *effets* de la sensibilité générale ne sont pas directement et absolument mauvais en soi. Voilà pourquoi on conçoit très-bien à *priori* que, chez les individus sensibles, la nature soit prompte et vive à veiller à sa propre sûreté, à écarter tout péril, à s'opposer, quand il le faut, à toute fâcheuse atteinte, à revenir rapidement sur elle-même et à rétablir l'économie vitale dans sa parfaite intégrité. Ces faits sont encore confirmés et élucidés à *posteriori* par l'expérience et l'observation la plus étendue, qui nous montrent que la plupart des individus ainsi constitués, dont le caractère apparent ou réputé tel est la maladie ou la débilité, n'arrivent pas pour cela au terme de la vie aussi promptement et aussi facilement que leur constitution maladive semble l'indiquer.

§ XIX. De là, cette observation triviale par sa vulgarité, savoir : « que les personnes à tempérament faible et dont les atteintes morbides sont, par suite même de cette disposition, fréquentes, longues et quasi permanentes, en meurent beaucoup plus rarement que d'autres individus doués d'une constitution athlétique, d'une santé florissante, vigoureuse, et dont la vie s'écoule sans souci, au sein du calme et de la sécurité la plus parfaite ». Car si, après cette longue sécurité, ces derniers viennent à se trouver dans des circonstances insolites et qu'ils soient subitement forcés de prendre des précautions particulières, gênantes et proportionnées aux exigences des directions des actes vitaux sécréteurs et excréteurs, ce n'est qu'avec inquiétude, impatience, agitation, maladresse ou inopportunité, que la nature entreprend chez eux d'accomplir pareils actes.

§ XX. Un fait communément avéré par tout le monde, c'est que les sujets les plus robustes sont les plus sensiblement enclins à éprouver en général des inquiétudes manifestes, du découragement et un abattement profond, dès que leur économie vitale périclite d'une manière tant soit peu sérieuse, parfois même insignifiante. On sait aussi que ces personnes-là, par suite de ces mêmes atteintes, éprouvent des langueurs beaucoup plus grandes que les autres, et cela pour des causes plus légères. De là, cette manière usuelle de parler : « *Wann etwas über solche starcke, gesunde, wohl-aussehende leute komme, so greiffe es sie aus dermassen hart an, setze ihnen hefflig zu.* » « *Lorsqu'une maladie survient à des personnes saines, fortes et d'un aspect florissant, elle les attaque d'une manière violente et les secoue fortement...* »

Ou bien encore : « *Die allergesundesten leute sterben am ersten, wann erhebliche kranckheiten über sie kommen.* » « *Les personnes en apparence les mieux portantes sont celles qui meurent le plus tôt, lorsque des maladies graves les attaquent.* » C'est encore à ce phénomène que se rapporte la remarque faite par des spectateurs qui, sous le poids d'une vive impression d'impatience, d'anxiété, de crainte et d'inquiétude, se disent entre eux : « *Es komme dem guten menschen freylich ungewohnt für, er seye des kranckseyns nicht gewohnt;* » « *On voit bien que ce brave homme n'était pas accoutumé à être malade et que le mal l'a surpris.* »

§ XXI. Par contre, nous devons prêter la plus sérieuse attention à une circonstance qui ressort évidemment de l'observation populaire dont nous venons de faire mention : c'est que, si, d'une part, à la moindre occasion, les individus rubustes éprouvent des alarmes remarquables, d'autre part aussi, une fois le danger surmonté, ils reprennent facilement et promptement leur gaîté naturelle d'esprit. De là encore cette locution vulgaire : « *Wann etwas über sie komme, greiffe es sie hart an, werffe sie bald darnieder : sie erholen sich aber auch bald wieder.* » « *Lorsque le mal les prend, il les attaque violemment et les abat promptement; mais en revanche, ils se rétablissent très-promptement.* »

§ XXII. Toutefois, c'est ici, ou jamais, qu'est applicable et vraie cette maxime du poète latin : « Le vulgaire voit parfois juste ; pourtant, c'est par là qu'il pèche. » « *Interdùm populus rectum videt ; est ubi peccat.* »

Ainsi, pour bien reconnaître et bien saisir, à l'aide d'une sage observation, la différence qu'il y a entre les choses mêmes dont nous parlons ici, il est important de ne pas perdre de vue et l'on remarque presque toujours, avec un peu d'attention, que, s'il est vrai que les personnes sensibles et habituées par là même à prévenir facilement toutes sortes de malaises et de dangers, diriger et exécuter avec un succès étonnant tous leurs efforts préservatifs contre chacune des commotions qui viennent les assiéger, repousser enfin l'un après l'autre les divers assauts de ces commotions avec une réussite beaucoup plus complète que ne le feraient les sujets les plus vigoureux, mais moins accoutumés à ces sortes de luttes anormales : il n'est pas moins positif que, malgré ces avantages, les personnes sensibles n'ont pas le privilége de vivre plus longtemps que les autres : au contraire, on dirait qu'elles atteignent plus tôt le terme de leur existence. Cela vient probablement tant, au point de vue vital, de l'affaiblissement successif et prématuré de leur énergie qui s'est usée trop vite et sans nécessité, que, au point de vue moral, de l'abattement de plus en plus croissant de leur esprit ou de leur nature qui s'alarme outre mesure et qui n'ose plus veiller à l'administration des actes entrepris ou à entreprendre. Tels sont les motifs pour lesquels les individus trop sensibles, bien que plus à même de supporter et de surmonter un plus grand nombre d'atteintes que les individus non habitués à ces sortes d'épreuves, vivent en général beaucoup moins longtemps et arrivent plus vite au bout de leur carrière.

§ XXIII. Avant de finir, signalons ici un tempérament tout particulier, véritablement spécial et uniquement propre à une certaine classe de personnes sensibles : nous voulons parler de cette espèce de sensibilité qui croît avec l'âge et que l'on parvient pourtant à guérir en provoquant un mode particulier d'excrétion. Il arrive par ce moyen aux individus qui y sont sujets de jouir d'une longue vie et d'atteindre même jusqu'à la décrépitude, surtout lorsqu'à l'aide d'une excellente méthode, la nature est parvenue à détruire la puissance morbifique de la sensibilité.

§ XXIV. Ce que nous venons de dire, joint à l'expérience de tous les jours, doit suffire pour nous convaincre irrévocablement de la grande efficacité morbifique de la sensibilité, en tant que chose adventice ou étrangère à l'économie ; s'introduisant d'abord d'une manière inaperçue, prenant ensuite droit de cité dans cet organisme qu'elle rend plus impressionable et où elle provoque désormais habituellement des mouvements insolites et certaines affections radicalement en dehors des lois ordinaires de la nature. Nous ne saurions trop recommander au praticien prudent de faire de cette importante théorie le sujet de ses longues et sages méditations.

Vu le plan que nous nous sommes tracé dans cette partie de notre pathologie, où nous n'étudions que les circonstances les plus générales des maladies, c'est-à-dire les espèces morbides subalternes, nous pensons qu'il est inutile d'entrer dans de grands développements sur la question présente.

DES CHOSES NON NATURELLES EN GÉNÉRAL.

On entend par *choses non naturelles* de tous genres, comme chacun le comprend déjà, tout ce qui ne peut avoir aucune utilité directe pour le corps et qui est au contraire capable de lui occasionner quelque dérangement ou de lui porter quelque préjudice : tels sont les vers, les calculs, les substances mal avalées, les choses introduites de force, les projectiles de guerre, les balles de plomb, les fragments d'épée, de sabre, de flèches, etc....

Or, ce serait vraiment perdre son temps que de continuer à faire ici une longue énumération de choses qui se présentent d'elles-mêmes à l'intelligence de tout le monde ou qui sont du domaine de la chirurgie.

Abordons donc franchement l'étude de chaque espèce morbide en particulier, constituant la troisième et dernière partie de notre pathologie médicale.

FIN.

TABLE DES MATIÈRES.

FIN DE LA TABLE DES MATIÈRES.